Malades d'inquiétude ?

DIAGNOSTIC : LA SURMÉDICALISATION

NORTIN M. HADLER, M.D.

Traduit de l'anglais par
FERNAND TURCOTTE

D1073828

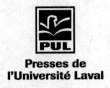

Presses de
l'Université Laval

Les Presses de l'Université Laval reçoivent chaque année du Conseil des Arts du Canada et de la Société de développement des entreprises culturelles du Québec une aide financière pour l'ensemble de leur programme de publication.

Nous reconnaissons l'aide financière du gouvernement du Canada par l'entremise de son Programme d'aide au développement de l'industrie de l'édition (PADIÉ) pour nos activités d'édition.

Cet ouvrage a été publié en anglais en 2008 par The University of North Carolina Press, sous le titre *Worried Sick. A Prescription for Health in an Overtreated America*.

Mise en pages : In Situ inc.
Maquette de couverture : Laurie Patry

ISBN 978-2-7637-8962-1
PDF 9782763709628

LES PRESSES DE L'UNIVERSITÉ LAVAL
2305, rue de l'Université
Québec (Québec)
Canada G1V 0A6
www.pulaval.com

Malades d'inquiétude ?

[signature]

21/12/2010

▪ Table des matières ▪

■ Liste des tableaux ■

▪ Préface ▪

Nortin M. HADLER est ce que nous appelons, en France, un « grand médecin ». Il est professeur de médecine et d'immunologie à l'University of North Carolina à Chapel Hill et consultant en rhumatologie des hôpitaux liés à cette prestigieuse université.

Il est à la fois un clinicien, un homme de science et un homme de caractère qui, depuis de nombreuses années, se distingue par un esprit critique n'hésitant pas à mettre en cause les vérités officielles, le politiquement correct et les principes de précaution non justifiés.

C'est un grand sceptique qui doute, en médecine, des affirmations péremptoires non prouvées scientifiquement et derrière lesquelles peuvent se cacher des intérêts personnels insoupçonnés.

J'ai eu le plaisir de faire sa connaissance dans les années 1990, lorsqu'il est venu prendre part aux activités de l'Institut de rhumatologie de l'Hôpital Cochin. Il s'intéressait tout particulièrement aux systèmes nationaux de prise en charge des maladies et des accidents de travail et il était incollable sur le système institué, pour la première fois au monde, par Bismarck.

Une de nos activités importantes concernait la rhumatologie interventionnelle avec, en particulier, la mise au point du traitement des lombalgies chroniques par différents types d'injections locales. Nortin Hadler considérait ces efforts techniques comme tout à fait vains, car selon lui un mal de dos isolé qui se prolonge, voire qui s'intensifie, ne peut être que l'expression corporelle d'un mal-être social, économique et professionnel.

Avec les années et les difficultés croissantes de la vie, j'ai souvent pu vérifier la justesse de cette opinion sans pour autant négliger l'agent causal organique, présent dans la plupart des cas.

Ce livre s'adresse au grand public, dans le contexte particulier de la médecine nord-américaine, caractérisée, à côté de sa haute qualité scientifique, par l'absence de prise en charge d'une partie de la population et la recherche d'une rentabilité conséquente de l'exercice libéral.

Le texte est très accessible aux non-médecins tout en conservant sa rigueur scientifique, avec pour chaque chapitre des documents complémentaires et une bibliographie complète en fin d'ouvrage.

Pendant longtemps, l'observation a orienté l'attitude thérapeutique, ce qui a permis de reconnaître l'efficacité de la colchicine il y a 2 000 ans ou de la streptomycine dans la tuberculose, tout de suite après la Deuxième Guerre mondiale. Actuellement, nous sommes à l'époque de la médecine basée sur les évidences et les décisions sont prises à partir d'essais thérapeutiques ou d'études épidémiologiques dont la bonne méthodologie permet une étude statistique valable. Encore faut-il que la différence entre deux traitements ou événements ne soit pas uniquement mathématique mais qu'elle ait une pertinence clinique et il convient de tenir compte des facteurs de confusion possibles.

Nortin Hadler rassure le lecteur en lui indiquant qu'il a toutes les chances de vivre, au moins, jusqu'à 85 ans, et qu'il n'est pas utile de médicaliser les petits problèmes inhérents à la vie de chacun. En France, la protection étendue dont bénéficie la majorité de la population, et le recours au médecin et aux médicaments pour le moindre symptôme sont considérés comme des droits.

Nous sommes d'accord avec l'auteur lorsqu'il critique les traitements agressifs ou inutiles des sujets très âgés. Cela est particulièrement vrai en cardiologie interventionnelle ou en chirurgie cardiovasculaire. Une femme de 92 ans, atteinte de chondrocalcinose articulaire diffuse très douloureuse, et pouvant à peine se déplacer, déclare à chaque visite de sa famille qu'elle souhaite mourir le plus rapidement possible. Pourtant lorsqu'elle a un malaise dû à un pouls lent permanent, sa maison de retraite organise son transfert en clinique pour mettre en place un stimulateur cardiaque. Son fils, médecin, qui s'oppose au transfert et qui exige qu'on lui laisse finir sa vie tranquillement est presque traité d'assassin par la direction.

Un robuste hôtelier savoyard de 82 ans veut une prothèse totale du genou car, après 3 km de marche, il commence à être gêné par son arthrose. Refusant d'écouter tout conseil de prudence, il décide de faire opérer un rétrécissement carotidien qui passait inaperçu mais qui était considéré comme une contre-indication à la chirurgie du genou. Il est décédé des suites immédiates de l'intervention sans même reprendre conscience.

On ne peut qu'approuver Nortin Hadler lorsqu'il écrit que, dans le bruit de fond médiatique qui nous entoure, il faut distinguer les faits qui sont scientifiquement prouvés.

La biostatistique, appliquée aux essais cliniques et aux études épidémiologiques, permet de se faire une idée sur l'opportunité d'un traitement ou une décision de santé publique, mais elle demande de bonnes connaissances mathématiques pour ne pas se laisser abuser par ce qu'il appelle la «torture des données», permettant de les rendre significatives dans le sens voulu.

Plusieurs chapitres s'intéressent, à juste titre, aux dérives des dépistages systématiques de troubles métaboliques ou de lésions cancéreuses. En abaissant de plus en plus les limites de la normalité pour la glycémie ou le cholestérol, on peut créer des nouveaux malades exposés aux effets iatrogènes des traitements conseillés, surtout après un certain âge.

La biopsie systématique d'anomalies non spécifiques du sein ou de nodules prostatiques fait découvrir des lésions malignes dont le potentiel évolutif est, en réalité, inconnu. Elles font courir le risque d'un sur-traitement.

Notre désaccord porte surtout sur l'interprétation des douleurs du rachis, notamment les lombalgies chroniques, où nous reconnaissons l'importance des problèmes psychologiques, du stress professionnel, des difficultés de la vie au quotidien. Mais, dans presque tous les cas, le point de départ correspond à une anomalie rachidienne qui doit être traitée spécifiquement.

Un désaccord plus important encore concerne la fibromyalgie, l'auteur faisant partie de ceux qui considèrent qu'il s'agit d'une pure construction intellectuelle sans aucune réalité clinique.

Nous pensons, au contraire, qu'il existe un syndrome fibro-myalgique, regroupant des patients dont la présentation clinique est très semblable d'un sujet à l'autre. L'imagerie cérébrale fonctionnelle actuelle plaide en faveur de la réalité de cette anomalie de la perception douloureuse, même si ces données demandent à être confir-mées.

Nortin Hadler est non seulement un médecin et un savant, il est aussi un philosophe et un penseur qui s'intéresse à la philosophie de la science médicale.

Ce livre est certes destiné au grand public, pour lui apprendre à relativiser les choses et à ne pas se laisser impressionner par les cam-pagnes médiatiques ou le marketing de l'industrie pharmaceutique. Il me semble également utile de le recommander aux étudiants en médecine pour leur montrer comment on peut distinguer ce qui est acquis de ce qui est encore incertain.

Les médecins en exercice y trouveront matière à réflexion pour appliquer un principe essentiel en médecine : avant tout ne pas nuire.

Charles Joël Menkès

▪ Introduction ▪

La construction sociale de la santé a, aux États-Unis et ailleurs à un moindre degré, plusieurs caractéristiques qui la rendent dysfonctionnelle. Nous devenons de plus en plus médicalisés, incités à penser que tous les défis de l'existence nécessitent une intervention clinique alors que les connaissances disponibles montrent le contraire. Nous sommes gravement exposés au risque de ce que j'appelle l'erreur de type II et qui consiste à accomplir parfaitement ce qui n'est pas nécessaire en contraste avec l'erreur de type I, qui est d'accomplir médiocrement ce qui est médicalement nécessaire. Jusqu'à ce que le grand public comprenne les dangers de la médicalisation et de l'erreur de s'acharner sur le médicalement non nécessaire et exige qu'on leur mette fin, il n'y aura aucune pression pour inciter à la réforme d'une entreprise médicale qui a cessé d'être désintéressée. On continuera à en déplorer les coûts plutôt que de dénoncer son extraordinaire défaut d'efficacité.

Mon principal objectif en écrivant *Malades d'inquiétude* est de procurer aux lecteurs la perspective et les notions nécessaires pour protéger leurs intérêts dans le système contemporain des soins de santé. Ça fait trois décennies que je perfectionne mon aptitude à communiquer aux patients des questions complexes, la plupart du temps dans le contexte de la clinique. Dernièrement, j'ai produit pour le réseau ABCNews.com une série d'essais destinés au grand public et traitant des services de santé. Bien que je ne sache pas procéder aussi bien par écrit que par le dialogue avec des gens qui ont des questions et des problèmes, je reste confiant que le message de ce volume est clair et sans équivoque. J'ai écrit comme si je causais avec un patient plutôt qu'avec un collègue. Chaque chapitre propose une perspective nouvelle, souvent surprenante sinon choquante, sur des sujets dont on entend parler presque chaque jour. Tous ces sujets

1

sont des favoris des journalistes de la santé et chacun fait vivre une industrie. Il faut avoir l'esprit ouvert pour en faire la critique et les remettre dans une perspective plus juste. J'espère que j'aurai facilité le travail des lecteurs pour ce faire. Si c'est le cas, je les aurai alors transformés en protecteurs bien avisés de leur propre santé.

Je reste toutefois mal à l'aise d'exiger du lecteur qu'il s'en tienne à mes arguments. Je me dois de fournir en toute rigueur les fondements détaillés de cet exercice, ce qui explique que chaque chapitre soit doté d'un complément qui se veut plus qu'une bibliographie annotée. Les chapitres complémentaires sont plus détaillés et surtout plus étroitement appuyés par des références, mais leur objectif reste d'être captivants et accessibles pour un vaste lectorat non spécialisé tout en méritant la crédibilité des plus exigeants parmi mes propres collègues. Mon souhait est que quiconque a compris l'argument principal de chaque chapitre sente le besoin de lire le chapitre complémentaire. C'est là qu'il trouvera la documentation scientifique parue au cours des dernières années.

Je poursuis un autre objectif avec la rédaction de *Malades d'inquiétude*, au-delà de celui d'enseigner comment faire les choix les plus appropriés pour protéger son bien-être. Car ce volume cherche à montrer les implications qu'appelle cette attitude pour la configuration des politiques collectives qui nous concernent tous. Je reste persuadé que le principal obstacle empêchant l'organisation correcte des services de santé aux États-Unis n'est pas tant la résistance au changement des groupes d'intérêts particuliers, qui font leur beurre de la situation actuelle, mais plutôt la construction sociale de la santé. Les Américains sont persuadés que leur médecine est la meilleure au monde et qu'il leur reste à pouvoir se la payer. Ce volume entend être la galerie exhibant la nouvelle garde-robe médicale de l'empereur. Mes patients, mes étudiants, mes enfants et petits-enfants tout autant que les vôtres ont besoin d'apprendre à reconnaître et à dénoncer la médicalisation et l'erreur du médicalement non nécessaire exécuté à la perfection. C'est à ce prix que les médecins pourront se débarrasser des œillères de l'industrie médicale contemporaine pour se consacrer aux soins que requièrent les malades. Ce n'est qu'à partir de ce moment que la rationalisation des services de santé devient possible. Je reviendrai au chapitre 14 sur ce problème.

DÉSESPÉRÉMENT BIEN

Ce livre n'est pas destiné à ceux qui ont cessé de bien se porter. Il comporte des suggestions pour aider à trouver le courage que commandent souffrances et limitations imposées par certaines maladies. Plusieurs attitudes portant sur les choix de traitements que je discute dans ce volume sont pertinentes tant pour les malades que pour les autres. Mais j'écris au premier chef pour ceux qui se tiennent pour bien portants même s'il leur arrive d'être parfois assaillis par le doute sinon l'inquiétude. La confiance en la solidité de son bien-être requiert la capacité de résister aux assauts répétés des campagnes de promotion de la santé. Certains d'entre nous en sont à s'extraire d'un épisode de maladie ; d'autres s'emploient à mettre en perspective un épisode qu'ils viennent de traverser. Certains sont préoccupés de pressentiments négatifs tandis que d'autres sont déjà résignés. Quand, en dépit de toutes ces circonstances, on reste persuadé de son bien-être, on dispose d'une conviction inébranlable en sa propre invulnérabilité. Ce volume vise à procurer cette conviction. Il ne cherche pas à nier le besoin de consulter quand la conviction en vient à être ébranlée. Si vous ressentez ce besoin, *Malades d'inquiétude* est conçu pour faire de vous un participant actif dans le choix des multiples modalités thérapeutiques qu'une foule de professionnels proposeront, faisant parfois étalage d'un mercantilisme insistant. Cet ouvrage est conçu pour donner le courage d'accepter la responsabilité de comparer correctement toutes ces options.

On a tous besoin de devenir des consommateurs avertis des services de santé. On souffre tous de brûlures d'estomac, de maux de tête, de douleurs articulaires, de troubles du transit digestif, de sensations bizarres, on a tous des jours où ça ne va pas, des moments où l'on prend conscience de ses limitations, où l'on souffre d'insomnie et de tant d'autres maux et ça n'arrêtera pas. Ce sont ces expériences déplaisantes et déconcertantes qui interpellent sa conviction d'invulnérabilité. *Malades d'inquiétude* se propose de renforcer la capacité de faire face à ces situations, qu'on soit seul ou bien accompagné. Et Dieu sait que la capacité de faire face requiert qu'on la conforte! Le torrent d'informations colportées par tant de marchands de soins, y compris les médecins, procède sans doute de bonnes intentions, mais il arrive fréquemment que ce ne soit pas utile. Une grande partie de ces informations violentent la perception qu'on a de sa propre invulnérabilité sans pour autant procurer aucun avantage tant pour la santé que pour la longévité. Cet ouvrage souhaite changer les règles du jeu.

Mon attitude est fondée sur les enseignements de Karl Popper. Popper a modernisé la philosophie des sciences. C'est à nous tous qu'il confie la responsabilité de mettre en doute, de contester et de toujours tenter de réfuter toute « vérité » présumée. Il estimait que la vérité reste une hypothèse qu'on n'a pas encore trouvé le moyen de réfuter. C'est à cet aulne que j'ai vécu toute ma carrière d'enseignant en médecine, que ce soit au chevet des grands malades de mon propre hôpital ou bien de la centaine d'autres qui vivaient là où j'ai travaillé comme professeur invité. *Malades d'inquiétude* est structuré pour enseigner aux bien portants comment se sentir bien. J'assure, par contre, bien comprendre la situation et les servitudes pesant sur ceux qui ont le malheur de ne pas se sentir bien. Je comprends le défi des bien portants assaillis par les forces qui veulent leur faire croire qu'ils ne le sont pas. Quand j'en aurai fini avec vous, vous serez moins vulnérables aux oracles présomptueux qui cachent souvent de simples conflits d'intérêts.

En préparant *Malades d'inquiétude*, j'ai mis à contribution une expérience peu commune pour un professeur de médecine. Il y a trente ans, j'ai compris que la plupart de mes patients faisaient face à une crise dont je n'avais jamais entendu parler pendant toutes les années consacrées à l'apprentissage de ma profession : les patients quittent le cabinet ou l'hôpital et doivent se débrouiller avec le désordre qu'inflige la maladie à leur vie quotidienne et à leurs rêves. Il y a trente ans, je me suis mis à étudier un aspect de ce désordre : la nécessité de continuer à gagner sa vie. Mon intérêt pour la « maladie rendant incapable de travailler » allait m'entraîner vers des horizons inattendus, me contraignant à visiter des milieux de travail, à faire des analyses de tâches et du contexte du travail. C'est à ce moment que j'ai compris les contraintes de nature sociopolitique qui surgissent dès que la médecine entre dans la vie des gens qui souffrent d'une limitation fonctionnelle transitoire ou permanente. Ce volume est imprégné de ma compréhension des conséquences sociales qu'entraîne la maladie.

Il en va de même pour ma conception de la médicalisation présentée dans cet ouvrage. L'étude des interactions entre la maladie et le travail requiert une compréhension précise des perceptions qu'on a de la maladie et de ses conséquences pour ceux qui ne font pas appel au médecin. Du point de vue du médecin, ces gens, qui ne sont pas encore des patients, sont bien portants. Mon propre travail et celui de mes prédécesseurs ont exploré le sens du concept « d'être bien portant » dans ses relations avec la vie en société. Être bien portant n'est pas synonyme d'être sans symptôme, ou sans maladie, que ce soit périodiquement ou continuellement. Il n'est pas normal de ne jamais souffrir de brûlements d'estomac, de mal de tête ou de lombalgie, de ne pas avoir des jours plus sombres ou des préoccupation au sujet de ses intestins. Il arrive qu'on en discute avec d'autres, décrivant le problème avec un vocabulaire approprié à la détresse. Qu'on en parle ou pas, c'est à chacun qu'il revient de faire face à ces servitudes de l'existence. Être bien portant comprend la capacité de supporter ces épisodes de souffrance. Cela peut ne pas être facile. Cela peut se compliquer tant par l'intensité de la souffrance que par l'intervention de facteurs qui compliquent les choses.

La médicalisation est un de ces facteurs qui compliquent les symptômes. La médicalisation est un processus en vertu duquel une souffrance est définie par une personne comme étant une maladie *médicale* pour laquelle un traitement *médical* peut être obtenu, sinon exigé. Pour que ce soit vrai, il faut pouvoir attribuer les symptômes à une maladie *médicale*. C'est ainsi qu'à l'époque victorienne on médicalisait l'orgasme féminin, alors qu'aujourd'hui c'est son absence qu'on médicalise. La médicalisation ajoute à la signification courante un jargon technique pour décrire la souffrance. La signification courante n'est pas nécessairement la signification juste, que ce soit dans le temps ou dans l'espace, parce qu'elle est très vulnérable aux préjugés, à la pensée magique et aux pressions du marché.

Ce qui importe, c'est que *Malades d'inquiétude* soit imbu d'une perspective critique et rigoureuse. J'ai déjà reconnu être disciple de Popper et adepte de la perspective réfutationniste. J'ai commencé ma carrière de chercheur comme généticien : par la suite, je suis passé à l'étude de l'immunochimie puis j'ai consacré la première décennie de ma carrière d'enseignant à la biochimie. J'ai résolu de fermer mon laboratoire quand j'ai compris que j'en avais plein les bras avec les trois autres préoccupations de ma carrière d'enseignant. C'est dire que j'estime avoir une bonne compréhension des exigences de la méthode scientifique. Je les ai appliquées à mes propres travaux épidémiologiques et à ceux des autres. Il en est résulté une définition de l'incertitude et même une quantification de cette incertitude. Ce résultat n'est pas, ni maintenant ni peut-être jamais, une définition de la certitude. Le mieux que je puisse faire est de dire mon incertitude à propos de n'importe quelle affirmation que je fais et de préciser ma certitude d'avoir raison quand je tiens une prétention comme étant futile. Cela fait une philosophie des sciences qui n'est pas sans élégance, mais qui devient une philosophie de vie fort exigeante. La tolérance pour l'incertitude relative à plusieurs aspects de l'existence dépend de son propre système de valeurs. Quand je dis que, lorsque 1 000 bien portants consomment chaque jour un médicament donné, ils sont tous en vie cinq ans plus tard, alors que seuls 500 auraient survécu jusque-là sans ce médicament, il est probable que la plupart penseront le plus grand bien de cette médication, même en ignorant tout de sa toxicité. En sera-t-il de même si je dis qu'après cinq ans il ne reste que 510 survivants ? Croit-on qu'il soit possible de mesurer correctement la différence entre 510 survivants sur médication et 500 survivants sans médication ? En supposant que ce soit possible, faut-il tenir cette différence pour significative ? Cette différence vaut-elle la servitude d'avaler ces pilules, avec leur lot de risques immédiats et une toxicité à long terme inconnue ? Est-ce que 550 survivants paraîtraient plus convaincants ? Je reviendrai sur ce problème au chapitre 2 tandis que la notion de l'incertitude médicale dans la perspective du patient sera discutée partout dans l'ouvrage.

Malades d'inquiétude est un traité de la médicalisation fondé sur la connaissance médicale, l'expérience clinique et l'observation en direct des souffrances de l'existence. J'entends proposer des manières de faire face à certaines souffrances qui sont inévitables au cours de la vie d'un bien portant. Je me propose d'aider le lecteur à reconnaître quand la médecine a quelque chose d'utile à offrir. Tout comme j'entends montrer comment éviter l'iatrogénèse, c'est-à-dire ces interventions médicales qui font du tort. Quand on se dote d'un scepticisme fondé sur les connaissances et d'un esprit critique, il devient possible de profiter de la médecine contemporaine sans encourir le risque d'en être lésé pour l'avoir fait. Le scepticisme éclairé est capable de concevoir un système national de services de santé qui soit rationnel. Je n'entends pas dire du mal de votre médecin ni d'ailleurs de l'ensemble des médecins. Ma critique porte sur l'institution médicale qui définit le comportement des médecins et qui donne leur forme aux problèmes de santé. Je n'ai aucun scrupule à partager les conclusions, bonnes et mauvaises, découlant de cet examen. Je n'ai aucune réticence à recommander un système d'assurance maladie qui ne soutient que les services ayant démontré leur utilité, notamment en procurant un avantage qui soit tangiblement supérieur aux risques qu'ils font courir.

Ce volume compte 14 chapitres. Plusieurs portent sur l'inévitabilité de la mortalité. Eh oui, on meurt tous! Pour moi, le problème n'est pas tant la manière de mourir et la cause de la mort, que le moment où l'on meurt et la manière avec laquelle on vit entretemps. À la faculté et dans l'opinion publique, la cause immédiate du décès est si importante que l'on consacre force énergie et richesses pour éviter de décéder d'une cause donnée sans jamais se préoccuper si, ce faisant, on ne meurt pas au même moment, mais d'une autre cause. Cette médicalisation du décès se camoufle derrière une bannière à la George Orwell, «Promotion de la santé-Prévention de la maladie», laquelle donne lieu à un acronyme anglo-américain que les initiés adorent. Son postulat fondamental est qu'on est tous des bombes à retardement. On héberge toutes sortes de facteurs de risque qui exigeront un jour leur tribut exprimé en maladie et en fatalité. La promotion-prévention promet de réduire le risque de mortalité. Qui peut résister à pareille offre? N'importe quel lecteur de *Malades d'inquiétude*.

D'autres chapitres tournent le dos au mythe de l'immortalité pour examiner la médicalisation des souffrances de l'existence. De prime abord, ce thème incommodera. Une fois lu le présent ouvrage, on est en mesure de se présenter chez son médecin et de lui dire : « Docteur, je ne me sens pas bien. Est-il possible que ce soit dans ma tête? » ou bien encore : « Docteur, mon dos me fait mourir et je ne comprends pas pourquoi je ne suis pas capable de faire face à cet épisode. » Je prédis que plusieurs trouveront le premier énoncé insultant et le second, fort naïf. Je vais m'employer dans cet exercice de sémiotique à transformer la manière de décrire une détresse pour qu'elle reflète la souffrance plutôt que ses préjugés ou bien ceux de la médecine officielle. On apprendra comment des revers psychosociaux qui viennent ébranler la perception de son invincibilité peuvent détourner l'attention sur des symptômes physiques ou psychiques, de sorte que les symptômes finissent par devenir le problème à la place de ce qui les provoque au premier chef. Il ne faut pas voir de la faiblesse, sinon de la lâcheté, dans cet énoncé : il s'agit de décrire une dynamique qui est normale. Jusqu'à ce qu'on ait bien compris ce phénomène, des myriades d'interventions, proposées par tant de gens pour agir sur les symptômes, nous paraîtront séduisantes. Mais la recherche d'aide pour atténuer les symptômes soulage rarement, accentue souvent la souffrance et affecte toujours, d'une manière permanente, la perception que l'on a de son bien-être.

Enseigner aux bien portants l'esprit critique face aux traitements médicaux ressemble à de l'hérésie. Après tout, je professe que ni la naïveté ni la confiance ne sont capables de rendre service correctement. En l'absence de critique et de discussion, la faiblesse de ses croyances n'est jamais apparente. Mon objectif est de fournir au lecteur le nécessaire pour évaluer sa propre santé, face au raz de marée d'informations qui le submergera au cours des années qui viennent.

Chacun des quatorze chapitres constitue une leçon complète, portant sur un sujet particulier d'intérêt immédiat et offrant un ensemble d'habiletés. J'ai classé les sujets de façon à ce que le lecteur puisse acquérir d'un chapitre à l'autre de nouvelles habiletés qui viennent compléter les précédentes. Il est raisonnable de se tourner au premier chef vers le chapitre qui vous intéresse le plus. J'ai prévu des accommodements qui permettent de choisir les chapitres mais je ne saurais trop vous inciter à coller à la continuité de l'ouvrage. Je n'entends pas faire du lecteur un biostatisticien ni un épidémiologiste. J'entends développer son esprit critique de sorte qu'il puisse reconnaître les énoncés dépourvus de fondement pour mieux les ignorer, et déceler la réduction des données ainsi que la promotion commerciale intéressée, qui, pour n'avoir jamais cessé d'être là, prennent de nos jours une importance gigantesque. Il n'existe pas d'autre moyen d'éviter de compromettre son bien-être par la médicalisation ou, ce qui est pis, de sacrifier sa santé sur l'autel de l'iatrogénèse, c'est-à-dire aux maladies provoquées par les traitements médicaux. C'est la seule façon de convier à mon objectif « secret » : susciter un débat qui démasque la médecine « moderne » de sorte qu'on devienne capable de soutenir un système de santé rationnel dont on pourra assumer le coût.

▪ Chapitre 1 ▪
Le complexe de Mathusalem

*L'homme n'a aucun pouvoir sur la durée de la vie,
que ce soit pour la retenir ou pour déterminer le jour
du décès.*

Ecclésiaste 8 : 8

Sait-on quand on souhaite mourir ?

Si on le pouvait, choisirait-on le jour de sa mort ?

« Jamais » n'est pas une option ; le taux de mortalité est de
100 % par personne. « Quand ? » est une énigme profonde et préoc-
cupante. Mettre fin à ses jours suscite des problèmes moraux autant
que de mettre fin à la vie de quelqu'un d'autre. Le fait de prolonger la
vie porte lui aussi son lot de problèmes moraux. Doit-on s'appliquer
à prolonger toute vie ou bien seulement celle qu'on estime d'une
qualité qui en vaille la peine ? Cela montre que le « quand ? » contient
aussi le « comment se déroule le voyage ? »

Ces questions sont de toutes les époques. Les auteurs de
l'Ancien Testament estimaient que connaître le moment de sa mort
constituerait un fardeau écrasant et non un cadeau. S'il s'avérait
qu'un monde sans mortalité devienne un monde sans naissance, le
spectre serait épouvantable et vide de toute joie. Au contraire, la
mort est perçue comme inévitable et son inéluctabilité est atténuée
par la notion de la vie éternelle. La longévité est tenue pour un signe
de détermination sinon de sainteté. L'Ancien Testament présente
Abraham, Moïse et cette anomalie statistique pour l'âge qu'est
Mathusalem, le grand-père de Noé, dont l'âge au décès est habituellement arrêté à 969 ans par les traducteurs. Certains érudits
choisissent un autre dialecte sumérien pour la traduction ou utilisent

la conversion en années lunaires pour arriver à près de 85 ans, ce qui est exceptionnel mais pas impossible pour l'époque du déluge, et pas extravagant comme 969 ans. Pouvons-nous, résidents d'un monde bien doté en ressources, espérer vivre jusqu'à 85 ans? Pouvons-nous aspirer être utiles pendant 85 ans? Est-ce que les octogénaires fonctionnels sont toujours des anomalies statistiques?

Chaque jour renvoie l'image des «baby-boomers», génération qui semble éternelle, accablant les générations montantes d'exigences déraisonnables en matière de rentes, de services de santé et de soutien de la communauté. Cela aussi est exagéré. Il est vrai que nous sommes de plus en plus nombreux à vivre plus longtemps que nos parents. Il est évident que la probabilité de devenir octogénaire a augmenté sensiblement au cours du XXe siècle. Il est moins clair que la probabilité qu'on devienne nonagénaire ait augmenté elle aussi. Si peu en fait que le contraste en entraîne plusieurs à se demander si notre espèce ne serait pas dotée d'une longévité déterminée dont la durée serait d'environ 85 ans. Certains ont utilisé l'image d'une garantie; la garantie expire à 85 ans, au-delà de cet âge, la vie étant un boni et bien au-delà, une anomalie statistique. Cette projection démographique est compatible avec les tendances courantes de la population. À moins d'un imprévu, ces faits bien établis sont peu susceptibles de changer. Il reste possible que la biologie moléculaire puisse modifier la longévité arrêtée pour notre espèce. Mais ne retenez pas votre souffle. Personne d'entre nous ne verra ce changement et peut-être bien que personne ne le verra jamais.

Quatre-vingt-cinq ans (plus ou moins une petite quantité) semble constituer l'espérance de vie établie pour notre espèce. Je reconnais que les connaissances disponibles sont imparfaites. Mais l'âge de 85 ans reste le pivot central de ma propre philosophie de vie. Peu m'importe le nombre de maladies que j'aurai le jour de mon quatre-vingt-cinquième anniversaire, bien que je préférerais ignorer qu'elles m'assiègent. De plus, je me fiche de savoir laquelle me fera passer dans l'au-delà, pourvu que le passage se fasse en douceur. Peut-être que le mieux qu'on puisse raisonnablement souhaiter est de vivre 85 années sans ces maladies qui sapent les facultés et de mourir en dormant au soir de son 85e anniversaire.

Il n'est malheureusement pas donné à tous de parvenir à son quatre-vingt-cinquième anniversaire en toute tranquillité puis de mourir en paix. Heureux sont les octogénaires contemporains disposant des facultés et des moyens requis pour relever les défis de l'existence, mais le temps finira bien par avoir raison de leur capacités fonctionnelles. Chaque mois, ils doivent faire face à des jours où ils ne tiennent pas le coup aussi facilement et il arrive qu'ils doivent se résigner à garder le lit. Il est inexorable que les activités de la vie courante, activités qu'on a toujours tenues pour acquises, deviennent des défis insurmontables. Ils finiront par devenir des vieillards fragiles. C'est en s'appuyant sur une canne qu'ils s'approcheront du sépulcre de leurs amis. Ils n'ont que faire d'un diagnostic comme la maladie d'Alzheimer : ils méritent plutôt l'admiration, la compassion et le soutien de la communauté.

Mince est l'espoir que la science médicale contemporaine permette à plus d'octogénaires d'accéder aux rangs clairsemés des nonagénaires bien portants. Il est toutefois possible de procurer confort et soutien à ces octogénaires pendant la transition menant à la décrépitude et au trépas. L'amitié, l'entourage et l'amour sont des prescriptions aussi défendables que des interventions cliniques et des objectifs de programmes thérapeutiques à la charge des deniers publics. Préconiser autre chose, y compris des mesures destinées à augmenter la longévité au-delà de 85 ans, c'est entretenir des fantasmes d'immortalité. Les efforts héroïques déployés à l'égard des octogénaires fonctionnels ne donneront pas grand résultat. Peut-être pourra-t-on modifier la cause immédiate du décès, c'est-à-dire le diagnostic inscrit sur le certificat de décès, mais je ne connais pas de données démontrant qu'on puisse changer la date du décès. Il ne s'agit pas de promouvoir le nihilisme thérapeutique. Il faut plutôt se rappeler les préceptes éprouvés de l'éthique médicale commandant le respect du vieillissement et le fait qu'on soit mortel. Quand les octogénaires fonctionnels commencent à décliner, c'est d'abord parce que la fin approche. Quand survient le décès, c'est parce que leur temps était venu. C'est la vraie cause de la mortalité, peu importe le nombre des maladies qui se disputent le coup de grâce. Tout ce qui compte, c'est que ce passage soit le moins pénible possible.

On pourrait être tenté d'imputer l'augmentation de la longévité des Nord-Américains aux programmes médicaux de naguère qui faisaient la promotion de la santé et des services médicaux courants. Les faits établis démentent cette illusion, comme on le montrera au chapitre 14. Les comportements nuisibles et les facteurs de risque cardiovasculaires peuvent influencer la cause immédiate du décès, mais ils n'expliquent que le quart des facteurs réduisant la longévité. Cela expliquerait pourquoi les nombreuses tentatives pour modifier les comportements et les facteurs de risque cardiovasculaires ont des effets aussi équivoques sur la mortalité générale. On peut modifier la cause immédiate du décès, mais on n'a pas d'influence sur le moment du décès.

Bien que la meilleure façon d'aider les octogénaires fragilisés comporte surtout l'aide des proches et de l'entourage, je soutiens énergiquement tous les efforts cherchant à augmenter la probabilité que de plus en plus de citoyens actuels terminent leur existence en octogénaires très fonctionnels. Trop de citoyens du monde développé ne connaissent pas ce bonheur. Qui sont ceux qui meurent avant leur temps ? Qui sont ceux qui atteindront l'âge d'or ?

Pour comprendre ce qui a fait la chance des octogénaires en bonne santé, il faut connaître les risques qui menacent le bien-être pendant le décours de la vie. Ces risques sont liés aux interactions qu'appelle la vie en société et aux écosystèmes ; ils sont capables d'influencer puissamment la biologie, ce qui veut dire la destinée. Une grande partie de ces influences sont repérables par les indices du statut socioéconomique (SSE). Il y a une association incontestable entre le SSE et la longévité. On ne doit pas conclure que le SSE soit la simple mesure du niveau des revenus. La longévité dépend plus de la pauvreté qu'on subit à l'intérieur de l'écosystème dans lequel on vit. C'est ainsi que plus est grand l'écart entre riches et pauvres d'un bout à l'autre des régions des États-Unis, plus est courte la vie des pauvres. L'association entre l'écart du revenu et l'espérance de vie est présente partout dans le monde développé. Il ne faut pas croire que le SSE soit un indice de ce qu'on dépense en services de santé puisque ce n'est vrai ni aux États-Unis ni nulle part ailleurs. Le SSE est tributaire de la qualité de la vie du quartier qu'on habite et de celle du contexte dans lequel on gagne sa vie.

Le frère jumeau du SSE est le niveau de scolarité. C'est ainsi que, parmi les gens nés entre les deux guerres mondiales, ceux qui ont terminé 12 années de scolarité vivront en moyenne près de 7 ans plus longtemps que leurs concitoyens dont le SSE est bas. Pour les octogénaires fortunés, les événements menant à la décrépitude et à la sénilité sont presque tous regroupés dans la dernière année de la vie. Les défavorisés nés durant une même période commencent cette transition plus tôt dans la vie et souffrent pendant bien longtemps. Ils gagnent leur vie péniblement dans des emplois précaires, mal payés et peu gratifiants (voir le chapitre 12). Leur existence se déroule dans la douleur chronique et une incapacité progressive au travail. Leur vie est écourtée et plus pénible. L'Allemand Rudolf Virchow (1821-1902), pathologiste célèbre et octogénaire, a proposé la distinction entre les maladies et les épidémies « naturelles » et « artificielles ». Il tenait le typhus, le scorbut, la tuberculose et les maladies mentales pour des maladies « artificielles » parce qu'elles sont causées principalement par des situations sociales : « Les épidémies artificielles sont des attributs de la société et résultent d'une culture marquée par la répartition inégale entre toutes les classes de la société. Elles signalent les imperfections de l'État et de la société et surviennent surtout dans les classes qui ne profitent pas des avantages que procure la société. »

Le segment de la société qui meurt avant son temps est victime d'une « épidémie artificielle ». Les épidémies artificielles sont à l'origine des trois quarts des décès prématurés. Elles sont insensibles aux médicaments et l'on ne peut les exciser par chirurgie. Elles agissent en dehors des confins des hôpitaux et des cliniques. Elles ne font pas partie des objectifs poursuivis par les programmes de promotion de la santé et de prévention des maladies, comme les conçoit la médecine contemporaine. Au contraire, la médecine ne s'intéresse qu'aux conditions expliquant le quart de la mortalité générale. Il s'agit des mauvaises habitudes et des facteurs de risque dont on entend tant parler. N'importe quelle entreprise qui se désintéresse de ce qui explique les trois quarts des décès ne peut être bien utile à la santé publique. Pour la plupart de ceux qui détiennent un SSE qu'ils estiment convenable sinon privilégié, il n'y a pas grand-chose à faire pour améliorer leur longévité puisqu'il est déjà probable qu'ils se rendront à l'âge magique de 85 ans quand approchera la fin de leur vie. Pour les défavorisés, pour ceux qui estiment que leur SSE est insuffisant, le contrôle de leur cholestérol et le dépistage du cancer ne changeront pas grand-chose aux risques mortels qui pèsent sur leur existence.

LA MÉDECINE SCIENTIFIQUE

Cette rubrique et d'autres thèmes ont accaparé la carrière de milliers de chercheurs cliniques. La documentation scientifique qu'ils ont fait paraître est considérable et variée. La qualité de la connaissance est parfois inexistante, souvent anecdotique, parfois élégante. L'intention de cette connaissance est moins hétéroclite. À travers l'histoire, les chercheurs cliniques ont recherché la preuve sur laquelle fonder leurs traitements. Auparavant, l'observation minutieuse d'effets reproductibles était la seule méthode disponible. Cette méthode a mené à plusieurs progrès comme la reconnaissance de l'utilité de la colchicine pour le traitement de la goutte il y a deux millénaires, celle de la vitamine B12 pour le traitement de l'anémie pernicieuse il y a 80 ans, et celle de la streptomycine pour la tuberculose, il y a 60 ans.

La méthode d'étude par observation comporte aussi son lot de faux départs, d'erreurs de déduction et d'effets indésirables des traitements médicaux (l'iatrogénèse). L'amygdalectomie pour la prévention des pharyngites de l'enfance est un exemple dont les plus vieux se souviendront. On a appris à la dure que la plupart des enfants finissent par avoir raison de la pharyngite avec ou sans amygdalectomie. On a refait récemment l'expérience avec les otites chez l'enfant. Un triomphe des cinquante dernières années est d'avoir mis au point des méthodes permettant de vérifier la validité des inférences cliniques avant de les infliger aux malades. Ces méthodes s'emploient à assurer que l'association observée entre un effet donné et un médicament, ou bien une intervention chirurgicale, une modification de la diète, ou n'importe quelle autre intervention, est authentique. Elles tirent leur puissance de devis pour réaliser les essais cliniques et d'instruments statistiques pour analyser les résultats. Des disciplines universitaires s'emploient à perfectionner constamment ces méthodes et certains organismes réglementaires exigent dorénavant qu'on leur fournisse les preuves de l'innocuité et de l'efficacité avant qu'on autorise la mise en marché des produits pharmaceutiques, à commencer par l'Agence des aliments et drogues (FDA) depuis le début des années 1960 (voir le chapitre 9).

L'éthique, la méthode et la réglementation ont fini par donner naissance à l'industrie contemporaine des essais thérapeutiques. C'est une entreprise colossale qui entreprend des milliers d'essais cliniques et produit des millions de résultats chaque année. Sa production menace de submerger la capacité d'assimiler ces informations et de les mettre en œuvre. Il en est sorti une nouvelle discipline dont l'objectif est de tirer des conclusions pratiques de toute cette production, discipline qu'on appelle «médecine factuelle ou fondée sur les preuves». Partout dans le monde, des groupes de chercheurs s'emploient à réviser toutes les études pour séparer l'ivraie du bon grain. Bien sûr qu'il reste de l'ivraie. Certaines études ont été moins bien construites que d'autres, la conception manque des nuances nécessaires, le devis n'est pas à la hauteur des méthodologies modernes, l'analyse des résultats présente des failles. Pourtant, il n'est pas rationnel, ni même faisable, de ne se fier qu'aux meilleurs essais pour le diagnostic et le traitement. Pour avoir participé à des débats cherchant à établir le meilleur essai, il arrive qu'on se retrouve avec des résultats qui ne valent que pour des sous-groupes très particuliers de malades, ce qui les rend encore sujets à erreur. Les chercheurs se penchent alors sur des études qui paraissent plus acceptables, tentant de décider, parfois par modélisation mathématique, lesquelles sont les moins gravement tarées de sorte que leurs conclusions soient les moins erronées. Je n'essaie pas de ridiculiser ces efforts. C'est la Collaboration Cochrane qui en est le chef de file, une collaboration internationale à l'œuvre depuis une décennie et soutenue par des subventions gouvernementales. (Il n'y a pas encore d'argent venant de l'industrie pharmaceutique mais ce ne sont pas les pressions qui manquent.) Cette collaboration compte 10 000 participants divisés en groupes de travail par sujet clinique. Elle dispose d'un registre comptant 500 000 études et a déjà publié plus de 4 000 synthèses ; un aussi grand nombre est présentement en voie de réalisation et elle prévoit en publier 7 000 autres par la suite.

Des révisions faites par la Collaboration Cochrane existent pour presque tous les problèmes discutés dans cet ouvrage et j'en ai profité systématiquement. Je parle aussi de leurs limites dans plusieurs chapitres ainsi que dans les lectures supplémentaires en fin de volume. Cette entreprise, tout comme les chercheurs en médecine factuelle, cultive l'excellence en méthodologie. Les groupes de travail cherchent à déterminer si la preuve existe. Pour le clinicien et pour le bien portant qui doivent prendre une décision, cette preuve n'est que le premier pas. Quand la preuve existe d'un effet sur la santé, l'étape suivante est de savoir si cette preuve est fiable ou réfutable par l'essai suivant qu'on réalisera. Dans l'éventualité où la fiabilité est établie, il reste à déterminer si l'effet est important et souhaitable. Car il est possible que l'effet demeure trivial bien qu'il soit réel, ou trop minuscule pour annuler les risques qui s'y rattachent. C'était l'objet de l'essai imaginaire que je vous ai présenté dans l'introduction. Sans ce cadre de référence, nos valeurs sont sans fondement et nos décisions, naïves. Je me propose de fournir un cadre de référence pour aider la prise de décision en rapport avec les questions liées à la mortalité, aux symptômes (la morbidité) et aux autres aspects de la qualité de la vie. Comme on le verra, il est plus difficile de prendre des décisions éclairées à propos de la qualité de la vie en raison des réactions capricieuses aux traitements en question.

Les lectures supplémentaires pour l'introduction et ce chapitre comprennent une discussion approfondie de l'épidémiologie du parcours de vie, le substrat sous-tendant tous mes arguments liés à la longévité. On devrait accorder plus d'importance à l'idée de maintenir sa qualité de vie au lieu de se préoccuper de la cause immédiate qui nous emportera dans l'au-delà. Il importe peu de savoir de quoi on mourra tant que le décès survient en son temps et que le voyage qui y mène aura été satisfaisant.

▪ Chapitre 2 ▪
Le cœur du problème

La cardiologie d'intervention et la chirurgie cardiovasculaire sont les planches à billets, sinon les propulseurs, de tout ce qui est indéfendable dans les services de santé de l'Amérique. Je n'accuse pas les cardiologues et les chirurgiens cardiovasculaires de malfaisance bien que certains puissent mériter cet opprobre. Je suppose que la plupart sont engloutis dans le tourbillon de la révision par les pairs. Ils sont tellement convaincus que ce qu'ils font est utile pour les patients qu'ils n'ont pas d'autre préoccupation que de le faire encore mieux. Ils sont si bien récompensés, que ce soit en prestige sinon en argent, qu'il semble absurde de remettre en cause ce qu'ils font. Non seulement résisteront-ils avec la dernière énergie, mais il s'en trouvera pour les défendre : des patients reconnaissants parce qu'ils sont convaincus qu'ils auraient péri sans leur pontage ou leur endoprothèse, les administrateurs hospitaliers qui vivent des frais contingents de cette activité, les fabricants et les fournisseurs de l'appareillage et des médicaments toujours essentiels, sans oublier les « assureurs santé » qui écrèment les flots financiers de cette belle industrie.

Il est heureux que les cardiologues d'intervention soient tellement convaincus de la nécessité de leur travail qu'ils acceptent depuis longtemps les fonds de l'État et de l'industrie pour évaluer son efficacité. On est submergé par les informations émanant de ce travail d'évaluation. La meilleure des sciences ne préjuge jamais des résultats d'une recherche ; la pire tend à soutenir les préjugés plutôt que de les réfuter. La meilleure des sciences n'a pas besoin de se justifier tandis que la pire se cache derrière l'approbation de groupes de collègues qui pensent tous pareillement. La cardiologie d'intervention est affectée de la dernière variété, fortement encouragée par l'industrie qu'elle a mise au monde et la notoriété médiatique que cette industrie entretient. C'est à nous, patients actuels, futurs malades et médecins soucieux d'aider leurs patients, qu'appartient la corvée de réviser ces montagnes de renseignements. Tout ce qui est requis, c'est un critère : l'étude est-elle assez correctement construite pour être crédible ? Ses résultats sont-ils reproductibles ? Et, ce qui importe le plus, a-t-on fait quelque chose qui ait du sens ?

LA DÉRAISON DE LA RÉVISION PAR LES PAIRS

Il arrive qu'on puisse être déraisonnable. On a une idée qui est si séduisante qu'on ne peut se résigner à la mettre de côté. Peu importe qu'il y ait des gens qui ne partagent pas l'enthousiasme quand ils ne crient pas à la superstition. La croyance est si réconfortante, tellement plausible, qu'on la défend avec énergie. C'est la nature humaine. Les médecins sont des êtres humains. Il arrive que des croyances soient confirmées, tout comme il arrive qu'elles ne le soient pas. Il n'y a pas longtemps, on enlevait les amygdales parce qu'elles étaient enflées et les utérus parce qu'ils étaient kystiques. On s'est aussi trompé avec les endoprothèses. Laissez-moi vous expliquer pourquoi.

Il y a cinquante ans, la crise cardiaque constituait un fléau. Tous connaissaient un homme qui en était mort dans la force de l'âge. La médecine semblait impuissante. C'est à ce moment qu'on s'est aperçu que les grosses artères irriguant le muscle cardiaque, les artères coronaires, étaient obstruées par des plaques athérosclérotiques chez presque tous les hommes qui avaient fait une crise cardiaque. Comme la chirurgie cardiaque était parvenue à réparer les valvules cardiaques qui n'étaient plus étanches, pourquoi ne pas déboucher les artères obstruées ? Vu que l'exérèse des bouchons était trop difficile, des chirurgiens débrouillards ont mis au point une méthode menant à la création de nouveaux vaisseaux contournant les obstructions. C'est ainsi que naquit le pontage coronarien (PC). On croyait fermement que, lorsque l'obstruction était contournée, on sauvait le patient.

Il y avait des sceptiques. Les sceptiques suscitent la controverse, qui est le carburant du progrès. Sinon, on deviendrait prison-
nier de nos croyances. Grâce aux sceptiques, des milliers d'hommes
souffrant de douleur cardiaque ont été recrutés, tant aux États-Unis
qu'en Europe, dans des études comparant la chirurgie pour pontage
avec le traitement médicamenteux. Ces études se sont poursuivies
pendant une décennie jusqu'autour de 1980. Les résultats n'étaient
pas encourageants : sauf pour un petit groupe, les patients traités par
pontage ne vivaient pas plus longtemps que ceux qui étaient traités
avec des médicaments. En outre, une bonne proportion des patients
traités par pontage décédaient avant de quitter l'hôpital tandis
qu'une bonne moitié connaissaient une convalescence orageuse.
Presque autant souffraient de perte de mémoire un an plus tard, tandis qu'après cinq ans la moitié souffraient d'un déclin des facultés
cognitives excédant celui des gens nés en même temps qu'eux. Mais
il n'est pas facile de renoncer à une croyance. Surtout quand il subsiste un petit groupe qui a été aidé, environ 3 % de tous les patients,
affectés d'un blocage particulier. Parmi les patients traités avec des
médicaments, 65 % seulement ont survécu cinq ans tandis que 85 %
de ceux qui avaient survécu à l'opération étaient toujours vivants.
Vous voyez bien, disent les croyants, qu'il y a de la vérité dans notre
croyance que ce sont les plaques qui causent la maladie. En amélio-
rant les techniques et les méthodes, on devrait pouvoir aider plus de
3 % des malades. Le progrès était lent et imprévisible. Plutôt que de
remettre en cause la validité de l'hypothèse de départ, on pensait que
le problème était lié au fait que les greffons ne fonctionnaient pas
assez longtemps.

C'est à ce moment qu'une autre idée parvint de Suisse : plutôt
que de contourner l'obstacle, il s'agissait d'introduire un ballon en
son centre, de le gonfler et de le faire éclater, ce qui démolit la plaque
et débouche le vaisseau. C'est ce qu'on appelle l'angioplastie. C'est
moins pénible que le pontage, mais pas plus efficace. Encore une
fois, on s'est aperçu que le vaisseau se rebouche rapidement. Peut-
être que cela explique pourquoi cette procédure n'est pas plus efficace qu'on l'espérait.

Arrivent les endoprothèses. Ce sont des tubes minuscules qu'on place dans l'artère une fois qu'on a fait éclater les plaques. Ainsi les artères ne peuvent se reboucher, croyait-on. Faux! Ces endoprothèses se rebouchaient presque aussi vite que les artères laissées à elles-mêmes. Les patients n'allaient pas mieux que si l'on ne mettait pas d'endoprothèses, ce qui n'est pas mieux que de ne pas faire éclater les plaques, ce qui n'est pas mieux qu'un pontage, lequel n'est pas mieux que le traitement médicamenteux qui, lui, s'est amélioré depuis.

Cela n'a pas suffi à décourager les croyants qui ont proposé une nouvelle idée: imbiber les endoprothèses avec des anticoagulants qui empêcheront les artères de se reboucher. Cela a fait une différence, mais les patients allaient plus mal qu'avant.

Cardiologues et chirurgiens cardiaques ont toujours cette obsession. Ils parlent de nouvelles procédures, de nouveaux gadgets, du moment choisi pour opérer et de toutes sortes d'autres sujets, hors celui de la justesse de leur croyance de base. Et leur obsession les amène à tripoter, chaque année, le cœur d'un million d'Américains.

On a deux options: éviter cette manipulation ou bien lui survivre. Je préfère la première, non seulement parce que pontage, angioplastie et endoprothèses n'ont pas fait la preuve de leur capacité d'offrir le moindre avantage. Rappelons-nous du moment où les crises cardiaques étaient un fléau, il y a cinquante ans. Elles n'en sont plus un: en dedans d'une génération, le risque de faire une crise cardiaque a été réduit de 40 %. Et la probabilité de survivre cinq ans à un premier infarctus est passée de 50 % à 96 %. On peut même la faire passer à 98 % avec un soupçon d'aspirine, alors qu'il n'y a rien d'autre qui fasse une différence. On ne sait pas pourquoi les crises cardiaques sont moins fréquentes et moins mortelles. Ce n'est pas grâce à la médecine. Mais les crises cardiaques d'aujourd'hui ne sont plus celles de nos ancêtres. Je vais donc me contenter de l'aspirine pour enfants.

LE DIABLE EST DANS LE DÉTAIL

Le ferez-vous? Est-il possible que cardiologues, chirurgiens cardiaques et presque tout le reste du monde se racontent des histoires? L'infarctus, la thrombose et l'accident vasculaire cérébral, l'athérosclérose et le durcissement des artères et une panoplie de termes apparentés sont les chouchous de la presse médicale grand public. Les budgets de commercialisation des hôpitaux et des compagnies pharmaceutiques collaborent pour brandir la maladie coronarienne comme une malédiction menaçant l'Amérique du Nord. Pilules, diètes et toutes sortes de régimes de promotion de la santé sont disponibles. En prime, on dispose d'une solution technologique. On devrait se réjouir des prouesses de la chirurgie cardiovasculaire et de la cardiologie d'intervention. Les praticiens de ces disciplines sont des héros qui contournent les dépôts graisseux de nos coronaires rigidifiées ou qui les démolissent par angioplastie. Ce sont là des emplâtres technologiques pour cœurs malmenés dont l'objectif est d'éloigner la grande faucheuse. Elles mettent à l'abri du fléau de l'époque. On doit tous aspirer à profiter de ces merveilles. Cardiologie d'intervention et chirurgie cardiovasculaire sauvent la vie. Elles sont inestimables, dit-on.

À défaut de vous persuader du contraire, laissez-moi au moins vous donner l'information justifiant que vous posiez des questions précises quand viendra le moment, pour vous ou vos proches, d'accepter une proposition d'intervention cardiovasculaire.

Toutes les maladies ont leur propre histoire. La peste noire a changé l'évolution du Moyen Âge en Europe, puis elle disparut mystérieusement, sans explication puisque aucun des facteurs de risques de l'épidémie ne s'était dissipé: les rats, la misère sociale, les poux, le bacille, etc. L'arthrite rhumatoïde est une maladie du XXᵉ siècle dont l'incidence et la gravité ont culminé au milieu du siècle. Même si les médicaments pour la traiter se sont avérés incapables d'enrayer la maladie, l'arthrite rhumatoïde est en voie de disparition depuis lors. Même la tuberculose était en train de disparaître au début du siècle dernier, longtemps avant que la streptomycine, le premier antibiotique efficace pour traiter cette maladie, ne soit inventée.

Les crises cardiaques et les accidents vasculaires cérébraux sont des maladies du XXe siècle. Depuis le sommet qu'elles ont atteint au milieu du siècle, leur incidence est en diminution dans tous les groupes d'âges. Cette tendance s'est amorcée avant qu'une prévention prétendument efficace ne soit disponible et se poursuit en dépit de l'efficacité toute marginale des programmes de santé publique visant à modifier les facteurs de risque. Il va de soi que la réduction de l'incidence de ces maladies est moins manifeste chez les octogénaires, mais il s'agit là d'un problème d'épidémiologie de la cause immédiate du décès. L'épidémiologie de la cause immédiate tente de repérer, parmi toutes les maladies présentes, celle qui est la cause probable du décès. Dans notre société, on doit tous mourir de quelque chose, c'est-à-dire d'une cause de décès. Tous les octogénaires finiront par mourir. Il n'existe pas d'étude épidémiologique ni de rubrique du certificat de décès stipulant « décédé au moment approprié ». C'est ce qui explique que la réduction de l'incidence des accidents vasculaires cérébraux soit beaucoup plus marquée chez les sexagénaires.

Il n'y a pas de justification scientifique pour que la malédiction de la thrombose ou de la crise cardiaque continue de planer sur le peuple américain. Il est vrai que l'on connaît tous des gens décédés prématurément de crises cardiaques ou d'accidents vasculaires cérébraux. Je n'essaie pas de banaliser cette tragédie. Mais nous connaissons beaucoup moins de ces malheureux que ne l'ont fait nos parents. Hors des groupes défavorisés et de ceux dont les familles comptent plusieurs tragédies cardiovasculaires, décéder avant son temps d'une crise cardiaque ou d'un accident vasculaire cérébral, ce qui a déjà été une menace pour plusieurs générations, ne devrait plus nous préoccuper.

Ça semble contradictoire. On nous enseigne à éviter certains comportements parce qu'ils prédisposent à la maladie coronarienne. On nous dit qu'il existe des marqueurs biochimiques des facteurs de risque qu'il faut détecter et modifier. On nous enjoint d'être attentifs aux symptômes capables de signaler l'imminence d'une lésion au cœur de manière à pouvoir rapidement tirer profit des merveilles de la cardiologie et de la chirurgie cardiovasculaire. On dit aux femmes de se méfier de la fatigue qui peut signaler une maladie cardiaque. Je vais régler son compte à la sophistique des facteurs de risque et des comportements au prochain chapitre. Pour le moment ce sont la cardiologie invasive et la chirurgie pour la maladie coronarienne qui me préoccupent.

SÛREMENT QUE C'EST DE L'ANGINE

Supposons que notre prochaine douleur thoracique soit de l'angine. (Je vais analyser ce postulat un peu plus loin.) L'angine est une douleur thoracique déclenchée par l'effort et causée par une insuffisance de l'irrigation sanguine de certaines parties du muscle cardiaque. Normalement, la perfusion sanguine du cœur augmente pour soutenir la demande métabolique qu'appelle l'exercice. L'angine survient quand la demande excède ce que la circulation peut fournir, la plupart du temps parce que la circulation sanguine est ralentie par l'athérosclérose affectant l'une ou l'autre des artères coronariennes. La partie du cœur qui est mal perfusée est alors en danger de mort par manque d'oxygénation. Cette partie vulnérable du cœur sécrète dès lors des produits chimiques signalant le péril aux terminaisons nerveuses produisant la douleur. La douleur empêche alors tout ajout à l'effort demandé au cœur. En l'absence d'un effort additionnel, l'apport sanguin redevient suffisant et la douleur s'amenuise, laissant derrière elle une partie du muscle cardiaque à risque d'autres épisodes de manque d'oxygène et même de décès par crise cardiaque.

Que faire? Il y a des options médicamenteuses dont on ne parle pas souvent dans la grande presse. Ni non plus, hélas, dans les cabinets de médecins en Amérique. Quand on en parle, c'est souvent à propos d'études sous-entendant sinon spécifiant que ces options médicamenteuses ne sont que des mesures de temporisation. Un Américain authentique exigera qu'on répare l'anomalie de la perfusion. N'est-ce pas là le triomphe de la cardiologie effractive contemporaine? J'irai jusqu'à dire que presque tout étudiant en médecine, tout résident et la plupart des médecins en pratique se lèveront pour applaudir. J'ajouterai qu'il s'agit là du bon sens. Je montrerai que les faits soutenant ce système de croyances sont faux.

Je reconnais qu'il y a eu un triomphe technologique. Les cardiologues et les chirurgiens cardiovasculaires sont capables de modifier l'apport sanguin du cœur avec un petit risque, bien qu'il ne soit
pas négligeable, de catastrophe. Ces praticiens estiment que ce risque
non négligeable est acceptable. Permettez que je reparle de l'erreur
médicale de type II. L'erreur médicale de type I est connue : un traitement médical ou chirurgical accompli médiocrement est inacceptable L'erreur médicale de type II consiste à administrer très bien un
traitement qui n'est pas requis de prime abord. L'erreur médicale de
type II est un fléau. Agresser un muscle cardiaque mal irrigué ou son
système vasculaire en est un exemple de premier ordre. En outre,
quand une procédure ne fonctionne pas, il n'y a aucun risque qui
soit acceptable. La cardiologie effractive et la chirugie cardiovasculaire pour traiter l'ischémie cardiaque associée à l'athérosclérose ruis-
sellent d'erreurs médicales de type II. Je fonde cet énoncé hérétique
sur des faits robustes et incontestables.

L'athérosclérose est un processus conduisant à la formation de
plaques provoquant des étranglements situés dans les artères coronariennes et ailleurs. Elle est dotée d'une pathogénèse complexe comprenant le dépôt de graisses sous la membrane interne des artères,
une réaction proliférative de certaines cellules de la paroi artérielle et,
enfin, de la calcification. On trouve ces lésions dans les coronaires de
bien de jeunes hommes et elles sont ubiquitaires chez les octogénaires. Elles tendent à apparaître près de l'origine des artères coronaires
irriguant le ventricule gauche du cœur, lequel est le plus musclé.
L'étranglement peut être important, allant même jusqu'à l'obstruction complète. On trouve de ces plaques chez presque tous ceux qui
ont fait un infarctus. On les trouve aussi chez presque tous ceux qui
souffrent d'angine. Mais elles ne sont pas toujours présentes chez les
gens qui ont de l'angine ou qui ont souffert d'une crise cardiaque.
Par contre on les trouve chez une foule de gens qui n'ont jamais souffert de l'une ou de l'autre. En fait, les plaques sont capables de bloquer complètement l'artère coronaire de gens qui n'ont jamais fait ni
angine ni infarctus parce que ces derniers ont eu la chance de donner
naissance à une prolifération de vaisseaux émanant des autres artères
coronaires, des nouveaux vaisseaux qui compensent. L'angine et l'in-

farctus ne se limitent pas à la présence de plaques et cela fait des décennies qu'on le sait. Pourtant, jusqu'à tout récemment c'est aux plaques qu'on imputait la responsabilité de l'angine, sinon de l'infarctus, en raison de l'obstruction directe ou indirecte du flot artériel irriguant le cœur. La révision contemporaine de cette théorie stipule que les jeunes plaques, qui sont aussi plus petites, induisent la survenue d'anomalies provoquant la formation de caillots sanguins. Puis les caillots se fracturent et font des dommages en aval, obstruant la circulation du sang et causant l'infarctus. Les grandes plaques occlusives se développent lentement, de sorte que la circulation collatérale peut compenser. Cette théorie révisée explique la nouvelle vogue de la pharmacologie expérimentale. Toutefois, c'est toujours la vieille théorie des plaques bloquantes qui oriente et définit la pratique contemporaine.

Il y a des manières ingénieuses de diminuer les effets des plaques obstructives sur le flot sanguin, soit en enlevant les plaques, soit en les contournant. On espérait que ces manœuvres feraient plus que modifier la circulation du cœur et procureraient des avantages aux patients. À l'origine, plusieurs de ces hypothèses ont été mises à l'épreuve. Par mise à l'épreuve, j'entends un essai clinique aléatoire d'une intervention. En d'autres mots, des patients souffrant d'angine sont sélectionnés au hasard pour une intervention sur les plaques ou un traitement différent. Une des premières idées « brillantes » consistait à saupoudrer de talc l'enveloppe du cœur, le péricarde. Le péricarde est un sac fibreux qui complète habituellement le travail des artères coronaires pour alimenter et oxygéner le muscle cardiaque. Sa contribution est marginale, mais pas dérisoire. Le saupoudrage du péricarde provoquait la formation d'un tissu granulaire fortement vascularisé que la théorie estimait capable de compenser pour la réduction de l'efficacité des vaisseaux coronaires atteints d'athérosclérose. Dans un essai clinique aléatoire, tous les patients ont été endormis et ont subi une incision de la peau ; la moitié ont aussi eu un saupoudrage du péricarde. La moitié des patients des deux groupes se sont réveillés pour s'apercevoir que leur douleur angineuse intense était disparue. Il fallait que les patients du groupe témoin aient une fausse opération, parce qu'il n'y avait aucune autre manière de vérifier si le saupoudrage parvenait à soulager la douleur angineuse. Il en ressort que le saupoudrage n'ajoutait rien à l'acte chirurgical de l'incision de la peau. Je parlerai de l'effet placebo et de l'éthique des opérations simulées aux chapitres 9 et 13.

Le saupoudrage péricardique a été relégué aux oubliettes, mais pas l'idée de contourner les plaques. En 1959, on a fait paraître les résultats d'une autre étude clinique aléatoire comportant une opération simulée d'un traitement chirurgical pour l'angine de poitrine. Dans cet essai, une artère voisine du cœur, mais ne l'irriguant pas, était ligaturée dans l'espoir que son propre flot sanguin soit détourné vers les coronaires toutes proches. Je rappelle que les patients du groupe témoin devaient recevoir une opération simulée, c'est-à-dire une intervention futile et pas dangereuse, mais une intervention quand même. Une pilule de sucre suffit pour servir de contrôle quand l'étude porte sur une autre pilule. Et l'absence de toute chirurgie peut convenir quand on cherche à vérifier si une intervention change la probabilité d'un résultat univoque, comme le décès, par exemple. Par contre, il n'y a pas d'autre moyen de vérifier l'efficacité d'une intervention élective pour soulager un symptôme comme l'angine que d'avoir un groupe contrôle subissant une opération simulée. Un essai comparant la chirurgie avec un traitement sans opération ne saurait suffire. Je ne vois pas de problème d'éthique à soumettre des patients à des interventions simulées pour ce motif. Ce qui n'est pas conforme aux principes de l'éthique, c'est d'infliger à une population qui nous fait confiance des interventions non validées et simplement fondées sur des déductions défendues avec fanfare. Le résultat de l'étude de 1959 a déçu et le traitement chirurgical de la maladie coronarienne a connu sa période de vaches maigres, mais pas longtemps : les chirurgiens cardiaques ont la couenne dure. La théorie a fini par l'emporter : il fallait faire quelque chose pour court-circuiter les plaques.

La chirurgie cardiaque faisait des prodiges pour réparer les malformations cardiaques congénitales et les valvules abîmées par certaines maladies. La même compétence a été mise à contribution pour intervenir sur les plaques en faisant des pontages pour contourner les plaques. Une industrie venait de voir le jour non sans critiques, cependant. Pour réagir à ces critiques, trois grandes études cliniques aléatoires du pontage ont été lancées à la fin des années 1970 par un réseau d'établissements. Un groupe subissait le pontage. Toutefois, l'intervention simulée ne fut pas retenue pour des motifs d'ordre éthique, de sorte que l'autre groupe reçut le traitement médical du jour. Les patients d'une de ces études furent suivis pendant cinq ans et ceux des deux autres, pendant une décennie. Les résultats ont été présentés au milieu des années 1980, le critère principal étant le décès.

Pour 97 % des patients traités par le pontage dans les trois études, la chirurgie n'a procuré aucun avantage de survie. Dans les trois études, il y a eu un sous-groupe de patients atteints d'une distribution particulièrement délétère des plaques dans l'artère coronaire principale gauche qui a profité d'un petit avantage de survie grâce au pontage. Parmi les patients assignés au traitement médical, la survie à cinq ans des patients souffrant d'angine stable et de maladie de la coronaire principale gauche était de 65 % ; cette survie était de 85 % quand on les avait traités par pontage. Donc le pontage peut procurer un avantage de survie, sauver une vie si l'on préfère, pour un petit groupe à risque de décès. Pour presque tous les autres, 97 % des gens souffrant d'angine, il n'y a aucun avantage de survie qui soit décelable. Il y a de plus un prix à payer pour les pontages comme on a pu le voir pendant la dernière décennie. Je ne fais pas allusion au transfert de richesse même s'il est inacceptable pour une intervention bidon. Je ne parle pas non plus de la souffrance qu'infligent les cathétérismes cardiaques requis avant l'intervention ni de la mortalité opératoire qui varie de 2 % à 8 % selon la virtuosité de l'équipe chirurgicale et la fragilité des patients, ni des défis que posent la récupération et la convalescence. Je fais référence au fait que près de 50 % des opérés du pontage sont aux prises avec une détresse psychologique significative, surtout de la dépression, dans les six premiers mois suivant l'intervention, tandis que presque autant souffrent de difficultés cognitives qui persistent une année après l'intervention. Pour certains, la démence est le seul résultat cliniquement important découlant du réarrangement de l'anatomie de l'artère coronaire. Comme le traitement médicamenteux s'est amélioré significativement au cours des quinze dernières années, on peut penser que le sort du groupe témoin serait encore meilleur de nos jours. Il n'existe pas de preuves montrant que le pontage soit plus efficace maintenant qu'il l'était il y a quinze ans.

Si vous n'êtes pas encore persuadé qu'il n'existe pas de motif valable pour quiconque souffrant d'angine de se soumettre au pontage pour améliorer sa survie, peut-être que l'essai clinique aléatoire réalisé sur l'angine en crescendo par le ministère des Anciens Combattants des États-Unis vous convaincra. L'angine en crescendo est un des noms qu'on donne à l'angine si grave qu'elle survient même en l'absence d'effort. On avait la conviction qu'elle était un mauvais présage tant pour la crise cardiaque que pour le décès. L'essai des anciens combattants a rectifié cette croyance, il y a quinze ans ; le taux de mortalité à deux mois était de 2 % et à cinq ans, de moins de 10 % et ces taux restaient les mêmes qu'on ait subi un pontage ou pas.

Les pontages auraient dû être relégués aux oubliettes il y a 20 ans et on ne l'a pas fait. En vérité, on en fait encore plus de 500 000 par an aux États-Unis. Cette fréquence excède celle de tous les pays, y compris la majorité des pays développés jouissant d'une espérance de vie plus grande que celle des États-Unis. La communauté des chirurgiens cardiovasculaires fait grand état de l'amélioration de la survie, mais précise rarement que cet avantage ne survient que chez trois pour cent des opérés souffrant d'obstruction propre au tronc principal gauche des coronaires. Bien sûr, on parle aussi des avantages procurés aux patients souffrant de multiples blocages affectant plusieurs sites, mais le fondement de cette affirmation est très ténu. Ce résultat provient d'une deuxième analyse des données tirées des études dont j'ai parlé, une analyse « secondaire » qui reste une manœuvre statistique indéfendable. Encore là, l'avantage est minuscule. Et la communauté des chirurgiens ne nous a pas défrisés avec les mises en garde concernant les effets indésirables de ces interventions, lesquels s'ajoutent à ceux dont j'ai déjà parlé et qui surviennent chez de nombreux patients ; selon leur niveau d'activité avant le pontage, une proportion alarmante de patients restent invalides ou encore ne sont plus capables de se sentir assez bien pour profiter de la vie. Il va sans dire que les chirurgiens ne sont pas très heureux de cette condamnation. Leur réponse publique consiste à dire que les méthodes de pontage ont été perfectionnées depuis ces essais. Pourtant, les données dont j'ai parlé à propos de la mortalité post-opératoire et les déficits cognitifs sont récentes et ne sont pas limitées aux premiers jours. Cela n'ébranle pas la conviction des chirurgiens qu'ils font mieux, surtout en ce qui concerne la réalisation des pontages. Parmi ces chirurgiens, le consensus est que les patients vont tellement bien qu'il n'est pas nécessaire de faire la démonstration scientifique qu'ils iraient mieux sans intervention chirurgicale. Le consensus stipule que les trois études sont désuètes ; l'expérience et l'opinion montrent que la théorie du contournement des plaques avec les dernières méthodes est plus forte que la connaissance scientifique. Un collègue, chirurgien expérimenté et connu pour ses prouesses techniques, m'expliqua la chose de cette manière : « Nortin, si tu avais déjà eu en main un cœur grisâtre qui rosit dès que sa circulation est remise en état par un greffon, tu ne mettrais pas en doute l'utilité d'un pontage. » J'ai dit comprendre son sentiment de triomphe mais je me demande toujours si cet événement apporte quelque avantage au patient. C'est peu probable.

Comme on le dit dans les références complémentaires, les critères d'efficacité doivent toujours être définis avant qu'une étude ne soit lancée de manière à minimiser le risque d'être dupé par les auteurs. Dans les trois études classiques, le critère d'évaluation est univoque : le décès. Presque toutes les études réalisées depuis lors utilisent un critère intermédiaire ou combiné, alliant habituellement le décès ou l'infarctus ou le « besoin » d'un pontage tel qu'il est défini par les cardiologues et les chirurgiens cardiovasculaires. Dans toutes les études subséquentes, qu'elles portent sur la chirurgie ou les interventions cardiologiques, ces interventions n'ont aucun effet sur le risque de décès. Elles peuvent réduire la probabilité de l'infarctus non fatal, mais il s'agit là d'un résultat inconstant. Elles peuvent modifier la décision de faire un pontage, ou bien de le répéter. Il reste que la définition d'une indication chirurgicale est toujours subjective et fortement influencée par les préjugés du chercheur et la naïveté du sujet. Méfiez-vous des études dotées de critères de jugement «combinés»: il faut les scruter à la loupe. Cette mise en garde vaut pour tout le reste de la discussion.

La chirurgie cardiovasculaire peut compter sur deux alliés puissants: elle est d'abord soutenue par l'industrie très profitable et co-dépendante qu'est la cardiologie effractive. Elle est l'enfant chéri d'une presse grand public qui applaudit toujours les prouesses techniques pour le seul motif que ce sont des prouesses. Il en résulte qu'une hypothèse cliniquement insoutenable est devenue une construction sociale. On croit maintenant, qu'on soit médecin ou pas, qu'il faut toujours contourner les plaques d'athérosclérose chez un malade souffrant d'angine.

La nécessité de trouver les plaques obstructives est devenue le droit irrévocable de tout Américain souffrant ou pouvant souffrir d'angine. Depuis 30 ans, la cardiologie américaine n'a pas de mission qui soit plus importante. Se pourrait-il que tant de cardiologues se soient dupés eux-mêmes et aient trompé les patients qu'ils dirigent en rangs serrés vers les chirurgiens cardiovasculaires? Pour être juste, la cardiologie a pris l'initiative d'essayer d'épargner aux patients les affres de la chirurgie cardiovasculaire mais pas parce qu'elle remettait en cause ses postulats. En vérité, et le mouvement prend de l'ampleur depuis les années 1990, la cardiologie propose une autre méthode pour améliorer la circulation dans les artères coronaires partiellement obstruées, une méthode qu'elle peut administrer elle-même et qui dérive d'une modification du cathétérisme cardiaque. Les cardiologues ont perfectionné l'art d'introduire toutes sortes de tubes dans les veines et les artères pour visiter tous les coins et recoins du cœur. De son côté, l'industrie de la biotechnologie s'emploie à mettre au point une variété d'appareils ajustables aux cathéters et capables de s'attaquer aux satanées plaques qui font obstacle. On a d'abord inventé des cathéters dont le bout était doté d'un ballon qu'on pouvait introduire dans un vaisseau rétréci où on le gonflait pour détruire les plaques faisant obstruction: c'est ce qu'on appelle l'angioplastie. Il ne faut pas s'étonner que bien des vaisseaux qu'on a ainsi agressés se rebouchent, habituellement à partir d'un caillot sanguin. Il n'est donc pas surprenant que le résultat ne soit guère différent pour le patient, que l'artère reste ouverte ou se rebouche.

Pourtant, pour les cardiologues, la restauration de la perméabilité de ces vaisseaux dont on avait délogé les plaques restait le Saint-Graal. Plus récemment, ils ont pris l'habitude de laisser en place une endoprothèse destinée à maintenir fonctionnels les vaisseaux débouchés. Et ils mettent à contribution toute l'ingéniosité de l'industrie pharmaceutique dans le but d'empêcher la formation de caillots au site de l'endoprothèse. Aux États-Unis, le nombre d'angioplasties est le double du nombre des pontages chaque année. Vrai, l'angioplastie n'a pas encore remplacé le pontage. Bien des gens qui ne s'en doutaient pas ont bénéficié des deux interventions. Après tout, l'entente explicite entre le cardiologue et le patient stipule que l'angioplastie et l'endoprothèse sont moins «effractives» (pas moins chères) et qu'advenant un échec on peut toujours se rabattre sur le pontage. S'il advient que le pontage échoue lui aussi, on peut le reprendre. Il en résulte un transfert de richesse toujours grandissant en faveur des cardiologues, des chirurgiens cardiovasculaires et de leurs associés, sans oublier l'afflux de ressources pour la gigantesque industrie qui les soutient. Ça fait longtemps qu'on parle de débit et d'unités de service pour décrire ce qu'on inflige aux patients souffrant de maladie coronarienne dans les corridors des centres médicaux universitaires de l'Amérique; ce jargon a fini par imprégner tous les aspects des services hospitaliers des États-Unis.

Ce sont là mes interprétations des essais systématiques qui ont montré que le pontage n'est pas plus efficace que le traitement médical pour améliorer la probabilité qu'un patient se rende à son quatre-vinq-cinquième anniversaire. Je crois que la mortalité et la morbidité qu'inflige le pontage aux 97 % des patients qui n'en tirent aucune amélioration de leur survie écrasent l'augmentation tant vantée de 20 % de la survie que connaissent les 3 % souffrant d'une maladie du tronc coronaire gauche. En ce qui concerne l'angioplastie, la cardiologie d'intervention est tellement persuadée d'avoir raison qu'elle n'estime pas qu'il est nécessaire de réaliser les mêmes études la comparant avec le traitement médicamenteux. Il est arrivé qu'on fasse un essai avec un groupe témoin traité avec des médicaments, comme je le mentionne dans les lectures supplémentaires, démontrant depuis longtemps qu'il n'existe pas de bon motif pour permettre à quiconque d'agresser ses artères coronaires. Tout récemment, sont parus deux essais qui devraient disperser tout doute résiduel.

Dans le premier, plus de 2 000 patients souffrant d'une obstruction persistante d'un vaisseau ayant provoqué une crise cardiaque ont reçu le meilleur traitement médicamenteux puis ont été sélectionnés de sorte que la moitié ont eu droit aussi à une angioplastie et à une endoprothèse avec anticoagulants. Il n'y a eu aucune réduction de la mortalité, ni des crises cardiaques récurrentes ni de l'insuffisance cardiaque, durant les quatre années suivant la mise en place de l'endoprothèse. Cette période écoulée, les patients dotés d'endoprothèses allaient plus mal.

Le bureau de la recherche et du développement du ministère des Anciens Combattants des États-Unis a dû se résoudre à faire le même type d'essai, l'étude « Courage », dans ses propres hôpitaux et dans d'autres affiliés. On a donné les meilleurs soins médicaux à plus de 2 000 patients souffrant d'une insuffisance bien documentée de la circulation cardiaque.

La moitié ont été choisis pour une angioplastie et la pose d'une endoprothèse. Le traitement par angioplastie-endoprothèse n'a pas sauvé une seule vie : il n'a même pas prévenu une seule crise cardiaque pendant une période de cinq ans. La conclusion de cette étude est que « l'angioplastie ne réduit pas les risques de mortalité, ni d'infarctus ni d'autres maladies cardiaques graves » quand on l'ajoute au traitement médicamenteux de la maladie coronarienne stabilisée. L'angioplastie et le pontage coronarien devraient être relégués aux archives des bonnes idées ayant échoué.

Par contre, pour la cardiologie effractive et ses compagnons de route, les enjeux sont trop importants pour y renoncer. On soutient que l'angioplastie et l'endoprothèse doivent survenir à un moment précis de l'histoire de la maladie et être réservées à un type bien particulier de plaque. Il y a eu nombre d'études comparant une forme d'angioplastie avec une autre, et d'autres cherchant à vérifier si le moment de réalisation de l'angioplastie, près d'un incident cardiaque ou longtemps après, faisait une différence. Il y a de petites différences concernant la « nécessité » de préférer le pontage et la fréquence des infarctus mais elles ne concernent jamais la survie des patients. Il y a aussi eu une foule d'études cherchant à vérifier si une forme d'angio-plastie était meilleure qu'une autre ou que le pontage. Il y en aura sans doute d'autres. On continuera de lire des articles comparant le pontage à l'angioplastie sans y trouver quelque avantage, ce qu'on interprétera comme la démonstration que l'angioplastie est aussi bonne que le pontage tout en étant beaucoup moins traumatisante. Mon interprétation est que l'angioplastie est aussi mauvaise que le pontage, coûtant aussi cher tout en étant moins traumatisante.

En outre, l'argument stipulant qu'il y a une heure «critique» peu après l'infarctus pour faire l'angioplastie serait risible s'il n'était pas si dangereux. Cet argument peut inquiéter quiconque souffre d'un malaise cardiaque assez intense pour consulter. Le caractère dia-bolique de cet argument s'accroît quand on entend parler de symp-tômes atypiques, particulièrement chez les femmes éprouvant de la fatigue ou bien les symptômes de la ménopause. On nous conjure de ne pas hésiter, de nous présenter immédiatement à l'urgence, pas nonchalamment en taxi, mais en ambulance. Le réconfort s'avérera illusoire car il faut s'attendre à se faire répondre «peut-être». La car-diologie et la radiologie s'acharnent à mettre au point des techniques de visualisation non effractives qui soient capables de montrer les plaques que nous avons tous trop souvent, y compris les gens que leurs malaises thoraciques inquiètent assez pour les inciter à consul-ter. «L'heure critique» pourrait servir en santé publique si l'on mon-trait qu'elle est utile. Pour le moment, «l'heure critique» n'est rien d'autre qu'un truc de marketing indéfendable.

Je soumets que la cardiologie effractive et la chirurgie cardio-vasculaire ont écrit l'un des plus tristes chapitres de l'histoire de la médecine occidentale. Si l'on mettait immédiatement fin au pon-tage, à l'angioplastie et aux endoprothèses, les gens souffrant de maladie cardiaque iraient mieux. Il est manifeste qu'on rate la forêt pour l'épinette. Il y a une erreur fondamentale dans la théorie impo-sant qu'on fasse violence aux plaques obstructives. Renoncer à cette théorie mettrait au rancart toute la cardiologie d'intervention et presque toute la chirurgie cardiovasculaire et provoquerait la faillite de bien des fournisseurs et des entreprises de biotechnologie. Cela rapetisserait la plupart des hôpitaux des États-Unis et ferait épargner 100 milliards de dollars par an. Encore ne s'agit-il là que des coûts directs : la somme des coûts des évaluations menant au cathétérisme cardiaque, des procédures chirurgicales, de l'hospitalisation, des chirurgiens, des anesthésistes, des médicaments et des unités de soins intensifs. Il y a également les coûts indirects, ceux du remplacement du revenu et des pertes de productivité. Il a aussi le coût personnel qu'appelle le fait de devenir un « malade cardiaque » quand ce n'est pas un « invalide cardiaque ». Le premier est le lot de tous tandis que le second est le destin d'un trop grand nombre qu'on cache au grand public. On nous régale de légendes mettant en vedette des célébrités, des politiciens, des entraîneurs de football qui ont rebondi après pontage ou angioplastie comme si rien ne leur était arrivé : ce sont là des exceptions. Comme je le montrerai au chapitre 12, quand on ne dispose d'aucune latitude dans son emploi au moment où l'on s'embarque dans cet algorithme cardiovasculaire, on va se retrouver probablement dans l'indigence. C'est la tristesse qui devient le destin.

Je recommande aux lecteurs vivant dans d'autres pays développés que les États-Unis de remercier leur bonne étoile, sinon leurs politiciens ou bien leur médecin. Les programmes nationaux de soins de santé d'autres pays développés coûtent le quart de ce que nous déboursons pour ceux qui sont assurés, s'en tiennent au tiers de ce que nous dépensons en frais d'administration et évitent une grande partie de l'erreur médicale de type II, laquelle consiste à faire à la perfection ce qui n'est pas utile, faute que je dénonce dans ce chapitre et dans plusieurs autres. Les statistiques de survie des autres pays développés sont meilleures que les nôtres ; leurs citoyens profitent de plus d'années de vie de bonne qualité. Les médecins de ces pays déplorent parfois d'être moins fortunés que les interventionnistes américains, bien qu'ils ne soient pas moins riches que les médecins ne pratiquant pas d'intervention. Les bureaucrates de ces pays avancés regrettent leur insuffisance d'autorité et d'effectifs ainsi que leur rémunération, qui est bien moindre que celle d'administrateurs d'hôpitaux se prenant pour de grands chefs d'entreprise et qui reçoivent un salaire excédant ceux du président, d'un sénateur, d'un gouverneur ou même des meilleurs entraîneurs du football collégial.

N'en remettez pas, me dira-t-on. Peut-être qu'angioplasties et pontages ne sauvent pas de vies. Peut-être que leur contribution est de soulager des symptômes comme la douleur angineuse. Les informations soutenant cette possibilité sont rares. Une gigantesque étude est en cours, comparant le traitement médicamenteux avec l'angioplastie. Ses résultats ne sont pas encore connus. On peut se demander s'il reste possible de réaliser pareille étude aux États-Unis puisqu'il est vraisemblable que le groupe assigné au traitement médicamenteux s'estime en danger, sinon mal traité. Les études de procédures effractives visant à agir sur un symptôme requièrent toutes une opération simulée pour le groupe témoin. Je préconise ce principe pour toute intervention n'ayant pas fait ses preuves. Par contre, la documentation scientifique portant sur les pontages, l'angioplastie et les endoprothèses est tellement vaste qu'on peut en deviner les conclusions qui découleraient d'un essai contrôlé comprenant une intervention simulée. D'abord, il ne faut pas oublier que, dans les études avec intervention simulée, la moitié des participants, qu'ils soient traités par la nouvelle intervention ou son simulacre, éprouvent un soulagement de leurs symptômes. C'est ce qui se dégage de milliers d'études pharmaceutiques cliniques aléatoires par placebo. Pour les médicaments commercialisés, l'efficacité était légèrement plus grande que le 50 % obtenu dans le groupe traité par placebo. Cela veut-il dire que l'angine est « dans la tête »? Une partie de l'explication est liée à l'histoire naturelle de l'angine ; c'est un symptôme complexe, intermittent et persistant, ce qui signifie qu'il peut disparaître même quand les plaques persistent. Peut-être est-ce le fait de la prolifération de la circulation collatérale. Peut-être aussi qu'une partie de l'explication est « dans la tête ». Peut-être enfin que la participation à une étude dont il est possible qu'on puisse tirer un avantage aide à mieux affronter la douleur anticipée ou permet de prévenir le déclenchement de la douleur angineuse par de petites modifications des habitudes. Ce sont là autant de formes de « dans la tête ». Pour ma part, « dans la tête » reste une explication tout à fait raisonnable pour le moment.

Par contre, en pratique clinique plutôt que lors d'un essai clinique, la « tête » qui importe ne se limite pas à celle du patient puisque celle du médecin joue, elle aussi, un rôle. Le traitement médical d'un symptôme comme l'angine ne se limite pas à prescrire des médicaments. Le traitement est beaucoup plus vaste. L'attitude du médecin va influencer celle du patient et ses préjugés relatifs à l'efficacité du geste thérapeutique. On dispose de preuves convaincantes à ce propos en rhumatologie, pour le traitement des articulations douloureuses. Quand l'attitude du médecin projette de l'inquiétude à propos de la toxicité des médicaments ou bien de leur manque d'efficacité, les patients sont moins longtemps sous médication. Dans les cercles de la cardiologie, on est si favorablement prédisposé en faveur des procédures effractives que rares sont les patients souffrant d'angine qui ne profitent pas des bienfaits de la violence des procédures effractives, deux fois plutôt qu'une. Tant les préjugés des patients que ceux des médecins incitent aux procédures effractives, de sorte que bien rares sont les patients qui en viennent à soupçonner que tout cela est peut-être inutile. Pour le patient, la cardiologie d'intervention et la chirurgie cardiovasculaire pour la maladie coronarienne deviennent la vérité.

L'ACCIDENT VASCULAIRE CÉRÉBRAL

Pendant qu'on y est, notons que la plus cérébrale des sous-spécialités, la neurologie, s'est elle aussi mise aux interventions. Le parallèle avec la cardiologie d'intervention et la chirurgie cardiovasculaire est manifeste ; dans ce cas, le neuroradiologue d'intervention manipule les cathéters tandis que le neurochirurgien contourne les plaques. Le parallèle de l'angine s'appelle « l'ischémie cérébrale transitoire » (ICT). Il s'agit de l'apparition de déficits neurologiques déconcertants qui disparaissent complètement en dedans de vingt-quatre heures. Comment savoir qu'ils disparaîtront ? Quand ils ne disparaissent pas, c'est qu'on a fait un accident vasculaire cérébral, qu'on appelle parfois « attaque cérébrale » pour souligner le parallèle avec « attaque cardiaque ». Les gens souffrant d'ICT ont tous des plaques dans les quatre artères principales irriguant le cerveau. Par contraste avec ce qui arrive au cœur, ces quatre artères convergent dans un cercle qu'elles forment avant de pénétrer dans le cerveau, de sorte que la circulation déficiente d'une artère est immédiatement compensée par celle des trois autres. Parmi ces artères, les artères carotides sont plus commodément accessibles pour les interventions sur les plaques, que ce soit pour les enlever ou bien pour installer une endoprothèse, ce que des mains expérimentées peuvent réaliser sans trop de catastrophe.

On s'est longtemps demandé si le patient tirait avantage de cet effort. Une grande étude clinique fournit la réponse, bien que le public ne connaisse toujours qu'une partie des résultats. Quand on souffre d'une ICT et que la carotide irriguant le côté du cerveau apparemment atteint d'ischémie est presque complètement obstruée, l'exérèse chirurgicale (endartérectomie carotidienne) procure une réduction significative du risque de faire un accident vasculaire cérébral du même côté et cet avantage justifie le risque opératoire qui n'est pas négligeable. Mais cette chirurgie n'améliore pas la longévité: on meurt au même moment, souvent d'un accident vasculaire cérébral survenant dans l'autre hémisphère du cerveau ou bien de maladie cardiaque. Il est possible que la qualité de la vie soit améliorée par la prévention d'un AVC du côté de la chirurgie, mais ce n'est rien d'autre qu'hypothétique.

On ne sera pas surpris d'apprendre que, compte tenu de la libéralité avec laquelle on agresse les coronaires, l'installation d'endoprothèses dans les carotides presque complètement bouchées a été autorisée par l'Agence des aliments et drogues (FDA) pour les patients qui sont trop gravement malades pour subir l'exérèse chirurgicale des plaques (endartérectomie). On ne s'étonnera pas que poseurs d'endoprothèses et fournisseurs aient trouvé là un filon. Ils ont connu un premier échec quand on a dû mettre fin à une grosse étude comparant l'endoprothèse à l'endartérectomie carotidienne parce qu'on avait moins d'AVC et de décès avec la chirurgie qu'avec les endoprothèses. Il faut me faire confiance; il existe plusieurs autres études portant sur plusieurs endoprothèses et autres techniques cherchant toutes à surpasser l'endartérectomie, laquelle est presque complètement inutile.

Pendant qu'on cause de l'ICT, il y a une autre étude excitant les neurologues effractifs et qui incite les hôpitaux partout aux États-Unis à se doter d'unités d'AVC ressemblant aux unités coronariennes. Quand quelqu'un présente un déficit neurologique localisé (AVC) et qu'on lui fait une angiographie cérébrale (procédure analogue au cathétérisme cardiaque mais réalisée sur les vaisseaux du cerveau) en dedans des trois premières heures et qu'on trouve un blocage par caillot de sang, le fait d'injecter un médicament directement dans l'artère pour dissoudre le caillot améliore la probabilité de s'en remettre complètement. À la condition de ne pas faire partie du groupe de 6 % des malades chez qui cette infusion provoque une hémorragie intracérébrale beaucoup plus catastrophique que presque tous les AVC. Je préfère m'en remettre à l'histoire naturelle. Avec un peu de chance, le déficit va s'avérer être une ICT pour laquelle la prise d'aspirine réduira la probabilité d'une récurrence de l'ICT et peut-être même de l'arrivée d'un AVC. Et si l'AVC est ce que le sort me réserve, il est vraisemblable qu'il sera plus léger et surviendra autour de mon quatre-vingt-cinquième anniversaire, comme c'était le cas pour les générations antérieures.

L'ANGINE

Donc, la maladie coronarienne n'est plus un fléau. Ni les cardiologues d'intervention ni les chirurgiens cardiovasculaires n'en sont la solution. Pourtant, l'angine reste une expérience horrible. Bien sûr qu'on peut périr d'un infarctus avec ou sans douleur angineuse. Compte tenu des connaissances disponibles et des solutions indéfendables que préconisent la cardiologie d'intervention et la chirurgie cardiovasculaire américaines, qu'est-ce qu'un bien portant devrait faire ?

D'abord dénicher un médecin de famille qui met au centre de son action thérapeutique le bien-être de son patient. S'il est facile de trouver un médecin professant cette éthique, il est presque impossible de trouver des médecins qui peuvent la mettre en pratique. Toute la sagesse qu'on espère trouver est contrainte par un système de services de santé qui déprécie le temps passé avec le patient. Le régime de soins des États-Unis rémunère de la même manière un médecin de famille qui traite quelqu'un souffrant d'angine, qu'il le dirige subrepticement vers un cardiologue ou bien qu'il l'incite, après entretien approprié, à se défaire du préjugé le poussant à faire réparer son cœur. Le système américain n'encourage pas l'entretien d'une relation prolongée d'un bien portant avec son médecin, relation nécessaire pour arrêter la conduite qu'il faut tenir avant que ne survienne l'angine ou la crise cardiaque. Quand on trouve un médecin, on devrait chercher à s'entendre sur la conduite à tenir pendant qu'on est bien portant, ce qui a bien peu à voir avec l'examen médical annuel, qui ne sert à rien comme on le verra plus loin. L'acte thérapeutique dont je parle vise à établir les codicilles de son « testament médical » pour prévenir la survenue d'interventions possiblement catastrophiques. C'est ainsi qu'on peut spécifier qu'advenant que l'on se retrouve à l'urgence pour une douleur thoracique découlant d'une ischémie coronarienne, avec ou sans infarctus complet, on refuse toute manœuvre directe sur le cœur à moins qu'elle n'ait déjà fait solidement la preuve qu'elle procure des résultats satisfaisants. Quand le médecin ne se sent pas à jour dans la documentation scientifique, demandez qu'il vous dirige vers un médecin qui est à jour. C'est la seule manière de bien savoir ce qu'on veut en cette matière : envisager toutes les options quand on est bien portant et capable de jauger si le « meilleur conseil » de quelqu'un est bien le « meilleur » pour soi-même. Pour moi et en ce moment, cela veut dire pas d'angioplastie, pas d'endoprothèse ni de pontage. Et puisque je n'ai aucun intérêt pour ces traitements, il n'y a aucune bonne raison de définir l'anatomie de mes artères coronaires avec un cathétérisme cardiaque.

Une fois qu'on dispose d'un « mandat médical » spécifié, on peut se présenter en toute sécurité dans une clinique médicale pour une douleur angineuse, sachant que le médecin bien avisé s'interposera entre soi et l'erreur médicale de type II. Quand la douleur est atroce, il faut rencontrer ce médecin à la salle d'urgence. Les normes encadrant le traitement de l'infarctus aux États-Unis sont tout autant imbibées de l'erreur médicale de type II que le traitement de l'angine. La plupart des hôpitaux disposent d'algorithmes, de recettes dont l'objet est de trouver une justification permettant d'expédier le patient au cathétérisme cardiaque pour mieux violenter ses artères coronaires. Personne ne demandera jamais au consultant s'il connaît l'utilité de ces merveilleux ustensiles. On a alors besoin de quelqu'un d'autre, qui ne soit ni souffrant ni paniqué, pour défendre ses intérêts. Difficile de faire mieux qu'envisager ses options longtemps avant de se retrouver dans cet état effrayant de grande souffrance.

Venons-en donc au cas d'une douleur thoracique moins intense. On ne doit pas craindre de consulter son médecin pour le motif de décrire la douleur, d'expliquer qu'elle est trop intense, atypique ou insistante pour parvenir à l'affronter par soi-même. On cherche à comprendre, sans insister pour trouver une plaque occlusive. S'il s'agit d'angine, on souhaite avoir le meilleur traitement médical comprenant des médicaments capables de réduire la fréquence et l'intensité des épisodes. Cela comprend des médicaments réduisant la probabilité de faire un infarctus avant qu'on puisse développer une circulation collatérale, comme l'aspirine pour enfants, par exemple. Cela peut aussi comprendre d'autres produits qui enrayent la pathogénèse de la maladie coronarienne, y compris des produits agissant sur les lipides quand on a des inquiétudes pour le long terme. On en dira plus à ce propos au prochain chapitre. Comment savoir que la douleur thoracique est de l'angine?

Dans sa manifestation caractéristique, l'angine est une douleur constrictive intense survenant au milieu du thorax, provoquée par l'effort et soulagée par le repos. Elle est si accablante qu'il est impossible de persister à faire ce qui l'a provoquée. La douleur tend à irradier dans le bras gauche et peut atteindre la base du pouce. Quand on place sous la langue un comprimé de nitroglycérine pendant une attaque, on substitue rapidement un mal de tête à la douleur thoracique. Quand on a ce type de symptômes, il est presque certain qu'on souffre d'angine.

Des variations de ce scénario peuvent aussi constituer de l'angine. La cardiologie et son industrie s'emploient à mettre au point un test capable de reconnaître l'angine quand les symptômes sont atypiques. Cet effort est animé par la conviction que le diagnostic de l'angine est critique puisqu'il mène à toutes les merveilles que je viens de dénoncer. Je ne vois manifestement pas la nécessité de poser le diagnostic d'angine. En outre, tous les tests, de l'électrocardiogramme à l'effort aux autres épreuves d'effort sous surveillance directe de la perfusion du muscle cardiaque, ne sont pas capables de diagnostiquer l'angine, ni de l'éliminer, avec une validité qui soit convaincante. Ils souffrent tous des faux positifs et des faux négatifs. Ils sont tous coûteux et provoquent tous de l'inquiétude.

Que faire donc d'une douleur thoracique qui pourrait être de l'angine, ou pas? Il faut établir avec son médecin ce qui constituera une stratégie cliniquement valide pour établir le diagnostic différentiel d'une douleur thoracique. Il y a des entités qu'on peut détecter, dont certaines se prêtent à un traitement avantageux. Il y en a d'autres qui sont des tumeurs, des maladies respiratoires, des maladies vasculaires ou des maladies de l'œsophage et de l'estomac, etc. Tant que le plan diagnostique est défini *a priori* et comporte une probabilité raisonnable de donner un résultat significatif, on devrait s'y soumettre. Sinon, pourquoi se donner tout ce mal? Qu'on parie sur l'histoire naturelle, qu'on continue à mener sa vie et qu'on laisse le médecin se tracasser.

Dans les lectures complémentaires de ce chapitre, je reviens sur plusieurs facettes requérant la compréhension des devis expérimentaux et la compréhension de l'analyse des données. Je donne aussi des exemples des manières avec lesquelles on peut dévoyer l'analyse des données.

▪ Chapitre 3 ▪
Affaires dangereuses ;
le cholestérol, le sucre sanguin
et la tension artérielle

La dissonance cognitive est la confusion ressentie quand on tente d'apparier deux idées contradictoires. Les Américains préoccupés de leur santé sont étourdis par la dissonance cognitive : l'obésité, l'hypertension artérielle, le diabète et le cholestérol élevé sont autant de menaces épidémiques pesant sur leur vie. Pourtant le vieillissement de la population s'accentue tellement qu'on désespère de parvenir un jour à éviter que les caisses de la Sécurité sociale et de Medicare ne se vident.

Ce chapitre et plusieurs autres enseignent comment filtrer les déclarations concernant la santé et provenant des autorités. À l'aide de quelques trucs et notions, cette entreprise est beaucoup moins complexe qu'un tas de corvées assumées chaque jour dans une foule d'autres domaines. Car la plupart des déclarations concernant la santé sont présentées pour être de la « science », laquelle se prête à la mesure. Le défi n'est pas lié à la terminologie mystérieuse, puisque les médias achèvent de l'intégrer au langage courant, mais à la capacité de distinguer la connaissance correctement fondée dans la cacophonie des proclamations pour pouvoir juger si une proclamation donnée est pertinente pour soi-même. Je vais expliquer cela avec les plus communes des « paniques de la semaine ».

S'ACCOMMODER DE SON CHOLESTÉROL

Il n'y a pas de doute que le cholestérol sanguin est un « facteur de risque », mais ce n'est pas un gros facteur. En l'absence d'une histoire familiale particulière, une élévation du cholestérol à basse densité de lipoprotéines (LDL, « mauvais cholestérol ») et une baisse du cholestérol à haute densité de lipoprotéines (HDL, « bon cholestérol ») coûteront une ou deux années de longévité. La plupart de ceux qu'on étiquette hypercholestérolémiques sont éloignés des valeurs extrêmes et n'encourent qu'un tout petit risque. La plupart de ces gens sont susceptibles de perdre quelques mois d'espérance de vie. Faut-il croire qu'une réduction de quelques mois de l'espérance de vie soit significative ou même mesurable ?

Il est certain que les médicaments de la famille des statines abaissent le cholestérol. Il est démontré que ces produits rendent service aux membres de familles souffrant d'une maladie congénitale qui provoque des crises cardiaques quand on est très jeune. Il est certain que l'abaissement du cholestérol chez ceux qui ont déjà fait une crise cardiaque réduit la probabilité d'en faire une autre et provoque une légère augmentation, à peine mesurable, de leur espérance de vie. C'est ce qu'on appelle la « prévention secondaire », c'est-à-dire celle qui vise à prévenir les rechutes d'une maladie. Par contre, il faut se demander si le traitement aux statines procure quelque avantage que ce soit à tous ceux qui n'ont jamais fait de crise cardiaque. Est-il possible de trouver dans les connaissances existantes la réponse à cette question de grande importance ? Les statines servent-elles à quelque chose en prévention primaire de la maladie cardiaque ?

Examinons un protocole scientifique. On a bâti un programme pour mesurer le cholestérol sanguin d'hommes bien portants âgés de 45 à 64 ans. Parmi ceux qui avaient un cholestérol élevé, 6 595 ont accepté de participer à une étude aléatoire d'une durée de cinq années comparant un placebo à la pravastatine, une statine mise en marché sous le nom de Pravachol par la société Bristol-Myers-Squibb qui a financé l'étude. Chaque matin, pendant une période de cinq années, ces hommes ont avalé une pilule. Pour 3 302 hommes, la pilule contenait 40 mg de pravastatine tandis que, pour les autres, la pilule ne contenait pas d'agent pharmacologique actif, le placebo. Les principaux résultats sont présentés dans le tableau 1. Cette étude charnière a été publiée par le *New England Journal of Medicine* en 1995. On l'appelle l'étude West of Scotland parce qu'il s'agit d'une étude multicentre réalisée par un consortium de chercheurs regroupés dans le West of Scotland Coronary Prevention Study Group. Elle demeure l'étude la plus convaincante pour tous ceux qui prétendent que les statines sont « importantes » pour la prévention primaire de la maladie cardiaque. Ses résultats ont promu les statines au premier rang des priorités d'action en santé publique. C'est ainsi que les statines figurent en tête des recommandations d'organismes comme l'American Hearth Association. Grâce aux retombées de cette étude, les Américains savent que le cholestérol est mauvais et que les statines sont bonnes, à tel point que c'est devenu une hérésie de remettre en cause cette conviction. De la même manière qu'on a transformé les résultats d'études évaluant la chirurgie des pontages (voir le chapitre 2) pour faire de l'efficacité des pontages une « vérité » américaine. Tout comme on a démythifié la « vérité » des pontages, il faut décider si les faits connus suffisent pour contraindre les bien portants à se soumettre au dépistage du cholestérol et à se faire traiter quand on dit de leur cholestérol qu'il est élevé.

Tableau 1
L'étude de la pravastatine West of Scotland

Résultats sur cinq ans	Placebo (3 293 hommes) : nombre (pourcentage)	Pravastatine (3 302 hommes) : nombre (pourcentage)
Crise cardiaque non fatale	204 (6,5)	143 (4,6)
Décès par crise cardiaque	52 (1,7)	38 (1,2)
Décès par cancer	49 (1,5)	44 (1,3)
Décès non cardiovasculaires	62 (1,9)	56 (1,7)
Décès toutes causes	135 (4,1)	106 (3,2)

Source : Adapté de Shepherd et coll. (1995).

Examinons le tableau de bas en haut. Le Pravachol à hautes doses n'a pas sauvé de vies ; la différence entre les nombres de décès pour toutes les causes n'est ni cliniquement ni statistiquement significative. Il n'y a pas non plus de différence de la probabilité de décès pour causes non cardiovasculaires. C'est important pour deux raisons : les décès par accident vasculaire cérébral n'ont pas été évités et les morts violentes n'ont pas augmenté. Ce dernier phénomène avait été observé dans plusieurs études antérieures réalisées sur d'autres produits abaissant le cholestérol. Le Pravachol n'a pas augmenté les décès par cancer, non plus. Et... le Pravachol n'a protégé personne de l'infarctus fatal ! La différence des proportions de ceux qui ont été atteints d'un infarctus fatal en prenant le placebo ou le Pravachol est de 1,7 % – 1,2 % = 0,5 %. Cette différence n'est pas significative sur le plan statistique ni en clinique. Quand les chercheurs ont transféré dix décès pour cause non vasculaire dans le groupe des décès par crise cardiaque pour le motif que ces gens auraient pu mourir d'une crise cardiaque, la différence devint 1,9 % – 1,3 % = 0,6 %. Cette différence est à peine significative sur le plan statistique ; elle surviendrait par hasard 4,2 fois sur 100, un petit peu moins que la convention statistique de 5 fois sur 100[1].

Les auteurs de l'article ont donc conclu que la pravastatine sauve des vies. À mes yeux, ils ont manipulé leurs données d'une manière indécente, une pratique commune et qu'on méprise en la qualifiant de « torture des données ». Même quand on accepte leur analyse secondaire, une différence de 0,6 % n'a pas de signification clinique. Il y a tout simplement trop de « bruits de fond » dans n'importe quelle étude clinique pour faire confiance à une différence aussi minuscule. On trouve plusieurs sources de bruit de fond. Certaines sont liées à des défauts du protocole de la recherche, à la réalisation de l'étude ou bien à l'analyse des données, des problèmes reflétant parfois les préjugés, sinon la malhonnêteté, des chercheurs. On verra plus loin des exemples de ces derniers facteurs. Toutefois, il arrive que

---

1. Cette convention est arbitraire ; elle dépend du niveau à partir duquel on souhaite conclure qu'un événement rare le reste assez pour ne survenir que par hasard. Gagner à la loterie fait partie de cette classe d'événements ; il doit y avoir une force inconnue.

même les mieux réussies des études trébuchent sur des erreurs de la répartition au hasard (aléatoire). Permettez-moi une dernière explication. C'est un concept primordial et essentiel pour parvenir à résister au blitz de promotion commerciale appuyée sur des études dont les résultats sont fondés sur des différences minuscules.

Le fondement d'un essai clinique aléatoire d'un médicament postule que le groupe de comparaison est rigoureusement identique au groupe expérimental, sauf pour l'exposition au médicament étudié. Une partie de la similitude est assurée par la construction du protocole : le genre, l'âge, le statut socioéconomique peuvent être pris en compte au moment de l'assignation des participants aux divers groupes de l'étude. Quand la répartition des sujets selon ces attributs n'est pas similaire dans les groupes, on corrige toute discordance en modifiant la stratégie statistique de l'analyse des résultats. Par contre, il y a des attributs des participants qu'on ne peut pas jauger. Certains sont encore inconnus, comme les facteurs génétiques régissant la croissance de la circulation collatérale et, par conséquent, la probabilité de guérir d'une crise cardiaque. D'autres ne sont tout simplement pas mesurables. C'est ainsi qu'on pourrait souhaiter apparier les groupes en fonction de l'anatomie des artères coronaires de manière à ce qu'autant de participants atteints d'athérosclérose avancée, mais n'ayant pas encore de symptômes, soient affectés à la pravastatine et au placebo. Pour y parvenir, il faudrait se résoudre à infliger à 6 000 personnes bien portantes les risques d'un cathétérisme cardiaque. (Oui, le cathétérisme cardiaque comporte ses risques de complications importantes pour une petite fraction des participants, y compris le décès ; de tels risques ne sont pas acceptables pour un appariement avant répartition aléatoire.) C'est pour cela qu'on souhaite et espère que la sélection aléatoire répartira également entre les groupes assignés au Pravachol et au placebo tous ces facteurs de confusion qu'on ne peut pas mesurer. Qu'arrive-t-il quand cela ne se produit pas ? Par exemple, si au lieu d'une répartition 50 %-50 % des participants avec athérosclérose avancée on a plutôt une répartition 49 %-51 % ou 48 %-52 % ? Ce déséquilibre n'est pas atypique. Et il est aussi possible qu'il survienne dans la répartition des participants ayant des coronaires parfaites mais dans le sens inverse. De telles erreurs de répartition aléatoire peuvent expliquer, à elles seules, une différence des résultats de 0,6 % et, comme on ne peut pas les mesurer, elles restent occultées. C'est pour ce motif que je rejette tout résultat qui, bien qu'il soit statistiquement significatif, ne représente qu'une différence minuscule. Je fixe mon seuil de crédibilité à au moins 2 % de différence pour un résultat cliniquement significatif. D'autres personnes sont encore plus exigeantes. Mais ce problème d'incertitude n'inquiète guère trop de gens qui construisent des protocoles et analysent les données d'études pharmaceutiques et il s'en trouve trop peu pour en discuter. Il s'agit là d'une première justification pour en appeler à la prudence dans toute transaction avec le monde de la santé.

Est-ce que 2 % est la solution ? Est-ce cliniquement significatif ? Est-ce qu'il faut en tenir compte ? Une réduction de 2 % sur cinq ans des crises cardiaques non fatales est ce qu'on présente dans la première rangée du tableau comme un résultat hautement significatif pour le motif qu'il ne surviendra par hasard qu'une seule fois sur 1 000. Quand un homme bien portant dont le cholestérol est élevé prend 40 mg de Pravachol par jour, son risque d'infarctus non fatal est réduit de près de 2 % sur une période de cinq ans : 6,5 % − 4,6 % = 1,9 %. Encore une fois, je demande : Faut-il en tenir compte ? Avant de répondre, il faut examiner les éléments qui suivent.

Tant dans l'article que pendant la campagne de commercialisation qui en découla, les producteurs de Pravachol et leurs compagnons de route ont rarement parlé du résultat d'une réduction de 1,9 % de la probabilité de faire une crise cardiaque non fatale pendant une période de cinq ans, ce qui correspond à la réduction du risque absolu. Ils ont préféré faire grand état de la réduction du risque relatif, soit la réduction du risque qu'on aurait obtenue chez les participants assignés au placebo avec le Pravachol, 1,9/6,5 = 0,29 ou 29 % ; en clair, on encourt 29 % moins de risque de souffrir d'une crise cardiaque non mortelle quand on prend du Pravachol. C'est vrai et cela semble impressionnant. Mais c'est la réduction du risque absolu qui importe et cette réduction est de 2 %. **Ne laissez jamais personne vous parler d'une réduction du risque relatif sans exi-**

ger qu'on vous dise aussi qu'elle est la réduction du risque absolu. Est-ce que cette réduction de 2 % du risque absolu vaut la peine de consommer du Pravachol tous les matins pendant cinq ans ?

Au chapitre précédent, j'ai souligné que ma probabilité de survivre cinq années à un premier infarctus est environ de 95 %. En consommant une aspirine pour enfant chaque jour, je peux augmenter cette probabilité à 97,5 %. Il s'agit là d'une réduction du risque absolu de 2,5 %. (C'est la moitié de mon risque total de 5 % et aussi une réduction de 50 % de mon risque relatif.) Il y a eu plusieurs études des risques associés à la consommation de longue durée d'aspirine à petites doses. Il y a un tout petit risque d'hémorragie intestinale, mais ce risque est amplement compensé par la réduction de 2,5 % du risque absolu de mourir avant mon temps une fois que j'aurai fait ma première crise cardiaque. Quand on a fait une crise cardiaque, il vaut la peine de prendre une aspirine pour enfant chaque jour jusqu'à la fin de sa vie. Mais, comme bien portant n'ayant jamais subi de crise cardiaque ni d'hémorragie digestive, faut-il se résoudre à consommer une aspirine pour enfant chaque jour pour prévenir une première crise cardiaque ? La réduction du risque absolu de la prévention primaire d'une crise cardiaque, en supposant qu'elle existe, est minuscule. Le risque absolu d'une hémorragie intestinale lié à la consommation quotidienne d'une aspirine pour enfant est lui aussi minuscule. À chacun de décider.

Qu'en est-il des statines ? Comment en arriver à semblable comparaison des avantages et des risques personnels pour une statine ? Est-ce qu'une réduction de 1,9 % du risque de crise cardiaque non fatale constitue un avantage justifiant qu'un bien portant avec cholestérol élevé consomme du Pravachol pour le reste de sa vie ? Bien des éléments sont à prendre en compte dans l'évaluation personnelle des avantages et des risques. Le coût peut en faire partie. C'est certainement le cas pour le système de santé. Les coûts d'un programme de dépistage et du traitement des 7 % et plus (la limite inférieure de la normale est sans cesse abaissée par le consensus de divers « experts ») des hommes âgés de 45 à 64 ans sont substantiels. Les économistes du médicament relèvent le défi. Ils mettent le paquet sur la réduction de 0,6 % du risque absolu de mourir d'un infarctus, le même 0,6 % que j'ai rejeté parce qu'il est incertain. Quand on l'accepte comme valide, on peut calculer le nombre de personnes qu'il faut traiter (NFT) pendant cinq ans pour sauver une vie. Le résultat du calcul du NFT fondé sur l'étude West of Scotland est d'environ 200. On peut aussi établir le nombre de vies qu'on sauverait en cinq ans, au prix de faire avaler du Pravachol par tous les bien portants. Quand la somme ainsi calculée est moindre que 50 000 $US par vie sauvée, on pense que la statine vaut la peine d'être utilisée et ses fournisseurs marquent des points avec la FDA, les organismes prestataires de soins et d'autres assureurs, Medicare et Medicaid, les médecins qui rédigent les ordonnances et les consommateurs. Le coût d'une année de vie gagnée par la prévention primaire avec la pravastatine a été établi à 34 640 $ au Royaume-Uni en 1997. Si, comme je le soupçonne, le Pravachol ne sauve aucune vie, on paie de fortes sommes pour rien.

Quand le coût indiffère, peut-être parce qu'on n'a pas à le payer directement, y a-t-il d'autres risques personnels liés à la consommation du Pravachol qui pourraient amenuiser la séduction de la réduction de 1,9 % du risque d'infarctus non fatal ? On peut faire une éruption cutanée, avoir un mal de tête ou bien de la nausée et, quand cela survient, on peut arrêter le médicament. Mais les statines peuvent provoquer la destruction grave, parfois mortelle, des muscles. C'est rare, mais les avantages sont trop minuscules pour accepter de courir le risque d'une pareille catastrophe. Une statine, le Baycol, a été retirée du marché pour avoir provoqué plus de cinquante cas mortels de destruction musculaire. Moins de ces tragédies ont été signalées avec les autres statines, mais il en est survenu avec chacune, en plus d'un nombre de cas de toxicité musculaire moins graves et réversibles[2]. C'est là que le bât blesse. Je ne puis rien dire

---

2. La surveillance épidémiologique post-commercialisation de la toxicité des médicaments n'est ni systématique ni complète tant à moyen qu'à long terme. Cette surveillance est appelée : étude clinique de phase IV. Elle n'est pas obligatoire. En vérité, les études de phase IV sont rarement réalisées sauf en cas de poursuite en responsabilité civile. La FDA s'en tient aux essais cliniques aléatoires de phase III. Pour ces études on recrute souvent des milliers de sujets dans l'espoir de disposer de la puissance statistique nécessaire pour repérer de petites différences d'efficacité, de la variété que je déplore et ces études ne durent qu'une année ou plus. Une fois

des risques des statines sur une longue période; ces produits sont dans une classe à part et l'expérience de leur utilisation prolongée est limitée. On a été rassuré un peu avec la cohorte de l'étude West of Scotland. Pendant la décennie écoulée après la fin de l'étude, il n'est rien ressorti d'inhabituel d'une analyse des dossiers, surtout hospitaliers. Pour autant que je sache, des maladies des muscles, du foie et des troubles cognitifs sont le lot de quelques-uns. En outre, la possibilité évoquée récemment que les statines peuvent augmenter l'incidence de l'ostéoarthrite de la hanche pourrait s'avérer prémonitoire. Il n'en reste pas moins que certains en viendront à regretter amèrement que la «médecine de pointe» pratiquée par leur médecin et la promotion commerciale à la télévision d'anciens entraîneurs de football aient fini par ébranler leur conviction d'être bien portant.

Un dixième de tous les médicaments approuvés par la FDA entre 1975 et 1999 ont été ou bien retirés du marché à cause de leurs effets secondaires indésirables ou bien astreints à des mises en garde sévères informant les consommateurs de risques particuliers. Il y aurait bien des choses à dire pour justifier qu'on s'abstienne de consommer de nouveaux médicaments à moins de disposer de preuves écrasantes que les nouveaux produits sont meilleurs que les anciens. Je n'autorise pas les échantillons dans ma clinique et je ne permets pas aux représentants pharmaceutiques de tenter de me persuader que le produit qu'ils vendent est indispensable. Je ne veux pas être séduit par la commodité que procurent les échantillons ni déléguer à quiconque la comparaison des risques avec les avantages. Je tiens à ma responsabilité de jauger moi-même la valeur des essais cliniques démontrant l'efficacité d'un nouveau produit. Et j'attends plusieurs années avant de prescrire n'importe quel produit d'imitation ou toute nouvelle entité dont l'avantage est équivoque. Je demande que le système de pharmacovigilance, même s'il demeure

---

mis sur le marché, le médicament peut être prescrit des dizaines de milliers de fois pendant plusieurs années. Comme ce fut le cas pour le Baycol, il suffit de la survenue d'une cinquantaine de tragédies découlant de complications rares pour reconnaître la toxicité et en déterminer la cause. Une augmentation marquée d'une maladie déjà répandue dans la population, comme la démence par exemple, reste marquante quand on s'en remet à un système de signalement qui n'est pas systématiquement organisé.

inefficace, non structuré et soumis au bon vouloir des praticiens, me donne la garantie que l'ordonnance d'un médicament soi-disant plus efficace, sinon aussi efficace mais d'utilisation plus commode, soit dépourvue de conséquences graves.

Même s'il arrivait que mon inquiétude liée à la toxicité des statines ne s'avère pas fondée, il reste le risque de «l'étiquetage négatif». Cela fait vingt ans qu'on sait que bien des gens deviennent stigmatisés par le fait d'apprendre qu'ils ont un cholestérol élevé. Une fois qu'on leur a collé ce diagnostic, ils se sentent vulnérables. Leur capacité de faire face à ce phénomène est remise en cause et il arrive qu'ils disparaissent rapidement, et pour toujours, des rangs des bien portants. Les mêmes conséquences ont été observées pour l'hypertension, le trait de l'anémie falciforme et plusieurs autres diagnostics.

D'autres statines ont été testées en prévention primaire dont une étude de la lovastatine parmi le personnel au cholestérol normal de l'armée de l'air des États-Unis. Pourtant, aucune n'offre une preuve plus convaincante pour justifier le traitement du cholestérol sanguin des bien portants que l'étude West of Scotland. La plupart des autres études n'ont pas montré d'effet bénéfique, quelques-unes ont trouvé un effet maléfique. L'étude de l'armée de l'air sur la valeur préventive des statines a produit des résultats consonants, mais pas plus convaincants que ceux de l'étude West of Scotland en démontrant l'effet minuscule de la lovastatine. Pour rendre les choses encore plus obscures, les résultats de l'étude West of Scotland n'ont pu être reproduits dans une grande étude clinique aléatoire, réalisée aux États-Unis, l'essai ALLHAT-LLT (Antihypertensive and Lipid-lowering Treatment to Prevent Heart Attack Trial – Lipid-lowering Treatment). Plus de 10 000 hommes et femmes de 55 ans et plus ont été assignés au hasard pour recevoir de la pravastatine ou le traitement usuel au cours d'une étude réalisée dans plus de 500 cliniques du pays. La pravastatine n'a pas réduit la mortalité pour toutes causes (réduction du risque absolu de 0,4 %) ni les épisodes de maladie coronarienne (réduction du risque absolu de 1,1 %) par comparaison avec le groupe assigné au traitement habituel.

Les statines ont été développées parce qu'un Prix Nobel en sciences fondamentales (attribué à Konrad Block, Michael Brown, Joe Goldstein et autres) a ouvert la voie. La mise au point des statines est un triomphe de la biochimie appliquée. Par contre, la science «translationnelle», c'est-à-dire celle qui s'occupe de l'efficacité clinique, est presque aussi décevante qu'est brillante la science fondamentale. Les statines jouent un rôle critique dans le traitement de certaines maladies génétiques rares du métabolisme du cholestérol et un rôle de moindre importance dans la prévention secondaire d'une deuxième crise cardiaque. Quant à la prévention primaire, avec son gigantesque marché de bien portants, on doit tenir les statines pour un faux départ et en tirer une leçon. Mais des milliards de dollars de profit sont en jeu pour les grandes sociétés pharmaceutiques. Les dollars de la promotion commerciale remplissent les caisses des sociétés de publicité, des organismes professionnels, des leaders d'opinion parmi les cardiologues, endocrinologues et médecins, sans oublier les caisses électorales. Plusieurs ont dénoncé cette campagne de promotion commerciale. En septembre 2005, un recours collectif a été intenté contre Pfizer alléguant que cette société s'était engagée dans une campagne visant à persuader les médecins et les patients que sa statine, le Lipitor, est avantageuse pour le traitement de quiconque a un cholestérol élevé en dépit du manque de preuve que ce soit vrai pour de larges secteurs de la population et de la preuve faiblarde dont on a déjà parlé pour les hommes d'âge moyen. Plusieurs organismes ont tenté de tempérer ce bel enthousiasme. L'American College of Physicians, par exemple, est intervenu dans le débat sur le dépistage du cholestérol et son traitement en 1996, proposant des consignes très conservatrices. Aux États-Unis, le dépistage du cholestérol est de nos jours tenu pour faire partie d'une bonne pratique médicale. Il est maintenant fréquent d'entendre les cardiologues déplorer qu'il soit ardu de convaincre les patients de prendre fidèlement leurs statines sur de longues périodes. Même les Centers for Disease Control and Prevention (CDC) déploraient que le Massachusetts soit le seul État ayant rejoint 80 % de la population ciblée en 2003 pour le dépistage.

Je n'approuve pas ces reproches. Je pense plutôt que le fait que les cardiologues préfèrent les statines à leurs patients constitue une vignette montrant que le défaut d'adhésion peut être «homéostatique». L'homéostasie est un terme défini par Walter Bradford Cannon, un professeur de physiologie à la faculté de médecine d'Harvard, pour résumer une des grandes découvertes de la biologie introduite dans son ouvrage de 1932, *The Wisdom of the Body*. Cannon prétendait que les systèmes biologiques sont dotés de mécanismes permettant de maintenir la stabilité lorsqu'on les dérange. Sa théorie est fondée sur une dynamique comportant poids et contrepoids et menant à la stabilité. Cannon était même prêt à généraliser la portée de sa théorie aux structures sociales. Le terme a évolué et a fini par inclure des éléments de l'équilibre, de la balance et même de l'harmonie. En suggérant que la «non-observance puisse être homéostatique», j'admets qu'il y a des circonstances où la recommandation n'est pas justifiée et la prescription est inutile.

Vous comprenez maintenant pourquoi je ne laisserai jamais n'importe quel collègue bien intentionné mesurer mon niveau de cholestérol ni aucun autre lipide. Vous savez maintenant pourquoi je veux doter ceux qui sont encore bien portants de la connaissance nécessaire pour bien défendre leur bien-être. On est au milieu d'un champ de mines.

LE SYNDROME MÉTABOLIQUE

L'hypothèse stipulant que le cholestérol et les lipides sont athérogènes, c'est-à-dire qu'ils prédisposent aux plaques dans les artères, plaques causant crises cardiaques et accidents vasculaires cérébraux, circule depuis une cinquantaine d'années. Le métabolisme des lipides a défié des générations de chercheurs. Et ce défi ne s'évanouira pas: il ne le faut pas. Le métabolisme des lipides contient des secrets qui sont pertinents pour la maladie coronarienne et l'athérosclérose ailleurs. C'est aussi vrai pour le métabolisme du cholestérol. Quand on a déjà fait une crise cardiaque, l'abaissement du cholestérol réduit un peu, mais c'est mesurable, le risque d'en faire une autre. En d'autres mots, quand on fait partie du sous-groupe de gens qui souffrent déjà d'une maladie coronarienne, la comparaison des risques et des avantages de la manipulation pharmaceutique du métabolisme du cholestérol peut être invoquée pour justifier la médication. Quand on ne fait pas partie de ce sous-groupe, quand on n'est pas malade, donc encore bien portant en dépit de l'athérosclérose qu'on peut avoir, les effets de la manipulation du métabolisme du cholestérol sont trop minuscules pour être correctement mesurés et ne valent donc pas la peine. Il y a des lipides et des lipoprotéines, dont plusieurs participent au métabolisme du cholestérol, qui jouent un rôle dans la pathogenèse de l'athérosclérose et qui sont de petits indicateurs indépendants du risque de faire une crise cardiaque (des facteurs de risque). Les données dont on dispose présentement à propos de la capacité des médicaments de les modifier à notre avantage sont encore moins convaincantes que celles dont on a discuté à propos du cholestérol.

Plusieurs motifs expliquent pourquoi tout cet effort ne mène nulle part. Tout d'abord, comme on l'a dit au chapitre 1, dans les pays industrialisés et avancés au moins 75 % des menaces pour la longévité sont liées au statut socioéconomique et à la satisfaction au travail. Ces réalités sociopolitiques agissent tout au long de la vie sur le risque de mourir prématurément, indépendamment des habitudes et des risques biologiques qu'on a ou qu'on n'a pas. Les habitudes et les risques biologiques connus se disputent le dernier quart des motifs qui restent et qui peuvent compromettre la probabilité d'atteindre le bout de sa vieillesse. Ces facteurs agissent ensemble. Il est déjà difficile d'isoler ces éléments les uns des autres pour les mettre en relation avec la cause immédiate du décès et encore plus ardu de les manipuler individuellement d'une manière qui profite aux gens. Peut-être parce que ces éléments ne sont pas aussi indépendants qu'on le pense.

Il y a quelques années, on a reconnu la possibilité que les facteurs biologiques soient interdépendants. On a postulé qu'une présentation clinique particulière était liée à une si grande probabilité de provoquer une catastrophe cardiovasculaire qu'elle méritait d'être désignée comme syndrome ; le syndrome X a été baptisé il y a plus d'une décennie. De nos jours, le syndrome X s'appelle généralement le «syndrome métabolique». Ses signes distinctifs comprennent une accumulation anormale de graisse corporelle créant l'obésité centrale, une réduction de la sensibilité de l'insuline, ce qui donne le diabète de l'adulte, et des anomalies des lipides associés au cholestérol sanguin élevé. Dans sa forme complète, le syndrome métabolique constitue un véritable baiser de la mort puisqu'il explique jusqu'à 25 % de la compromission de la longévité imputable aux causes biologiques immédiates de décès; il est athérogénique, diabétogénique, donc prédisposant à l'hypertension, aux crises cardiaques, à l'insuffisance rénale, aux accidents vasculaires cérébraux et autres causes de décès. Le syndrome métabolique est souvent amplifié par le tabac et s'avère beaucoup plus capable de nuire aux gens qui sont déjà astreints à un stress chronique au travail ou à un statut socioéconomique inférieur dans les pays avancés.

En 2001, un groupe d'experts convoqués par les Instituts nationaux de la santé (NIH) s'est appliqué à définir les critères du syndrome métabolique. Pour établir ce diagnostic, on doit retrouver trois ou plus des critères suivants :

1. Une circonférence de la taille supérieure à 102 cm (40 po) chez l'homme et 88 cm (35 po) chez la femme.

2. Une hyperglycéridémie excédant 150 mg/dl.

3. Une concentration basse de cholestérol de haute densité, moindre que 40 mg/dl (1,03 mmol/l) chez l'homme et 50 mg/dl (1,29 mmol/l) chez la femme.

4. Une tension artérielle dépassant 130/85.

5. Une glycémie à jeun plus élevée que 110 mg/dl (6,1 mmol/l).

Quand on utilise ces critères, la prévalence du syndrome métabolique ajustée pour l'âge est de 23,7 % aux États-Unis. Parmi les gens du groupe d'âge 60 à 69 ans, la prévalence est de 43,5 %! En outre, la prévalence est comparable chez les Caucasiens des deux sexes et les Afro-Américaines, mais plus basse pour les Afro-Américains. C'est là une épidémiologie très inhabituelle. Presque toutes les autres études ayant porté sur l'association entre la race et le risque pour la longévité ont trouvé un avantage des Blancs sur les

Noirs (bien que les associations avec la race soient plus vraisembla-blement des associations avec le statut socioéconomique et n'ont probablement rien à voir avec la race proprement dite[3], à l'exception possible du poids à la naissance). Il n'y a pas que les associations avec la race qui soient suspectes, mais la prévalence aussi. Pense-t-on vrai-ment que 43 % des Américains de 60 à 69 ans devraient être médi-calisés parce qu'ils souffrent du syndrome métabolique? Se pourrait-il que cette définition soit imbécile? Car il est établi que plus d'Américains vivent plus longtemps malgré le syndrome métaboli-que. Se pourrait-il que la robustesse de la charpente et du métabo-lisme cause en fait l'augmentation de la longévité plutôt que d'être une malédiction? En vérité, ce sont les plus fragiles des aînés qui vivent le moins longtemps. Une étude récente des risques du syn-drome métabolique pour le cœur et la longévité réalisée chez des Finlandais suggère que ce diagnostic soit restreint aux seules person-nes qui se trouvent dans le quart supérieur de la population possé-dant les critères proposés par le comité d'experts des instituts natio-naux de la santé puisque l'on n'a trouvé qu'un petit risque pour les trois autres quarts.

Dans sa forme complète, le syndrome métabolique est facile à reconnaître et ceux qui sont atteints ne sont plus des bien portants, ou ne le resteront pas longtemps. C'est la définition du syndrome incomplet et de ses stades évolutifs hâtifs dans une population de bien portants qui constitue l'objet de mon prochain propos contro-versé. Quand on ne possède que quelques éléments du syndrome métabolique, peut-on être étiqueté, puis soumis à une promotion

---

3. Après un siècle de tâtonnements, la science contemporaine a fini par démolir le concept de «race». Il existe des différences génétiques entre les populations dont les ancêtres proviennent de divers continents. Mais les similitudes du génome sont infiniment plus grandes que les différences. En outre, dans une population multi-ethnique comme celle des citoyens des États-Unis, les différences génomiques sont encore plus brouillées. L'étiquetage ethnique et racial n'a que de très faibles fonde-ments génétiques. On ne doit l'utiliser qu'avec la plus grande prudence de manière à ne pas fabriquer des stéréotypes ni occulter les variables socioculturelles qui ont une bien plus grande influence sur la longévité et les problèmes de santé (Kaplan et Bennett, 2003 ; Cooper et coll., 2003). La généalogie géographique et l'information proprement génétique feront disparaître le concept de race avec les prochains progrès en génétique humaine (Bamshad, 2005).

commerciale et devenir victime de discrimination pour le motif qu'on serait une bombe à retardement ? Est-ce que les données recueillies auprès des Finlandais sont généralisables à d'autres populations et aux femmes ? Même les porte-parole de l'American Diabetes Association et de l'European Association for the Study of Diabetes estiment que le concept du syndrome métabolique est prématuré plutôt que d'avant-garde. Il mène à la notion qu'il pourrait y avoir une physiopathologie commune pour certains risques cardiovasculaires ; la résistance à l'insuline a longtemps été soupçonnée de tenir ce rôle tandis que d'autres font la promotion d'un trouble inflammatoire des artères. Le débat portant sur le syndrome métabolique s'échauffe, entretenu qu'il est par des groupes d'intérêts qui ne sont pas qu'intellectuels. Ceux qui voudraient qu'on traite chacun des éléments avec des médicaments disent du syndrome métabolique qu'il est un artéfact statistique plutôt qu'une maladie authentique. Cet argument est notamment soutenu par ceux qui détiennent l'imprimatur de l'Association américaine du diabète. D'autres qui croient en l'existence du syndrome pensent que les modifications des habitudes, y compris la diète, sont essentielles. Il va de soi qu'advenant un échec de la diète on peut toujours compter sur les statines. Ces gens tendent à se regrouper sous la bannière de l'American Heart Association. Puisqu'on ne dispose d'aucun dénominateur commun, je vais revoir l'épidémiologie de trois principaux critères : l'obésité, le diabète et l'hypertension.

L'indice de masse corporelle (IMC) aussi appelé indice de Quetelet, décrit la masse d'une personne en tenant compte de son poids et de sa taille. Le calcul est simple ; on divise le poids en kilogrammes par le carré de la taille mesurée en centimètres. De sorte que, quand on pèse 200 livres (90,7 kg) et qu'on mesure 6 pieds (183 cm), on a un IMC de 27,1. L'IMC est un facteur de risque pour mourir avant son temps. Mais, à l'instar de tous les autres critères du syndrome métabolique, l'association entre l'IMC et la longévité n'est pas linéaire, mais adopte la forme d'un U. Certaines associations entre facteurs de risque et mortalité ont la forme d'un J plutôt que d'un U mais il n'y en a pas un qui soit linéaire. Voici le prototype d'une courbe décrivant l'association de l'IMC dans une population avec le risque de périr avant le terme de sa longévité.

U
IMC →

Cela veut dire que, pour des valeurs très élevées et très basses de l'IMC, la probabilité de mourir avant son temps augmente rapidement. Quand l'IMC excède fortement 30, on souffre d'obésité morbide et l'on a cessé d'être un bien portant. Quand l'IMC est bas, on souffre d'anorexie nerveuse ou d'une autre maladie pas encore précisée, inflammatoire, cancéreuse ou infectieuse : peu importe, on est mal fichu. Entre ses valeurs extrêmes, l'IMC est un facteur de risque plutôt bénin. L'IMC est un peu moins bénin quand une part disproportionnée du poids se trouve dans l'abdomen. Il suffit de diviser la circonférence de la taille par celle des hanches. Plus le rapport taille/hanches excède 1,0 chez l'homme et 0,9 chez la femme, plus grand est le risque de périr avant son temps. Mais on se trouve toujours sur la pente douce à la base de la courbe en U jusqu'à ce qu'on approche d'un IMC égal à 30. Quand on tient compte du statut socioéconomique (SSE), la pente est douce.

L'image de la courbe en U et le caractère superficiel de ses segments ascendants provoquent de la dissonance cognitive. On est chaque jour bombardé d'avertissements sinistres à propos de la corpulence ; la perte de poids devient un impératif de santé publique. Est-ce que les poignées d'amour et la bedaine ne sont pas annonciatrices du désastre ? Imaginez la consternation des cercles de la santé publique et de tous les détenteurs d'intérêts de l'industrie de la perte du poids quand deux articles publiés en 2005, provenant tous les deux des CDC et soutenant que la courbe en U était plate. Les facteurs de risque cardiovasculaires ont diminué beaucoup au cours des quarante dernières années dans tous les groupes d'IMC, au point où le seul fait d'être obèse (IMC entre 25 et 30) ne constitue plus une source de risque pour la longévité. Les réactions à cette information épidémiologique ont été rapides et tonitruantes au point où le directeur des CDC a invité le public à ne pas tenir compte de cette trouvaille. Par contre, les lecteurs de cet ouvrage en savent plus, notamment qu'il faut accueillir avec un grain de sel toutes les déclarations traitant de l'épidémie d'obésité aux États-Unis et les prescriptions qui les accompagnent.

Il est possible que ce soit la petitesse du risque et, par conséquent, les limites des effets qu'on peut atteindre qui expliquent les résultats décevants de tant d'études de la perte de poids plutôt que l'explication habituelle, la rechute. La plupart des études de la perte de poids souffrent d'inobservance. En vérité, il existe des données montrant que l'inobservance répétée, aussi appelée la perte de poids en « yo-yo », peut nuire plus à la longévité que le fait de ne pas tenir compte de son poids. Ce qui ramène à l'exagération voulant que l'obésité soit la nouvelle épidémie américaine, le fléau ravageant nos demeures. Il est vrai que le poids moyen des Américains augmente en même temps que croît la longévité moyenne. Ce phénomène devrait susciter de la dissonance cognitive chez tous les partisans des politiques de santé publique qui souhaiteraient que les masses se retrouvent toutes dans la vallée de la courbe en U, ne serait-ce qu'au prix de continuer à vivre avec tous ces fournisseurs de diètes et de trouver des vertus aux pilules pour perdre du poids. Le poids corporel « normal » est une construction sociale. Tant qu'on se tient loin des côtés de la courbe en U, on n'est pas exposé à quelque risque mortel que ce soit. Prétendre le contraire, c'est trahir les connaissances disponibles ; définir l'obésité en dehors du segment ascendant de la courbe est une construction sociale créant un marché gigantesque pour des médicaments inutiles qui n'ont jamais été évalués correctement. Je me demande en outre si l'on n'en viendra pas à découvrir que toute la courbe en U est en voie de se mouvoir vers la droite, de sorte que l'obésité « morbide » de ma génération sera moins pesante que celle des prochaines générations. Il existe des précédents pour ce genre de phénomène, tant que les sociétés ne se stratifient pas, ne laissant pas grandir les écarts de revenus et ne confinant pas un plus grand nombre de citoyens aux rangs des défavorisés.

 Le sucre sanguin est lui aussi réparti selon une courbe en U, bien qu'elle soit asymétrique. Il y a peu de bien portants qui souffrent d'hypoglycémie. Presque tous ceux qui se sentent parfois faibles ou étourdis doivent être détrompés quand on leur dit qu'ils souffrent de «sucre sanguin bas». Ils n'en souffrent probablement pas et il n'y a aucun avantage à les médicaliser. Quand on exclut les gens qui prennent de l'insuline et ceux qui ont eu une chirurgie à l'estomac, l'hypoglycémie est très très rare. C'est un signe d'une tumeur du pancréas qui sécrète de l'insuline. Cela peut survenir de quatre à cinq heures après un repas, mais c'est un signe extraordinairement rare qui présage habituellement un diabète. Une très grande partie de notre système endocrinien veille à ce qu'on ne souffre pas d'hypoglycémie, même quand on est en train de mourir de faim. De sorte que la courbe en U augmente rapidement aux valeurs basses mais la compromission de la longévité n'augmente que graduellement aux valeurs les plus hautes de la distribution. En outre, le vieillissement élargit la courbe, de sorte que la vallée s'installe à des valeurs plus élevées du sucre sanguin; en d'autres mots, le sucre sanguin «normal» varie avec l'âge. (Très Important.)

ALORS, QUI EST DIABÉTIQUE ?

Quand on ne fabrique pas d'insuline, on n'est pas un bien portant. On souffre d'un diabète de type I et l'on périt en l'absence d'un traitement à l'insuline. Le diabète de type I commence habituellement pendant l'enfance ou au début de l'âge adulte. Le glucose augmente dans le sang mais ne peut pénétrer dans la plupart des organes sans insuline. Les cellules de ces organes recourront à toutes sortes d'expédients pour trouver de l'énergie alternative, mais cela contribue à rendre encore plus malade. Pour survivre avec un diabète de type I, il faut s'injecter de l'insuline dès le début de la maladie. Plus on est méticuleux dans la gestion du traitement à l'insuline dans l'espoir de garder le glucose sanguin toujours normal, plus on court le risque de souffrir d'hypoglycémie, laquelle peut provoquer des lésions au cerveau et même faire mourir. Pourtant la comparaison des risques et des avantages reste favorable quand on parvient à retarder les complications vasculaires du diabète de type I.

L'étude qui a montré la possibilité de cet avantage a utilisé un critère de substitution, un résultat qui n'est peut-être pas immédiatement important pour les malades, mais qui a l'avantage d'être sensible au changement, d'être facile à mesurer et d'annoncer des événements importants. Le contrôle méticuleux du glucose sanguin des patients souffrant de diabète de type I va retarder les changements dans l'œil, ralentir la tendance qu'ont les reins à laisser passer plus de protéines dans l'urine et protéger les nerfs périphériques contre les dommages. Ce sont là des changements qui signalent des lésions aux petits vaisseaux, qu'on appelle maladie de la microcirculation. Ces données suggèrent que le fait de baigner dans des liquides à fortes concentrations en glucose endommage la microcirculation. Les informations montrant que le contrôle méticuleux du glucose sanguin retarde les lésions aux gros vaisseaux sont indicatives mais ne sont devenues apparentes qu'après avoir suivi pendant 17 ans les participants de l'étude. C'est la maladie athérosclérotique des gros vaisseaux qui est associée aux crises cardiaques, aux accidents cérébrovasculaires et aux maladies artérielles périphériques qui empoisonnent la vie des diabétiques de type I plusieurs décennies avant leurs contemporains. Il est certain que les critères de substitution de la microcirculation sont plus convaincants que le simple énoncé stipulant que le dosage bien adapté de l'insuline soit capable de normaliser le glucose du sang. Une observation de 17 ans leur confère aussi une forte validité.

Depuis l'invention de l'insuline, on discute pour savoir si le contrôle serré du diabète de type I en vaut la chandelle compte tenu du risque d'hypoglycémie. Avec les critères de substitution dont on dispose et les données de suivi montrant qu'on retarde la maladie coronarienne, le débat est essentiellement suspendu. Je donne tous ces détails sur le diabète de type I parce qu'ils influencent toute la pensée concernant l'hyperglycémie survenant chez des gens qui produisent de l'insuline, ces gens qu'on étiquette diabétiques de type II (aussi appelé diabète sucré de l'adulte, ou diabète non insulinodépendant). En vérité, ces gens fabriquent plus d'insuline que la normale, mais il semble que leur insuline soit moins efficace ; c'est ce qu'on appelle la résistance à l'insuline. Les gens souffrant de diabète de type II sont habituellement repérés au mitan de la vie et sont exposés aux mêmes augmentations de risque des mêmes complica-

tions que les personnes atteintes du diabète de type I, m[...]
ques se manifestent beaucoup plus tard dans la vie. On trouve ces
gens dans le segment ascendant de la courbe en U des valeurs de glucose sanguin ; cette courbe est asymétrique. Où mettre le point de
démarcation entre ce qui est normal, anormal et le diabète de type
II ? Faudrait-il ajuster ce point de démarcation pour l'âge ? Car, plus
on est vieux, plus grande est la probabilité qu'on ait un glucose sanguin élevé, mais moins grand est le risque que l'hyperglycémie aura
le temps de rendre malade et de compromettre la longévité. En
outre, ceux qui sont aux limites supérieures de la normale seront plus
avancés sur la courbe au fur et à mesure où ils vieillissent. Faudrait-il
étiqueter les limites supérieures de la normale de « pré-anomalies » ou
vaudrait-il mieux déplacer la normale vers des valeurs plus basses de
la glycémie ? En démarquant l'hyperglycémie de cette façon et en la
traitant, sait-on si l'on rend service à ces gens ? Très peu de bien portants hyperglycémiques savent qu'ils sont hyperglycémiques. Il y en a
qui urinent plus souvent mais cela fait partie de la vie quand on est
vieux, qu'on ait de l'hyperglycémie ou pas. Le problème qu'on doit
résoudre est de savoir si l'on protège les bien portants hyperglycémiques contre les maladies vasculaires graves et le décès prématuré.

Plus d'un comité d'experts, s'exprimant au nom d'organismes
professionnels respectés, est convaincu qu'on le peut et qu'on devrait
être plus libéraux en matière de définition des critères de démarcation. Le critère de démarcation est progressivement réduit par
consensus. Il en résulte une augmentation de la prévalence du diabète de type II. En persistant à réduire la valeur du critère, on finira
tous par devenir des diabétiques de type II en vieillissant, tandis qu'il
s'en trouvera encore plus pour être étiquetés comme atteints du syndrome métabolique. On est en train de nous inquiéter avec une
autre épidémie qu'on a créée de toutes pièces, en changeant les critères pour établir le diagnostic. On préconise maintenant des programmes de dépistage. Et pour continuer de s'aligner sur le traitement du diabète de type I, on exige le contrôle serré du glucose
sanguin, utilisant pour ce faire des pilules dont l'objectif est de stimuler l'efficacité de la réponse à l'insuline endogène des patients
avant d'en venir au traitement à l'insuline.

Important

continue page 66

Ces pilules, aussi appelés hypoglycémiants oraux, ont été introduites il y a cinquante ans. C'est un autre des points chauds de l'innovation pharmaceutique : on met sur le marché des hypoglycémiants oraux de deuxième, troisième et quatrième génération en même temps que de nouveaux produits tandis qu'il s'en trouve encore plusieurs en voie de développement. Il s'agit d'un autre marché gigantesque, comparable à celui des statines dont on a déjà parlé, et à celui des médicaments contre l'hypertension dont on va maintenant discuter. En ce qui regarde les hypoglycémiants oraux, les conseillers des organismes tout comme les membres des comités d'experts ont souvent des liens d'affaires avec l'industrie, sous une forme ou une autre. Ils sont néanmoins convaincus de faire leur devoir en proposant de contenir la marée de diabète de type II avec des médicaments et ils sont parvenus à persuader la plupart des agents payeurs, la majorité des médecins traitants, la presse grand public, et la plupart des patients qui se sont déjà fait dire que leur glucose sanguin était trop élevé.

J'ai mes doutes.

Mon cynisme, je l'ai acquis il y a trente-cinq ans dans la foulée du premier essai clinique aléatoire d'un hypoglycémiant oral, un produit de première génération. Ce produit était comparé à la diète et au traitement à l'insuline dans une étude multicentrique. Les participants assignés à l'hypoglycémiant oral encouraient le risque de mourir plus tôt que les participants assignés aux deux autres traitements. On était encore au début des essais cliniques aléatoires réalisés à partir de plusieurs centres. Mais cette étude particulière est devenue fameuse parce qu'on l'utilise pour illustrer les erreurs de conception et d'analyse des données. Elle a de gros défauts et sa conclusion est probablement incorrecte, ou peut-être pas. En outre, bien peu d'études d'hypoglycémiants oraux réalisées depuis ce temps ont été assez puissantes pour étudier l'effet sur la mortalité. La plupart s'en tiennent aux seuls effets intermédiaires requis pour le calcul des données sur lesquelles la FDA se fonde pour autoriser l'accès au marché d'un médicament sur ordonnance. Il persistait des doutes préoccupants jusqu'en 1998, tant dans les milieux de la recherche que parmi les diabétologues alors que l'on a enfin pu les écarter.

En 1998, les résultats de ... Royaume-Uni (UKPDS) sont parus ... ... pective du diabète du étude était de vérifier si un meilleur contr... ... L'objectif de cette sait mieux qu'améliorer les seuls critères de su... ... cose sanguin fai- aidait ou pas les patients atteints de diabète de typ... Est-ce qu'on maladies vasculaires et de leurs conséquences comp... matière de cardiaque et le décès? Cette étude vaut d'être regardée ... la crise seul fait que les chercheurs, le Groupe d'étude du diabè... ... ... Royaume-Uni, aient eu l'audace d'entreprendre pareille étude est e... soi digne d'intérêt. Les chercheurs ne pouvaient pas recruter des par- ticipants souffrant depuis longtemps d'hyperglycémie parce qu'ils sont exposés au plus grand risque de catastrophe vasculaire, tout en comptant faire une évaluation loyale de l'hypothèse à l'étude; adve- nant qu'ils n'aient trouvé aucun avantage, on leur aurait reproché d'avoir fermé les portes de l'étable après que toutes les vaches eurent pris la fuite. Pour avoir la moindre chance d'obtenir un résultat interprétable, il leur fallut recruter et suivre, pendant longtemps, une vaste population d'adultes plutôt jeunes. Cette étude multicentre, fondée sur des cliniques médicales ambulatoires, a commencé par recruter près de 4 000 patients chez qui l'on venait de diagnostiquer un diabète de type II dans les années 1970. Pour être admissibles, les patients devaient être âgés de 48 à 60 ans et avoir une valeur du glu- cose sanguin à jeun entre 110-270 mg (6,1 à 15 mmol/l) après avoir suivi une diète pendant trois mois. Les patients étaient presque tous Caucasiens, le tiers étant des hommes, et ils avaient un IMC moyen de 28. Environ le tiers fumaient et 20 % étaient sédentaires. En moyenne, ils avaient une tension artérielle normale, même si un tiers d'entre eux étaient tenus pour être hypertendus et avaient été recru- tés dans une deuxième étude portant sur le contrôle tant du glucose sanguin que de la tension artérielle. On ne sait rien de leur SSE, une source importante de confusion (voir le chapitre 1). On les a sélec- tionnés au hasard de sorte que le tiers reçurent le traitement habituel et les deux autres tiers ont reçu le traitement «intensif». Le groupe du traitement habituel était revu aux trois mois à la clinique où il recevait des conseils et le soutien d'un diététiste. Le groupe de traite-

...ard pour le traitement par l'insuline,

ment intensif était rép ...cémiant oral de première génération ou
le traitement avec u...oral de deuxième génération. On a suivi les
avec un hypogly...0 ans en moyenne et l'étude s'est terminée en
participants pe...
septembre 1...

...agissait pas là de chercheurs naïfs. Au contraire, ils
étaien...posés à mettre à contribution tout ce que peut offrir la
bio...stique pour résoudre les problèmes posés par les croisements
...groupes, les abandons, l'inobservance et les échecs de traitement.
Certains résultats étaient déconcertants : il est évident que les traitements intensifs suscitaient des gains de poids. Il est évident que les
traitements aux hypoglycémiants oraux réduisent le glucose sanguin,
parfois trop, provoquant une augmentation marquée des épisodes
d'hypoglycémie symptomatique. D'autres résultats sont désespéré-
ment marginaux : il est possible que les traitements intensifs réduisent la probabilité de quelques complications micro vasculaires,
notamment le critère de substitution qu'est la diffusion de protéines
à partir des vaisseaux sanguins de la rétine ou des reins. Cet effet n'a
toutefois pas réduit le nombre des patients souffrant de lésions ocu-
laires ni rénales. Le traitement intensif est resté sans effet sur les
maladies neurologiques périphériques. Il est aussi manifestement
évident que le traitement intensif est resté sans effet sur les complications vasculaires importantes comme les crises cardiaques, les accidents cérébrovasculaires, les maladies circulatoires périphériques, y
compris les amputations. Et il n'y eut aucune réduction de la mortalité générale ni de celle qui est due au diabète.

Dix années de traitement intensif n'ont procuré aucun avantage aux mille personnes d'âge moyen qui souffraient d'hyperglycémie. Alors, comment est-il possible pour quiconque d'invoquer
l'étude UKPDS comme soutenant le traitement intensif, y compris
par les hypoglycémiants oraux ? Serait-ce parce que les critères de
substitution ont bougé dans le bon sens ? Est-ce que la justification
primordiale de l'UKPDS n'était pas de faire la démonstration d'un
avantage réel au-delà des critères de substitution ? Qu'en est-il de
l'obésité, un critère de substitution qui ne va pas dans le bon sens ?
De mon point de vue, l'UKPDS plaide en faveur du traitement

habituel et non en faveur du traitement pharmaceutique. I
y a de bons motifs pour se méfier des hypoglycémiants oraux de la
prochaine génération, même s'ils ont plus d'effets sur les critères de
substitution. Un de ces produits, le troglitazone, qui offre une approche inédite pour stimuler l'efficacité de l'insuline endogène, a déjà
été retiré du marché pour cause de toxicité hépatique. Les médecins
doivent-ils se précipiter pour prescrire de tels médicaments dès leur
autorisation de mise sur le marché ? Certainement pas.

Le groupe UKPDS a fait paraître, en 2000, une analyse secondaire au cours de laquelle on a torturé les mêmes données dans l'espoir d'obtenir une association qui soit conforme à la notion préjugée
stipulant que le fait de traiter le glucose sanguin élevé de patients
souffrant de diabète de type II aidera significativement les patients.
L'analyse secondaire est justifiée par le motif que certains patients
avaient répondu plus rapidement et plus complètement que d'autres
à leur traitement et finirent par avoir un glucose moins élevé avec le
passage du temps. L'analyse secondaire montre que, plus est grande
l'exposition à l'hyperglycémie dans le temps, plus est élevée l'incidence des événements micro et macro vasculaires, y compris la mortalité générale et celle qui est due au diabète. L'association entre le
contrôle du sucre sanguin et la réduction du risque relatif d'effets
indésirables est linéaire et dotée d'une pente faible, ce qui signifie
qu'on augmente légèrement la probabilité d'échapper aux effets
indésirables par comparaison à l'absence de traitement de l'hyperglycémie. Ce résultat n'est pas impressionnant compte tenu de la torture des données. C'est ce qui explique qu'on parle tant de la réduction du risque absolu qui n'est pas linéaire mais log-linéaire, ce qui
signifie que ceux qui ont un glucose sanguin très élevé peuvent en
profiter, même si l'avantage s'exprime par les critères de substitution
plutôt que par l'évitement de catastrophes manifestes. Je regrette
d'infliger pareille épreuve mais il faut bien que quelqu'un le fasse. Il
faut relire les dernières phrases pour comprendre comment une association log-linéaire peut en venir à soutenir la revendication d'avantages capable de captiver l'attention de votre médecin, sinon la vôtre,
et de déterminer tous les détenteurs d'intérêts, qu'ils soient en médecine ou de l'industrie, à promouvoir les hypoglycémiants oraux. Tout

ce bel enthousiasme n'est pourtant fondé que sur une analyse secondaire. L'association qu'on célèbre n'a peut-être rien à voir avec le glucose sanguin, pouvant être due à une variable qu'on n'a pas mesurée, comme le SSE par exemple. Qui plus est, l'affirmation des auteurs stipulant que la réduction de l'exposition à l'hyperglycémie puisse réduire le risque est, au mieux, hypothétique. C'est là une hypothèse bien fragile pour justifier un investissement aussi massif dans le traitement.

Fragile ou pas, c'est une inférence qui s'impose lentement mais sûrement sur un terrain de plus en plus accueillant pour l'avalanche de produits pharmaceutiques qui s'abattront sous peu sur le marché. Il y a un test sanguin (niveau d'hémoglobine A1c) mesurant la quantité de glucose liée à l'hémoglobine (hémoglobine glycosurée) et qui donne un indice de l'exposition du corps au glucose sanguin élevé. Il n'est pas surprenant que cette mesure soit associée au risque de maladie cardiovasculaire chez les diabétiques. Les médecins aiment bien disposer d'un test simple pour surveiller le traitement et les patients sont rassurés de savoir qu'ils vont mieux parce que l'hémoglobine A1c (ou leur tension artérielle, leur cholestérol) est plus basse. Le test sanguin devient la « maladie » comme c'est survenu avec le diabète de type II, évolution célébrée par nul autre que H.C. Gerstein de l'Université McMaster, la capitale nord-américaine de la médecine factuelle. Dans un éditorial des *Annals of Internal Medicine*, Gerstein fait part de ses conflits d'intérêts potentiels émanant de ses relations d'affaires avec Aventis, Lilly et Novo Nordisk, autant de sociétés pharmaceutiques fortement engagées dans la production d'agents pour traiter le diabète de type II.

Surveiller le sucre sanguin et l'hémoglobine A1c (témoin de la glycémie des derniers mois) et intervenir quand les valeurs sont anormales devint le mot d'ordre de l'American Diabetes Association, en 2006. Cela devint un des critères de l'Ambulatory Care Quality Alliance pour jauger la qualité des services de santé et se trouve promu comme un des pivots de la médecine interne par l'American College of Physicians. Tout cela pour traiter des critères de substitution en dépit de la clarté des résultats de l'UKPDS montrant que les avantages cliniques significatifs sont insaisissables. Tout cela servira chaque année à étiqueter comme diabétiques 1,5 million d'Américains qu'on astreindra à un traitement aussi agressif que nécessaire pour atteindre la valeur normale de glucose sanguin. Que le client prenne garde!

L'*hypertension* est le dernier composant du syndrome métabolique. L'hypertension se répartit selon une courbe en J. Comme on a fait pour le cholestérol et le glucose sanguins, la définition des critères de reconnaissance de l'anomalie sur une courbe a été confiée à des experts siégeant en comités, des experts signalant presque toujours des conflits d'intérêts en concurrence avec l'amélioration du sort des patients. En définissant la limite de la valeur normale, ces comités tentent de pondérer les avantages avec les risques, les coûts avec les avantages alors que ni le risque attribué au critère de substitution (ici, la tension artérielle) ni l'avantage que procureraient les interventions (ici, les médicaments contre l'hypertension) ne sont définis avec précision. Cette entreprise dégénère rapidement en foire d'empoigne, comme l'enseigne la psychologie des petits groupes. Pour ce qui concerne l'hypertension, l'entreprise a donné récemment le septième rapport du Joint National Committee on Prevention, Detection, Evaluation and Treatment of High Blood Pressure. Comme le lecteur a pu s'en rendre compte, la cardiologie et l'épidémiologie cardiovasculaire marinent dans les acronymes. Chaque étude, chaque comité, la plupart des classes de médicaments et beaucoup d'interventions chirurgicales sont désignées par leur acronyme, dont plusieurs sont prononçables (CABG, GUSTO, CASS, SHEP, RITA-2). Les derniers oracles concernant l'hypertension sont de JNC7. Le comité a étiqueté comme «pré-hypertension» ce que des comités antérieurs avaient défini comme valeur normale ou normale haute, de sorte que plus de 90 % d'entre nous souffrirons d'hypertension quand nous serons octogénaires. Que peut donc signifier la normale quand plus personne n'est normal?

Il n'y a aucun doute que le traitement de l'hypertension grave est avantageux pour le patient. Le traitement énergique de l'hypertension grave augmente l'espérance de vie même s'il ne la restaure pas complètement. Il y a eu des douzaines d'études, énormes et coûteuses, des essais cliniques aléatoires du traitement de l'hypertension légère avec différents produits pharmaceutiques, pour trouver la preuve d'un avantage au-delà du seul abaissement de la tension artérielle. C'est une documentation intimidante et qui en dit long. La probabilité que le traitement procure un avantage important pour être très variable d'une étude à l'autre n'est jamais éblouissante. En vérité, la majorité des études ne montre aucune réduction de la mortalité découlant du traitement. Il y a une réduction du risque d'accident vasculaire cérébral dans quelques-unes et de l'infarctus dans d'autres encore plus rares. Deux de ces études sont exemplaires.

1. Tout n'est pas bon. MR FIT est l'acronyme d'une étude américaine multicentrique commencée en 1973 avec le dépistage de 361 662 hommes de 33 à 47 ans. La plupart ont été suivis jusqu'en 1990. On a mesuré beaucoup de choses et fait paraître plusieurs articles. Incorporés dans cette étude dès ses débuts, on trouve plusieurs essais de médicaments contre l'hypertension, des produits plus anciens, utilisés selon une stratégie par étape, en commençant par les produits les plus bénins. Un résultat surprenant a montré que les hypertendus traités avec un diurétique léger n'allaient pas bien, un phénomène qu'il a bien fallu expliquer. Il est vraisemblable que l'augmentation de la mortalité reflète la toxicité du médicament d'ailleurs associée à la dose bien que, pour ma part, je n'élimine pas l'erreur de la répartition aléatoire. De toute façon, ce qu'il faut souligner c'est que le traitement de bien portants atteints d'hypertension légère avec des médicaments a un rapport avantages/risques qui est minuscule et pas un seul bien portant ne devrait se laisser persuader du contraire. Une analyse récente de la cohorte de l'étude MR FIT, 16 ans après sa constitution, montre que le SSE influence plus forttement la mortalité générale ainsi que les maladies que tous les facteurs de risques biologiques qu'on a mesurés.

2. Tout n'est pas mauvais. À propos du traitement de l'hypertension bénigne, il est devenu manifeste qu'il est avantageux pour les personnes âgées atteintes d'hypertension systolique, ce qui est le cas de la majorité des gens de l'âge d'or. En fait, c'est le seul groupe de bien portants atteints d'hypertension légère

que je suis sûr d'aider en traitant l'hypertension. Ces gens en tireront probablement un avantage significatif en matière de réduction de la maladie cardiaque, des accidents vasculaires cérébraux et peut être un petit allongement de leur longévité. Par contre je ne saurais justifier rien d'autre qu'un régime ne comptant qu'un seul médicament bénin et peu coûteux. De plus, une autre étude clinique aléatoire, l'étude TONE, montre qu'une petite perte de poids chez les plus lourds et une petite réduction du sel chez les plus minces évitent aux vieillards autant de chagrin que le traitement aux diurétiques bénins, ce qui donne un choix aux aînés. La même observation vaut pour les plus jeunes. C'est la conclusion de l'étude PREMIER dans laquelle 800 adultes d'un âge moyen de 50 ans et souffrant d'hypertension bénigne ont été répartis au hasard entre diverses modifications du comportement. Le changement de comportement est dans l'étude PREMIER aussi efficace pour réduire la tension artérielle que les combinaisons pharmacologiques à faible dose, si la méta-analyse récente de 354 études aléatoires comportant double insu et placebo a bien saisi les combinaisons pharmacologiques.

Cela ne veut pas dire que la documentation médicale ne préconise pas avec énergie de recourir aux médicaments pour traiter l'hypertension légère des jeunes bien portants ; cette documentation est particulièrement concernée par les conflits d'intérêts. La polémique autour de l'efficacité d'une classe d'hypotenseurs, les antagonistes des canaux calciques, en dit long sur ce problème. La controverse a commencé avec la parution dans le *Journal of the American Medical Association* (*JAMA*) d'une étude montrant que le risque d'infarctus augmente chez les patients qu'on traite avec un bloqueur des canaux calciques. Pendant l'année qui a suivi, près de 70 commentaires ont été publiés, certains signés par plusieurs auteurs, pour prendre position sur ce problème. Parmi les commentateurs favorisant l'emploi des bloqueurs des canaux calciques pour traiter l'hypertension, il s'en trouvait beaucoup plus qui signalaient avoir des relations d'affaires avec les fabricants de ces produits. Chez les auteurs s'opposant aux bloqueurs des canaux calciques, on en trouvait beaucoup plus qui avaient des intérêts dans des sociétés pharmaceutiques produisant des hypotenseurs en concurrence avec les premiers. Hélas !

Il est curieux que l'augmentation de la mortalité ayant déclenché la polémique n'ait jamais été reproduite dans les études subséquentes. C'est faire preuve de prudence que de prendre avec un grain de sel toute prétention d'un effet pharmaceutique favorable survenant chez de jeunes adultes atteints d'hypertension légère, plus particulièrement quand il s'agit de nouvelles molécules aussi coûteuses. L'étude ALLHAT, dont j'ai déjà parlé et qui n'avait trouvé aucun avantage au traitement avec la pravastatine, avait aussi étudié les avantages relatifs de plusieurs groupes d'hypotenseurs. Plus de 33 000 participants de 55 ans et plus et souffrant d'hypertension légère ont été sélectionnés pour un traitement soit avec un diurétique bon marché qui était le traitement usuel, soit avec un bloqueur des canaux calciques, soit avec un inhibiteur de l'enzyme de conversion de l'angiotensine (ICA). Ceux qui ont été traités avec le diurétique bon marché ont connu moins de complications cardiovasculaires graves pendant la période de suivi d'une durée de cinq années. Peut-être que, comme le suggérait MR FIT, ils s'en seraient encore mieux tirés sans traitement.

Mais ce n'est pas la conclusion acceptée par la confrérie de ceux qui traitent l'hypertension. Pour ces gens, si une tension artérielle très élevée est très mauvaise pour la santé, l'atteinte d'une tension normale est l'objectif. C'est un argument qui rappelle celui de l'hémoglobine A1c (témoin de la glycémie), lequel se trouve appuyé par un fort contingent d'universitaires ainsi que par les substantiels investissements de l'industrie. Il est heureux que cette sophistique ait été neutralisée par le débat émanant de l'étude TROPHY. Il s'agit d'un essai clinique aléatoire d'une durée de quatre ans cherchant à vérifier si un nouveau médicament coûteux, le candesartan, pouvait mieux qu'un placebo empêcher les gens souffrant de «pré-hypertension» de devenir de vrais hypertendus. Cette étude était financée par le manufacturier du produit, la société AstraZeneca LP. On a dit que l'analyse des données a montré un avantage important à deux ans, lequel devint insignifiant à quatre ans, ce qui a incité les auteurs à conclure que «le traitement de la pré-hypertension était faisable». La construction de l'étude et l'analyse des données ont été très critiquées dans des éditoriaux subséquents et l'on a déploré l'appât du gain qui avait propulsé cette étude. Qu'à cela ne tienne! Nul doute qu'on verra d'autres campagnes de promotion de la «pré-hypertension», même s'il faudra faire preuve de créativité pour définir des critères, la tendance internationale en matière de tension artérielle étant à la baisse depuis quelques décennies.

Nous avons maintenant revu les éléments du syndrome métabolique et évalué l'importance de la menace qu'ils constituent. Pour chaque élément, un bien portant se retrouve sur l'un des deux bras de la courbe en U, avant que le risque soit assez significatif en clinique pour justifier l'étiquetage d'obésité, de diabète ou d'hypertension. Pour chacun, les données montrant qu'on peut intervenir avec efficacité, en dehors des valeurs extrêmes, ne sont pas robustes.

Qu'en est-il de ceux qui sont aux valeurs extrêmes? Les données disponibles suggèrent qu'il y a un avantage pour le patient à traiter l'hypertension s'il souffre à la fois du diabète de type II et d'hypertension. Il est évident que diabète et hypertension sont des maladies qui font des dégâts en synergie. Une grande part de ces renseignements découlent d'analyses secondaires faites sur plusieurs essais thérapeutiques de l'hypertension dont on a déjà parlé. Les chercheurs sont retournés à leurs données pour en extraire les personnes qui souffraient du diabète de type II et d'hypertension. En vérité, la plus grande partie de l'efficacité trouvée dans ces études survient dans le sous-groupe des hypertendus souffrant aussi de diabète. Cela comprend l'étude SHEP; le taux annuel d'événements cardiovasculaires parmi 4 149 personnes âgées et non diabétiques est passé de 3,5 % à 2,5 % après qu'on eut traité leur hypertension systolique tandis que, pour les 583 personnes souffrant de diabète de type II, ce taux est passé d'un peu plus de 6 % à environ 4 %, un avantage plus vraisemblable.

L'analyse de l'UKPDS est encore plus éclairante, particulièrement parce qu'on avait incorporé dans l'étude 4 000 personnes souffrant d'hypertension et de diabète de type II; après une répartition compliquée des participants, il s'en est trouvé 1 000 qu'on a assignés soit à un contrôle strict soit à un contrôle moins strict de leur tension artérielle. L'incidence de presque tous les critères d'évaluation était moindre chez ceux qu'on avait astreint à un contrôle strict de leur tension artérielle. Par exemple, quand on maintenait la pression systolique à moins de 120 mm de mercure, il survenait 7 décès par 1 000 personnes par année. Quand on ne parvenait pas à réduire la tension à moins de 160 mm, il survenait 20 décès par 1 000 personnes par année. Cela vous semble une réduction spectaculaire ? À peu près 13 personnes par 1 000 (1,3 %) souffrant de diabète et d'hypertension et qui seraient décédées pendant l'année ont survécu pour périr à une date ultérieure. Supposons que je concède, de mauvais gré, qu'il soit possible de mesurer une différence aussi petite ; c'est l'ordre de grandeur des avantages mesurés dans quatre autres études ressemblant à l'UKPDS. Elles sont aussi dotées de leur acronyme – ABCD, MDRD, HOT et AASK – et leur résultat n'est pas moins minuscule. Par contre, dans toutes ces études, pour réduire la tension artérielle, le régime thérapeutique des participants n'était ni simple ni gentil puisque ces gens prenaient en moyenne trois hypotenseurs, chacun ayant son quota de problèmes.

Pour les patients atteints de diabète de type II et d'hypertension, compte tenu des avantages comparatifs et des incertitudes, la décision de traiter ou pas avec des agents hypoglycémiants est facile. Celle de traiter avec plusieurs hypotenseurs est plus ardue et elle requiert un dialogue. La plupart de ceux qui ont eu le temps d'établir une relation de confiance avec leur médecin s'en remettront à « Que feriez-vous, Docteur ? » Grâce aux données de l'ALLHAT, la prescription d'un diurétique gentil et peu coûteux est une option attrayante. Je pourrais même être tenté de recommander des modifications d'habitudes, même s'il s'agit là d'une fuite en avant puisque les faits soutenant cette recommandation sont aussi fragiles que ceux qui sous-tendent l'inobservance, comme on le verra au prochain chapitre.

Les lectures complémentaires pour ce chapitre ratissent large. Plusieurs sujets portant sur l'analyse des données y sont approfondis.

▪ Chapitre 4 ▪
On n'est pas
ce qu'on mange

En 2005, on réprouvait le fait de donner du beurre à son enfant ; aujourd'hui, c'est la margarine qui est répréhensible. Il convient d'être mince, mais pas trop. Le son comme aliment incontournable pour faire baisser le cholestérol et nettoyer le côlon est sur son déclin. Pour le moment, consommer du poisson sauve la vie grâce aux oméga-3 à moins que son contenu en mercure ne fasse périr avant. Une diète pauvre en hydrates de carbone est bonne ou pas. Une diète faible en graisses est bonne ou pas. Les viandes rouges sont mauvaises, sauf en petites quantités ; les viandes blanches sont bonnes, sauf quand leur jus contient des produits toxiques.

La presse et les médias sont déterminés à faire connaître la panique de la semaine et à en promouvoir le traitement. Presque tout ce cirque s'appuie sur une source crédible d'information : une agence spécialisée de l'État, une association sinon une fondation caritative s'occupant d'une maladie précise, le service des relations publiques d'une faculté de médecine, ou bien encore un chercheur souriant et consciencieux. Les grands périodiques médicaux (*JAMA, New England Journal of Medicine* et autres) ont des services de relations publiques qui préviennent la grande presse de la parution prochaine d'un article possiblement digne de la une, plusieurs de ces articles faisant l'objet d'une diffusion anticipée sur Internet. Presque tous ces articles comportent un avantage pour un fabricant ou un distributeur, sans oublier une tuile pour quelqu'un d'autre. Nous, les naïfs, avalons le moindre babillage qu'on prétend concerner la santé alors que nous sommes beaucoup moins crédules face aux déclarations des politiciens ou de ceux qui ont quelque chose à vendre. Nous écoutons pour mieux décoder les nuances implicites quand c'est le porte-monnaie qui est en cause, sinon la solidarité de la commune. On ne retient que les déclarations qui passent ces tests et encore est-ce à titre temporaire. L'acheteur doit toujours rester sur ses gardes, cela reste la philosophie de notre vie. Nous savons tous très bien que les engagements des politiciens sont qualitatifs et colorés par toutes sortes de valeurs, quand ils ne sont pas corrompus par le double sens que manipulent si bien les vendeurs de bagnoles d'occasion. Qu'on fasse allusion à la santé et voilà qu'on redevient gaga.

C'est la documentation comme on l'a révisée dans les chapitres précédents qui alimente mon cynisme. L'épidémiologie semble avoir perdu souvent le nord. En vérité, l'épidémiologie risque de perdre toute crédibilité à faire de «la merveille du mois dernier» la «plaie du mois courant». L'épidémiologie s'est transformée d'une discipline étudiant les épidémies à une entreprise à la recherche d'associations entre des expositions courantes et des effets sur la santé qui sont moins apocalyptiques. C'est l'épidémiologie qui a reconnu les liens entre le tabagisme et le cancer du poumon, entre l'inhalation des fibres d'amiante et le mésothéliome, entre la consommation d'alcool et les accidents de voitures. Étourdie par ces succès, l'épidémiologie contemporaine se consacre à la recherche d'associations liant des expositions impossibles à définir à des effets pour la santé qui peuvent procéder d'un grand nombre de causes.

L'épidémiologie fait preuve d'une confiance quasi mystique dans les vertus du modelage statistique pour surmonter variabilité et incertitude de la définition d'une exposition et dans la puissance de la théorie de la probabilité et ses «valeurs de p», pour déceler de minuscules effets sur la santé. Au chapitre 3, on a révisé les études UKPDS et West of Scotland de la pravastatine pour illustrer les chausses trappes liées à la définition des expositions (Qui a le diabète de type II? Quel cholestérol est élevé?) et à l'interprétation de l'importance de leurs trouvailles. Il s'agit d'études cliniques aléatoires dans lesquelles les chercheurs contrôlaient l'exposition (les médicaments), ce qui n'a nullement empêché les résultats d'être ambigus et l'interprétation des auteurs d'être peu convaincante.

Les essais cliniques aléatoires restent pourtant infiniment supérieurs aux études d'observation. L'épidémiologie se tire dans le pied quand elle tente d'associer des petites expositions à de petits effets sur la santé en observant l'infinie variabilité qu'est l'humanité. Les erreurs systématiques et les biais de confusion guettent n'importe quel épidémiologiste qui tente d'isoler de minuscules effets de la complexité de la vie. La damnation attend tout épidémiologiste qui accepte d'analyser des données ayant pour tout objectif celui de soutenir un préjugé (dragage des données) plutôt que celui de tester une hypothèse. Il est déconcertant qu'une grande part de cette épidémiologie soit faite d'études commanditées par des sociétés produisant le médicament étudié. Une analyse récente des résultats publiés et provenant d'études commanditées par l'industrie montre un préjugé systématique en faveur des médicaments et des autres produits étudiés, par comparaison avec les résultats d'autres études portant sur les mêmes produits, mais dont le financement provenait d'autres sources. Le lecteur de *Malades d'inquiétude* ne doit plus rien tenir pour acquis.

IL Y A QUELQUE CHOSE DE LOUCHE

Prenons l'exemple du battage publicitaire faisant la promotion d'une diète riche en poisson en raison de leurs acides gras oméga-3. Comme c'est le cas pour bien des diètes miraculeuses avec lesquelles on fait des premières pages, quelqu'un s'est d'abord aperçu que des peuples lointains et ayant une diète différente ont une longévité plus longue. La rareté de la maladie athérosclérotique parmi les Inuits du Groenland et la longévité des paysans japonais ainsi que le fait que leur diète soit riche en fruits de mer ont été tenus pour autre chose que des coïncidences. Personne ne semblait se préoccuper qu'il s'agisse là de deux populations génétiquement distinctes vivant dans des sociétés dotées de structures socioéconomiques différentes. Consommer du poisson, adopter la diète méditerranéenne, manger des légumes verts, réduire la viande, augmenter les hydrocarbones, renoncer aux graisses saturées et n'importe quelle autre lubie promettant la fontaine de Jouvence ont acquis une forte crédibilité avec la plus grande facilité. En vérifier la validité par un essai clinique aléatoire pour repérer les effets cliniquement importants dans une population bien portante est hors de prix. Il est déjà ardu de tester un médicament quand il suffit de donner un comprimé contenant ou bien le produit étudié ou bien un placebo. Peut-on seulement imaginer l'effort nécessaire pour contrôler la diète de la moitié d'une population pendant des décennies en attendant de faire le décompte de ceux qui vont mourir? Même l'épidémiologie moderne n'entretient pas cette lubie. Mais elle s'en rapproche quand elle estime être capable de vérifier la validité de déductions relatives à de minuscules facteurs de risque par la seule observation de grandes populations au travail et dans la vie courante.

Le piège de la confusion non mesurée peut expliquer le minuscule avantage de survie qu'on a relevé dans un groupe de 22 000 Grecs d'âge adulte ayant adopté plus étroitement une diète «méditerranéenne» pendant une période de 44 mois. On a tenu compte de plusieurs facteurs de confusion mais pas du SSE. Il ne s'agit pas de prétendre que l'addition d'huile d'olive et de noix à la diète n'a pas d'effet biologique, même quand la diète est faible en gras. Il va de soi que le profil des graisses paraîtra amélioré, en particulier aux yeux de ceux qui définissent le risque. Mais la réduction du danger est très petite. Il ne faut donc pas se sentir coupable de ne pas aimer noix et olives. Encore une fois, on a fait trop grand cas d'un effet minuscule.

J'ai le même sentiment pour l'engouement en faveur du poisson ou des acides gras oméga-3 retrouvés dans les crustacés. Il existe une possibilité que la consommation modérée du poisson réduise de 30 % le risque relatif de périr d'une maladie coronarienne, mais cela réduit à peine le risque absolu de mourir avant son temps et pas du tout celui de mourir de n'importe quelle cause (voir le chapitre 1). Cela ne protège contre aucune autre manifestation de la maladie coronarienne, sauf le décès. Il n'y a aucun avantage en ce qui concerne le cancer. Mais il reste la frayeur, celle des contaminants présents dans l'eau et qui empoisonnent les fruits de mer et qui menacent notre propre survie. Cette frayeur est par contre contradictoire, compte tenu de la longévité des Japonais qui continuent de prospérer en dépit de leur diète riche en poisson. C'est le propre de l'épidémiologie de la trivialité d'entretenir la peur. Le compromis raisonnable est que le poisson est bon pour la santé mais pas trop. Quand on se trouve réduit à se demander comment se retrouver dans ce raz de marée de proclamations contradictoires, on peut toujours se consoler en pensant qu'elles ont été évaluées par des pairs et subventionnées par le gouvernement fédéral.

Prenons l'exemple de la fameuse «Nurses Health Study» émanant d'Harvard. En 1976, 121 700 infirmières licenciées, toutes des femmes de 30 à 55 ans, presque toutes Caucasiennes, ont été recrutées dans une étude comportant un questionnaire détaillé explorant toutes leurs habitudes et leurs antécédents médicaux. Aux deux ans par la suite, on leur a fait parvenir un questionnaire pour mettre à jour les données et enregistrer toutes les nouvelles maladies sérieuses survenues pendant l'intervalle. En 1980, 1984, 1986, 1990 et 1994, on a demandé aux participantes à quelle fréquence moyenne elles avaient consommé certains aliments l'année précédente, sur une échelle allant de «presque jamais» à «six fois et plus par jour». Pendant 16 années d'observation donnant un total de 1 307 157 années vécues par les 100 000 infirmières qui ont répondu, 500 décès par maladie coronarienne sont survenus et 1 000 crises cardiaques non létales. Pensez-y bien: pendant une période de 16 ans, 0,5 % de la cohorte était décédée et un autre 1 % avait subi une crise cardiaque. Même si aucune de ces 1 500 femmes n'avait jamais touché à un poisson toute sa vie durant et que les 98 500 autres en avaient consommé souvent, je resterais sceptique. Je continuerais à me demander quels autres facteurs qu'on n'a pas mesurés pouvaient bien être à l'œuvre.

Il va de soi que l'exposition n'était pas binaire, ni uniforme d'une année à l'autre ni mesurable correctement (en dehors d'un journal diététique, le rappel des habitudes alimentaires sur une période d'une année n'est pas fiable). En fait, 41 des femmes ayant eu une crise cardiaque fatale avaient signalé manger du poisson moins d'une fois par mois et 25 autres, plus d'une fois par mois; les

400 autres fatalités se répartissaient entre ces deux valeurs extrêmes de la consommation de poisson. À première vue, les données brutes ne sont pas très encourageantes pour quiconque est persuadé que manger du poisson est bon pour la santé.

Mais les chercheurs ne se laissèrent pas démonter, recourant à la modélisation statistique des données pour tenir compte des différences d'âge, de l'IMC, du tabagisme, de l'hypertension, du cholestérol sanguin, du diabète de type II et ainsi de suite, pour obtenir des risques relatifs suggérant que la consommation de poisson procure une protection qui soit statistiquement significative. Bien sûr que la réduction du risque absolu était minuscule et indécelable jusqu'à ce qu'on ait correctement «torturé» les données. Ces petits effets sont vulnérables à la confusion. Par exemple, la satisfaction au travail est un problème pour la profession infirmière et son défaut est un facteur de risque mortel (voir le chapitre 12) dont on n'a pas tenu compte dans la modélisation statistique. Mais les chercheurs sont en amour avec la modélisation. Ils sont même parvenus à estimer le contenu en acides gras oméga-3 qui avait été consommé et ils ont suggéré qu'on imite les participantes. Peut-être vaudrait-il mieux de dire : et après ?

Je ne veux pas donner l'impression que toutes les études d'observation sont condamnées à la futilité ou aux trivialités, ni que l'étude de la santé des infirmières n'a pas de qualités qui la sauvent. Cette étude est à l'origine de plusieurs découvertes importantes. C'est ainsi qu'on a pu montrer que les infirmières dotées d'implants mammaires en silicone n'avaient pas d'augmentation du risque d'arthrite rhumatoïde ni d'aucune autre maladie rhumatismale systémique grave. Un devis d'étude d'observation convient pour ce type de problème puisque tant l'exposition (implant mammaire) que l'effet (maladie rhumatismale systémique) sont bien définis. Ce devis convenait aussi bien pour l'étude exploratoire des facteurs biologiques de risque de décès ou de crise cardiaque, même s'il n'est pas facile de définir l'exposition (le glucose sanguin, le cholestérol ou la tension artérielle) dont la mesure peut varier grandement pendant la durée de l'observation. Tenter toutefois de définir les apports diététiques ou les expositions au stress, le niveau de l'activité physique et tant d'autres aspects de la vie quotidienne pendant des décennies exige beaucoup de suppositions et une foule d'approximations. N'importe quel chercheur, ou agence de financement qui s'y emploie, courtise l'erreur. Les chercheurs associés à l'étude de la santé des infirmières n'avaient pas ces scrupules. Ils ont analysé cette gigantesque base de données pour vérifier si la consommation habituelle de boissons caféinées augmentait le risque d'hypertension ; ils n'ont pas trouvé d'association. Que sur une période de vingt ans les infirmières aient choisi une diète plus faible en sucre mais plus riche en graisses et en protéines n'influençait pas le risque de maladie coronarienne. Bien que ces observations soient consonantes avec mes préjugés, c'est avec un grain de sel que je reçois ces découvertes.

Tout le monde ne réagit pas de cette manière. Par exemple, une analyse récente de l'étude de la santé des infirmières avec en parallèle une analyse d'une étude de même nature réalisée chez des hommes, l'Étude du suivi des professionnels de la santé (Health Professional Follow-Up Study), sont les sources de la grande panique nationale entourant les acides gras trans des margarines et de plusieurs huiles commerciales de cuisson. Les acides gras trans sont manufacturés par un procédé chimique convertissant les huiles végétales en gras semi-solides que la sagesse traditionnelle du passé tenait pour meilleurs pour la santé parce qu'ils réduisaient les facteurs de risque cardiovasculaires. Les facteurs de risque cardiovasculaires en ont pris pour leur rhume dans l'étude de santé des infirmières. Parmi les quelque 80 000 infirmières suivies pendant près de vingt ans, 1 200 ont fait une crise cardiaque non mortelle et 500 autres en eurent une qui leur fut fatale. On doit se rappeler qu'on avait demandé chaque année aux infirmières combien de fois elles avaient consommé, en moyenne, une quantité donnée de l'un ou l'autre de 61 aliments. En 20 ans, les infirmières ont progressivement consommé moins de toutes les variétés de gras. De plus, la petite élévation du risque associée à l'apport en gras était indépendante de la variété de gras. Quand, par contre, on torturait les données un peu plus pour définir le degré avec lequel le gras était substitué aux hydrates de carbone comme source d'énergie, le gras trans semblait singulièrement dangereux, en particulier pour les infirmières les plus minces et de moins de 65 ans dont le gras trans comptait pour plus de 2 % de l'apport énergétique. Les chercheurs n'ont pas jugé bon de publier les nombres d'infirmières avec ou sans crise cardiaque dans les quartiles le plus élevé et le plus bas de la consommation de gras trans, ni non plus les risques absolus. Tout ce que l'on a, ce sont les réductions du risque relatif estimées sur la comparaison des quintiles de consommation. Le risque relatif multivarié est de 1,33. Cette augmentation de 33 % est fondée sur un petit nombre d'infirmières dont le contenu de la diète sur une période de vingt ans est, au mieux, une approximation. Cette analyse, endossée de l'autorité de la faculté de médecine de Harvard et de son école de santé publique, a eu une influence déterminante sur les ventes de margarine. Des États et des villes interdisent la margarine dans les restaurants tandis que les chaînes de restauration rapide la retirent de leurs friteuses. On ne saurait douter que le barreau des litiges se tienne à carreau pour réclamer réparation pour toutes les victimes qu'on aura soi-disant empoisonnées à la margarine. Tout ce cirque pour une association minuscule draguée dans un gigantesque ensemble de données dont la substantifique moelle n'est pas très solide. Pense-t-on vraiment qu'il soit possible de se rappeler de ce qu'on a mangé un an auparavant avec le degré de précision qu'exige ce type d'analyse ?

LA BATAILLE DE LA PYRAMIDE DES ALIMENTS

La plupart des lecteurs savent qu'il existe des zélotes pour les diètes faibles en gras, des apôtres pour les diètes faibles en hydrates de carbone et toutes les autres combinaisons. Ces fanatiques ont leurs adeptes et tirent souvent des profits extraordinaires de leurs publications, leurs auberges de santé et autres produits dérivés. Ce battage publicitaire a suscité quelques études systématiques. On en aura long à dire sur l'Initiative sur la santé des femmes au chapitre 11. Il s'agit d'une entreprise du gouvernement fédéral, financée à grands frais pour étudier un grand nombre de questions importantes pour la santé des femmes d'Amérique. Elle comporte un essai clinique aléatoire de la modification de la diète pour la prévention primaire du cancer du sein envahissant, du cancer colorectal et de la maladie cardiovasculaire. Près de 49 000 femmes pré-ménopausées ont été enrôlées et suivies de 1993 à 2005. Une diète faible en graisse n'a eu aucun effet sur aucun des résultats importants. Mais les fidèles n'ont pas été démontés ; ils continuent à croire aux vertus de la diète en dépit de ces résultats pour le motif que les femmes étaient en meilleure santé que ce qu'on avait anticipé. Je suis ravi de cela tout comme je reste persuadé que la diète faible en gras est une manière idiote de rechercher une plus longue vie en meilleure santé.

L'EUPHÉMISME DES BONNES HABITUDES

D'autres études de cohorte ont étudié l'association entre l'activité physique des loisirs avec la mortalité et les événements cardiaques. Ces études ont trouvé une association inversée entre la mortalité et l'activité physique. Toutes ces études tiennent compte de facteurs biologiques et d'autres expositions néfastes pour la santé, comme le tabagisme. Mais elles ne tiennent pas compte du SSE. Qui est le plus enclin à faire, pour le seul plaisir, une heure ou deux de conditionnement physique par semaine ? Qui préférera l'escalier à l'ascenseur ? Est-ce la personne privilégiée dont le travail n'est pas épuisant ? Combien de cols bleus, de manœuvres et autres journaliers souhaiteront pédaler sur un vélo d'entraînement après leur quart de travail ?

Toujours est-il que ces études sont construites de manière à s'interroger sur les habitudes, d'une manière qui permet de mieux comprendre ce qui se passe. Presque toutes se concentrent sur des populations à risque plus élevé d'un critère donné et sont conçues comme des expériences de recherche. Ce sont habituellement des études cliniques aléatoires qui sont coûteuses en ressources. Mais elles sont moins vulnérables à l'erreur et à la confusion. Plus souvent qu'autrement ces études dégonflent les notions fondées sur des études d'observation. C'est ce qui explique qu'une documentation volumineuse, faite de simples observations, prétende que les vitamines anti-oxydantes protègent contre la maladie cardiaque, alors que la documentation faite d'expérimentations ne confirme pas cet avantage.

Laissez-moi parler de quatre études cliniques aléatoires qui ont vérifié l'efficacité du changement d'habitudes que les chercheurs estimaient capables d'améliorer la santé des participants. Toutes ces études ont utilisé des critères de substitution et elles alimentent toutes le sens commun, influençant l'opinion des membres des comités censés nous informer à propos de ce qui constitue le bien commun.

1. En 1997, le groupe de recherche DASH a publié les résultats d'une étude de l'effet de la diète sur la tension artérielle. On a recruté près de 500 adultes bien portants à qui l'on a donné, pendant trois semaines, la diète américaine moyenne faible en fruits et légumes. Pour les huit semaines subséquentes, on les a répartis au hasard entre la diète usuelle, une diète riche en fruits et légumes ou une diète riche en fruits et légumes dont on avait aussi réduit le contenu en gras totaux et saturés. L'apport en sodium et le poids corporel ont été maintenus constants. Les diètes expérimentales ont été associées à une réduction de la tension artérielle, particulièrement chez les participants dont la tension artérielle était dans le tiers supérieur au moment de leur insertion dans la cohorte. Des études ultérieures ont montré que la réduction des hydrates de carbone améliore encore l'effet sur les critères de substitution, ce qui pourrait finir par améliorer les résultats cliniques.

2. En 2001, le Groupe finlandais d'étude en prévention du diabète a publié les résultats d'une étude multicentre clinique aléatoire de l'efficacité du changement d'habitudes pour la prévention du diabète de type II. On a recruté 500 personnes d'âge moyen et présentant un surpoids (IMC moyen = 31). Tous avaient aussi une anomalie de la tolérance au glucose. Le groupe expérimental a profité de sept rencontres avec une diététiste la première année et trimestriellement par la suite, procurant information, incitation, surveillance de l'observance, programme d'exercices, diète riche en fibres, pauvre en calories et en graisses saturées. Le groupe témoin a reçu du matériel éducatif et une séance d'information au début de l'étude et annuellement par la suite pendant les trois années de l'étude. Le groupe expérimental a perdu plus de poids que le

groupe témoin et a montré un ralentissement de son intolérance au glucose.

3. Le Groupe de recherche en prévention du diabète a publié, en 2002, les résultats d'une étude de trois ans. On a recruté 3 000 adultes avec excès de poids (IMC moyen = 34) et une légère intolérance au glucose. On les a répartis au hasard entre les soins habituels complétés d'un placebo, les soins habituels avec de la metformine ou un programme intensif de changement d'habitudes. La metformine est un hypoglycémiant attrayant parce qu'il est le seul à ne pas provoquer de gain de poids comme effet secondaire. Dans son devis d'origine, l'étude comportait un quatrième volet portant sur le troglitazone mais, comme je l'ai signalé au chapitre 3, la FDA a retiré ce médicament du marché en 1998 en raison de sa toxicité pour le foie. Le programme intensif comportait 16 sessions de rencontres individuelles portant sur la diète, l'exercice et le changement d'habitudes. Des rencontres mensuelles, individuelles et de groupe, complétaient ce programme. Après trois années, c'est dans le groupe sur placebo que survint la plus grande progression de l'intolérance au glucose, et dans le groupe du changement d'habitudes que la progression fut la plus faible. Les deux groupes ont perdu du poids la première année : le groupe sur la metformine était presque revenu à son poids de départ à la fin de l'étude tandis que le groupe du changement d'habitudes était sur le point d'y arriver.

4. Une étude aléatoire récente, l'étude PREMIER portant sur le changement d'habitudes, montre que les personnes atteintes d'hypertension peuvent perdre du poids et réduire leur tension artérielle en dix-huit mois. Cette étude comportait trois groupes : le premier recevait des conseils, le second cherchait à atteindre les objectifs proposés par les consignes de pratique, et le troisième, à l'instar du second, suivait aussi le régime proposé par l'étude DASH dont on a parlé un peu plus tôt.

Voilà, tout est là : une pléthore de données de recherche à portée de main. On peut être confiant qu'on peut modifier légèrement des critères de substitution avec des devinettes concernant la meilleure diète. C'est de l'information de cette farine que le comité d'experts convoqués à Washington, par l'Institut national de la médecine, a mise sur la table. Leur proclamation de «nouvelles consignes diététiques» le 4 septembre 2002, augmentait l'apport quotidien recommandé en hydrates de carbone et en graisses et doublait la durée de la période quotidienne d'exercice en la faisant passer de 30 à 60 minutes.

Si je fais mon travail d'enseignement comme je le souhaite, le lecteur doit maintenant arborer un sourire narquois.

▪ Chapitre 5 ▪
La vérification des tripes

Environ 1 % de la population des États-Unis décède chaque année; convenons que ça fait à peu près 3 millions de personnes. La cause immédiate du décès d'un million est la maladie cardiovasculaire. La cause immédiate de décès pour un autre 0,6 million est une tumeur maligne (c'est-à-dire un cancer). La grande majorité des décès par cancer surviennent après 65 ans, bien après 65 ans.

Le quart des 600 000 décès par cancer sont le fait du cancer du poumon. À peu près un dixième de ces décès sont dus au cancer colorectal, suivis de près par les cancers de la prostate et du sein. Ce chapitre tente de déterminer s'il vaut la peine, pour un bien portant, de s'efforcer d'éviter de mourir du cancer colorectal. Il existe des actions qui réduisent d'abord le risque de faire un cancer colorectal. Il existe ensuite des options qui réduisent le risque de périr d'un cancer colorectal. Ce n'est toutefois pas parce que ces options existent qu'il faut s'en prévaloir car on dispose de l'assurance qu'en y recourant on allongera d'une manière plaisante la durée du temps qu'on passera sur terre.

Quand le recours à ces options ne fait rien d'autre que modifier la cause immédiate d'un décès qui surviendra de toute façon au même moment, la nécessité d'y recourir est moins évidente. Il est certain que la plupart des aînés périssant de maladie cardiovasculaire avaient aussi un cancer non diagnostiqué, qu'il fût du sein, de la prostate ou du côlon. Il est aussi certain qu'un grand nombre d'aînés morts du cancer du sein, de la prostate ou du côlon souffraient en même temps d'autres maladies, y compris la cardiovasculaire, maladies rivalisant toutes pour être la cause du décès. On voudrait bien être assuré que l'évitement du cancer colorectal soit autre chose qu'un geste futile pour la longévité et la qualité de vie. Les options disponibles pour éviter les cancers du sein et de la prostate seront révisées dans les deux prochains chapitres. Dans l'immédiat, on s'en tiendra à analyser le malheur de faire partie des 600 000 Américains dont l'acte de décès certifiera le cancer colorectal comme cause du trépas.

Le cancer colorectal est une maladie nonchalante. À compter du diagnostic, une survie de cinq ans est d'environ 50 %, y compris pour ceux dont la tumeur a été complètement excisée. Cette survie est à comparer à celle de 3 % pour le cancer du pancréas, de 10 % pour le cancer du poumon et de 70 % pour le cancer du sein. Il en découle qu'il devient difficile de justifier le dépistage du cancer colorectal chez les octogénaires. Après 85 ans, multiples sont les maladies rivalisant pour mettre fin à la vie avant qu'on atteigne l'âge de 90 ans. C'est à l'autre extrémité de la longévité qu'on trouve des problèmes. Le décès d'une jeune personne est toujours une tragédie, peu importe la cause. Quand cette tragédie est causée par le cancer colorectal et qu'elle est évitable, qu'est-ce qui pourrait empêcher d'agir ? Cette maladie est tellement rare chez les jeunes qu'il faudra fouiller toute la meule de foin pour en extraire l'aiguille. Ce qui signifie que tous les jeunes devront être exposés aux procédures du dépistage et aux risques associés pour un petit résultat, fort précieux au demeurant. On s'aperçoit rapidement que les risques encourus par les bien portants, bien qu'ils soient rares, finissent néanmoins par excéder grandement tous les avantages procurés aux rares jeunes qui feront un cancer colorectal. Dans une population de jeunes bien portants, le dépistage du cancer colorectal est réservé à ceux qui ont une histoire familiale de ces maladies les prédisposant au cancer colorectal (maladies génétiques provoquant les polypes) et à ceux ayant perdu, à cause du cancer du côlon, un proche parent jeune.

Quand un bien portant est-il assez âgé, mais pas trop, pour justifier le dépistage ? La réponse provoque toujours un débat. On pourrait s'attendre à ce qu'elle soit simple, surtout si l'on s'en tient à une analyse considérant l'âge et l'efficacité des options de dépistage. Il n'y a aucun doute que le dépistage est trop inefficace pour être défendable chez les octogénaires et chez les moins de cinquante ans. De plus, la variabilité des statistiques définissant l'efficacité entre 50 et 80 ans est décourageante ; cette variabilité découle des différences de la biologie personnelle des gens et de l'efficience, sinon de la compétence, de ceux qui font le dépistage. Des renseignements indispensables restent inconnus, ce qui oblige à se contenter d'impressions et d'estimations avec la résultante que la définition de l'efficacité du dépistage selon l'âge dépend des postulats sur lesquels on fonde la modélisation statistique.

C'est ici que commence la complexité avec le problème des valeurs. Combien de cancers colorectaux est-on prêt à rater? Combien de jeunes bien portants est-on prêt à exposer aux risques du dépistage pour éviter à un autre jeune le destin de périr du cancer colorectal? Des groupes d'experts ont étudié ce problème à tour de rôle. Certains parmi les universitaires pilotant ce travail sont des collègues de l'Université de la Caroline du Nord, notamment David Ransohoff, Robert Sadler et Michael Pignone qui ont collaboré à la rédaction des dernières recommandations de l'U.S. Preventive Services Task Force sur ce sujet. En dépit de toutes mes supplications, même mes collègues sont incapables de renoncer à employer la modélisation statistique, devenue une habitude en ces matières. Alors que cette modélisation tient le décès par cancer colorectal pour le critère important, j'exige un critère qui ait plus de sens, comme le nombre d'années de vie de bonne qualité qu'on perdrait à cause du cancer du côlon en l'absence de dépistage. Quand le dépistage permet d'échapper à la mort par cancer colorectal pour mourir au même moment d'une autre cause, le dépistage vaut-il toujours la peine?

Peut-être le dépistage serait-il utile s'il transformait en mort subite le trépas survenant après une agonie interminable. Mais il n'existe pas de moyen permettant de prévoir ce scénario. Je me console avec les arguments présentés au chapitre 1. Est-ce que le dépistage du cancer colorectal augmente mes chances de compléter mes quatre-vingt-cinq ans sur terre? Je ne trouve aucun attrait aux interventions qui ne font rien d'autre que changer la cause du décès.

Cela constituant ma philosophie, je vais tenter de montrer comment on peut décider de se prêter au dépistage du cancer colorectal.

Remarquez que j'évite de parler des coûts. Cette question relève de «l'administration de la richesse» en médecine, c'est-à-dire de la gestion servant à transférer la richesse aux prestataires de soins en situation d'autorité à un moment donné (voir le chapitre 14). Pour effectuer ce transfert de richesse, plusieurs analyses comparant les coûts aux avantages, plutôt que les risques aux avantages, sont déjà disponibles. De toute façon, le «coût» est un feu follet. Des analyses récentes fixent à 1 000 $ le coût d'une colonoscopie, par exemple. Comme le disait un collègue facétieux d'origine britannique : «Chaque côlon américain recèle un billet de 1 000 dollars ; il suffit de s'y rendre pour l'y prendre.» Mais il n'est pas inévitable que ce fût 1 000 $. La procédure est ennuyante, requiert de la méticulosité, un peu de dextérité et de la patience. Mais elle n'exige rien d'autre qu'une formation propre à cette tâche. Dans deux études contrôlées, des infirmières praticiennes ont été formées pour faire des colonoscopies et ont atteint des niveaux d'efficacité identiques à ceux des gastroentérologues qui les avaient formées, pour une fraction du coût. Je vais plutôt m'en tenir aux comparaisons risques/avantages et ne parlerai plus des questions coûts/avantages.

Commençons par l'absurde. Quand on n'a pas de côlon, on ne peut faire de cancer du côlon. Pourquoi ne pas enlever tous les côlons à l'âge de 50 ans ? Imaginons que les praticiens de la laparoscopie aient raffiné leurs techniques de telle sorte qu'on puisse faire les colectomies en externe et qu'on puisse façonner l'extrémité distale du petit intestin en une poche raccordée au sphincter anal. La plupart conserveraient le contrôle habituel de l'évacuation des selles, parfois avec une tendance à faire de la diarrhée, tendance qu'on peut modifier avec des médicaments. À peu près 20 % auraient des problèmes plus redoutables avec leurs selles. Par contre, le spectre du cancer colorectal ne ferait plus partie de l'inventaire des frayeurs mortelles. La dépense serait raisonnable, peut-être de cinq à dix fois le coût d'une colonoscopie de dépistage. Les complications graves, celles requérant de la chirurgie et celles qui font mourir, pourraient être réduites à 1 pour 1 000. Accepterait-on de s'y soumettre ? Le ferait-on si les gastroentérologues ou les chirurgiens le recommandaient ? Se laisserait-on persuader si cette option était proposée par un comité d'experts et son remboursement, garanti par l'assureur-santé ? Quand j'aurai fini, j'espère qu'on tiendra mon scénario pour une parodie. Par contre, je recommande de garder ce scénario en mémoire quand on lira le chapitre 7 traitant du cancer de la prostate. De nos jours, la chirurgie par laparoscopie est presque capable de faire des colectomies en chirurgie d'un jour, mais la probabilité de diarrhée est si grande et le petit risque de complications requérant de la chirurgie est si intolérable qu'il devient absurde de recommander une colectomie de prévention.

À défaut de colectomie, il existe des options de dépistage qui promettent de détecter le cancer avant qu'il ne cause de problème. Pour comprendre les limites de ces options, on doit commencer par bien connaître l'ennemi.

L'HISTOIRE NATURELLE
DU CANCER COLORECTAL : UN SURVOL

À quelques exceptions près, tous les tissus et tous les organes du corps se renouvellent constamment, chacun étant régi par son propre rythme en vertu duquel les cellules les plus vieilles meurent à la même vitesse qu'apparaissent les cellules nouvelles les remplaçant. Ce procédé est si finement orchestré que nos tissus et nos organes maintiennent leurs fonctions et leur structure pendant toute la durée de la vie pour la plupart des humains. De petites erreurs surviennent constamment dans ce processus de remplacement, souvent perçues comme des structures tissulaires surnuméraires ou de nouvelles excroissances qu'on appelle néoplasmes. Il arrive qu'on dise d'un néoplasme que c'est une tumeur. Quand une tumeur ne compromet pas le fonctionnement biologique de l'organe dont elle émane, c'est une tumeur bénigne. Il existe beaucoup de tumeurs bénignes, des trouvailles accidentelles pour la plupart comme les lipomes (tumeurs graisseuses sous-cutanées) et les fibromes utérins, pour en nommer deux. On trouve aussi des néoplasmes bénins qu'on ne souhaite pas étiqueter pour des tumeurs, comme les noyaux d'Heberden (bosses apparaissant près des articulations distales des doigts à mesure où l'on vieillit), les marques cutanées et les polypes du nez. Ce sont tous des exemples de tumeurs bénignes qui n'affecteront jamais le fonctionnement des organes dont ils proviennent.

Il existe aussi des tumeurs bénignes dont la biologie primaire peut se modifier et les amener à perdre des caractéristiques essentielles de leur tissu d'origine, dont l'architecture qui leur est propre. Les cellules de certaines tumeurs bénignes cessent de se regrouper avec leurs semblables pour assurer la continuité du remplacement cellulaire. D'autres cellules acceptent de s'intégrer à toutes sortes d'autres environnements tissulaires pour continuer leur croissance. Quand les mêmes cellules acquièrent ces deux anomalies en même temps, elles deviennent capables de s'installer n'importe où dans le corps et d'imposer aux tissus et aux organes qu'elles investissent de répondre à leurs besoins. Ces transplantations sont des métastases et la tumeur qui leur a donné naissance est une tumeur maligne, un cancer.

Les cancers des tissus mous, les cancers naissant dans des organes autres que le cerveau, sont de deux types : les mauvais et les vicieux. Il n'y a pas de «bon» cancer. Le mauvais cancer des tissus mous croît d'une manière à peu près prévisible, selon le temps et en traversant les étapes dont je viens de parler. Les cancers du col de l'utérus et de la prostate (voir le chapitre 7) en sont des exemples, tout comme le cancer colorectal. Le temps qu'une tumeur maligne passe dans la période pré-létale est appelé temps de latence. Il existe toujours une variabilité du temps de latence selon le type de tumeur et entre les personnes. Quand le temps de latence d'une tumeur n'est pas trop court, le dépistage devient faisable et la classification de la tumeur selon des étapes de croissance peut être utile. C'est ainsi que le dépistage du col de l'utérus avec le frottis de Papanicolaou permet d'établir une stratégie d'étapes pour les traitements du cancer du col qui soit défendable. Dans ce chapitre, l'objectif est de décider s'il existe un algorithme de même type applicable au cancer colorectal et qui soit défendable. Plusieurs auteurs estiment que la durée du temps de latence requis pour qu'un polype devienne un cancer colorectal est au moins d'une décennie, sinon deux.

Par définition, les cancers vicieux ont des temps de latence très brefs. Ils connaissent une transformation en métastases trop rapide pour adopter une approche thérapeutique fondée sur les stages de l'évolution de la maladie ou pour permettre le dépistage. Il arrive que certains cancers soient, dès le départ, déjà dotés de métastases. On verra au prochain chapitre que le cancer du sein est si hétérogène que certaines tumeurs sont mauvaises, d'autres sont vicieuses, ce qui condamne à l'échec toute tentative de conception sinon d'interprétation des résultats de programmes de dépistage. Le cancer colorectal n'est que mauvais.

Les tumeurs bénignes du côlon et du rectum sont courantes à mesure qu'on vieillit. La plupart sont des polypes sur une tige, comme des raisins, et sont composés de cellules représentatives de celles qui tapissent les parois du côlon. Certaines grossissent sur leur tige tandis que d'autres tumeurs proviennent plutôt directement de la muqueuse et sont nommées adénomes. La moitié des adénomes sont dotés d'une architecture difforme ayant donc le potentiel de croître sur place, au point d'envahir l'espace de l'intestin et de bloquer le passage des selles.

On croit que le cancer colorectal commence toujours dans ces tumeurs bénignes. Les adénomes, plus particulièrement ceux qui sont dotés d'une architecture monstrueuse, ont une plus grande propension à se transformer encore plus, ce qui entraîne des cellules, habituellement confinées à la tapisserie interne du côlon, à migrer vers les tissus plus profonds. Ces cellules sont engagées sur le chemin conduisant à la métastase. Toutefois, leur biologie métastatique reste relativement spécifique puisqu'elles s'installent de préférence dans les ganglions lymphatiques et au foie, des sites drainant le sang et la lymphe provenant du côlon. Leur biologie de métastase n'est pas de la nature de celle qui envahit la circulation sanguine pour ensuite envahir les poumons, le cerveau et d'autres organes vitaux. Le cancer colorectal métastatique est une maladie débilitante chronique. Sa complication, l'obstruction intestinale, est traitable par chirurgie. En vérité, des études provenant de la clinique Mayo montrent qu'on devrait cesser de faire la chirurgie radicale pour traiter l'obstruction intestinale chez les aînés fragiles à la recherche d'une «guérison».

Une simple procédure de contournement avec colostomie est une intervention palliative; elle permet de finir sa vie d'une manière confortable et tolérable tout en faisant l'économie de la pénible convalescence qu'impose le traitement agressif.

L'HISTOIRE NATURELLE DU CANCER COLORECTAL : LE DIABLE EST DANS LE DÉTAIL

À partir d'autopsies, on peut faire des estimations spécifiques pour l'âge de la prévalence des stages évolutifs hâtifs du cancer colorectal. Environ 1 % des gens de 50 ans ont au moins un polype et la population en acquiert d'autres à raison de 1 % par année après la cinquantaine. On sait aussi qu'à 50 ans une personne encourt un risque de 2 % de périr d'un cancer colorectal au cours des trente années suivantes. De plus, on sait qu'à 50 ans une personne encourt un risque d'environ 60 % de périr au cours de la même période de 30 ans, toutes les causes étant mises ensemble. C'est là que le bât blesse.

Supposons qu'il existe un dépistage capable de réduire de 60 % le risque de mourir du cancer colorectal après l'âge de cinquante ans. L'acheteur doit prendre garde! On sait déjà, compte tenu des discussions antérieures, qu'il faut se méfier des arguments fondés sur le risque relatif ou sur la seule réduction du risque relatif; la réduction de 60 % signifie que le risque de 2 % de périr du cancer colorectal au cours des trente prochaines années est réduit à 0,8 %, mais le risque de mourir de toutes les autres causes n'est pas réduit significativement.

C'est la forêt. Quelques-uns de ses arbres sont assez intéressants pour mériter un examen plus détaillé. Il ne faut par contre pas que cet examen fasse perdre le chemin ni oublier qu'on se trouve toujours en plein bois. La plupart des épidémiologistes du domaine, la plupart des responsables de programmes, la plupart des gastroentérologues et tous ceux qui vivent de la colonoscopie vagabondent parmi les arbres. Une réduction de 1,2 % du risque absolu de périr du cancer colorectal est-elle fiable? Si oui, signifie-t-elle quelque chose de concret? Occupons-nous de la fiabilité pour commencer. On reviendra aux valeurs par la suite.

DÉPISTER POUR LE CANCER COLORECTAL AVEC LA RSOS

La RSOS est l'acronyme signifiant recherche de sang occulte dans les selles, une méthode de dépistage fondée sur la recherche de traces invisibles de sang dans un petit échantillon de matières fécales. C'est désagréable mais pas dangereux. Ça ne coûte rien jusqu'à ce qu'on se mette à construire des programmes de dépistage exigeant la collecte d'une foule d'échantillons de milliers de gens. Ça fait des générations que la RSOS est disponible en dépit de ses limitations qui sont bien connues : certains polypes, en particulier les adénomateux et la plupart des cancers colorectaux, ne saignent pas tous ni tout le temps. Ce dernier facteur affecte lourdement la sensibilité du test, son taux de faux négatifs, et explique pourquoi le dépistage par RSOS requiert la collecte de multiples spécimens. Il y a encore plus de servitudes qui entravent la spécificité de la RSOS, c'est-à-dire son taux de faux positifs. En premier lieu, il est normal de perdre quelques millilitres de sang dans son intestin chaque jour de sorte que, quand la RSOS est trop sensible, tout le monde est positif. Ensuite, il y a des lésions non cancéreuses qui saignent. Des petites malformations artério-veineuses par exemple, qui sont très fréquentes chez les aînés. Les saignements du pharynx, particulièrement des gencives, ou bien ceux de la gastrite ou des ulcères gastriques surviennent aussi. Enfin, la RSOS n'est pas propre au sang humain : un bifteck saignant peut donner un faux positif.

Ce n'est qu'au cours de la dernière décennie qu'on a pu évaluer correctement le dépistage du cancer colorectal par la RSOS. On dispose maintenant de plusieurs études cliniques aléatoires. Elles ressemblent toutes à la première, la Minnesota Colon Cancer Control Study, publiée en 1993. Sa cohorte comprenait près de 47 000 adultes de 50 à 80 ans au début de l'étude. On les a répartis au hasard entre un groupe recevant la RSOS annuellement, un groupe la recevant aux deux ans, et un groupe témoin, groupes qu'on a suivis pendant 13 ans. À peu près 90 % des groupes expérimentaux

ont reçu au moins une RSOS et environ la moitié ont suivi correctement le protocole. Pendant le déroulement de l'étude, 80 décès par
cancer colorectal sont survenus parmi ceux qui étaient assignés au
dépistage annuel et environ 120 parmi ceux qui étaient assignés au
dépistage biannuel et parmi les gens du groupe témoin. Il s'agit là
d'une bien petite différence compte tenu qu'il y avait 47 000 personnes participant à l'étude. Qu'à cela ne tienne! Grâce à la modélisation statistique, on est parvenu à doter d'une signification statistique
cette minuscule réduction de la mortalité spécifique. Il n'y avait
aucune différence de la mortalité pour toutes les causes, entre les
groupes de l'expérience, environ 3 300 décès survenant dans chacun.
Pour éviter à 40 personnes de plus de 50 ans de mourir du cancer
colorectal, il a fallu trouver ces « vrais positifs » dans la foule de 75 %
des 47 000 personnes testées qui ont eu un faux positif. Ce qui signifie que plus de 20 000 personnes ont dû subir une étude diagnostique pour établir si leur résultat de RSOS était un faux positif ou bien
l'un des 40 vrais positifs. Cette étude diagnostique a compris 12 246
colonoscopies. Parmi ces dernières, quatre ont perforé le côlon
(nécessitant toutes un traitement chirurgical) et onze ont provoqué
des hémorragies sérieuses, dont trois ont requis de la chirurgie.

De sorte que, en se fiant à la RSOS pour faire le dépistage, on
devra dépister 1 000 personnes de plus de 50 ans pendant une
décennie pour éviter un décès par cancer colorectal. On n'aura
aucune influence sur la mortalité d'ensemble pour toutes les causes.
Si l'on s'en tient à la colonoscopie pour établir quand une RSOS
positive est juste ou erronée, pour chaque personne évitant de périr
par cancer colorectal, on aura une personne dont l'intestin normal
souffrira d'une complication sérieuse, bien qu'elle ne soit pas fatale,
reliée au protocole diagnostique, une lésion du côlon provoquée par
la colonoscopie.

La RSOS annuelle a survécu aux révisions des comités d'experts pendant la plus grande partie de la décennie écoulée. Jusqu'à
récemment, on ne recommandait pas la colonoscopie pour repérer
les vrais positifs. On était préoccupés des risques et du coût de la
colonoscopie. Des problèmes se posaient à propos de sa précision.
Dans une étude comptant 183 patients ayant un résultat positif à la

RSOS, on leur a fait passer, le même jour, deux colonoscopies par deux spécialistes expérimentés. Le premier a enlevé tous les adénomes et les polypes qu'il a découverts, pour un total de 289. Le deuxième en a trouvé 89 autres que le premier avait ratés. Une partie de cette erreur découle de la hâte de l'examinateur ; plus est lent le retrait du colonoscope, plus grande est la probabilité de trouver des polypes.

Rejetant la colonoscopie, les groupes d'experts avaient tendance avant l'année 2000 à recommander la sigmoïdoscopie flexible pour confirmer une RSOS positive. Le sigmoïdoscope flexible est inséré dans le côlon jusqu'à 60 cm ; le colonoscope va deux fois plus loin, jusqu'à l'intestin grêle. La majorité des cancers colorectaux apparaissent en dedans de 60 cm de l'anus, mais il y en a plusieurs qui surviennent plus loin. La sigmoïdoscopie flexible prend moins de temps, requiert moins de dextérité et de personnel de soutien et c'est sans sédation qu'on la pratique, bien qu'il faille être gastroentérologue pour croire que ce ne soit pas sérieusement désagréable. Il y a une décennie, l'opinion générale était qu'une RSOS annuelle portant sur trois échantillons était recommandable, s'appuyant sur la sigmoïdoscopie souple pour confirmer les résultats positifs.

Puis survint l'an 2000. Deux articles publiés dans le *New England Journal of Medicine* faisaient état des résultats obtenus dans deux études transversales qui réitéraient des évidences. Quand on s'en tient à la sigmoïdoscopie souple, on rate tous les cancers situés au-delà de la portée de l'instrument, ce qui constitue une minorité substantielle. En éditorial, on se demandait pourquoi ne pas aller plus loin. La presse grand public était déjà intéressée par le dépistage du cancer colorectal. Katie Couric, alors animatrice de l'émission *Today Show* du réseau de télévision NBC, était la veuve éplorée d'un jeune homme qui venait de périr d'un cancer colorectal. Mars 2000 fut désigné « Mois de la sensibilisation au cancer du côlon » tandis qu'un documentaire en cinq parties fut diffusé lors de l'émission *Today Show*, y compris la colonoscopie de Mme Couric. Avant la fin de l'an 2000, Medicare avait résolu de soutenir le dépistage du cancer colorectal incluant la colonoscopie, ce qui devait donner lieu à une forte augmentation de la colonoscopie parmi les clients de Medicare.

L'American Cancer Society talonnait les assureurs pour qu'ils fassent la même chose. L'opinion générale avait évolué vers la réduction de la course aux tumeurs, renonçant à la RSOS et à la sigmoïdoscopie flexible pour aller d'emblée à la colonoscopie selon une périodicité fondée sur des suppositions concernant la durée de la période de latence. Le zèle est devenu si grand que la communauté médicale minimise maintenant les inconvénients iatrogéniques. Heureusement qu'un article est paru dans lequel on plaide d'une manière convaincante qu'il faut épargner ce rituel de passage aux moins de 50 ans sans risque particulier. Heureusement encore que les recommandations de l'U.S. Preventive Services Task Force de 2002 réitèrent les réserves de naguère au sujet des risques de la colonoscopie.

Il en résulte que tous ceux qui ne se sont pas encore soumis à la colonoscopie ont à endurer les exhortations de tous ceux qui s'y sont soumis, pour le motif que c'est intelligent de le faire, en commençant par la recommandation probable de son médecin de famille avec la complicité des gastroentérologues qui endossent cette sophistique. Pour ma part, je vais me passer de la RSOS et du dépistage par colonoscopie. Je reconnais que j'ai subi une sigmoïdoscopie flexible vers l'âge de 55 ans ; il n'y avait pas d'anomalie. Je sais donc qu'il est peu probable que je meure avant mon temps d'un cancer colorectal et encore moins d'un cancer distal du côlon ou du rectum. Ce n'est pas par défaut de logique que j'ai accepté cet examen ; c'est en raison de complications survenues alors que je me remettais d'une rupture d'appendice. Je ne me serais pas inquiété qu'on ait trouvé un ou deux polypes même si cela pouvait amoindrir ma confiance en mon invulnérabilité. Si l'on avait trouvé un adénome à base large, j'aurais voulu qu'on en fasse une biopsie parce qu'il aurait pu être une lésion capable d'abréger la durée de ma vie. Mais si c'était un polype qu'on avait trouvé, un adénome sur pédicule, j'aurais voulu qu'on le laisse tranquille. La probabilité qu'il me crée des ennuis est trop petite pour encourir les complications liées à son exérèse. Oui, la plupart des complications de la sigmoïdoscopie et de la colonoscopie découlent du piégeage et de la coupure du pédicule de ces polypes. Qu'on les laisse tranquilles ! Je comprends que la rémunération pour cette procédure augmente avec le nombre des polypes capturés, mais je suggère qu'on trouve une autre façon de la rembourser. Je ne connais pas de colonoscopistes même parmi ceux ayant une formation en épidémiologie, qui peuvent résister à la tentation d'en rechercher. Ils justifient leur zèle avec l'argument : « On ne connaît pas le temps de latence. » De grâce, qu'on foute la paix à mes polypes !

Une sigmoïdoscopie flexible négative à 55 ans est plus que suffisante pour moi. Je peux toujours faire un cancer du côlon. Il peut même arriver que j'en meure plutôt que de périr avec. Mais peu me chaut de mourir d'un cancer colorectal pourvu que ça n'arrive qu'à un âge avancé, à la fin de ma longévité.

Il vous reste à vous faire votre propre idée.

PRÉVENTION DU CANCER COLORECTAL

Deux études cliniques aléatoires sur l'aspirine, avec placebo, ont montré une réduction de l'incidence d'adénomes récurrents chez des patients à qui on avait enlevé un premier adénome. Il y a eu une réduction significative de l'incidence chez ceux qui ont consommé de l'aspirine à petites doses par comparaison avec ceux qui en prenaient de fortes doses ou bien le placebo. Il s'agit là d'une population exposée à un plus grand risque de cancer colorectal, son antécédent dénotant une plus grande susceptibilité. Une intervention dont l'objet est de prévenir une récurrence est qualifiée de « secondaire » ; la prévention primaire vise à prévenir le premier épisode. Quand on examine les données soigneusement, il est manifeste que l'avantage est minuscule, de sorte que la comparaison avantage/risque est désastreuse en prévention primaire et marginale en prévention secondaire. Thomas Imperiale a fait les calculs dont les résultats sont présentés au tableau 2. Plusieurs personnes paieront le prix de la prévention primaire d'un décès par cancer colorectal en tentant de survivre à une grave hémorragie gastro-intestinale. La comparaison avec la prévention primaire d'une crise cardiaque n'est pas aussi décourageante, mais elle n'est pas très convaincante non plus. La prévention secondaire d'une crise cardiaque est déjà justifiée. La prévention secondaire du cancer colorectal est du même ordre.

Tableau 2
Efficacité de l'aspirine en prévention (bénéfices et effets indésirables)

Maladie	Nombre à traiter pour prévenir ou causer un événement	Durée du traitement (années)
Prévention secondaire		
– Récurrence d'un adénome	10	2,5
– Récurrence du cancer avancé	19	2,8
Prévention primaire		
– Crise cardiaque (fatale ou pas)	50-250	5
– Cancer colorectal	471-962	> 5
– Décès par cancer colorectal	1 250	10-20 +
Effets indésirables		
– Saignements gastro-intestinaux	100	1,5
– Hémorragie gastro-intestinale grave	300-800	4-6
– Accident vasculaire cérébral hémorragique	800	4-6

Source : Adapté d'Imperiale (2003).

À titre de remarque incidente, les observations relatives à l'aspirine et à la prévention secondaire du cancer colorectal ont amené Merck et Pfizer à vérifier si le Vioxx et le Celebrex ne procureraient pas le même avantage à moindre risque. C'est ce qui a mené à l'identification de la toxicité pour le cœur du Vioxx et à la controverse dont je parlerai au chapitre 9. Par contre, au-delà de la toxicité pour le cœur, l'essai Vioxx suggère une réduction du risque de faire des polypes. Pourtant, quand les membres de l'U.S. Preventive Services Task Force eurent révisé toute la documentation publiée, ils n'ont pas été persuadés que le fait de consommer de l'aspirine ou n'importe quel autre anti-inflammatoire non stéroïdien, y compris le Celebrex et le Vioxx, protège contre le cancer du côlon et ils déconseillent la consommation de ces médicaments à cette fin.

Une analyse détaillée qui vient de paraître m'interdit de recommander une diète riche en fibres aux mêmes fins. Quand on consomme beaucoup de son, c'est parce qu'on aime cela ou parce que cela contribue à la régularité des selles. Mais le son ne sauve pas de vies.

UN SENTIER POUR SORTIR DU BOIS

La plupart des gens, la plupart des médecins et plus d'un endoscopiste n'ont pas fait le tour du jardin de ce qui est connu comme on vient de le faire. On sait que les politiques actuelles concernant le dépistage du cancer colorectal seront rejetées dès qu'on disposera d'une meilleure solution de rechange. La science clinique n'est pas statique et le dépistage du cancer colorectal est un sujet mûr pour la fortune et la célébrité. De nouvelles méthodes de dépistage sont en voie de développement. Je recommande le plus grand scepticisme.

On trouve même de nouvelles méthodes qui assiègent le traitement et qui sont séduisantes sur le plan scientifique. Elles comportent toutefois des limitations inhérentes qui commandent la plus grande vigilance, même si la FDA les a autorisées.

Une de ces méthodes s'emploie à définir des sous-groupes de la population qui sont assez exposés pour que la comparaison des risques avec les avantages rende défendable le dépistage par colonoscopie. J'ai déjà mentionné deux sous-groupes de bien portants. Le premier a une histoire familiale de maladies congénitales causant des polypes multiples. Pour ces gens, le dépistage génétique est faisable et la colonoscopie, sinon la colectomie, est raisonnable. Le deuxième sous-groupe a une histoire de cancer du côlon frappant un jeune parent du premier degré. Par contre, on s'emploie fébrilement à débusquer des gènes qui suggéreraient une augmentation de la susceptibilité au cancer colorectal, dans la vaste majorité des bien portants. Si l'on pouvait définir ceux qui ont le plus grand risque, la comparaison risques/avantages du dépistage par colonoscopie pourrait plaider pour cette procédure. Toutefois, les génotypes qui suggèrent une petite élévation du risque ne modifient pas suffisamment le rapport des avantages comparés aux risques pour changer d'opinion. Pour le faire, il faudrait que les génotypes marquent ceux qui ont un grand risque et permettent en conséquence de repérer la majorité de ceux qui sont à risque élevé de cancer. Ce sont alors des dizaines de milliers et non de millions de gens qui seraient astreints au dépistage annuel par colonoscopie. Je doute qu'il existe une telle influence génétique. Pour la majorité, il se pourrait bien que le risque de cancer colorectal soit stochastique, c'est-à-dire que le risque soit aléatoire comme la loterie.

Une autre méthode consisterait à trouver un meilleur instrument que la RSOS. Comme des réactifs capables de reconnaître le sang humain, ce qui éliminerait tous les faux positifs provoqués par la consommation d'un bifteck saignant; mais cela n'améliore guère la RSOS. Il arrive que les tumeurs les plus malignes ne fassent pas que saigner; elles laissent aussi s'échapper des cellules anormales, des fragments de cellules portant des traces de protéines, d'ADN, d'ARN qui sont propres aux tumeurs. Le fait de trouver ces traces propres aux tumeurs pourrait, en théorie, éliminer tous les faux positifs. Mais cela ne résout pas le problème des faux négatifs (tumeurs n'ayant pas semé d'indices au moment où l'on a collecté les spécimens), de sorte que la sensibilité devra être précisée. Le fait de s'en tenir à un dépistage moléculaire des matières fécales est en développement. Toutes ces méthodes dépendent de réactifs qui sont pointilleux. On peut les rendre magnifiquement sensibles et spécifiques dans des environnements chimiques simplifiés contenant peu de produits inconnus. Mais cela va demander beaucoup de travail pour trouver comment ils fonctionnent quand leur cible doit être repérée dans les selles provenant de millions de personnes. Et l'on ne dit rien des coûts...

Enfin, les radiologues s'amènent avec leur colonoscopie « virtuelle ». Il s'agit d'avaler une capsule contenant une caméra-miniature transmettant des images de l'intérieur de l'intestin pendant son transit. Bien des images sont produites, requérant beaucoup de temps pour en faire l'interprétation. Ceux qui se consacrent à l'analyse sont bons pour repérer les lésions. L'avantage est que le patient évite les risques et le désagrément de la colonoscopie.

J'imagine qu'un dépistage qui évite le risque de périr avant son temps d'un cancer colorectal restera encore un vœu pieux pour un certain temps. Dans les lectures supplémentaires, je reviens sur ces arguments.

▪ Chapitre 6 ▪
La prévention du cancer du sein :
la preuve à l'épreuve des faits

Ce chapitre est redoutable à rédiger car le cancer du sein se prête mal à une discussion objective et sans émotion, pour plusieurs raisons. Ce sujet est d'abord encombré de considérants découlant du combat des femmes pour l'égalité et de problèmes liés à la recherche scientifique en médecine. Malgré qu'on les connaisse bien, il reste impossible d'exagérer l'influence des préjugés charriés par la nécessaire émancipation des femmes. Nul ne devrait jamais être privé des meilleurs soins disponibles pour quelque motif que ce soit, y compris son sexe, son origine ethnique, sinon le continent d'origine de ses ancêtres. En contrepartie, la volonté de réparer les torts causés par le sexisme en procurant des soins n'est pas sans danger. Même si l'on se doit de corriger les fautes du passé, on ne doit jamais perdre de vue que toute tentative pour ce faire qui serait mal conçue n'aidera pas ceux qui sont déjà mal servis. L'iatrogénèse est le terme qu'on utilise pour désigner toute intervention médicale qui fait du tort. Il est devenu indiscutable que l'épopée du cancer du sein soit plus mémorable pour l'iatrogénèse qu'elle a provoquée que pour les bienfaits qu'elle aurait procurés. J'écris dans l'espoir que ce reproche devienne dorénavant caduc car on n'en est pas encore là. Dans ce chapitre, je me propose d'examiner plusieurs des faux départs survenus au cours du dernier siècle pour aider le lecteur à comprendre les errements qui les ont propulsés. Avant de m'atteler à cette corvée, qu'on me permette de bien poser le défi que constitue la nécessaire protection des femmes contre la mortalité prématurée causée par le cancer du sein.

LES FEMMES DE MALMÖ

En 1976, près de 42 000 femmes résidant à Malmö, en Suède, étaient nées entre 1908 et 1932. La moitié de ces femmes ont été choisies au hasard puis invitées par écrit à participer à un dépistage mammographique aux 18 à 24 mois pendant une décennie. Tant les femmes dépistées que celles qui ne l'ont pas été ont été suivies de 1976 à 2001, soit quinze années après la clôture de l'étude. Parce que la Suède dispose d'un programme national d'assurance maladie, tant la survie que la détection du cancer du sein survenant pour chacune de ces femmes ont pu être déterminées avec précision. On a alors répertorié 2 525 cas de cancer. Dans le groupe participant au dépistage, 1 320 femmes ont fait un cancer du sein, dont 91 % étaient envahissants. Parmi ces femmes, 584 sont décédées, dont 212 (36,3 %) ont péri du cancer du sein, les autres étant mortes *avec* leur cancer du sein. Dans le groupe de comparaison, 1 205 femmes ont fait un cancer du sein, dont 93 % étaient envahissants ; 588 femmes sont décédées, dont 274 (46,6 %) du cancer du sein. Il y a eu 9 279 décès au total dans le groupe dépisté et 9 514 dans le groupe de comparaison. En elles-mêmes, ces données en disent peu au sujet du risque du cancer du sein et de l'influence qu'aurait le dépistage par mammographie pour réduire ce risque. Pour mieux comprendre ces résultats, il faut tenir compte de l'influence de l'âge sur plusieurs aspects de l'évolution du cancer, et des différences qui sont survenues entre la décennie du déroulement de l'étude et les quinze années qui lui ont succédé. Le tableau 3 montre la relation de l'âge avec les cas de cancer du sein, stratifiés selon qu'ils sont survenus pendant la décennie de l'étude ou pendant les quinze années ayant suivi cette étude. L'incidence est le nombre de nouveaux cas survenant pendant une période d'observation. L'unité de mesure de l'observation est ici, comme c'est le cas pour la plupart des études épidémiologiques, 1 000 personnes-années, de sorte qu'une incidence de 3,43 signifie que, chaque année parmi 1 000 femmes, on en retrouve 3,43 qui ont fait un cancer du sein. Le tableau 3 montre un des principaux résultats de l'étude de Malmö. Le dépistage par mammographie n'a pas détecté plus de cas dans aucun des groupes d'âge, tant pendant l'étude que par la suite.

Tableau 3
L'étude du dépistage par mammographie de Malmö

Intervalle d'observation	Âge lors de la sélection	Groupe invité		Groupe témoin	
		Cas	(incidence)	Cas	(incidence)
Durant l'étude	55-69	438	3,43	324	2,53
	45-54	303	2,77	257	2,41
Suivi	55-69	342	2,89	374	3,14
	45-54	237	3,66	240	3,64

Source : Adapté de Zackrisson et coll. (2006).

Mais on ne dépiste pas pour trouver le cancer. On dépiste pour trouver les cancers qui feront périr des femmes avant le terme de leur longévité naturelle. Avec ou sans mammographie, trois ou quatre cancers par 1 000 femmes ont été détectés chaque année. Ce qui signifie que, chaque année, trois ou quatre femmes par 1 000 ont été soumises à une sorte de biopsie donnant un résultat positif. Combien d'autres femmes ont eu une biopsie négative ? Combien de femmes dont la biopsie était positive souffraient d'un cancer envahissant ? Combien de femmes ayant un cancer envahissant ont péri d'une autre cause, ou seraient mortes d'une autre cause avant d'avoir le temps de décéder d'un cancer du sein ? Tant pour les femmes ayant un cancer non envahissant que pour celles chez qui l'on a trouvé un cancer qui ne les aurait pas ennuyées de leur vivant, ainsi que pour celles qu'on a traitées pour un cancer envahissant mais qui décéderont d'une autre maladie, le dépistage devient une entreprise menant au sur-diagnostic et au sur-traitement.

Les résultats de l'étude de Malmö conviennent aux femmes de Malmö et il faut se demander si les résultats de cette expérience

pourraient s'appliquer aux États-Unis. Par exemple, si les radiologistes américains sont plutôt enclins à qualifier les mammographies de
douteuses, le taux des faux positifs va augmenter très rapidement. Si
les pathologistes sont plus portés à qualifier d'envahissantes les
lésions qu'ils décèlent au microscope, cela influencera aussi les résultats (voir plus loin).

L'expérience des femmes de Malmö âgées de 55 à 69 ans au
moment de la sélection est particulièrement éclairante. C'est un
groupe de personnes âgées qu'on revoit 25 ans plus tard et 60 % sont
déjà mortes. Un plus grand nombre de cancers ont été détectés dans
ce groupe que dans le groupe de comparaison pendant la décennie
de l'étude. Supposons que le risque de cancer du sein pour la vie
entière soit de 8 % et que le risque d'en périr soit de 2,5 %. Le nombre de femmes qu'il faut dépister à partir de 55 ans pour éviter un
décès par cancer du sein est de 250, en supposant que les traitements
médical et chirurgical soient efficaces. Par contre, ce dépistage de
250 personnes va permettre de déceler deux autres femmes dont le
cancer est traitable, même s'il n'était jamais devenu la cause de leur
décès. En d'autres mots, le dépistage amène trois femmes au traitement, dont deux pour rien. Il s'agit là du scénario optimiste qui ne
vaut que pour les femmes ménopausées. Tel scénario n'existe pas
pour les femmes plus jeunes qui n'ont pas d'histoire familiale de
décès prématuré par cancer du sein.

On reviendra plus loin sur le dépistage qui reste le problème
primordial de ce chapitre. Ces observations sont pertinentes pour
toutes les femmes et pour tous ceux qui sont préoccupés par la
réforme des services de santé (chapitre 14). Pour commencer, il
importe que le lecteur comprenne tout ce qui découle de la détection
d'un cancer du sein.

LA MAMMECTOMIE

Pour une grande partie du XXe siècle, la culture a poussé les
chirurgiens à faire des interventions dont l'audace donne le vertige
quand elle ne fait pas cailler le sang : l'apogée a été la mammectomie
« sur-radicale ». La guérison chirurgicale exigeait l'extirpation de la

tumeur primaire ainsi que de tous les sites où il était possible que la tumeur migre par métastase. Les chirurgiens ont rivalisé d'audace pour envahir le cou, la paroi et la cavité thoraciques, à la poursuite du moindre ganglion lymphatique pouvant héberger une métastase. Indépendamment de son extension et de ses complications, la chirurgie était tenue pour noble, le bistouri n'était pas tant outil de mutilation qu'instrument de guérison. Pourtant, un impie s'était faufilé dans la chapelle de l'académie. Oliver Cope, professeur de chirurgie au Massachusetts General Hospital, était un gentilhomme cultivé et renommé pour son travail de pionnier en chirurgie du cou. Dans les années 1960, il s'aperçut au zénith de sa carrière que la mammectomie radicale n'améliorait pas la survie à cinq ans des patientes, par comparaison à celle des groupes historiques. La survie à cinq ans des patientes de naguère qui n'avaient pu profiter des merveilles de la médecine moderne n'était pas plus courte que celle des patientes contemporaines : environ 50 %. Je chéris le souvenir que je garde d'une session que j'ai eue avec Cope quand j'étais étudiant en médecine, pendant laquelle il m'a parlé avec calme et conviction de cette observation révolutionnaire. Aucun périodique médical ne voulut jamais publier l'observation de Cope car elle n'a pas survécu à la révision par les pairs. Cope n'avait tout simplement pas de pairs. Il a dû se résoudre à faire paraître son article dans un périodique destiné à un lectorat féminin, ce qui lui permit de lancer la controverse qui allait donner naissance aux travaux de Bernard Fisher et ses collègues aux États-Unis et à ceux d'Umberto Veronesi et ses collègues en Italie.

Pendant les années 1970, Fisher et ses collègues ont commencé des études cliniques aléatoires de diverses stratégies chirurgicales pour le traitement de femmes présentant une petite bosse au sein (2 cm et moins) qui soit palpable et cancéreuse sans qu'il y ait de ganglion décelable aux aisselles ni aucun autre signe de métastase ailleurs. Une de ces études portait sur la mammectomie radicale tandis qu'une autre portait sur l'efficacité de la chirurgie visant à épargner le sein. Dans la première étude, le tiers des femmes ont subi une mammectomie radicale (le sein est enlevé incluant la musculature sous-jacente ainsi que les ganglions lymphatiques régionaux), un autre tiers ont eu une mammectomie simple (seul le sein est enlevé) suivie de radiothérapie de la région axillaire et le dernier tiers ont eu une mammectomie simple avec une biopsie des ganglions adjacents. Quand cette biopsie montrait un cancer, la moitié ont eu une mammectomie radicale et l'autre moitié, de la radiothérapie. On a suivi ces femmes pendant 25 ans. Les femmes dont les ganglions étaient négatifs avaient 50 % de chances de survivre 10 ans sans récurrence de cancer. Mais celles qui avaient des ganglions positifs avaient 50 % de chances de survivre seulement 5 ans sans récurrence. Ni la radiothérapie ni la chirurgie plus agressive ne faisaient de différence après 25 ans. Les résultats à 25 ans sont semblables à ceux qui sont parus en 1985 après un suivi de 10 ans. L'article de 1985 a complètement bouleversé l'heuristique médicale en ce qui concerne la guérison du cancer du sein et indigné le mouvement féministe. Car il apparut que la mammectomie, au lieu d'être héroïque, s'avérait n'être que mutilation. Il devait bien y avoir une méthode plus humaine de traiter le cancer du sein, une méthode qui soit encore plus conviviale que la mammectomie simple suivie de radiothérapie. En outre, compte tenu de l'avantage de survie associé aux ganglions négatifs, donc à la maladie encore à un stade évolutif précoce, ne pourrait-on pas trouver ces tumeurs un peu plus tôt, avant même qu'elles ne soient devenues des masses palpables ? Ces deux arguments ont toujours la cote, pour ne pas dire plus.

Le premier argument a mené à la démonstration que le traitement préservant le sein était aussi bon que la mammectomie simple. En fait, dans l'essai américain, la tumorectomie était aussi efficace que la mammectomie suivie ou pas de radiothérapie. Il est vrai que la radiothérapie après la tumorectomie réduit le taux des récurrences locales à celui de la mammectomie simple, mais cela ne change rien à la survie sans maladie, ni à la probabilité des métastases à distance ni à la survie générale. Il aura fallu à la science plus de 25 ans pour réfuter l'idée transmise par deux générations de chirurgiens et voulant que «plus on en coupe, plus on en guérit». Il ne faut plus qu'une femme souffrant d'un petit cancer du sein se fasse proposer une mammectomie sans avoir évalué, à leur mérite, toutes les solutions préservant le sein.

Le second argument, stipulant que plus la maladie est avancée, plus elle est mortelle, est devenu le slogan promouvant la détection précoce. Il a mené à l'épanouissement de la mammographie et continue d'en soutenir le mérite de nos jours. La détection précoce suivie de la guérison par chirurgie conservatrice constitue le Saint-Graal de notre époque. Il est certain que cette stratégie paraît plus capable de procurer une longévité sans cancer que le traitement médical de la maladie, qu'elle soit bien installée ou à ses débuts. La démonstration qu'on puisse «guérir» le cancer métastatique du sein avec un traitement non chirurgical reste peu convaincante. En vérité, il faut même se demander s'il est vrai qu'on peut prolonger la vie.

L'oncologie médicale affiche un zèle thérapeutique qui rappelle l'attitude «couper c'est guérir» des chirurgiens du siècle dernier et que l'on trouve ridicule aujourd'hui. La fraternité des oncologues fait bruyamment état de ses exploits. Il reste toutefois possible que ces exploits soient plus apparents que réels. Une grande partie du soi-disant progrès est imputable d'abord à «l'erreur de la précocité du diagnostic». La capacité de détecter des métastases augmente constamment, de sorte qu'un cancer du sein ayant été jugé sans métastase il y a dix ans pourrait s'avérer en avoir de nos jours et être étiqueté comme tel. Pourtant, ce cancer risque d'avoir une histoire naturelle ressemblant plus à celle des cancers sans métastase qu'à celle des cancers avec métastase. On se trompe alors en concluant que «l'amélioration de la survie» résulte d'une meilleure efficacité du traitement de la maladie métastatique plutôt que du seul changement du classement d'un cancer.

Feu Alvan Feinstein, l'épidémiologiste de l'Université Yale, appelait cela le «paradoxe de Will Rogers», faisant référence au persiflage commis par Rogers et stipulant que la migration des habitants de l'Oklahoma vers la Californie pendant la Grande Dépression avait augmenté le quotient intellectuel moyen dans ces deux États. Quoi qu'il en soit de ce paradoxe, la documentation portant sur l'efficacité des diverses modalités de radiothérapie et de chimiothérapie après tumorectomie est aussi décevante qu'elle est abondante. Il existe avant la ménopause un petit avantage de la chimiothérapie pour le traitement des lésions opérables des femmes. Quant à la chimiothérapie adjuvante, celle qu'on donne pour compléter la chirurgie, elle a bien besoin du traitement réfutationniste que j'utilise avec tous les sujets abordés dans ce livre. Une discussion réfutationniste démasquerait une entreprise exploitant des connaissances tout aussi marginales que celles qu'on a vues au chapitre 2 en relation avec les pontages, entreprise beaucoup plus efficace pour transférer de la richesse que pour assurer le salut des femmes souffrant de cancer du sein. Certains des traitements les plus agressifs comme la chimiothérapie à fortes doses associée à la transplantation de cellules souches, se sont avérés inutiles, mais seulement après les avoir infligés à des milliers de femmes. Quand je m'en prends à cette doctrine oncologique, je m'écarte du service que mon devoir m'impose de rendre aux bien portantes. Une fois qu'une femme, plus rarement un homme, s'engage à parcourir ce chemin à haute technologie, elle doit espérer survivre au cancer du sein plutôt que n'être que survivante de ce parcours périlleux.

Mon mandat est de conseiller la femme bien portante interpellée par le spectre du cancer du sein, ce qui comprend la discussion du credo voulant que la détection précoce mène à la guérison hâtive. Bien que ce credo ait l'air raisonnable sinon irréfutable, il comporte des limites qui prêtent à conséquence.

MOURIR *AVEC* ET NON *DU* CANCER DU SEIN

Il faut scruter attentivement les données de l'étude américaine comparant la mammectomie simple à la mammectomie radicale, après 10 et 25 ans. Après dix ans, en fait cinq ans, le mal lié au cancer du sein est essentiellement dissipé. Après dix ans, la probabilité est minuscule que n'importe quelle survivante, avec ou sans ganglion, souffre d'une récurrence du cancer ou en périsse. Mais la probabilité reste très forte qu'elle soit morte avant le terme des 25 ans. Le groupe initial de cette recherche, composé de volontaires, comprenait beaucoup de femmes âgées de 50 à 65 ans. L'espérance de vie d'une femme de 65 ans était inférieure à 20 ans en 1979. Même s'il n'y avait pas eu de cancers du sein dans ce groupe, la plupart des femmes seraient mortes d'autres causes après 25 ans. Toutes ces autres causes sont celles qui rivalisent pour la première place parmi les causes de décès et on les appelle comorbidités dans le jargon épidémiologique. Quand on accède à la vieillesse avancée ou quand on est atteint jeune de maladies ruinant la longévité, le cancer du sein devient moins effrayant et peut ne pas inquiéter.

Tableau 4
Survie des femmes de l'Ontario

Âge	Toujours vivantes	Cancers incidents du sein	Décès par cancer du sein	Décès par maladies cardiovasculaires	Décès par toutes les autres causes
30-34	988	1	0	0	2
35-39	986	3	0	0	3
40-44	983	5	1	1	4
45-49	977	8	2	1	6
50-54	968	11	3	2	11
55-59	952	12	3	5	15
60-64	929	12	3	9	24
65-69	892	14	4	16	36
70-74	836	13	5	28	51
75-79	752	11	6	52	70
80-84	624	9	6	89	95
Plus de 85	434	5	7	224	203

Source : Adapté de Phillips et coll. (1999).

Dans un essai publié dans le *New England Journal of Medicine* en 1999, Kelly-Ann Phillips et ses collègues de Toronto ont fait une démonstration brillante qu'ils ont appuyée d'une table de survie (tableau 4). Dans une cohorte contemporaine de naissances comptant 1 000 fillettes de l'Ontario, cette table de survie décrit, par période de cinq ans, ce que sera leur destinée à compter de l'âge de trente ans.

C'est ainsi que la première précaution à imposer au credo «détection précoce signifie guérison précoce» consiste à déterminer si la guérison hâtive influence la longévité ou la qualité de la vie. Peut-être est-il vrai, comme aime répéter la grande presse, qu'une femme sur neuf vivant jusqu'à 85 ans fera un cancer du sein. Ce que la grande presse évite toutefois de préciser, c'est qu'il y a beaucoup moins d'une femme sur neuf qui décède de ce cancer, ou bien qui se sait atteinte d'un cancer du sein lors du décès. Il en découle que la détection précoce ne profite qu'aux femmes dont le cancer du sein menace la longévité. La détection précoce est moins justifiable pour les femmes plus âgées compte tenu des autres maladies pouvant les affliger. Dans leur cas, le cancer du sein n'est qu'une des afflictions en compétition pour causer le décès, mais pas celle qui a la meilleure chance de l'emporter.

Par contre, on ne peut pas conclure, sur la foi des études de Fisher et Veronesi, que la détection de petits cancers «précoces» va profiter aux jeunes femmes bien portantes. Les participantes à ces études ont été recrutées parce qu'elles avaient une tumeur palpable du sein sans ganglion aux aisselles. Il s'agit là d'une population encourant un risque plus élevé de mourir du cancer du sein. Qu'on en juge : 20 % ont péri du cancer du sein en dépit d'une variété d'interventions principales et adjuvantes. Ces pertes tragiques ne signifient pas que 20 % des femmes ayant des présentations différentes de ce cancer connaîtront le même destin. Il ne faut pas perdre de vue que 80 % de cette population à risque élevé s'en est bien tirée. On ne sait pas si un taux de létalité de 20 % menace toutes les femmes qui n'ont pas détecté leur tumeur au sein, par elles-mêmes ou par médecin interposé. Peut-être ont-elles connu une destinée semblable à celle des 80 % des participantes qui s'en sont bien tirées. Il est bien connu que l'auto-examen des seins ainsi que leur examen clinique sont tous les deux inefficaces pour la détection des bosses et peu fiables parce que la plupart des bosses repérées ne sont pas des cancers. Il est néanmoins raisonnable de penser que la malignité aurait été tarie à la source si les tumeurs cancéreuses des 20 % des femmes qui ont fait un cancer mortel avaient été détectées et enlevées plus tôt. Le problème est de distinguer les petites bosses inoffensives de celles qui deviendront des cancers métastatiques, les premières devenant pratiquement ubiquitaires avec le vieillissement et ne méritant rien d'autre qu'un haussement d'épaules.

TOUS LES CANCERS DU SEIN NE SONT PAS MÉCHANTS

Notre discussion du dépistage du cancer colorectal au chapitre 5 a été facilitée grandement par l'évolution prévisible des néoplasmes du côlon. Le taux de la mutation des polypes en cancer reste indéfini, mais il est manifeste que sa probabilité est petite et son évolution, fort lente. Les polypes restent des polypes pendant plusieurs années avant de devenir dangereux, si jamais ils le deviennent. La même conclusion vaut pour le cancer de la prostate, comme on le verra au prochain chapitre. Il est malheureux que ce ne soit pas aussi simple pour le cancer du sein. J'ai dit que les femmes dont le cancer est palpable encourent un plus grand risque de périr du cancer du sein, particulièrement quand elles ont aussi des métastases aux ganglions lymphatiques de l'aisselle, mais leur destin n'est pas arrêté pour autant. Près de 40 % des femmes ayant des métastases aux aisselles survivent 10 ans tandis que le cancer avec métastases survient chez 20 % à 30 % des femmes qui n'avaient pas de métastases aux aisselles en dépit d'une tumeur palpable.

Le cancer du sein est une maladie très hétérogène. Il s'agit probablement de plusieurs maladies. Il y a un sous-ensemble de cancers du sein qui se comporte comme si le cancer était métastatique dès l'origine, peut-être même simultanément à l'événement oncogénique qui détraque l'existence normale d'une cellule et de ses relations avec son environnement. Certains cancers du sein se comportent comme si l'événement oncogénique survenait simultanément en plusieurs endroits distincts. Il y a aussi des ressemblances avec le cancer du poumon. Contrairement au cancer du poumon cependant, l'évolution clinique d'une personne atteinte d'un cancer du sein avec métastases est imprévisible, pouvant s'arrêter pendant des années parfois avant de reprendre son évolution. D'autres cancers du sein n'ont pratiquement aucun potentiel de malignité, pas assez en tout cas pour compromettre la longévité de la plupart des femmes. Les seins d'une minorité non négligeable des femmes plus âgées contiennent plusieurs foyers de cette variété de cancer.

« Et après ? » pourrait-on dire. « Qu'importe qu'on ait tort de s'en prendre trop fréquemment au cancer du sein. C'est un cancer et je souhaite qu'on m'en débarrasse avant de découvrir que je fais partie des malchanceuses. » Je ne suis pas sûr que toutes diront ça mais certaines le feront. Aux États-Unis, l'enthousiasme pour le dépistage du cancer supplante la raison. Le zèle dans la poursuite de la détection précoce du cancer du sein ne se justifie que lorsque la détection précoce profite aux gens. Sinon, ce qu'on procure inévitablement aux femmes qu'on a diagnostiquées d'un cancer du sein à ses débuts, c'est une année d'anxiété sinon de dépression quand ce ne sont pas les deux.

LE GRAAL DE LA « DÉTECTION PRÉCOCE » N'EST PEUT-ÊTRE PAS SI SAINT QUE ÇA

Le défi est beaucoup plus difficile à relever que celui de la seule détection précoce du cancer du sein. Car il s'agit de repérer précocement le cancer qui menace la longévité et le bien-être d'une femme. L'atteinte de cet objectif requiert un instrument de dépistage capable de détecter le cancer avec précision, justesse et une sensibilité assez fine pour distinguer le sous-groupe des cancers les plus dangereux et traitables par résection. La mesure avec laquelle l'instrument de dépistage n'est pas à la hauteur de ces exigences détermine l'intensité avec laquelle on infligera à une bien portante inquiétude et iatrogénèse découlant de biopsies qui ne sont pas nécessaires. Il reste possible que l'objectif de dépister avec ce degré d'efficacité soit chimérique ; dans ce cas, il faut souhaiter des percées scientifiques permettant d'enrayer les événements oncogéniques ou d'amenuiser la pathologie qui en découle.

Survient la mammographie. Pour l'instant, la mammographie reste le meilleur outil de dépistage que nous ayons mais, pour dire le moins, c'est un instrument grossier. Je doute que quiconque conteste mon évaluation. Plusieurs par contre ne seront pas d'accord avec le fond de ma pensée stipulant que son utilisation frise le grotesque.

D'autant plus que le dépistage par mammographie est devenu un article de foi, une cause célèbre et une véritable industrie pour beaucoup de gens tant aux États-Unis que presque partout ailleurs. Plusieurs pays dotés de systèmes nationaux d'assurance maladie financent le dépistage par mammographie : l'Australie, le Canada, le Danemark, la Nouvelle-Zélande, la Norvège, la Suède et la Grande-Bretagne.

Pour être utile, la mammographie doit surmonter deux contraintes biologiques : la variabilité extraordinaire de la précision de la vision des examinateurs et l'opacité différentielle aux rayons X du tissu mammaire normal. Une bien portante doit décider si la mammographie les surmonte assez pour permettre d'atteindre l'objectif d'un dépistage utile.

Les radiologistes diffèrent parfois d'opinion d'une manière surprenante dans l'interprétation qu'ils font des mêmes clichés mammographiques. Dans une étude réalisée il y a une dizaine d'années, 10 radiologistes ont interprété un ensemble de 150 mammographies en l'absence de toute information clinique. Parmi les mammographies de femmes atteintes du cancer, les radiologistes ont obtenu le bon diagnostic dans 74 % à 96 % des images. Parmi les mammographies de femmes n'ayant pas le cancer, la possibilité qu'il y en ait un a été soulevée dans 11 % à 65 % des clichés. Le taux des faux négatifs était modéré et modérément variable. Le taux des faux positifs était élevé et très variable.

Bien qu'on ait amélioré la formation des gens qui interprètent les mammographies et qu'on ait normalisé leurs appareils et les protocoles d'examen au cours de la dernière décennie, il est douteux que cela ait accru la fiabilité inter-observateur. Il est plus vraisemblable qu'on ait plutôt augmenté la réticence à trouver normale une mammographie, réticence fortifiée par la crainte des poursuites découlant des faux négatifs, craintes qu'on n'éprouve jamais à l'égard des faux positifs. Aux États-Unis, le motif le plus fréquent de poursuite pour erreur médicale de première espèce est l'interprétation erronée d'une mammographie faussement négative. Je connais un radiologiste expérimenté en mammographie qui a dit à une patiente de 64 ans qu'il se sentait contraint de lui recommander des biopsies mammaires annuelles en raison de l'apparence radiologique des tissus de ses seins. Plutôt que de renoncer à la mammographie, cette patiente a choisi la mammectomie simple et bilatérale ; ses seins ne contenaient pas de cancer. Le taux des faux positifs a augmenté de sorte que, pendant les années 1990, près du tiers des femmes participant au dépistage ont dû faire face à un résultat faussement positif. Ce qui signifie que, sur une période de dix ans, il survient une biopsie négative par femme dépistée. Le rappel des patientes et les taux de biopsie chirurgicale sont deux fois plus grands aux États-Unis qu'au Royaume-Uni, sans amélioration des taux de détection. Il y a une décennie, l'expérience du dépistage était éprouvante pour bien des femmes. Ce devrait être encore pire de nos jours ; cela n'est pas un rituel de passage qui soit plaisant. C'est pour ce motif que j'ai dit dès le départ que l'interprétation la plus optimiste des résultats de Malmö ne saurait être généralisée aux États-Unis ; nos taux de sur-diagnostic et de sur-traitement sont déraisonnables.

Même s'il était possible de rendre fiable l'interprétation des images mammographiques, le dépistage resterait très imprécis. Toutes les images radiographiques montrent l'aptitude des tissus à résister au passage des rayons X vers le détecteur. Plus dense est le tissu, moins grande est l'exposition du détecteur. Quand on développe les images, plus les tissus sont denses, plus blanche est l'image. L'image d'un sein riche en tissus graisseux est noire, ce qui fait ressortir les éléments glandulaires et les tissus fibreux. Les cancers qui sont habituellement denses, contenant parfois des traces de tissus calcifiés, sont plus faciles à repérer sur des images de seins riches en graisse. Par contre, les seins graisseux sont tout sauf la règle, à n'importe quel âge. Les femmes les plus jeunes ont les seins moins gras, leur tissu étant riche en éléments glandulaires et en tissu conjonctif de soutien. La ménopause, le nombre des naissances vivantes, l'hormonothérapie post-ménopause et l'indice de masse corporelle influencent tous la densité des seins. Ce qui est encore plus important, c'est que la densité des seins soit aussi un trait familial. De plus, le risque de cancer du sein augmente chez les femmes qui ont des seins denses, un risque qui ne résulte pas tant de la diminution de la sensibilité de la mammographie que de l'augmentation de la quantité du tissu glandulaire pouvant devenir cancéreux. Pour résumer, le sein plus dense encourt un plus grand risque de cancer du sein, précisément de la variété de cancer qui échappe à la détection par mammographie.

On travaille fort pour améliorer la sensibilité et la précision de la mammographie en recourant aux techniques d'imagerie à haute définition, dont certaines utilisent les ultrasons ou la résonance magnétique. Quand on informatise les images mammographiques plutôt que de les imprimer sur du papier photographique, on améliore la précision de la détection des cancers pour les femmes de moins de 50 ans et pour celles qui ont les seins denses ; mais ces gains ne sont pas assez grands pour voir dans l'informatisation des clichés un progrès notable. On attend toujours une preuve convaincante de l'amélioration de la détection des cancers qui restent aussi furtifs avec n'importe quelle technique. Il se pourrait qu'on exige plus de l'imagerie anatomique que ce qu'elle peut donner. Revenons à la table de survie qu'on a vue plus tôt. Compte tenu des problèmes de précision et de fiabilité, est-il concevable que la mammographie soit capable de trouver les 12 nouveaux cancers du sein qui surviendront chez 929 femmes dépistées chaque année, entre les âges de 60 et 64 ans ? Tout ce que cela fera, c'est de donner à ceux qui interprètent les mammographies la permission de recommander une biopsie à 150 de ces femmes, y compris plusieurs parmi les douze qui auront le cancer mais pas nécessairement celles dont le cancer compromet la survie.

POUR BIEN DES FEMMES, IL VAUDRAIT MIEUX QUE LEUR CANCER DU SEIN NE SOIT JAMAIS DÉTECTÉ

Tous les cancers du sein n'ont pas besoin de traitement. À défaut d'autre chose, le dépistage par la mammographie impose à un tas de femmes de subir une biopsie du sein. Ce qui en résulte est prévisible quand on se rappelle ce qui est survenu avec l'auto-examen des seins et l'examen clinique des seins.

Au début du XXe siècle, des pathologistes ont décrit des petites excroissances de cellules ressemblant à celles qui tapissent les canaux provenant des glandes sécrétant le lait. Les cellules ont l'air normales et ne traversent pas la membrane basale qui sépare les canaux des tissus environnants. On a pensé que ces petites excroissances pourraient être des «pré-cancers». Au milieu du siècle, des étiquettes comme «adénocarcinome lobulaire in situ» «carcinome intra-canaliculaire» et «carcinome canaliculaire in situ» (CCIS) sont apparus dans la documentation scientifique. Le terme «carcinome» est un synonyme de cancer et «in situ» suggère qu'il n'y a pas de preuve qu'il soit envahissant. Aucune alerte ne fut déclenchée. Après tout, ces lésions n'étaient pas palpables et on les découvrait habituellement par accident, à proximité des nodules palpables qu'on enlevait parce qu'ils étaient palpables.

Avec l'accent mis sur la biopsie des lésions trouvées lors de l'auto-examen des seins, le CCIS devint une trouvaille accidentelle fréquente dès le milieu des années 1970. C'est à peu près à ce moment que s'est imposée la notion du «pré-cancer». Des chirurgiens influents écrivant dans des périodiques réputés recommandaient la mammectomie pour éliminer le risque, peu importe son ordre de grandeur. Certains allèrent jusqu'à recommander des biopsies prises au hasard dans l'autre sein, biopsies qui ont montré un ou plusieurs foyers de CCIS dans 50 % des cas, ce qui a suscité de recommander la mammectomie bilatérale. La notion du pré-cancer a évolué pour transformer un foyer de CCIS en indicateur d'une propension à faire le cancer du sein. Car près de 70 % des seins enlevés pour une lésion isolée contenaient de multiples foyers de CCIS. Quand on donne autant d'importance à un diagnostic comme celui de «pré-cancer», la mammectomie devient raisonnable, particulièrement quand la chirurgie a une si grande influence.

Le CCIS n'est pas une variante de la normale; ce n'est pas une excroissance de cellules normales. Les cellules des CCIS ont des anomalies dans leurs chromosomes et manifestent des marqueurs moléculaires qui sont associés aux cancers du sein les plus pernicieux. Il n'y a pas de caractéristiques communes, mais il existe beaucoup d'hétérogénéité biologique. Il reste néanmoins vraisemblable que le

CCIS soit ou bien une étape du développement du cancer ou bien une variété de cancer du sein. La présence d'une lésion proliférative dans le sein est associée au risque de cancer ailleurs dans le sein.

De sorte que le CCIS pourrait être un «pré-cancer», mais à quelle fréquence est-il un précurseur des adénocarcinomes palpables qui intéressent Fisher et Veronesi, ou bien des cancers métastatiques ? Le CCIS peut grossir; il peut envahir notamment les conduits débouchant aux mamelons (maladie de Paget); il peut devenir anaplasique, ses cellules prenant une apparence de cellules malignes; il peut être nécrotique, les cellules du centre périssant, ce qui donne des comédocarcinomes. Toutes ces caractéristiques sont associées à des récurrences aux sites d'excision des CCIS quand l'excision n'est pas complète. Le CCIS peut aussi envahir quand il a les caractéristiques qu'on vient de voir. Toutefois, les petits CCIS mettent bien du temps à devenir envahissants et encore plus pour produire des métastases. Comme c'est le cas pour beaucoup d'autres cancers lents, les pathologistes ont du mal à reconnaître quand la lésion devient une maladie micro-envahissante puis un carcinome canaliculaire. La plus grande incertitude subsiste quant à la vitesse de ces transitions, mais pour l'instant on la mesure en décennies. Il est acceptable d'exciser un CCIS quand on le trouve chez une jeune patiente, là n'est pas le problème. Le problème est de définir le rendement des efforts investis en premier lieu pour trouver des CCIS et dans l'iatrogénèse qui en découle.

Nous sommes témoins d'une épidémie de CCIS. En 1980, le CCIS comptait pour 2 % des cancers du sein. Entre 1973 et 1992, le taux d'incidence ajusté pour l'âge a augmenté de près de 600 %; l'augmentation de l'incidence du cancer canaliculaire envahissant n'a été que de 34 %. Les femmes ne font pas plus de cancer; les Américaines ayant plus de biopsies grâce à la mammographie, le CCIS est la trouvaille qui en résulte. Le CCIS est aussi un autre signe distinctif du Nouvel Âge: l'excision locale est toujours recommandée, souvent avec de la radiothérapie adjuvante, de la chimiothérapie (habituellement du tamoxifène) ou l'exploration chirurgicale des ganglions lymphatiques. Et l'excision locale peut être considérable, histoire d'assurer que les marges sont nettoyées et d'orienter vers la pénible et fort coûteuse reconstruction du sein.

J'ai pire que des doutes à propos de cette philosophie de traitement. Je subodore que rien d'important, peut-être même rien du tout, ne serait perdu si toutes les femmes qui ont des petites lésions détectées seulement à la mammographie continuaient d'ignorer qu'elles ont des CCIS. On trouve cette lésion dans les seins de 18 % des femmes qui meurent d'autres causes. J'estime que la conduite qu'on adopte face au CCIS est un raisonnement circulaire car, après tout, on ne fait rien qui améliore la longévité quand on guérit des lésions qui ne sont pas mortelles.

LA MAMMOGRAPHIE EST DEVENUE UN RITUEL DE PASSAGE

Nous y voilà! La mammographie est une technique dont la fiabilité est compromise, la sensibilité limitée et la précision inquiétante. C'est une technique qui conduit beaucoup plus fréquemment à l'exérèse de lésions qu'on devrait continuer d'ignorer qu'à l'excision de lésions qui sont mortelles, dont elle ratera un grand nombre. S'il s'agissait de n'importe quel autre test de dépistage que la mammographie, on le reléguerait à la catégorie des faux départs. Mais c'est la mammographie et le cancer du sein est un prototype pour *Illness as a Metaphor* de Susan Sontag. Le cancer du sein est un fléau et la guerre contre le cancer du sein est conçue comme une croisade. La mammographie est le sabre Excalibur : émoussée ou pas, c'est la meilleure arme qu'on ait.

La mammographie n'est pas qu'émoussée : elle l'est si lamentablement que son emploi en devient presque inutile. Quand la vie d'une femme est sauvée grâce à la détection précoce d'un cancer du sein dangereux, c'est sa bonne étoile qu'elle devrait remercier plutôt que le lecteur de sa mammographie.

Il ne s'agit pas là d'une simple déclaration d'académicien. On compte trois études cliniques aléatoires cherchant à vérifier l'idée que la mammographie détecte le cancer du sein d'une manière qui procure un avantage aux femmes dépistées, en augmentant la probabilité qu'une autre maladie que le cancer du sein mettra son terme à leur vie à un âge avancé. Il n'est pas surprenant qu'aucune de ces études ne soit américaine. Une est canadienne et les deux autres proviennent de Suède. Toutes sont de grandes études de longue durée. L'étude canadienne a vérifié si l'addition d'une mammographie à l'examen clinique annuel des seins améliorait n'importe quel critère important. Les études de Stockholm et Malmö ajoutaient la mammographie aux soins habituels. Il existe au moins quatre autres études qui vérifient la même hypothèse mais qui sont moins convaincantes en raison de devis moins robustes, comme comparer les résultats survenant dans deux villes ou deux comtés. Ces études sont intéressantes mais elles sont déclassées par les études cliniques aléatoires.

L'étude canadienne a recruté près de 50 000 femmes de 40 à 49 ans et 39 000 femmes de 50 à 59 ans. Le recrutement s'est fait entre 1980 et 1985. Toutes ces femmes ont été examinées à leur entrée dans la cohorte et on leur a enseigné l'auto-examen des seins. On les a assignées au hasard à un groupe soumis au dépistage annuel par mammographie ou à un groupe sans dépistage. Il en est ressorti trois résultats qui parlent fort :

1. Après un suivi de 11 à 16 ans, 213 des 50 000 femmes de 40 à 49 ans au début de l'étude étaient décédées du cancer du sein. Ces décès par cancer et les cancers incidents qui n'avaient pas encore fait périr les patientes étaient répartis également entre le groupe de la mammographie et le groupe témoin.

2. Après un suivi de 13 ans des 40 000 femmes de 50 à 59 ans au début de l'étude, 622 cancers envahissants et 71 cancers *in situ* avaient été détectés chez les femmes soumises à la mammographie par comparaison à 610 et 16 dans le groupe sans mammographie.

3. Sur la foi de ces résultats, plusieurs organismes nord-américains, mais pas tous, ont cessé de recommander le dépistage par mammographie chez les femmes de 40 à 49 ans. Aucun n'a cessé de le recommander pour les femmes de 50 à 59 ans. Plusieurs ont louvoyé, y compris l'U.S. Preventive Services Task Force qui, dans son rapport de 2002, recommande qu'on dépiste par mammographie avec ou sans l'examen clinique des

seins, sur une base annuelle ou biennale, les femmes de 40 ans et plus. L'American College of Physicians ne tergiverse pas. Nous sommes tous d'accord pour reconnaître que le cancer du sein est une des causes les plus fréquentes de cet événement très inhabituel qu'est le décès d'une femme dans la quarantaine. Mais le collège estime que les risques liés aux biopsies inutiles sont tellement plus probables que ne l'est la possibilité de sauver une vie, qu'il ne recommande pas la mammographie avant l'âge de 50 ans.

N'allez surtout pas croire une minute que tous ces nobles organismes prennent leurs décisions à l'abri de toute contrainte sociopolitique. Deux participants intrépides ont décrit dans *JAMA* l'épopée d'une conférence de consensus convoquée par les Instituts nationaux de la santé en janvier 1997. Le «consensus» devait statuer sur la conduite à tenir pour le dépistage mammographique des femmes de 40 à 49 ans. Ce consensus a vu le jour dans l'aigreur et a été reçu avec acrimonie. Non seulement l'American Cancer Society l'at-elle désavoué, mais le Sénat des États-Unis a adopté une résolution le rejetant et exigeant une révision des recommandations et convocant une audience sénatoriale. Woolf et Lawrence décrivent un climat et des manœuvres qui constituaient une attaque contre la liberté intellectuelle. Trois mois après qu'on eut publié le rapport de la conférence de consensus, le National Cancer Institute renversait sa décision et recommandait le dépistage par mammographie pour les femmes de 40 à 49 ans. Pour ceux parmi nous qui sont des disciples de Karl Popper, cet épisode est regrettable mais il était prévisible. Il y a plein de gens dans toutes sortes de communautés qui s'emploient à incruster la mammographie dans la vie américaine. Ce fut notamment l'attitude des médias américains pendant les années 1990, comme le montre une analyse du contenu des nouvelles. La connaissance scientifique n'est pas de taille pour enrayer pareil militantisme. La science et ses porte-parole rejetant l'hypothèse du dépistage par mammographie ne font pas le poids face au drame d'une femme agonisant du cancer du sein. On les perçoit plutôt comme des insensibles qui nient le problème. Les scientifiques sont donc démonisés, pas seulement par ceux qui ont intérêt à promouvoir la mammographie parce qu'ils en tirent leur subsistance, mais aussi par les femmes elles-mêmes qui sont l'objet des recherches scientifiques. Pour les disciples de Popper, c'est là une dialectique prévisible.

J'ai parlé du suivi de l'étude de Malmö au début de ce chapitre. L'étude de Malmö a recruté 40 000 résidentes de 49 à 70 ans entre 1976 et 1978. L'étude de Stockholm a recruté 60 000 résidentes en 1981. Les deux études ont suivi leurs cohortes au moins 11 ans. Il n'y avait pas l'ombre d'une preuve que les femmes de Stockholm aient été épargnées d'un décès par cancer du sein grâce à la mammographie. Il y avait toutefois un indice en ce sens parmi les femmes de Malmö. Ces études ont été révisées et méta-analysées *ad nauseam*. En raison de subtilités méthodologiques, on tient l'étude de Stockholm pour moins convaincante que celle de Malmö.

En 2001, deux chercheurs danois, Olsen et Goetzsche, arborant l'imprimatur de la Collaboration Cochrane, une collaboration internationale vouée à l'évaluation des fondements scientifiques de questions cliniques, ont fait paraître une série d'articles portant sur la documentation scientifique soutenant les recommandations concernant le dépistage par mammographie. Ils tiennent les études de Malmö et du Canada pour les seules qui soient de qualité suffisante pour être déterminantes. Leur interprétation est semblable à la mienne : la mammographie n'a pas grand-chose à offrir aux femmes dépistées. Bien au contraire, la mammographie inflige aux femmes dépistées un excédent de procédures chirurgicales et de traitements adjuvants sans utilité démontrable.

Il existe une réfutation fondée sur une analyse secondaire, ce qui suffit à la rendre suspecte. L'épidémiologiste et biostatisticien Olli Miettinen, un intellectuel finlandais, a lancé la discussion. Le monde de l'épidémiologie ne compte pas d'intelligence qui soit plus inventive ni critique que la sienne. Je revois dans les lectures supplémentaires l'interprétation de Miettinen parce qu'elle vaut le détour.

Mais cette réfutation me laisse de glace. Harold Sox, le rédacteur en chef des *Annals of Internal Medicine*, s'intéresse depuis longtemps à la médecine scientifique et à la mammographie en particulier. Son commentaire sur les recommandations de l'U.S. Preventive

Services Task Force et l'état des connaissances en 2002 se terminait par le vœu de tenir les femmes informées des nuances du débat. Fletcher et Elmore tiennent un argument similaire pour le dépistage des femmes de moins de 50 ans dont une proche parente aurait fait un cancer du sein ou de l'ovaire tôt dans la vie, bien que ces auteurs continuent de recommander le dépistage pour les femmes de 50 à 69 ans. Steve Goodman, dans un éditorial accompagnant celui de Sox, déplore le caractère kafkaïen qu'a pris le débat. Quand on interprète avec le plus grand optimisme les données concernant les femmes de 40 à 49 ans, on fait un grand cas de pas grand-chose qui ait de la valeur. Le même constat vaut pour la mammographie chez les femmes de 50 ans et plus.

J'ai donné de l'importance aux études cliniques aléatoires parce que ce sont les seules qui permettent de jauger l'efficacité. On pourrait argumenter que la vie comporte des variables qu'on ne peut saisir dans ce type d'étude. Peut-être que la mammographie est en pratique plus efficace qu'on peut le prédire à partir des études en raison de facteurs qui ne sont pas encore connus. À ce propos, il existe plusieurs expériences écologiques, des événements fortuits qui peuvent renseigner.

Les Australiens sont entrés dans le débat. Ils ont fait une modélisation statistique des données de la BreastScreen Australia, un ensemble de données de surveillance d'envergure et de longue durée. Dans cette analyse, «les avantages et les inconvénients du dépistage par mammographie sont assez équilibrés». La Norvège, la Suède et le Danemark ont introduit des programmes de dépistage d'une manière qui leur permet de comparer l'efficacité avec l'expérience antérieure ou avec les régions qui ne font pas le dépistage. En Norvège et en Suède, il y a eu une augmentation de la détection, mais sans effet sur la mortalité par toutes causes. À Copenhague, il y avait des contraintes pesant sur le diagnostic du CCIS et sur le besoin de faire une biopsie. Néanmoins, il y avait une baisse de la mortalité par cancer du sein mais pas de la mortalité par toutes causes. S'il existe un avantage au dépistage, et ce, même dans les pays où l'on est attentif au sur-diagnostic, cet avantage est minuscule.

Le débat a été particulièrement instructif au Royaume-Uni. Son programme national de dépistage par mammographie est présentement sous examen. Parlant à titre de chirurgien spécialisé pour le sein, J. Michael Dixon est convaincu qu'en dépit de ses limites le dépistage pour le cancer du sein sauve des vies. Il est convaincu que les appareils plus récents avec leurs améliorations techniques vident de leur sens toutes les vieilles études. Il estime que, pour 400 femmes dépistées pendant 10 ans, une seule évitera la mort par cancer du sein. On a vu au chapitre 2 que ce très bas niveau d'efficacité n'est pas mesurable, ce qui ne veut pas dire qu'il ne puisse pas servir en marketing et dans les controverses. Pour ce motif, le Nordic Cochrane Center recommande qu'on fasse part aux femmes de ce niveau d'efficacité et qu'on leur donne la chance de donner un consentement éclairé.

En 2007, le Clinical Efficacy Assessment Subcommittee de l'American College of Physicians a adopté un énoncé similaire à l'intention des femmes de 40 à 49 ans. Je soupçonne qu'on a renoncé à adopter une politique qui ratisse plus largement de peur de réactiver une controverse qui soit de la même farine que celle qui a été provoquée par le groupe du National Cancer Institute en 1997. Il s'en trouvera bien peu aux États-Unis pour laisser passer, sans protester, pareille recommandation pour les femmes plus âgées. Et c'est bien dommage. Schwartz et Woloshin ont fait une autre tentative de calcul des avantages procurés aux femmes de plus de 50 ans qui se soumettent au dépistage mammographique. Parmi 1 000 femmes se prêtant au dépistage mammographique pendant 10 années, 994 ne décéderont pas du cancer du sein. Si ces 1 000 femmes avaient évité tout dépistage par mammographie, 991 ne seraient pas mortes du cancer du sein, après 10 ans. Grosse affaire ? Mesurable ? Ça vaut le coup ? Ce sont les questions qu'on devrait présenter à toute femme avant de lui prescrire une mammographie, aussi longtemps qu'on va continuer à rembourser cet examen (voir le chapitre 14).

Dans les lectures supplémentaires de ce chapitre, d'autres ensembles de données sont discutés ainsi que d'autres éléments lumineux du débat scientifique.

▪ Chapitre 7 ▪
La prostate assiégée

Juste à côté de la publicité pharmaceutique harcelant le consommateur, on trouve la promotion insistante des nouveaux gadgets procurant la jeunesse éternelle puis celle des derniers tours de force dont les prestataires de soins et leur hôpital tiennent à se vanter sans modestie aucune. C'est sur cette toile de fond qu'on initie la population aux avantages de la promotion de la santé, aux vertus de la prévention des maladies et tout le falbala. Jusqu'au très sympathique assureur santé qui enjoint de faire vérifier son cholestérol, sinon son sucre sanguin, de sorte qu'on puisse se faire traiter plus vite. Il s'en trouve pour vanter la colonoscopie, d'autres la mammographie sinon la scanographie corporelle globale et autres trucs de même farine. Les brassards pour mesurer la tension artérielle émaillent le paysage et les foires de santé pullulent. Ayant lu les chapitres précédents, le lecteur comprend que toute cette agitation profite beaucoup plus aux producteurs de soins, aux fournisseurs de bidules et pilules, aux réalisateurs de tests de toute nature qu'à la population. Et les sociétés d'assurance sans but lucratif ne font pas mieux que les autres (voir le chapitre 14).

Aux premières places de cette course à la protection de la santé campent les programmes de dépistage du cancer de la prostate. Pour le plus grand bien du public, on dose dans le sang l'antigène spécifique de la prostate (ASP). Les urologues offrent en outre une exploration du rectum, par index ganté interposé, à la recherche de bosses infestant la prostate. Se soumettre à ce dépistage après son cinquantième anniversaire est recommandé par l'American Cancer Society et l'American Urological Association. Ce dépistage est devenu un critère d'évaluation de la qualité des soins de santé aux États-Unis, même si le dépistage à l'ASP n'est pas universel : le Royaume-Uni par exemple n'y recourt pas. Le dépistage par l'ASP et le toucher rectal continuent d'être controversés pour des motifs dont la clarté aveuglera bientôt le lecteur. Il ne faut toutefois pas croire qu'il s'agit là d'une tartuferie nationale. Près de 90 % des médecins de 50 ans et plus ont eu un test ASP et presque tous les urologues en ont eu un. Je fais partie des quelques médecins de plus de 50 ans qui ne se soumettront ni à l'ASP ni au toucher rectal et voici pourquoi.

Le dépistage est justifié quand la plupart des conditions suivantes, sinon toutes, sont satisfaites. En premier lieu, il faut que le dépistage repère quelque chose qui prête à conséquence pour la personne, soit une maladie importante ou encore la probabilité élevée de faire une maladie grave. Il faut ensuite que le dépistage soit efficace, c'est-à-dire qu'il produise peu de faux positifs et peu de faux négatifs. Pour finir, quand on détecte un vrai positif, il faut qu'on puisse faire quelque chose qui soit utile, quelque chose qui procure significativement plus d'avantages que de torts. Le dépistage du cancer de la prostate ne satisfait à aucune de ces conditions.

LA PROSTATE ET SON CANCER

La prostate est une glande de la taille d'une noix de Grenoble qui s'enroule autour de l'urètre masculin sur son trajet de la vessie à la base du pénis. Cette glande est beaucoup plus importante pour son rôle dans la maladie que pour sa fonction en santé. Au cours du vieillissement de l'homme, elle grossit d'une manière inégale et ses éléments glandulaires forment des bosses ou des nodules. Tapie dans cette glande vieillissante est la possibilité qu'un de ces nodules contienne des cellules dont la biologie est assez bouleversée pour se valoir la qualification de cancer. Les cellules de la prostate produisent plusieurs substances, certaines étant propres à ces cellules devenues anormales, dont l'une est maintenant facile à mesurer dans le sang, l'ASP (l'antigène spécifique prostatique). Le dosage de l'ASP fait partie des programmes de détection précoce parce qu'en règle générale, plus sa concentration sanguine est haute, plus grande est la possibilité qu'un cancer se dissimule dans les nodules.

Bob Dole, Arnold Palmer, Norman Schwarzkopf et Rudy Giuliani ont fait tout un plat de leur triomphe sur le cancer de la prostate. Ils ont tous découvert leur malheur par l'ASP. Et ils ont tous connu la souffrance pendant qu'on s'employait à circonscrire leur mal : les biopsies de la prostate, les tests sanguins, les études d'imagerie servant à prouver l'existence du cancer et à assurer que le cancer restait confiné à la glande. Ce n'est qu'après avoir terminé ce chemin de croix qu'ils ont pu affronter l'ennemi et le vaincre. La victoire a été acquise par une opération, la prostatectomie radicale, dont l'objectif est d'extraire toute la glande tout en préservant l'urètre et les nerfs de la région, lesquels sont notamment responsables du contrôle de la vessie et de la fonction érectile. Tous gardent des cicatrices de cette bataille et elles ne sont pas que chirurgicales. Certains s'en sortent plus mal que d'autres. Dole, pour sa part, s'est pointé à la télévision pour faire la promotion de la pilule qu'il doit prendre pour traiter sa dysfonction érectile. Tous ces hommes et bien d'autres d'égale ou de moindre notoriété, sont persuadés qu'affronter l'ennemi était la stratégie qui convenait. Ils ont dû faire preuve de courage dans ce combat et ils tirent consolation des effets secondaires déplaisants qui en découlent, de l'espérance qu'ils ont maintenant de ne pas périr du cancer de la prostate. Ils sont les vainqueurs de cette guerre contre le cancer.

Aujourd'hui, la majorité des hommes de plus de 50 ans aux États-Unis ont eu un dosage de l'ASP. La plupart de ceux qui ont présenté un titrage élevé se soumettent à une biopsie de la prostate. Même pour ceux dont la biopsie est négative, il y a un prix à payer, notamment en inquiétude de longue durée, qui perdure longtemps après qu'on leur eut annoncé le résultat négatif de la biopsie. Chaque année, ce sont plus de 200 000 Américains qui apprennent être rongés par un cancer de la prostate ; la moitié choisiront la guérison promise par l'exérèse de la prostate. D'autres préféreront une solution moins radicale, la radiothérapie à partir d'une source externe ou à partir d'implants radioactifs placés dans la prostate. La radiothérapie est manifestement moins traumatisante mais elle n'assure pas non plus d'exterminer le « monstre ». Le traitement moins traumatisant provoque moins de dysfonction érectile et d'incontinence urinaire, mais pas beaucoup moins. Leurs conjoints, leurs pairs et le grand public acclament ces hommes qui ont affronté le cancer. Ils ont surmonté l'anxiété, résisté à la douleur, encaissé l'indignité et subjugué la maladie, profitant au maximum des miracles de la médecine contemporaine. Leur victoire dans la guerre contre le cancer balisera la voie de ceux qui suivront.

Il ne faut donc pas se surprendre que la plupart des médecins recommandent le dépistage du cancer de la prostate avec l'ASP. Quand le dépistage est négatif, médecin et patient soupirent de soulagement. Quand le dépistage est positif, avec un peu de chance, on aura repéré l'ennemi à temps. La conscience du dépistage est omniprésente, de la presse grand public à la Poste des États-Unis qui a fait la promotion, avec un timbre de 33 cents il y a quelques années, de la « sensibilisation au cancer de la prostate » ainsi que des « examens annuels et du dépistage ». William Catalona de l'Université de Washington et Patrick Walsh de l'Hôpital Johns Hopkins sont deux urologues devenus des célébrités pour avoir fait la promotion du dépistage et du cheminement critique qui en découle, plus particulièrement celui conduisant à la prostatectomie radicale.

Les Américains s'attendent à être dépistés. N'importe quel médecin qui pense autrement doit se justifier longuement. Tout médecin négligeant de prescrire ce dépistage s'expose à des poursuites. Le dépistage de la prostate est un rituel de passage. Il est raisonnable. Il est compatible avec le gros bon sens.

Quel dommage qu'il ne marche pas !

LES ÉTUDES CAS TÉMOINS

Les études cas témoins sont les premières qu'on réalise quand on souhaite vérifier s'il existe une association entre une exposition et un effet pour la santé, dans ce cas, entre le dépistage par l'ASP et le cancer métastatique de la prostate, un cancer de la prostate qui se répand partout. Une étude recense un groupe d'hommes souffrant de cancer métastasique et les apparie pour l'âge avec des hommes qui n'ont pas de cancer métastatique pour vérifier si l'un ou l'autre groupe a recouru au dépistage à l'ASP plus fréquemment. Quand on a fait cette comparaison en scrutant l'expérience de la région de Toronto, on a découvert qu'il n'y avait que 25 % des hommes de plus de 45 ans qui avaient jamais été dépistés à l'ASP, un peu plus parmi les témoins que parmi ceux qui sont atteints d'un cancer métastatique. Dans une étude cas témoins réalisée dans dix centres de santé du ministère des Anciens Combattants des États-Unis, et regroupant 72 000 participants, on a trouvé 501 cas de cancer survenant entre 1991 et 1995. Environ 85 % de ces vétérans n'avaient jamais eu le dépistage à l'ASP, peu importe qu'ils aient été des atteints ou des témoins. La principale trouvaille de ces études est que, s'il y a un avantage découlant du dépistage à l'ASP, il est minuscule et ne survient que dans un sous-groupe de la population exposée au risque. Dans ces deux études cas témoins, les chercheurs ont tenté de distinguer des caractéristiques comme les maladies concomitantes, le statut socioéconomique, la race, etc., caractéristiques permettant de circonscrire le sous-groupe pour lequel le dépistage pourrait être avantageux. Ce type d'analyse exploratoire est rarement capable de distinguer de petites différences d'efficacité ; ces études ne font pas exception.

L'ÉTUDE SCANDINAVE À 5 ET 10 ANS

Le dépistage du cancer de la prostate n'a jamais été sensé, en supposant qu'il eût jamais pu avoir un sens. Je vais en expliquer les carences dans un instant. Puisqu'on fait la preuve de la marche en marchant, pour paraphraser Karl Popper, laissez-moi vous faire faire le tour d'une étude aléatoire et incontournable, provenant de Scandinavie. En 1988, un groupe de chercheurs de Scandinavie a commencé à recruter des hommes bien portants et de moins de 75 ans à qui l'on venait de diagnostiquer un cancer de la prostate qu'on n'avait pas encore traité. Il fallait que la tumeur soit à un stade hâtif : confinée à la prostate, ne paraissant pas trop maligne au microscope, et ne secrétant pas trop d'ASP dans le sang. En 1999, on avait recruté 695 hommes. Lors de l'enrôlement, ces volontaires ont été assignés au hasard et la moitié ont subi une prostatectomie radicale. Pour l'autre moitié, on s'en est tenu à de la « surveillance attentive ».

Les résultats obtenus après cinq années d'observation ont été publiés dans le *New England Journal of Medicine* à l'automne 2002. Un deuxième article est paru en 2005 alors que la durée du suivi approchait dix années. Le résultat le plus important est présenté au tableau 5. Parce que des hommes d'âge différent ont été enrôlés dans la cohorte étudiée à des moments différents, l'analyse de ces résultats requiert de la virtuosité statistique. Certains ont été suivis plus long-temps que d'autres, tandis que d'autres étaient plus âgés et moins exposés au risque de survivre jusqu'en 2000 même en l'absence d'un cancer de la prostate. Le tableau montre que, lorsque le volontaire était assigné à la prostatectomie radicale, son risque de périr d'un cancer de la prostate était réduit de 50 %. Mais son risque d'être mort en 2000 de toute autre cause ne changeait pas (le risque relatif de 83 % est trop sujet à l'action du hasard pour que la réduction de 17 % [100 – 83 = 17] du risque ne soit significative). La prostatecto-mie ne change pas la date du décès ; elle ne change que la probabilité que le cancer de la prostate en soit la cause.

Tableau 5
Taux de mortalité à cinq ans dans l'étude de Scandinavie comparant la prostatectomie radicale à la surveillance attentive

	Surveillance attentive	Prostatectomie	Risque relatif (%)
Décès par cancer de la prostate	31	16	50
Mortalité générale	62	53	83

Source : Adapté de Holmberg et coll. (2002).

Il se trouve un autre message décourageant dans ce tableau. Il est vrai que les hommes traités par la « surveillance attentive » avaient deux fois plus de risques de périr d'un cancer de la prostate, mais les hommes ayant subi la prostatectomie n'échappaient pas à ce destin. Six ans après la prostatectomie radicale, 16 des 347 hommes sont morts du cancer de la prostate, un taux brut de mortalité de 5 %. Ce qui veut dire que, même si leur maladie était définie comme étant à un stage précoce, ou bien elle ne l'était pas, ou bien la prostatectomie « radicale » ne fut pas assez radicale. De toute façon, personne ne devrait croire que la chirurgie va éliminer son risque de mourir du cancer de la prostate ; elle ne le réduira que de moitié. Et personne ne devrait croire que la chirurgie allongera la durée de son séjour sur terre ; tout ce qu'elle modifiera, c'est la cause du décès.

L'étude scandinave a aussi exploré les conséquences personnelles de la prostatectomie radicale. Les fonctions sexuelles, urinaires et intestinales ainsi que d'autres aspects de la qualité de la vie ont été surveillés. Les résultats les plus importants sont présentés au tableau 6. Il ne faut pas oublier qu'il s'agit là d'une cohorte de gens âgés. Le groupe assigné à la surveillance attentive n'est pas épargné par les troubles urinaires. En fait, ils ont présenté plus de symptômes obstructifs que les gens du groupe prostatectomisé. La prostate grossit quand on vieillit, ce qui explique la croissance désordonnée du tissu glandulaire qui donne de multiples nodules bénins capables d'obstruer l'urètre qui traverse la glande. Cette « hypertrophie bénigne de la prostate » fait partie du vieillissement et est la cause du prostatisme. Le prostatisme est le nom qu'on donne aux symptômes provoqués par l'augmentation du volume de la prostate : mictions plus fréquentes, réduction de la force du jet urinaire et le goutte à goutte. La prostatectomie excisant les nodules qui font obstruction réduit la probabilité du prostatisme.

Toutefois, la contrepartie est aussi montrée dans le tableau. Près de 15 % des patients ayant subi une prostatectomie feront face à une incontinence urinaire les contraignant à porter une couche. C'est là une catastrophe pour la plupart des gens. Presque autant d'hommes seront atteints d'une dysfonction érectile éprouvante résultant de la prostatectomie. Pour ces hommes, c'est une tragédie.

Tableau 6
Effets secondaires indésirables de l'étude de Scandinavie comparant la prostatectomie radicale avec la surveillance attentive (en %)

Fonction	Prostatectomie	Surveillance attentive
Érection		
Dysfonction très inquiétante	30	17
Réduction très inquiétante des relations sexuelles	28	16
Incontinence urinaire		
Modérément ou très incommodante	29	9
Obligation de porter couches ou sac	14	1

Source : Adapté de Steineck et coll. (2002).

Il est curieux qu'il n'y ait aucune différence perceptible entre les groupes pour ce qui regarde le fonctionnement physique et mental d'ensemble. Près de la moitié de ces hommes vieillissants se décrivent comme souffrant d'une capacité physique amoindrie, une inquiétude de moyenne ou forte intensité et une qualité de vie moyenne, sinon basse ; cela est vrai qu'on les ait opérés ou surveillés. Les inconvénients de l'incontinence urinaire et de la dysfonction érectile sont subsumés dans cette atmosphère d'inquiétude mortuaire.

Les conclusions qu'on peut tirer du destin de cette cohorte cinq années plus tard ne sont pas tout à fait les mêmes. Voici ce que sont les résultats après 10 ans : après un suivi médian de 8,2 années, 8,6 % des hommes assignés à la chirurgie étaient morts du cancer de la prostate par comparaison à 14,4 % parmi ceux qu'on a surveillés attentivement, comme on aurait pu s'y attendre sur la foi des résultats après 5 ans. Par contre, la mortalité générale qui avait été d'environ 10 % dans les deux groupes après 5 ans a crû d'une manière différentielle par la suite, de sorte que 24 % du groupe des opérés étaient morts, par comparaison avec 30 % du groupe assigné à la surveillance attentive. Il va de soi qu'il y a eu plus de progression, à part la mortalité par la maladie, et plus de chimiothérapie dans le groupe surveillé. Les tentatives de raffiner l'analyse ont été compromises par l'insuffisance des effectifs. Mais il semble que la chirurgie comporte un avantage significatif de survie pour les hommes de moins de 65 ans.

La possibilité que la prostatectomie hâtive allonge la vie des patients est posée par deux études d'observation qui ont été faites en même temps que l'étude mentionnée ci-dessus. L'une est une étude de cohorte d'une durée de 20 ans réalisée sur des hommes du Connecticut et souffrant d'un cancer de la prostate circonscrit au moment de leur recrutement dans l'étude; on les a traités avec de la surveillance attentive, parfois complétée par un traitement hormonal, mais sans chirurgie. Le taux annuel de mortalité par cancer de la prostate est resté stable (33 par 1 000 personnes-année) pendant 15 ans puis s'est accéléré. Une observation semblable a été relevée dans une cohorte suédoise. S'il n'y avait pas d'effets secondaires importants, on pourrait recommander la chirurgie hâtive, particulièrement pour les hommes plus jeunes. Mais les inconvénients sont particulièrement lourds chez les hommes les plus jeunes. En outre, je ne suis même pas certain que les avantages présumés soient encore présents aujourd'hui.

Présentement, presque tous les cancers de la prostate sont détectés avec le dépistage à l'ASP. Ce n'était pas le cas quand les trois études dont nous discutons ont eu lieu puisqu'il n'y avait pas de programme de dépistage à l'ASP. Dans ces cohortes, le cancer était détecté par accident pendant une opération conçue pour restaurer le flot urinaire en enlevant les nodules comprimant l'urètre. D'autres cancers étaient repérés quand un médecin, pas encore au fait de la précision erratique de l'examen de la prostate pour le cancer, estimait qu'un nodule était proéminent à la palpation et le faisait biopsier. Aujourd'hui, il suffit qu'un homme d'âge moyen se présente chez un généraliste pour que le dépistage soit fait. Les résultats du dépistage imposent à un grand nombre d'hommes de subir une biopsie, de sorte que beaucoup plus d'hommes qu'avant apprennent qu'ils sont cancéreux de la prostate. Il ne faut pas croire que les résultats de la prostatectomie prescrite à cette cohorte du « Nouvel Âge » ressembleront à ceux dont on a discuté jusqu'ici. En raison de la détection précoce, la cohorte du Nouvel Âge suinte le «biais de précocité». Il reste possible que la chirurgie s'avère bénéfique pour davantage d'hommes plus jeunes souffrant de la maladie détectée. Il est plus probable qu'on opère pour rien plus d'hommes jeunes.

Un homme bien portant a beaucoup de choses à pondérer avant d'accepter d'être dépisté pour le cancer de la prostate. Quand le toucher rectal ou l'ASP, ou les deux, sont positifs et que la biopsie est positive, la prostatectomie radicale pourrait réduire de 15 % la probabilité de périr d'un cancer de la prostate, et s'il a moins de 65 ans, il pourra profiter d'un allongement significatif de sa longévité. La quantité de temps gagné reste indéterminée mais elle est probablement minuscule. C'est la qualité de vie que ravagent les inconvénients ; l'intervention perturbera gravement les fonctions érectile et urinaire pour plus de 15 % des opérés. Pour ma part, la prostatectomie n'est pas une intervention envisageable pas plus que ses solutions de rechange moins effractives qui n'ont pas un meilleur rapport risques/bénéfices.

Pour ce qui concerne les hommes de plus de 65 ans, les faits connus soutiennent toutes mes convictions.

LES PROSTATES DE SEATTLE ET CELLES DU CONNECTICUT

On a vu se répandre le dépistage du cancer de la prostate avec l'ASP pendant la décennie 1990-2000 mais son adoption n'a pas été uniforme à travers tous les États-Unis. Les assurés de Medicare âgés de 65 à 78 ans et habitant dans la région de Seattle de 1987 à 1997 avaient cinq fois plus de chance d'être dépistés et deux fois plus de risques d'être biopsiés que les assurés du même organisme habitant au Connecticut. Il en découle que la cohorte de Seattle avait de meilleures chances d'être «aidée» par le traitement hâtif du cancer. Près de 3 % de la cohorte de Seattle ont subi une prostatectomie radicale et 4 % ont reçu de la radiothérapie. Au Connecticut, les taux ont été de 0,5 % et 3 %. Toutefois, les probabilités pour ces deux groupes de mourir du cancer de la prostate n'étaient pas différentes. En fait, il n'y eut aucune différence de la mortalité par cancer de la prostate pour les patients ayant eu une biopsie dans les groupes d'âge 65-69, 70-74 et 75-79 ans parmi ces cohortes. C'est pourtant à ces âges que surviennent presque tous les décès provoqués par le cancer de la prostate. Le décès par cancer de la prostate est beaucoup plus rare avant 65 ans.

La comparaison Seattle-Connecticut résulte d'une étude d'observation, c'est-à-dire d'une cohorte «écologique». Pour ce motif, elle est moins puissante qu'une étude clinique aléatoire de l'utilité de l'ASP. Néanmoins, les leçons à tirer de cette comparaison et de l'essai scandinave concordent. Le sort des prostates de Puget Sound n'avait rien d'enviable pendant les années 1990.

POURQUOI LE DÉPISTAGE PAR L'ASP EST AU MIEUX DÉCEVANT ET PROBABLEMENT NUISIBLE

Le lecteur pourrait sans doute écrire lui-même cette partie; elle fera écho aux deux chapitres qui précèdent. Voici ce que sont les faits.

1. Au-delà du milieu de la vie, la prostate normale grossit d'une manière désordonnée, de sorte que la glande devient truffée de nodules de tissu glandulaire. Donc, elle grossit et devient bosselée. Les bosses bénignes sont extrêmement difficiles à distinguer des bosses malignes à la palpation, ce qui explique que le toucher rectal traditionnel pour palper la prostate à la recherche du cancer s'avère aussi imprécis et peu sensible qu'il est déplaisant et désagréable.

2. Au mitan de la vie, il est probable que certaines des cellules constituant les nodules bénins perdront les traits microscopiques et biologiques de leurs congénères. Elles prennent alors une allure de cellules cancéreuses, un noyau localisé de cellules cancéreuses (cancer *in situ*). En fait, vu les éléments glandulaires qu'elles colonisent, ces cellules sont un autre exemple de carcinome canaliculaire *in situ* (CCIS) (voir le chapitre 6). Presque tout homme aura un carcinome *in situ* à l'âge de 80 et probablement la moitié en auront un au milieu de la vie. Il est manifeste que la majorité d'entre eux ne savent pas qu'ils

hébergent un cancer. Ces cellules croissent lentement et mettent beaucoup de temps à métastasier. Le décès survient longtemps avant que le cancer de la prostate qu'hébergent la grande majorité des hommes n'attire l'attention.

3. La biologie de ces cellules cancéreuses est différente, y compris leur propension à secréter l'antigène spécifique de la prostate (ASP). Quand elles sont peu nombreuses, l'ASP du sérum n'est pas discernable ni constamment élevé. Les cellules normales de la prostate produisent elles aussi de l'ASP. L'inflammation ou un traumatisme peut inciter les cellules de la prostate à produire plus d'ASP que les cellules d'un carcinome *in situ*, ce qui explique que l'ASP ne soit pas spécifique au cancer. Plus la concentration sanguine est élevée, et plus est durable cette élévation, plus est grande la possibilité qu'elle soit due à un cancer et que ce cancer soit grave. Il y a une suggestion stipulant que plus est rapide l'élévation de l'ASP, plus grande est la probabilité d'un cancer de la prostate dont la biologie est maligne. L'ASP est un instrument de dépistage défectueux, pas autant que le toucher rectal mais néanmoins très grossier. Il procure le prétexte de pratiquer des biopsies qui font trébucher sur des cellules cancéreuses tapies derrière des éléments glandulaires. Il s'agit là d'un faux raisonnement qui rappelle l'histoire de la mammographie.

4. La biopsie est faite d'un nombre de «bâtonnets» de nodules qu'une aiguille prélève d'un amas de tissus. Qui peut entendre sans un frisson d'effroi qu'on a vu du cancer au microscope? Combien trouveront la force de tourner le dos à la guérison? L'urologue récitera des probabilités fondées sur les concentrations d'ASP et sur le «score de Gleason». Le score de Gleason est une mesure de la distorsion des cellules telles qu'elles sont vues au microscope et de leur aptitude à devenir envahissantes. Les cancers qui paraissent les plus désordonnés sont rares, ne comptant que pour une petite fraction de toutes les biopsies, et pourraient représenter une forme biologiquement distincte de la maladie. La plupart des biopsies ont une variété de caractéristiques histologiques dépourvues d'influence sur la

probabilité qu'aurait le cancer d'envahir l'organisme, comme ce fut le cas dans l'étude de Scandinavie. Peut-être que le rapport risques/avantages deviendrait convaincant si l'on réservait la prostatectomie aux seuls cas rares dont l'ASP et le score de Gleason sont tous les deux extrêmement élevés tout en n'ayant aucun signe de dispersion métastatique au-delà de la prostate. Il s'agit là d'une hypothèse qu'il faudrait tester si le repérage d'une personne avec ces hauts scores n'exigeait pas tant de biopsies. Je ne serais pas surpris qu'on découvre que la chirurgie ne procure aucun avantage même aux patients de ce sous-groupe. Il reste possible que cette variété de cancer se dissémine rapidement, ce qui rend inutile toute chirurgie.

Tout cela fait perdre de vue la forêt pour l'épinette. La forêt, ce sont les données de Scandinavie et de Medicare qui la représentent. Pas un seul homme âgé ne devrait subir le dépistage du cancer de la prostate, âgé signifiant 70 ans et plus. Pourtant, dans une étude récente, la moitié d'une cohorte comptant 600 000 anciens combattants américains âgés de plus de 70 ans continuaient de se soumettre au dépistage à l'ASP en dépit de toutes les données montrant qu'ils n'en tireront qu'iatrogénèse. Qui plus est, aucun homme de moins de 70 ans ne devrait être amené à penser que le dépistage à l'ASP est vraiment sensible. Dans une enquête britannique faite auprès de patients souffrant d'un cancer de la prostate avéré ou soupçonné, peu d'hommes savaient que la preuve de l'avantage du dépistage était aussi ténue. Quand ils l'apprenaient, tous regrettaient de s'être soumis au dépistage.

J'écris ce livre dans l'espoir d'armer les gens avec les questions critiques qu'il faut poser avant d'accepter de se soumettre à tout programme de dépistage. Faire confiance aux ressources d'information présentement disponibles, y compris celles d'Internet, celles qu'on reçoit au cabinet du médecin ou dans les foires de santé, c'est s'exposer à la tromperie.

▪ Chapitre 8 ▪
Colporter la maladie

Nous constituons une nation d'obèses, d'hypercholestérolémiques, d'hypertendus, de diabétiques, d'ostéopéniques, de déprimés, de créatures pitoyables agrippées au bord du gouffre et surveillant une volée de vautours : le cancer, la crise cardiaque, l'accident vasculaire cérébral, la démence, les fractures et pis encore. Nous craignons l'avenir et nous enseignons à nos gosses qu'ils doivent eux aussi redouter l'avenir.

C'est tout notre courage qu'il faut mobiliser lorsque nous sommes aux prises avec des raideurs, craquements, courbatures, brûlements d'estomac, mal de tête, mal de ventre, constipation, diarrhée, impuissance, somnolence quand ce n'est pas des impatiences des jambes. Il n'existe pas de bébé qui puisse être simplement maussade, ni d'enfant remuant, turbulent ou d'un rendement moins fort que la moyenne. On nous dit que tous ces phénomènes sont des symptômes sinon des présages annonciateurs de maladie de sorte que nous constituons une société assiégée par la vigilance.

Nous sommes aussi un peuple de modernité, protégé par une panoplie de médicaments faisant de la mortalité une abstraction, une bête immonde dont on peut avoir raison en appliquant résolument les dernières trouvailles de la science. N'importe quel défi menaçant son bien-être peut être neutralisé par le recours aux soins appropriés, en temps opportun. Grande est la fierté qu'inspire notre médecine moderne et scientifique, nos ancêtres n'ayant jamais rien eu d'autre que les sages, souvent hommes de religion, pour les guider sur le chemin de la bonne sinon de la longue vie. De nos jours, c'est en retenant notre souffle qu'on attend la prochaine révélation des chefs de file de la biomédecine puisque presque tout ce qui ne tourne pas rond dans l'intimité de nos vies relève dorénavant de leur compétence. Malaises, prenez garde!

Comment savoir qu'on est bien portant? On est alertés constamment par les médias électroniques et imprimés avec la panique de la semaine. On est harcelés par les fournisseurs de la guérison de fin de semaine. Faut-il ignorer toutes ces bonnes gens qui nous enseignent comment nous prendre en main? Faut-il ignorer son propre corps quand il semble aller un peu de travers?

Qu'est-ce qui n'est pas maladie?

Quelque chose se détraque, de manière répétitive, une modification du corps incitant à douter de son bien-être et du bien-fondé de sa conviction d'être invincible. Nous mourrons tous de l'une ou l'autre de plusieurs maladies s'interposant entre soi et le quatre-vingt-cinquième anniversaire. C'est le lot des humains de relever des défis pendant toute l'existence jusqu'à ce qu'elle parvienne à son terme.

Être bien portant n'est pas être sans maladie. Être bien portant, c'est avoir la conviction d'être invincible : il n'existe rien qui puisse survenir et que je ne saurais affronter. Par contre, rares sont ceux dont la conviction d'invincibilité est assez robuste pour résister aux dictats de l'autorité. Quand cette autorité est médicale et qu'il n'y a aucune raison manifeste de s'inquiéter, on appelle cela médicalisation, plutôt que chiropratisation, physiothérapeutisation, naturopatisation, etc. Chaque fois qu'on se fait inquiéter plutôt que rassurer, il y a colportage de maladies.

Il n'y a rien de neuf là-dedans. Nos parents et nos grands-parents ont connu la médicalisation et le colportage des maladies. Pour ces générations d'antan, c'était l'orgasme et la minceur qu'on médicalisait. Aujourd'hui, ces deux conditions sont devenues normales tandis que c'est le défaut d'orgasme et la rondeur qu'on médicalise. On verra au chapitre 13 qu'au tournant du XXe siècle Sylvester Graham avait inventé son craquelin, John Harvey Kellogg ses flocons de maïs, Franz Mesmer ses aimants et l'hypnose, A.T. Still l'ostéopathie, D.D. Palmer la chiropratique, Mary Baker Eddy, la science chrétienne, et tant d'autres. Toutes ces initiatives, et le mouvement pentecôtiste pour compléter le tout, se sont édifiées sur la peur de la maladie et de la mort. De nos jours, le monde est submergé d'inférences scientifiques proférées par médecins et praticiens de la pataphysique. Il n'existe pas de démonstration scientifique prouvant que de se soumettre au dépistage du cholestérol, du diabète, de l'ostéoporose, du cancer du sein et de la prostate procure un avantage. Il en va d'ailleurs de même pour les neutraceutiques, les traitements d'Extrême-Orient, les manipulations, l'échinacée et l'ail, la glucosamine, la vitamine E et autres. Le charabia des sectes rivalise avec le jargon médical pour mieux exploiter la vulnérabilité universelle. Aucun camp n'est prémuni contre le colportage des maladies.

Qu'en est-il de la réalité? Le taux de mortalité est de 100 % par personne et le moment théorique du décès se situe autour du 85e anniversaire. Toute prétention qu'aurait une science de disposer d'une méthode permettant de dépasser le 85e anniversaire est présomptueuse. Le mieux qu'on puisse espérer est d'atteindre son 85e anniversaire en se sentant bien portant, sinon en parfaite santé, en dépit du fardeau de la maladie. La médecine contemporaine a quelque chose à contribuer à l'aspiration à la longévité telle que je la décris, mais pas grand-chose et certainement pas ce qu'on raconte constamment. Cette réalité a été discutée dans le premier chapitre. Quand on devient victime de maladies qui menacent ou détruisent organes et tissus, la médecine contemporaine peut guérir certaines de ces maladies, et limiter les dégâts pour d'autres. Heureusement, la plupart des afflictions que l'on peut éprouver sont plus déconcertantes qu'invalidantes. Les recours appropriés et la sagesse de s'en prévaloir sont moins évidents et font souvent l'objet de controverses.

Le premier choix est de faire face. De tous côtés, la famille, la presse, les fournisseurs variés, on recevra l'explication de ce qui arrive et des propositions de moyens pour y faire face. Tous ces renseignements alimentent la sagesse traditionnelle. Chacun ne disposant que de son expérience personnelle et de sa propre conviction pour se réconforter jusqu'à ce que tout aille mieux, il peut arriver que la conviction cède sous l'avalanche de tous ces conseils.

C'est alors qu'on peut se résoudre à consulter. Pour la plupart des souffrances personnelles, il existe un grand choix de dispensateurs de soins. Chacun défend son modèle explicatif, chacun dispose d'un jargon d'initié et chacun propose un assortiment de modalités appliquées avec un art résultant d'un apprentissage spécialisé. Pour la plupart des situations fâcheuses de la vie, de la fatigue au mal de dos, presque toutes les modalités sont inefficaces hors quelques-unes qui sont un petit peu efficaces. Ce qui soulève l'hypothèse que l'effet résulte plus du fait de se faire traiter que du traitement proprement dit. On apprend le langage et les concepts du professionnel à qui l'on confie sa destinée et l'image de soi s'en trouve modifiée tout autant que la manière de comprendre sa détresse et son bien-être. On devient différent.

Quand on a choisi de confier son problème à un médecin, on devient médicalisé. Tous les médecins ne sont pas à l'aise avec ce processus. Plusieurs souhaiteraient plutôt rassurer que diagnostiquer et prescrire quelque chose qui « pourrait » marcher. Ce sont ces médecins-là qui préféreraient dire : « C'est pénible mais pas dangereux. Continuez à vivre le mieux que vous pouvez. Ça finira par passer. » Vaut-il mieux s'accommoder de cette manière de faire ou faut-il plutôt se faire médicaliser ?

LE MYSTÈRE DE LA SANTÉ

On se préoccupe peu de savoir combien de maladies on a, ni de connaître celle qui mettra son terme à la vie quand on sera devenu octogénaire. On s'en préoccupe peu tant qu'on peut surmonter rapidement les défis que la maladie présente, pourvu que la mort soit rapide et ne survienne qu'au terme de sa longévité naturelle. Le principal, c'est « d'aspirer à surmonter rapidement les défis que présentent les maladies ». Être bien portant, ce n'est pas être libre de tout symptôme physique ou affectif ni épargné de toute épreuve dans sa chair et son âme. Si c'était là la définition du bien-être, il n'y aurait pas de bien portant, du moins personne qui le reste bien longtemps. La vie normale et son parcours sont remplis de morbidité intermittente et récurrente. Être bien portant, c'est savoir affronter ces défis avec compétence et pouvoir les surmonter de manière efficace.

Hans-Georg Gadamer s'est rendu à un âge avancé et a mérité une place au panthéon des philosophes du XXe siècle. Gadamer tenait la médecine en très haute estime quand elle «regardait la maladie en pleine face pour y découvrir le mystère de la santé». Il avait compris qu'être bien portant signifiait plus que n'être pas malade.

> Le fait fondamental reste que c'est la maladie, et non pas la santé, qui se manifeste, qui nous confronte comme un adversaire qui a tôt fait d'imposer sa loi. Le vrai mystère se trouve dans le caractère caché de la santé. La santé n'interpelle pas. Bien sûr qu'on peut tenter de déterminer des critères de référence pour définir la santé. Mais tenter de les appliquer par la suite à des gens bien portants ne peut servir qu'à en faire des malades. Cela fait partie de la nature de la santé de maintenir son propre équilibre. Se fier à des normes fondées sur la valeur moyenne de données empiriques pour les appliquer à des particuliers ne saurait servir à déterminer correctement la santé et ne devrait pas se faire. (Gadamer, 1996)

La discussion du syndrome métabolique du chapitre 3 illustre comment l'application de «valeurs de référence à des bien portants» conduit à l'étiquetage d'une foule de gens comme malades, médicalisant ainsi des «individus en santé» qui s'agripperont à des traitements non éprouvés pour traiter des maladies qu'on prend pour être létales.

C'est en 1991 que Gadamer a écrit sur le mystère de la santé pour la première fois. À ce moment-là, la documentation, ou la science si l'on préfère, aurait pu éclairer son intuition. Cette information restait toutefois confinée dans des recoins reculés de l'épidémiologie et de la clinique, rarement visités par les philosophes en vogue. En 1991, la documentation était mince: aujourd'hui elle est le produit d'une science parvenue à maturité. Ces écrits serviront à alimenter la discussion des prochains chapitres et seront commentés dans les lectures supplémentaires. Ces textes tentent de définir la santé d'une manière qui n'est pas celle de l'épidémiologie traditionnelle. D'habitude, c'est le patient qui est la variable d'intérêt, alors qu'en épidémiologie de la santé c'est l'expérience de la maladie telle qu'elle est vécue dans une communauté de personnes qui devient le centre d'intérêt: c'est une analyse scientifique du bien-être.

Dire qu'affronter des maladies intermittentes et rémanentes est « normal » est solidement fondé en science. Personne ne vit bien longtemps sans souffrir du mal de tête, du mal de dos, de brûlures d'estomac, de diarrhée, de constipation, de tristesse, de malaise et d'autres symptômes de même farine. Quand une souffrance contraint à s'arrêter, on est face à une affliction. Aux fins que je poursuis, « affliction » est un terme bien commode parce qu'il est centré sur le défi et dépouillé de toute préoccupation de trouver blâme ni cause. On connaît tous des afflictions qui chambardent le bien-être. Certaines sont catastrophiques: une douleur thoracique ou abdominale atroce, des symptômes neurologiques aigus, des os rompus, etc. Pour ces événements, décider de devenir le patient de quelqu'un qui est autorisé à pratiquer la médecine ou la chirurgie est non seulement avisé, c'est obligatoire. La médecine moderne peut offrir beaucoup aux victimes de pareilles tragédies. La plupart des afflictions ne sont pas aussi catastrophiques, mais peuvent s'avérer déconcertantes et, parce qu'elles ne sont pas catastrophiques, on dispose du temps nécessaire pour réfléchir à la ligne de conduite qu'il faut adopter. Certaines afflictions ont été si bien médicalisées que la consultation du médecin s'impose comme pour les catastrophes, par exemple, les brûlements mictionnels, la fièvre, la toux avec expectorations, le saignement vaginal inhabituel. Pour bien d'autres afflictions par contre, le recours approprié n'est pas évident et peut s'avérer controversé. Les connaissances permettant d'envisager toutes les options disponibles existent et il revient à chacun de choisir.

On peut choisir de rester une personne affrontant une affliction aussi longtemps que dure la maladie, tout comme on peut choisir de consulter. L'incitation à choisir entre les options interpelle son jugement tout comme la décision de demeurer une personne dotée d'une affliction. En choisissant de faire appel à une personne autorisée à pratiquer la médecine ou la chirurgie, on cesse d'être une personne dotée d'une affliction pour devenir un patient souffrant d'une maladie. Cette transformation est une forme particulière de médicalisation. La médicalisation comporte aussi une connotation péjorative qui devient justifiée quand elle ne procure aucun avantage. Avant de se résoudre à devenir un patient, c'est faire preuve de prudence et de sagesse que d'en examiner les conséquences : comment se comportera-t-on en tant que patient souffrant d'une maladie ? S'agit-il bien là d'un choix avantageux ?

La médicalisation n'a pas de terme corollaire. Quand on choisit de devenir le patient d'un chiropraticien, peut-on parler de chiropraticisation ? De physiothérapisation ? D'herboristerisation ? Pourquoi ne le ferait-on pas ?

Les cinq prochains chapitres constituent autant d'illustrations de la médicalisation et du colportage des maladies. Leur objectif n'est pas de fustiger les ressources personnelles ni de tancer ceux qui en exploitent les faiblesses, mais d'illustrer la dynamique de la médicalisation pour doter le lecteur d'une perspective lui procurant l'égalité des chances sur le terrain. Les lectures supplémentaires de ce chapitre sont en effet supplémentaires. La dynamique des interactions entre les préoccupations relatives à la santé et les remèdes du jour y est étudiée d'une manière approfondie.

▪ Chapitre 9 ▪
L'âge du grincement et des craquements

On dirait que la science est capable de tout à notre époque. Les péripéties des dernières découvertes en diagnostic et en traitement font la une des journaux et sont l'objet d'émissions des médias électroniques. On fait état de guérisons et l'anticipation de tous grandit au point où certains iront même jusqu'à spéculer en investissant. Tapi derrière ce tintamarre, existe un autre domaine en développement dont la science contemporaine tire plus que des promesses. Il s'y produit une découverte révolutionnaire du rôle de certains aspects de la vie dans les sociétés «avancées» qui favorisent ou compromettent les perceptions du bien-être et de l'invulnérabilité. Il existe des exemples éclairants, souvent surprenants, sinon menaçants, pour une certaine élite dont l'intérêt s'accommode fort bien du *statu quo*. Le mal de dos est un exemple particulièrement convaincant. Ce qui suit fait le point sur les connaissances disponibles sur la forme la plus commune du mal de dos, la lombalgie, empoisonnant la vie d'adultes bien portants en âge de travailler. Il s'agit d'une douleur qui n'implique pas les jambes et qui survient sans provocation inhabituelle. Il y a bien des années, j'ai créé l'expression «douleur dorsale régionale» pour décrire cette entité.

Il n'est pas normal de vivre longtemps sans ressentir une douleur dorsale régionale. La lombalgie est une des afflictions de la vie courante, comme les brûlements d'estomac et le mal de tête. Être bien portant, n'en protège pas. Être bien portant c'est disposer de l'énergie nécessaire pour tenir le coup jusqu'à ce que la douleur s'évanouisse, si bien que l'épisode tombe vite dans l'oubli.

La lombalgie est associée à la posture et aux mouvements. Elle fait moins souffrir lorsqu'on est couché. Elle est plus déplaisante quand on est avachi dans un fauteuil, ou bien soutenu par des oreillers, ou bien encore quand on se penche. On se trouve donc contraint de choisir entre ce qui amenuise la douleur et ce qui accentue l'invalidité. La preuve montrant que l'amoindrissement de la douleur ne vaut pas le coût est convaincante. Le fait de se sentir inutile accentue la souffrance sans augmenter le taux de guérison. Prendre un analgésique en vente libre et continuer à vivre sa vie du mieux qu'on peut constituent la meilleure ordonnance.

La lombalgie va finir par s'estomper, mais ça prend habituellement un peu de temps : des semaines sinon des mois pour certains. On ne doit jamais désespérer ni se précipiter sur des expédients. Et pléthoriques sont les fournisseurs d'expédients : corsets lombaires, manipulations, potions, pilules et bidules, cherchant tous à exciser le mal. On doit comprendre que, nonobstant le jargon, il n'y a personne qui soit capable de circonscrire correctement la source de la souffrance. Il faut accepter qu'en dépit de toutes leurs théories, et de tout ce qu'on peut entendre sur la place publique, personne ne dispose de la « modalité » qu'on peut appliquer et qui aurait fait la preuve qu'elle soit bénéfique. Tous ces gens serviables enferment la souffrance et ceux qui la ressentent dans un cadre d'interprétation qui est leur système de croyances. Dorénavant, on ne souffrira plus dans la solitude. Mais le narratif de sa souffrance, tout comme l'image de soi, sera modifié de façon permanente. Malgré tous ces soins, on ne reviendra pas à son bien-être initial plus rapidement. Si jamais on y revient, toute récurrence de la lombalgie sera dorénavant interprétée selon les théories qu'on se sera fait raconter. Si c'est là une perspective acceptable, qu'on y aille ! Mais il est important d'être bien informé pour le faire.

Pour certains, la capacité de surmonter est dépassée. Il est sûr que cela peut résulter de l'intensité de leur douleur mais la connaissance disponible dit qu'une autre explication est plus plausible : ce n'est pas tant la douleur qui entrave la capacité de surmonter que d'autres éléments de l'existence. En tête de liste des facteurs qui brouillent les cartes, on trouve les désordres de la vie à domicile ou au travail (voir le chapitre 12). Quand on est dépassé, il importe de trouver quelqu'un en qui l'on a confiance et avec qui l'on peut discuter de la possibilité que la souffrance soit une plainte qui se substitue à ce qui sape la capacité de la surmonter : selon toute vraisemblance, on a déjà connu pareille affliction dans le passé. Quand on se refuse à envisager la possibilité qu'il existe dans la vie des situations qui soient plus douloureuses qu'un mal de dos, il y a un risque qu'on désespère au point d'accepter pilules, potions, pensée magique, chirurgie inefficace avant de reconnaître ses difficultés d'ordre psychosocial. La chirurgie ne saurait exciser un emploi détestable, pas plus que les traitements par manipulation peuvent apaiser un enfer domestique. Il ne faut pas laisser la douleur aveugler sa pensée ni se faire mener en barque par des préjugés.

C'est cela la lombalgie régionale. Elle fait partie des problèmes musculosquelettiques régionaux affligeant les gens en âge de travailler, par ailleurs bien portants et qui n'ont pas encaissé de traumatisme particulier. Une région de leur système musculosquelettique fait mal, particulièrement quand on la mobilise. La plupart des épisodes de mal de dos, mal de cou, mal de genou, mal d'épaule et autres sont des problèmes musculosquelettiques régionaux. Ces problèmes fréquents constituent le deuxième motif pour lequel on consulte en pratique générale. C'est la première cause d'invalidité de longue durée pour les travailleurs. Les problèmes musculosquelettiques régionaux sont la seule raison d'être de professions complètes comme la chiropractie, l'ostéopathie et diverses thérapies par manipulation. Ils ont aussi laissé des traces indélébiles dans le langage. Les suppositions relatives aux problèmes musculosquelettiques régionaux portant sur leurs causes et, concernant leurs traitements, sont devenues des constructions sociales aussi puissantes que celles concernant la sainteté du mariage, la noblesse des objectifs des syndicats ouvriers ou bien l'éthique des centres hospitaliers universitaires.

Les problèmes musculosquelettiques régionaux font vivre une foule de gens serviables qui pratiquent plusieurs professions appliquant une myriade de modalités thérapeutiques (voir le chapitre 13). Pour traiter les problèmes musculosquelettiques régionaux, des usines fabriquent des appareils et des médicaments présumés capables d'aider. Des bureaucraties se font concurrence pour tirer profiter des sources de financement disponibles au soutien de toutes ces activités. Et il y a les administrations des mécanismes d'indemnisation publics et privés destinés à secourir tous ceux pour qui la lombalgie, n'ayant tiré aucun soulagement de tous ces traitements, reste une source de souffrance insurmontable. Il ne faut donc pas se surprendre que la souffrance musculosquelettique régionale et toutes les réponses qu'elle suscite aient pu si bien résister à tout ce que la science montre des carences de cette construction sociale et des torts qu'elle inflige.

Nombreux sommes-nous à être lassés, sinon blasés, par toutes ces prétentions à un pénultième progrès révolutionnaire de la biomédecine. L'avance peut ne pas être négligeable, mais la prétention que le monde en sera changé à jamais sonne creux. Ce chapitre, par contre, tient compte des progrès cliniques les plus marquants survenus pendant le dernier demi-siècle. Et ces progrès remettent en cause l'existence même des établissements cliniques et de la puissante industrie de l'assurance qui les soutient. Ces progrès commencent peut-être à les influencer tous les deux, mais ils n'ont pas encore modifié la sagesse traditionnelle. Compte tenu de la longueur du temps de latence, je recommande vivement au lecteur de prendre l'initiative. Ce chapitre vante ces progrès. Les préjugés de quiconque n'est pas borné vont en prendre pour leur rhume.

Voici dix préceptes scientifiques récents, des vérités « poppériennes » (voir le chapitre 1) qu'il reste à réfuter en rapport avec les problèmes musculosquelettiques régionaux. Tous ont été et continuent d'être largement ignorés par la société, la profession médicale et les compagnies d'assurance censées servir la communauté. Ces préceptes méritent la plus grande attention pour que chacun puisse écarter les notions dangereuses pour devenir capable de se prémunir contre les interventions nuisibles.

1. Les problèmes locomoteurs régionaux sont des afflictions intermittentes et récurrentes de l'existence. Il est strictement anormal de vivre deux années sans souffrir d'une lombalgie mémorable, trois années sans douleur importante au cou ou au bras ou cinq années sans douleur du genou. Par importante, j'entends une douleur qui dure des semaines, voire des

mois et qui contraint à modifier ses activités habituelles, en d'autres mots, une douleur dont on se souvient.

2. Les épisodes moins « importants » sont beaucoup plus fréquents, moins durables et surtout moins mémorables, tout en constituant des afflictions quand ils surviennent. En tenant un journal quotidien de tous les maux survenant pendant six semaines, un peu plus de la moitié des gens ont quelque chose d'annoté. Les malaises les plus communs sont les symptômes des voies respiratoires supérieures, mais au moins la moitié signaleront une douleur musculosquelettique régionale, le plus fréquemment une lombalgie, perdurant en moyenne une semaine parmi les six. Peu de gens sentiront le besoin de faire plus que d'apporter de légères modifications au rythme de leur vie.

3. La majorité se débrouillera avec ces afflictions sans consulter ni médecin ni qui que ce soit d'autre. Cela est vrai tant pour les épisodes fugaces que ceux qui se prolongent. La plupart se débrouillent si bien que l'épisode n'est même pas mémorisé. La manière de s'en sortir varie selon les gens et d'une place à l'autre, en fonction des expériences antérieures et des présuppositions culturelles. Comment on s'en sort est loin d'être immuable. Par exemple, la consommation d'analgésiques non narcotiques, que ce soit en vente libre ou sur ordonnance, peut être stimulée par la promotion, même quand la science ne leur a trouvé ni avantage ni efficacité, mais seulement de la toxicité. La tendance qu'ont les gens à consommer des neutraceutiques comme la chondroïtine ou la glucosamine est entretenue par des rumeurs que la presse colporte. Les composés de cette nature sont mis en vente sans preuve scientifique ni évaluation par les autorités et il se trouve toujours des gens qui disposent du fric et d'une propension à toujours rechercher des remèdes marginaux.

4. L'expérience et les présuppositions culturelles contribuent à inciter les gens à demander l'aide de professionnels pour surmonter certaines afflictions. Leur décision est déterminée par une influence beaucoup plus puissante que la seule promotion

commerciale. Quand sa propre vie n'est pas en ordre, un problème locomoteur régional paraît bien plus menaçant et le besoin de consulter, plus impératif. Les frictions familiales, les tensions psychosociales, l'insécurité financière et l'insatisfaction au travail sont des motifs de première importance. Le choix du dispensateur de soins que l'on consultera dépend des expériences antérieures, des recommandations des proches et de la promotion que font les dispensateurs de leurs services. En outre, le besoin de recourir à un dispensateur est déterminé tout autant par des facteurs de nature psychosociale, entravant l'aptitude des gens à se débrouiller sans aide, que par la douleur régionale en elle-même.

5. Il en résulte qu'en devenant un patient souffrant d'un problème musculosquelettique régional on exprime en fait, une plainte de substitution. Bien que la plainte dise « Mon dos (ou mon épaule, ou mon genou) me fait mal », ces locutions prennent la place de « Mon dos (ou mon épaule, ou mon genou) me fait mal et je me trouve incapable de supporter cet épisode ». Si c'était ainsi qu'on formulait la plainte ou que le thérapeute la comprenait, on choisirait des interventions visant tant la souffrance anatomique que l'incapacité de la surmonter. N'agir que sur la seule douleur ne peut pas suffire.

6. Quand des travailleurs trouvent que la douleur lombaire ou celle du bras les handicape, le contenu de leurs tâches est rarement aussi incapacitant que le climat défavorable dans lequel ils doivent travailler (voir le chapitre 12). Pour la femme plus âgée souffrant d'une douleur au genou, la lésion débilitante risque fort d'être plus fréquemment d'origine psychosociale qu'anatomique, et c'est souvent la solitude.

7. Il est normal d'avoir des changements dégénératifs du système musculosquelettique. C'est anormal d'avoir au mitan de la vie une colonne vertébrale parfaite. La capacité de reconnaître quelle anomalie cause tel épisode précis de douleur lombaire ou cervicale est minuscule, trop petite en fait pour justifier tout examen d'imagerie. Ça ne va guère mieux pour le nerf

«coincé», la douleur radiculaire qui irradie dans le bras ou la cuisse (sciatique). Ce qu'on trouve avec la résonance magnétique était probablement déjà là avant que la douleur n'apparaisse et y persistera une fois qu'on sera guéri. L'hypothèse discale, une idée mise à la mode il y a 70 ans, voulant que ce soit une «hernie discale» qui cause la sciatique, n'a pas survécu à l'examen de la science. Cette explication est devenue intenable pour ce qui concerne la souffrance axiale (dorsalgie et cervicalgie), et marginale quant à la douleur radiculaire. La plupart des adultes bien portants ont des anomalies impressionnantes de leurs disques intervertébraux après 50 ans, tout comme en ont tous ceux qui atteignent l'âge de 85 ans. Peu importe que ces anomalies du disque soient apparues brusquement ou qu'elles aient été douloureuses, elles n'ont laissé aucun souvenir. La «hernie discale» et le «mauvais dos» sont des termes qu'on devrait reléguer aux archives de l'histoire.

8. La douleur du genou est une autre affliction intermittente et récurrente de l'existence. Une douleur du genou dont on se rappelle survient chaque année chez 20 % des gens, qu'ils aient 20 ou 70 ans. Comme c'est le cas pour le rachis, les épisodes de douleur ne concordent presque jamais avec l'anomalie anatomique qu'on retrouve, et ce, à tous les âges. La plupart des genoux douloureux n'ont pas d'anomalie manifeste, tandis que la plupart des genoux dotés d'une anomalie ne sont pas douloureux. Cela vaut pour les ménisques endommagés, les ligaments croisés et la surface des cartilages. On sait que les personnes appelées par la vie à transporter des poids considérables ont de meilleurs cartilages et plus d'éperons (ostéophytes), un signe de l'arthrose. Il semble qu'il y ait des «bons» et des «mauvais» éperons, les bons se formant autour des articulations saines et occupées, les mauvais apparaissant autour d'articulations ayant perdu du cartilage et leur intégrité biomécanique, ce qu'on appelle l'arthrose. Arthrose ou pas, la douleur du genou est une affliction intermittente.

9. Le dénominateur commun de la myriade d'interventions utilisées pour traiter spécifiquement les problèmes locomoteurs

régionaux est leur manque d'efficacité. Il y a des centaines d'essais cliniques aléatoires des traitements pour les douleurs rachidiennes et, jusqu'à maintenant, aucune des différentes variétés de manipulations, d'injections, d'exercices, d'acupunctures, et ainsi de suite, n'a pu montrer à répétition et de manière convaincante qu'elle fait plus et mieux que le placebo. Aucun produit pharmaceutique n'a une efficacité, un rapport risque/avantage et une relation coût/avantage qui soient supérieurs à ceux de petites doses d'aspirine ou d'acétaminophène. Il n'existe même pas un soupçon de preuve montrant que la chirurgie pour la douleur rachidienne régionale puisse être utile. Il est possible que la chirurgie pour la douleur radiculaire puisse en aider quelques-uns. Le remplacement total de la hanche est une solution pour la compromission biomécanique de la motricité de la hanche ainsi que pour la douleur. Mais il n'y a rien qui suggère que la chirurgie pour la douleur du genou ait le même effet. Reconstruire le genou peut aider à rendre la démarche plus stable, mais le traitement de la seule douleur ne saurait justifier cette intervention. Il en va de même pour les douleurs de l'épaule, du coude et du poignet. La chirurgie pour presque toute douleur musculosquelettique régionale mérite de prendre place dans les archives de l'histoire, juste aux côtés de l'amygdalectomie, de l'hystérectomie pour l'inversion de l'utérus, de la mammectomie radicale (chapitre 6), des pontages coronariens (chapitre 2) et d'autres pratiques empiriques mal inspirées. La chirurgie pour traiter les problèmes musculosquelettiques régionaux est malheureusement devenue une industrie plutôt que d'être reléguée aux oubliettes de l'histoire.

10. On ne sait pas ce qui provoque les épisodes de douleur musculosquelettique régionale. Le risque associé à certaines tâches, que ce soit au travail ou ailleurs, est négligeable, de sorte qu'on se trompe en étiquetant du nom de blessure une lombalgie, tout comme on aurait tort d'appeler blessure un mal de tête. Le mouvement qui réveille la douleur lombaire n'est probablement pas celui qui a provoqué la douleur la première

fois. Étiqueter la douleur latérale du coude «coude du joueur de tennis», même quand on ne joue pas au tennis, devrait souligner l'absurdité de ce diagnostic qui n'est pourtant pas moins absurde que de nommer la douleur angineuse «le thorax du grimpeur d'escaliers». Ce ne sont pas des problèmes de terminologie, mais des problèmes de sémiotique. Les changements que je préconise ont des retombées importantes pour les régimes d'indemnisation des travailleurs (voir le chapitre 12). L'état de la connaissance est si rudimentaire que, lorsqu'une personne se plaint d'une douleur régionale au genou, le plus valide des diagnostics reste «un genou douloureux» et la même observation vaut pour les douleurs régionales de l'épaule, du dos et du cou. Un jour, peut-être prochain, on devrait commencer à comprendre la micro anatomie et la biochimie qui sont en cause et cela pourrait faire émerger de nouveaux diagnostics dont on pourra vérifier la validité. Mais les diagnostics traditionnels qui postulent une anomalie morphologique, ou bien la cause de la souffrance, ne sont plus acceptables.

Ces dix préceptes peuvent aider à surmonter le prochain épisode de douleur musculosquelettique régionale qui surviendra; ils sont tous bien fondés sur la documentation scientifique, comme je le montre dans les lectures supplémentaires de ce chapitre. Je vais maintenant présenter cinq scénarios de douleur musculosquelettique régionale, scénarios qu'on peut tous connaître pendant sa vie et qui montrent qu'une personne maîtrisant ces préceptes peut se débrouiller.

Un épisode typique de lombalgie régionale aiguë. La douleur apparaît au milieu de la matinée alors qu'on vient de se pencher pour nouer son lacet. Apparaît soudainement, dans le bas du dos, une douleur virulente empêchant presque de se tenir debout. Elle s'est atténuée un peu depuis qu'elle est apparue mais elle empêche toujours de se redresser. On peut marcher, penché et avec difficulté, tandis que la position assise au bureau soulage un peu. Outre la difficulté de se rendre aux toilettes, les fonctions d'excrétion sont intactes. Il n'y a pas de symptômes aux extrémités inférieures, ni faiblesse ni perte de sensibilité. On n'est que très mal à l'aise, surtout en déplacement. On comprend que l'affliction est un mal de dos, tout comme on aurait reconnu souffrir d'une grippe. On n'est pas tant inquiet que décontenancé de ce que, pendant les prochains jours, sinon les semaines à venir, ce malaise va déranger les activités habituelles. Cela va requérir de la compréhension de la famille, du patron et des collègues. Il y a eu des tensions au travail, mais, avec un peu de diplomatie, il devrait être possible d'obtenir un accommodement de la patronne. Peut-être qu'on pourrait remettre à plus tard ce voyage d'affaires et faire du rattrapage au bureau à la place. L'acétaminophène qu'on a pris il y a une heure atténue la douleur. Il s'agit de ne pas oublier de répéter la prise quelques fois par jour. Plusieurs corvées domestiques peuvent être retardées aussi et le conjoint sympathisera, ayant lui-même connu un épisode semblable l'année précédente. On va passer au travers et ça finira bien par disparaître.

Douleur régionale et lancinante de l'épaule. Le malaise s'aggrave depuis une semaine, au point où il devient impossible d'agrafer son soutien-gorge. Se brosser les cheveux avec la main droite est aussi impossible. Heureusement qu'il se trouve des soutien-gorge qu'on peut attacher par-devant, et qu'on peut se coiffer de la main gauche. Cela ne rend pas la situation moins déconcertante. Surtout la nuit : on se retourne et la douleur réveille. Pas question de se pointer au tennis pour le match de la semaine. La bonne nouvelle est que, nonobstant les limitations de la portée des gestes, la dextérité reste intacte. La mauvaise nouvelle, c'est de savoir que ce type de douleur prend souvent des mois à se résorber. Aussi bien se préparer pour l'évolution la plus longue. L'acétaminophène et une douche chaude au coucher aident, la plupart du temps, à passer la nuit. La condition physique ne souffrira pas si l'on se met au jogging ou à une autre routine aérobique des membres inférieurs, bien que le tennis puisse s'en ressentir. On déplore que la médecine moderne soit impuissante devant cette affliction. Il arrive que les médecins trouvent une anomalie anatomique à l'épaule droite, peut-être de la coiffe des rotateurs, mais la probabilité est forte qu'ils la trouveront aussi dans l'autre épaule. Alors, qui sait vraiment ce qui fait mal? Peut-être qu'une infiltration de cortisone aidera; peut-être pas. Il n'y a certainement pas de solution chirurgicale ni même arthroscopique. C'est ennuyeux, pour dire le moins, mais ça va aussi finir par passer.

Une douleur régionale du genou à l'âge de 25 ans. On est un athlète en forme, enfin on le croyait jusqu'au mois dernier. Puis le genou gauche s'est mis à faire mal, de façon intermittente puis de manière plus persistante. Il est un peu enflé et on le sent raide. On a essayé le jogging mais, en peu de temps, le genou devint instable et contraint à boiter. Puis, dans les jours qui ont suivi, l'enflure a augmenté, ainsi que la douleur et la boiterie. Un ami a eu la même expérience l'an dernier. Il a consulté le Dr Dupont, un orthopédiste du coin, qui a prescrit une résonance magnétique du genou, suivie d'une arthroscopie pour enlever un ménisque déchiré, ce qui a entraîné plusieurs mois de physiothérapie et d'exercices progressifs. Depuis peu, il a retrouvé la forme d'antan. Il est tentant de faire le même parcours, d'autant plus que l'assurance maladie remboursera pratiquement tous les frais. Mais on a lu *Malades d'inquiétude* et appris que toutes les études montrent que l'ami aurait récupéré plus rapidement s'il avait laissé son genou guérir spontanément. On connaît aussi les informations sur les dommages résultant de la méniscectomie «ouverte», qui était la «solution», il y a 20 ans. Les informations plus récentes sur la méniscectomie «moins traumatisante» par arthroscopie vont dans la même direction. On opte donc pour la guérison spontanée et, pour entretenir le tonus de la musculature, lequel reste essentiel au fonctionnement normal du genou, on modifie le programme d'activités physiques pour éviter celles qui ont trop d'impact sur le genou. Le vélo pendant quelques mois est une solution raisonnable, avec un peu de natation peut-être. Ça va finir par passer.

Une douleur régionale du genou à l'âge de 55 ans. Peut-être que c'est dû au football qu'on a joué au lycée, bien qu'on ne se souvienne d'aucune blessure grave. On pratique le jogging en amateur depuis ce temps, mais ce n'est pas une explication : il existe des études montrant que ceux qui font ça s'en tirent bien mieux que les autres. Bien qu'on soit en forme, on a des épisodes d'une douleur agaçante du genou gauche, qui fait boiter et entrave la descente des escaliers, pour se réveiller avec le genou raide le lendemain. Le genou est raide et instable et, même s'il n'a jamais cédé, on n'ose plus ni jogger ni jouer au tennis. On s'inquiète d'emprunter le parcours de son père, qui au même âge boitillait en raison de mauvais genoux. Au pire, une prothèse totale du genou met de nos jours à l'abri de cette tragédie. Mais n'y aurait-il pas quelque chose à faire de moins conséquent? La chirurgie sous arthroscopie n'est plus une option, depuis qu'un essai clinique aléatoire publié dans le *New England Journal of Medicine* montre qu'on pourrait être empiré par ce traitement. On renonce au traitement à la glucosamine-chondroïtine parce que les données montrant que ces produits sont utiles sont douteuses, des fabricants ayant subventionné les études les plus favorables. On convient qu'il y a mieux à faire avec son fric que de le donner à des praticiens de l'arthroscopie et aux colporteurs d'huile de serpent. Il faut donc trouver le moyen de se débrouiller avec cette affliction. Les sports comme le cyclisme et la natation vont dorénavant prendre de l'importance dans le programme d'activités physiques. On va tâcher de rester mince de manière à charger le genou le moins possible quand il fait mal. Il est possible que ça ne disparaisse pas, mais parvenir à arrêter la progression de la douleur serait déjà bien. Le «remplacement total du genou» n'est ni un remplacement ni une solution séduisante. Rares sont ceux qui en tirent le soulagement spectaculaire dont bénéficient bien des gens qui ont eu un remplacement total de la hanche.

Une douleur persistante du cou avec radiculopathie à l'âge de 60 ans. Ça semble diabolique. Il y a des mois où l'on a une douleur lancinante au cou, douleur qui disparaît et revient. Récemment, ça revient plus que ça ne disparaît et c'est pire qu'une nuisance. On a du mal à reculer la voiture car le cou ne tourne plus assez pour qu'on puisse regarder par-dessus l'épaule. Le sommeil est difficile: on peut trouver une position confortable et s'endormir, pour se faire réveiller au premier changement de position. Il est vrai que l'acétaminophène et la douche chaude au coucher aident, mais ce ne sont pas des panacées. Depuis près de quatre mois, la douleur du cou s'accompagne d'une douleur irradiant sur le bord externe du bras droit vers le poignet avec des engourdissements, des picotements et une perte de sensibilité des doigts du milieu. On s'est accommodé de la douleur du cou, mais cette douleur du bras, la douleur radiculaire, est trop inconfortable et, surtout, déconcertante, pour y faire face sans aide. Le médecin de famille vous a dirigé vers une neurochirurgienne qui se trouve rassurée parce que l'examen physique ne montre aucune faiblesse, même s'il y a perte d'un réflexe dans le bras. Après une résonance magnétique, elle explique qu'il y a beaucoup de maladie dégénérative, y compris des ostéophytes et des pincements des espaces intervertébraux à plusieurs niveaux et des deux côtés de la colonne cervicale. Bien qu'elle ne sache pas avec certitude quelle anomalie coince le nerf expliquant les symptômes du bras, la douleur radiculaire suggère que le problème se trouve près d'une racine rachidienne. Elle vous offre une intervention pour enlever tout ostéophyte présent près de cette racine et pour stabiliser cette partie de votre cou avec une pièce de métal de sorte qu'elle ne bougera plus ni ne coincera ce nerf à l'avenir. Vous avez remercié la neurochirurgienne et demandé du temps pour réfléchir. On sait que cette approche chirurgicale est fondée sur une théorie qui n'a jamais été vérifiée. La neurochirurgienne extrapole à partir d'études de la sciatique. Ces études ont montré que la douleur radiculaire répond un peu à la chirurgie, bien que la guérison spontanée de la douleur ne prenne que quelques mois de plus, ce qui ne saurait constituer un motif suffisant pour accepter de se soumettre au bistouri. Tant que les symptômes neurologiques ne progressent pas, on devrait parier que la maladie finira par guérir spontanément. On n'a même pas été tenté d'essayer une orthèse du cou ni une consultation en physiothérapie. Les orthèses du cou ne font guère plus que rappeler de se tenir droit quand on s'assoit de manière à ne pas mettre sous tension ce qui est endolori, en pliant le cou vers l'avant. On ajuste la hauteur de son écran d'ordinateur et ainsi de suite pour atteindre le même résultat. Les études montrent que les physiothérapeutes et les manipulations n'ont pas grand-chose d'efficace à offrir. On décide donc de faire confiance à l'évolution naturelle de la maladie, même si des symptômes résiduels doivent persister pendant plusieurs mois.

Ces vignettes sont-elles exagérées ? Quand on posera la question à des professionnels du traitement, la plupart douteront qu'il se trouve, aux États-Unis, des gens qui soient capables de surmonter ces afflictions avec ce que je recommande. Ça prend plus que de la confiance en soi : il faut de la sympathie, du soutien et des encouragements de la famille, des amis, des collègues de travail, des employeurs et de la communauté. Sinon, il faut une force de caractère peu commune pour résister tant aux conseils des voisins, eux-mêmes miraculés des nouveaux traitements, qu'aux exhortations de la phalange de praticiens défilant dans la publicité et les médias, laissant entendre que quiconque se comporte de cette façon est un irresponsable ou, ce qui est pire, un disciple de Nortin Hadler. L'épidémiologie suggère toutefois que nombreux sont les gens qui se débrouillent de cette façon, peut-être même la majorité de ceux qui connaissent ces afflictions. De plus, ils le font en s'appuyant davantage sur leurs ressources que sur la compréhension des connaissances justifiant leur décision. Ceux qui requièrent l'aide de professionnels pour faire face aux afflictions le font parce qu'ils manquent de soutien communautaire, qu'ils confrontent des éléments qui sapent leur capacité de faire face, ou sont séduits par les prétentions des dispensateurs de soins, sinon celles des gens qui croient avoir bénéficié de leurs soins. Une fois qu'on s'est laissé séduire, on est incité à réitérer le même choix lors d'un prochain épisode de douleur musculosquelettique régionale, hélas! On dispose des connaissances autorisant de rassurer ceux qui estiment avoir perdu le contrôle et d'alerter la communauté des facteurs ayant une influence délétère sur la guérison de ces problèmes. Il est malheureux, comme je l'ai dit en ouverture de ce chapitre, qu'on tarde tant à progresser en ce domaine.

Pour résumer, quand on est aux prises avec une affliction musculosquelettique régionale, il n'y a que quelques motifs raisonnables autorisant d'aliéner son autonomie en prenant le rôle de patient client, mais pas un seul qui justifie d'abandonner le contrôle de sa propre destinée.

Quand on ne fait pas confiance à sa propre évaluation de l'affliction régionale dont on souffre, il convient d'aller chercher du réconfort auprès d'un professionnel correctement entraîné. En clair, cela vaut quand on se sent mal, quand on a de la fièvre, quand on perd du poids, quand la douleur n'est pas clairement «mécanique», c'est-à-dire soulagée par le repos et exacerbée par l'exercice, quand on a des symptômes neurologiques importants comme la faiblesse d'un membre ou des difficultés à faire fonctionner vessie et intestins. Quand une articulation est rouge, chaude, douloureuse et enflée, il faut voir son médecin. Autrement, il est raisonnable de conserver son autonomie et de se débrouiller pendant que l'affliction se résorbe d'elle-même.

Quand on est satisfait de conclure que son affliction est un problème régional mais qu'il semble y avoir un obstacle incontournable empêchant de le surmonter, peut-être vaut-il mieux alors demander l'assistance d'un professionnel. Il faut être prêt à discuter des influences psychosociales pouvant intervenir. La discussion des problèmes domestiques ou du travail ne doit pas être perçue pour oiseuse ni offensante parce que ce sont des problèmes de cette nature qui compromettent la capacité de surmonter le malaise. Il est donc raisonnable de ventiler ces préoccupations qui peuvent aider à démasquer l'ennemi.

Quand on succombe à la promotion de traitements prometteurs, il faut au moins être certain qu'on tirera avantage des notions qu'il faut assimiler et des procédures proposées. Quand on se sent d'attaque pour parler de la métaphysique des points de pression, des segments instables, de hernie discale, de subluxations, des forces vitales et autres fictions, qu'on y aille! Si l'on retire réconfort des étirements, des manipulations, du ceinturage, des injections, des arthroscopies ou même des fusions, soit! C'est un choix. J'espère qu'alors on paiera ces traitements de son propre argent plutôt que d'en refiler la facture à l'assurance maladie. Quand on souhaite prendre part à une parabole thérapeutique, il est normal de payer soi-même son divertissement. Je reviendrai sur cet argument au chapitre 14.

Voilà ce qu'établit la connaissance présentement disponible. Il est possible que des progrès significatifs soient à la veille de survenir. Nombreux sont les gens atteints de troubles musculosquelettiques qui vivent avec des limitations douloureuses et débilitantes pour lesquelles on ne dispose d'aucune explication anatomique valide. Peut-être qu'on trouvera, un jour, un mécanisme, de nature biochimique par exemple, qui s'avérera plus fécond. De multiples produits en voie de développement méritent d'être testés et un grand marché attend ceux-là qui passeront l'épreuve. Plusieurs médicaments seront brandis comme efficaces, certains obtenant même l'approbation de la FDA. Mais tout ce qui brille n'est pas or, à moins qu'on ne soit un investisseur et, encore là, la plus grande prudence est recommandée. L'histoire récente du développement et de l'introduction des COXIBS, derniers d'une longue liste d'analgésiques et d'anti-inflammatoires cherchant à voler sa place à l'aspirine, rappelle pourquoi il importe tant de bien connaître le processus d'approbation des médicaments. Pourquoi il faut aussi se méfier de la démesure publicitaire qu'on fait passer pour des «progrès» de la pharmacologie. Les COXIBS constituent une classe de médicaments ressemblant à l'aspirine et comprenant des produits comme le Vioxx, le Celebrex et le Bextra. Le chemin menant à la débandade des COXIBS est aussi long que rempli du familier comme de l'inhabituel et il vaut la peine d'en faire le résumé.

LE BOBARD DES COXIBS

La première multinationale du médicament a été la Compagnie de Jésus. «L'écorce du Pérou», le remède-miracle du XVIIe siècle, portait aussi le vocable d'«écorce des Jésuites» parce qu'elle était récoltée sur l'arbre chincona par des indigènes d'Amérique du Sud puis importée en Europe par les Jésuites. Ce «thé jésuite», un antipyrétique capable de réduire les fièvres tourmentant les Européens, était aussi très efficace pour les guérir puisqu'il contenait de la quinine. Bien que les médecins n'aient disposé d'aucun médicament qui soit à la hauteur du thé jésuite, ils le tenaient en piètre estime. Ils étaient donc tout disposés à accueillir le révérend Edward Stone quand il écrit en 1763, à la Royal Society of Medicine de Londres, que l'écorce de saule, l'arbre «jaunâtre» de l'espèce Salix, avait des propriétés ressemblant à celles de l'écorce du Pérou. Cette «bataille des écorces», qui allait se prolonger jusqu'à la fin du XIXe siècle, fut la première escarmouche de la longue guerre des médicaments anti-inflammatoires non stéroïdiens (AINS).

La fin de ce siècle fut aussi l'époque de l'épanouissement de la chimie organique en Prusse. Le principe actif de l'écorce de saule fut isolé, nommé salicine, modifié chimiquement pour donner une famille de produits apparentés, dont certains dotés de propriétés pharmaceutiques. Ces propriétés ont été détectées fortuitement puisque l'essai pharmaceutique clinique aléatoire fut mis au point au milieu du XXe siècle. Avant cette découverte, les chimistes essayaient leurs préparations sur eux-mêmes ou les donnaient à des médecins assez téméraires pour les tester sur leurs patients. En cette ère précédant celle des études expérimentales, l'efficacité était littéralement décrétée de visu tandis qu'on passait facilement à côté de la toxicité. Au tournant du XXe siècle, l'acide salicylique servait à «brûler» les verrues, tandis que le salicylate de sodium servait à traiter la fièvre, même s'il provoquait plus de nausées que les potions de quinine. D'autres salicylates restèrent sur les tablettes des chimistes. L'acide acétylsalicylique a été synthétisée dans sa forme pure en 1869 et appelée aspirine («a» pour acétyl et «spir» pour la plante *Spirsäure* dont on l'extraie). Ce produit est resté sur les tablettes de la société I.G. Farbenfabriken à Bayer-Eberfeld jusqu'à ce que le chimiste Felix Hofmann eut la témérité de traiter son père avec ce produit. Papa Hofmann le déclara efficace pour traiter son arthrite et bien tolérable. Cette observation n'échappa pas à Friedrich Carl Duisberg J^r et le monde occidental n'allait plus jamais être le même.

Duisberg était un jeune chimiste qui accepta un poste chez Friedrich Bayer & Co, un petit fabricant de teinture qu'avec génie et ruse il transforma en l'énorme conglomérat industriel de Prusse connu sous le nom de I.G. Farbenindustrie A.G. ou I.G. Farben. Duisberg était un de ces barons géants de l'industrie du début du XXe siècle, parcourant le monde avec les John D. Rockefeller et autres Andrew Carnegie. Il a laissé un legs complexe, comprenant son entreprise, dont plusieurs des directeurs qui lui ont succédé ont fini par se retrouver au banc des accusés au procès de Nuremberg, en compagnie de malfrats comme Himmler et Goering.

Duisberg avait compris que la chimie pouvait faire autre chose que des composés industriels, y compris des produits capables de déloger les préparations biologiques de la pharmacopée et des pharmacies du monde. L'aspirine était le produit indiqué puisque son marché était sans limites et sa compagnie, son principal manufacturier. En 1903, Duisberg se rendit à Rensselaer, dans l'État de New York, et il construisit une fabrique. Il ne voulait pas s'en tenir à la seule fabrication de l'aspirine, mais aussi l'amener à faire partie intégrale de la vie courante. Il fut le génie du marketing qui marqua de la «Croix Bayer» bien plus de produits que les seules pilules. L'usine de Rensselaer devint propriété américaine pendant la Première Guerre mondiale, puis elle fut revendue à une société de médicaments brevetés qui allait devenir Sterling Products. Sterling a fabriqué «l'aspirine Bayer» jusqu'à ce qu'une réorganisation de l'entreprise ramène en Allemagne, il y a une décennie, le nom et la marque de commerce. Pendant que l'aspirine était brevetée, les producteurs d'imitations se sont installés. À l'expiration de l'exclusivité en 1917, les compétiteurs ont prospéré. C'était le zénith de l'industrie américaine des médicaments brevetés devenue fort rentable du colportage d'onguents et de potions. Mais l'aspirine s'est constitué un marché gigantesque à travers le monde, y compris dans les pays en développement. Bristol-Myers, American Home et Miles Laboratories ont rejoint Sterling pour se faire concurrence entre eux et se sont joints à I.G. Farben pour la vente de l'aspirine et des produits qui en contiennent. La croissance des ventes de l'aspirine continua sans interruption jusqu'aux années 1960 où l'on consommait, chaque jour, des tonnes de ces pilules aux États-Unis. Pour la plus grande partie du XXᵉ siècle, la surdose d'aspirine fut parmi les principales raisons de consultation à l'urgence et de mortalité causée par intoxication médicamenteuse.

Dans les années 1930, un autre produit des chimistes prussiens du XIXᵉ siècle, qui dormait dans la poussière des tablettes, entreprit de se frayer un chemin jusqu'au succès commercial. Il apparut sur le marché britannique dans les années 1950, puis aux États-Unis sous le nom d'acétaminophène, commercialisé sous le nom de Tylénol par la société McNeil Pharmaceuticals. Quand Johnson & Johnson, un géant des produits sanitaires, acheta McNeil, le Tylénol devint concurrent du Datril, la version d'acétaminophène fabriquée par Bristol-Meyers. Ces deux produits ont connu des percées importantes dans le marché de l'aspirine à titre d'antipyrétiques et d'analgésiques. Même si l'acétaminophène n'a qu'une petite fraction des effets de l'aspirine sur l'enflure, la rougeur et la chaleur qui caractérisent les lésions inflammatoires, il ne provoque pas de brûlements d'estomac ni de saignements intestinaux. Cet avantage l'a aidé dans sa bataille contre l'aspirine.

Au milieu du siècle, Boots, une vieille chaîne de distribution pharmaceutique de Grande-Bretagne, s'est dotée d'une petite unité de recherche pour tenter de mettre en marché un nouvel agent anti-inflammatoire qui soit aussi puissant que les stéroïdes mais sans leurs effets toxiques ni ceux de l'aspirine. Le jeune pharmacologue Stewart Adams étudiait des produits à cette fin. Il s'appuya sur un modèle animal de l'inflammation, utilisant des cobayes atteints d'insolation. Un biochimiste, John Nicholson, préparait les produits à tester. Ils ont eu de la chance et découvert un nouvel AINS, l'ibuprofène, qu'on a breveté à la fin des années 1960 puis commercialisé sous les noms de Brufen en Grande-Bretagne et de Motrin aux États-Unis, en vertu d'une franchise accordée à Upjohn. Les écluses du développement des AINS venaient d'être ouvertes ainsi que l'orgie de promotion commerciale qui en découlerait.

Motrin a été le premier agent anti-inflammatoire du Nouvel Âge à subir l'examen d'une FDA modernisée. La FDA a été créée comme un service du ministère de l'Agriculture en 1906, avec la responsabilité d'expurger du marché inter-États les médicaments impurs et impropres à la consommation. En 1912, l'amendement Shirley ajoutait à son mandat la prohibition des fausses représentations concernant les propriétés thérapeutiques, bien qu'on n'ait jamais défini ce qui constituait une fausse représentation. De sorte qu'il fallut que les consommateurs se protègent par eux-mêmes jusqu'en 1937, quand la société Massengill de Bristol, au Tennessee, a commencé à expédier des gallons de son élixir de sulfanilamide. Le sulfanilamide est un des premiers antibiotiques miraculeux, un médicament sulfa insoluble dans l'eau. Le chimiste en chef de Massengill avait trouvé que le produit se dissolvait bien dans le glycol d'éthylène (l'antigel d'automobile d'aujourd'hui), mais il n'avait pas vu que le glycol d'éthylène était un poison jusqu'à ce plusieurs personnes en périssent. C'est le chimiste, et non pas M. Massengill, qui se suicida. Le sénateur Royal S. Copeland, un médecin ostéopathe, pilota au Congrès en 1938 une révision de la loi fédérale encadrant les aliments, les médicaments et les produits cosmétiques. Cette loi stipulait qu'aucun médicament ne pouvait être autorisé sur le marché avant d'avoir fait la preuve de son innocuité. Cette obligation ne porte que sur l'innocuité et ne comprend pas l'efficacité. Pour ajouter la certification de l'efficacité au mandat de la FDA, il fallut attendre que se produise un nouveau désastre, celui de la thalidomide. C'est à la suite de cette tragédie que les amendements Kefauver-Harris ont été approuvés en 1962, lesquels exigeaient qu'une preuve «substantielle» établissant tant l'efficacité que l'innocuité soit faite avant qu'un produit pharmaceutique puisse être mis en vente aux États-Unis. C'est ainsi que naquit la FDA moderne chargée d'élaborer et de réviser les procédures permettant d'assumer ces responsabilités. Ce fut une vraie bénédiction pour la protection des consommateurs. Ce fut aussi le début d'une nouvelle ère pour l'épidémiologie et la biostatistique: des méthodes devaient être mises au point pour exécuter le mandat et elles devaient être constamment remises à jour. Tout AINS a depuis été soumis à l'examen de la FDA. Les faits suivants sont vrais pour tous les AINS qui ont été approuvés.

1. Tout AINS approuvé est doté d'une efficacité démontrée qui plus grande que celle du placebo.

2. Aucun AINS approuvé ne s'est avéré moins efficace que l'aspirine.

3. Aucun AINS approuvé ne s'est avéré plus efficace que l'aspirine.

4. Enfin, aucun AINS approuvé n'a pu prouver être plus sécuritaire que l'aspirine.

Il reste un autre fait historique à rappeler avant d'en venir au désastre des COXIBS. Des générations de scientifiques ont tenté de connaître le mécanisme anti-inflammatoire de l'aspirine. Bien des théories ont été rejetées, mais il s'en trouve une qui a bien résisté au passage du temps et qui explique une partie, et peut-être même la plus grande partie, de ce mécanisme. En 1971, Sir John Vane, à l'emploi de la société Burroughs-Wellcome de Grande-Bretagne, a découvert que l'aspirine (et tous les AINS) inhibait l'enzyme cyclooxygénase (COX), laquelle tient un rôle critique dans la synthèse des prostaglandines, médiateurs chimiques bien connus de l'inflammation. Il n'y a aucun doute que ce fut une percée importante même si l'histoire est loin d'être finie. Vane a remporté le prix Nobel pour cette découverte. Les prostaglandines jouent aussi un rôle dans le maintien de l'intégrité de la muqueuse de l'estomac, de sorte que l'inhibition enzymatique explique la gastropathie causée par les AINS, due à des érosions superficielles qui surviennent et disparaissent chez tous ceux qui consomment des AINS.

Au début des années 1990, on a montré qu'il existait deux formes de COX: la COX-1, présente dans plusieurs cellules, et la COX-2 qui peut activer certaines cellules. Des études expérimentales suggéraient que la COX-1 était active tant dans les processus inflammatoires que dans l'estomac alors que la COX-2 n'intervenait que dans les processus inflammatoires. Cela lança la course à la découverte d'un nouvel AINS qui n'inhiberait que la COX-2, un agent anti-inflammatoire épargnant l'estomac, autrement dit l'aspirine parfaite. Plusieurs composés ont été découverts par les laboratoires de plusieurs sociétés pharmaceutiques, au plus grand bonheur de leurs actionnaires. Ces nouveaux AINS ont été nommés COXIBS pour signifier qu'ils inhibaient spécifiquement la cyclooxygénase COX-2. Deux furent mis sur le marché sous les noms Celebrex et Vioxx et furent les premiers à être évalués dans des essais puis autorisés par la FDA. Les essais ont recruté des patients souffrant d'arthrite rhumatoïde ou de problèmes musculosquelettiques régionaux, habituellement une douleur du genou secondaire à de l'arthrose. Ces essais exigeants et coûteux sont de plus en plus souvent donnés en sous-traitance externe à des sociétés de développement clinique (SDC), entreprises du secteur privé travaillant pour l'industrie pharmaceutique, réalisant les essais cliniques, analysant les données et administrant la procédure régissant l'approbation par la FDA. Les SDC, ou d'autres sociétés spécialisées, recrutent des médecins qui recrutent à leur tour des participants aux études à partir de leur clientèle. Les SDC, les médecins et les patients reçoivent tous une rémunération pour leur participation. Il y a fort longtemps que les essais cliniques de médicaments ne sont plus à l'abri d'intérêts particuliers, des conflits d'intérêts, de préoccupations commerciales et de la fraude. Quelques scandales mettant en cause des «patients fictifs» et des tripotages de données ont été signalés par les médias, ce qui a contraint les agences de réglementation à surveiller la qualité des essais. L'exemple des COXIBS fait partie des plus subtils.

Pharmacia (la société pharmaceutique suédoise qui allait être avalée par Pfizer) et Merck défrichaient le terrain en accélérant une tendance de l'industrie du médicament à pousser les limites de la promotion commerciale à la marge de la véracité. C'est l'impression qui se dégage du contenu des multiples symposiums pour professionnels qu'ils commanditent, des soupers-causeries animés par des célébrités, des annonces qu'ils font paraître dans les périodiques professionnels et de la publicité s'adressant directement aux consommateurs.

L'histoire de la publicité directe aux consommateurs est intéressante. Les amendements Kefauver-Harris à la Loi sur les aliments, médicaments et produits cosmétiques de 1962 ont fait plus qu'imposer la vérification de l'efficacité. La régie de la publicité concernant les médicaments sur ordonnance (et non celle concernant les médicaments en vente libre) a été transférée de la Federal Trade Commission à la FDA. La FDA s'est déchargée de cette responsabilité en exigeant un libellé détaillé des avantages, des risques, des indications et des contre-indications dans la monographie résumant les caractéristiques du produit et en exigeant les mêmes informations de toute entreprise pharmaceutique souhaitant faire de la promotion auprès des médecins et du public. C'est ce qui explique les avertissements qui figurent au bas de toute publicité imprimée pour des médicaments. La société Boots Pharmaceuticals a été la première à recourir à la publicité directe aux consommateurs pour sa marque d'ibuprofène en 1981, initiative qui incita la FDA à proposer un moratoire volontaire sur toute publicité directe jusqu'en 1985, quand le moratoire fut rappelé mais sans qu'on retire l'obligation de la déclaration détaillée, laquelle devenait encombrante pour la publicité dans les médias électroniques. Les choses en restèrent là pendant une décennie jusqu'à ce que paraisse un rapport de la société Scott-Levin qui avait trouvé dans une enquête que les médecins accepteraient volontiers de prescrire un médicament particulier que leurs patients demanderaient. En 1995, la FDA tint des audiences publiques au cours desquelles des représentants de l'industrie ont demandé un assouplissement des règles encadrant la publicité directe aux consommateurs. L'argument principal était l'avantage de faire des patients des consommateurs avertis plutôt que de stimuler la croissance des ventes, ce qui était le plus authentiquement important. Au mois d'août 1997, la FDA a allégé la réglementation de la publicité directe aux consommateurs dans les médias électroniques ; les messages publicitaires doivent signaler les principaux risques en même temps qu'on prend les moyens appropriés pour faire la diffusion des renseignements contenus dans la monographie. Pour ce faire, la FDA proposa un numéro de téléphone sans frais, la consultation avec un professionnel de la santé, un site Internet ou le renvoi à la publicité imprimée.

Les dépenses consacrées par l'industrie pharmaceutique à la publicité directe aux consommateurs de médicaments homologués ont triplé entre 1996 et 2000 pour atteindre 2,5 milliards de dollars, ce qui ne compte que pour 15 % du budget de commercialisation de l'industrie, et 4 milliards en 2005. Le Vioxx occupait l'avant-scène. Le Celebrex et le Vioxx rapportaient chacun des revenus excédant 3 milliards par année. Merck et Pfizer ont convaincu consommateurs et prescripteurs que leurs COXIBS valent bien leur coût considérablement plus élevé que ceux de l'aspirine en vente libre et des autres AINS. La publicité suggère que les patients obtiennent le soulagement tout en jouissant d'un moindre risque de toxicité gastro-intestinale ainsi qu'on l'avait prédit sur la foi des tests réalisés en éprouvettes sur les inhibiteurs des COX-2. On a convaincu patients et médecins même si ni l'une ni l'autre de ces deux compagnies n'a jamais fourni de preuves qui convainquent la FDA, ni moi non plus d'ailleurs. On peut se demander pourquoi la FDA a en premier lieu autorisé les COXIBS, puisque qu'elle n'a jamais été persuadée que ces produits aient une plus grande efficacité et une plus grande sécurité que des médicaments connus depuis longtemps. Je soupçonne que des influences externes ont pesé lourdement, la FDA n'étant pas à l'abri des pressions émanant du Congrès, une influence qui s'est manifestée puissamment quand l'agence envisagea de réglementer le tabac comme un médicament. En outre, les membres des comités consultatifs de la FDA ne font pas l'objet d'interdits applicables aux arrangements financiers qu'ils peuvent établir avec les sociétés pharmaceutiques, comme plusieurs en entretiennent. Bien des enjeux étaient en cause quand les COXIBS tombèrent dans la mire de la FDA.

Le succès phénoménal des nouveaux agents COX-2 atteste de la puissance de la rumeur, de la crédulité de la presse et de la perfidie de la promotion commerciale ciblant les médecins et leurs patients. C'est ainsi que, peu après le lancement du Celebrex, Jerome Groopman a écrit un article dithyrambique dans le *New Yorker*, s'appuyant sur des déclarations du chef de la recherche d'une filiale de Pharmacia qui avait mis au point le produit. Je n'ai jamais prescrit un COXIB et j'ai mis en garde contre cette prescription dans la deuxième édition de mon ouvrage, *Occupational Musculoskeletal Disorders*, paru en 1999.

Je ne suis pas enclin à l'indulgence envers Groopman comme journaliste ; il a été séduit par l'enthousiasme d'un scientifique expérimenté et respecté qui se racontait des histoires. Je n'applaudis pas le comportement des membres de la profession médicale qui, pour être des leaders d'opinion, nagent dans une mer de conflits d'intérêts manifestes. Par exemple, l'American College of Rhumatology a organisé un comité censé mettre à jour les consignes relatives au traitement médical de l'arthrose du genou et de la hanche. En 1998, les recommandations du College allaient en faveur de l'acétaminophène, non que l'acétaminophène soit très efficace : elle est juste tout aussi efficace que n'importe quel AINS sans en avoir la toxicité gastro-intestinale. La mise à jour des consignes stipule que la comparaison des risques et des avantages favorise les COXIBS pour les patients de 65 ans et plus. En raison d'une plus grande circonspection entourant les conflits d'intérêts, plusieurs périodiques exigent maintenant des auteurs qu'ils déclarent toute possibilité de préjugé de cette nature. C'est dans cet esprit qu'on a demandé aux membres du comité de faire la liste de leurs relations d'affaires, comprenant les consultations et les honoraires de conférencier, entretenues avec l'industrie pharmaceutique et les sociétés de biotechnologie. Les quatre membres du comité ont signalé quatre, neuf, onze et dix-sept relations d'affaires établies principalement avec des sociétés actives dans la production des COXIBS. Peut-être le College et ses auteurs se sont-ils sentis dédouanés par une telle déclaration, mais j'imagine que les lecteurs partageront l'indignation que m'inspire la position de quatre hommes entretenant autant de liens financiers personnels avec des fabricants de COXIBS qui conseillent les membres d'une spécialité médicale. C'est devenu une pratique courante.

En dépit de profits exorbitants autorisant la poursuite d'un marketing de prédateurs et risquant de faire exploser la valeur de leurs titres en bourse, ni Pfizer ni Merck ni leurs actionnaires ne purent se résoudre à se contenter de se répartir le marché. Les deux sociétés ont commandité de gros essais cliniques, espérant démontrer à la FDA que ces produits étaient sécuritaires de manière à retirer les avertissements de «toxicité gastro-intestinale grave» figurant sur leurs notices et leur matériel publicitaire. L'essai CLASS de Pfizer, publié dans le *JAMA* en 2000, compare le Celebrex avec l'ibuprofène ou le diclofénac (Voltaren) chez des patients souffrant d'arthrite rhumatoïde (AR) ou de douleurs musculosquelettiques secondaires à l'arthrose, surtout de la douleur du genou. L'essai VIGOR de Merck parut dans le *New England Journal of Medicine*. On y compare le Vioxx avec le naproxène dans le traitement de l'AR. Dotées de cet arsenal, les sociétés pharmaceutiques et leurs SDC en sous-traitance ont demandé à la FDA de retirer les avertissements.

Ni les examinateurs internes de la FDA ni son comité consultatif n'ont été persuadés par les données de l'essai CLASS. Quand on a révisé les analyses statistiques faites par Pfizer, il n'y avait aucune preuve de l'avantage du Celebrex. Les réviseurs de la FDA et les membres du comité n'étaient toutefois pas d'accord pour reconnaître la présence d'une marge de sécurité gastro-intestinale quand on comparait le Vioxx avec le naproxène. Les réviseurs de la FDA n'étaient pas impressionnés, mais ceux du comité consultatif estimaient qu'il pouvait y avoir une percée, mais pas encore assez marquée pour lui donner un avantage sur tous les autres AINS. La victoire de Merck allait s'avérer coûteuse puisqu'une découverte inattendue de l'essai VIGOR devint manifeste pour les deux groupes de réviseurs des données fournies à la FDA : plus de patients traités avec le Vioxx décédaient de maladies cardiovasculaires que ceux qui étaient traités avec le naproxène. Beaucoup plus que ce qui avait été signalé dans la version de l'étude VIGOR publiée en 2000, dans le *New England Journal of Medicine*. Les rédacteurs du *NEJM* ont publié en 2005 une déclaration faisant état de leurs inquiétudes.

Le Celebrex est toujours en vente, toujours promu énergiquement et toujours aussi bon vendeur, autant de reflets de la rumeur colportant qu'il épargne l'estomac, rumeur confortée par les conclusions de l'étude CLASS publiées dans le *JAMA*. La version publiée a convaincu les évaluateurs que le Celebrex était plus gentil pour l'estomac. Mais une révision distincte des résultats de cette étude n'a pas convaincu la FDA de retirer l'avertissement concernant l'estomac, bien qu'elle n'eut pas estimé nécessaire de mettre en garde contre les complications cardiaques. Cela est un autre aspect de l'étude CLASS qui est aussi révoltant que la présentation des résultats de l'étude VIGOR. On a appris et largement discuté les trouvailles de journalistes d'enquêtes établissant que l'étude CLASS avait été publiée sur des données tronquées. Les données complètes présentées à la FDA contredisaient les conclusions publiées dans les périodiques scientifiques. Les réviseurs de la FDA avaient raison de conclure que le Celebrex n'offrait aucun avantage. On apprit plus tard que, bien que toutes les données aient été disponibles au moment de la présentation du manuscrit de l'article, quelqu'un avait décidé de publier une analyse sur des données incomplètes favorisant le Celebrex. La promotion commerciale qui s'ensuivit était fondée sur cette publication : 30 000 copies de l'article du *JAMA* ont été achetées pour distribution. Les ventes de Celebrex sont passées de 2,6 milliards de dollars en 2000 à 3,1 milliards en 2001. Je ne sais pas si les auteurs étaient au courant. La tête de l'article de l'essai CLASS comptait 16 auteurs : six étaient des salariés de Pharmacia, les autres d'institutions universitaires tout en travaillant comme consultants rétribués de

Pharmacia, le commanditaire de l'étude. Un des universitaires, qui avait une longue histoire de collaboration avec Pharmacia et d'autres sociétés pharmaceutiques, avait été l'auteur principal d'un premier essai du Celebrex et dirigeait à un moment donné la division de la FDA chargée de réviser toutes les demandes d'approbation des nouveaux médicaments anti-inflammatoires.

L'étude VIGOR devint « l'arme du crime ». Il est vrai que Merck a réussi à augmenter la reconnaissance de son innocuité gastro-intestinale par quelques investigateurs. Je ne fais pas partie des convaincus puisque cette concession est fondée sur des différences minuscules, trop petites pour se mesurer en toute sécurité. Mais Merck avait un marché bien plus grand à l'œil. Au chapitre 5, j'ai discuté de l'hypothèse voulant que les AINS puissent réduire le risque d'avoir des polypes au côlon. J'ai aussi analysé les fondements très ténus sur lesquels on appuie la thèse que les polypes pourraient être des précurseurs significatifs du cancer du côlon. C'est néanmoins ce qu'on raconte aux Américains. Il en découle que, si les AINS empêchent la formation des polypes, ils devraient aussi bannir le cancer du côlon dans une population qui prend de l'âge. Si les AINS étaient moins dangereux, tout le monde pourrait en consommer, peu importe le coût. C'est ainsi que les fournisseurs de COXIBS se sont activés à réaliser des études explorant l'idée que leurs planches à billets puissent devenir partie de la vie de notre côlon, comme le fluorure l'est de celle de nos dents. C'est à ce moment que l'arme du crime explosa dans la figure de Pfizer, Merck et plusieurs de leurs compagnons de route.

Les COXIBS provoquent une légère augmentation des incidents cardiovasculaires liée à la dose. Le Celebrex, par exemple, à la dose de 400 mg par jour n'augmente pas significativement le risque de décès ou d'autres événements cardiovasculaires. Mais, à 800 mg par jour, le risque triple. Cette observation attira l'attention de la FDA, des périodiques médicaux et de la presse grand public. Le lecteur de *Malades d'inquiétude* sait qu'il faut se méfier des résultats exprimés en termes de risque relatif. Des 671 patients consommant 800 mg par jour, 23 sont morts de causes cardiovasculaires, infarctus, insuffisance cardiaque ou accident vasculaire cérébral. Ce fut là le destin de 7 des patients qui prenaient le placebo, de sorte que le risque absolu ajouté dépasse légèrement 2 % sur une période de trois années dans une population dont l'âge moyen est autour de 60 ans. En d'autres mots, il faudrait traiter plus de quarante personnes pendant trois années pour observer un décès. Avec le placebo, il faudrait en traiter 200 pendant trois ans pour observer une mort. Le premier danger, purement iatrogénique, est à la limite de ce qui est crédible pour les motifs que j'ai discutés au chapitre 1. Le second risque va bien au-delà. Comme il n'y a pas de prétention d'une efficacité qui surpasserait celle des anciens AINS et comme je ne trouve rien de convaincant dans les prétentions d'une meilleure sécurité, même une petite possibilité de toxicité est inacceptable. C'est ce que j'ai répondu aux nombreuses questions reçues de la presse. Ces médicaments n'auraient jamais dû être autorisés.

Entretemps, Merck et Pfizer se sont retrouvés dans l'œil de l'ouragan. Tous deux retirèrent leur COXIBS du marché. En février 2005, la FDA a convoqué un comité de 32 experts de l'arthrite et de la sécurité des médicaments qui ont écouté des témoignages pendant trois jours. Le comité a voté à 31 contre 1 pour que le Celebrex continue d'être vendu et à 17 contre 15 pour que le Vioxx reste lui aussi sur le marché. Le *New York Times* a remarqué que dix membres (au moins) du comité avaient des liens manifestes avec l'industrie pharmaceutique. Ces dix experts ont voté à l'unanimité moins un pour le maintien des COXIBS sur le marché. La FDA s'est donc inclinée, exigeant cependant qu'une mise en garde exceptionnelle soit ajoutée à l'étiquetage (la monographie). Merck s'est sentie innocentée et a réintroduit le Vioxx, mais pas pour longtemps. Pfizer a hésité, mais la saga n'allait pas s'arrêter là.

Le 5 mai 2005, un comité de la Chambre des représentants a tenu une audience. Comprenez que l'industrie pharmaceutique est aussi un organisme de lobbying qui maintient une présence impressionnante dans la capitale depuis des années. Le Congrès a toujours entretenu des relations cordiales avec l'industrie pharmaceutique jusqu'à ce que le désastre des COXIBS lui force la main. Le Congrès en a alors appris beaucoup sur ce que le représentant Henry Waxman appelle «les dessous des services de santé». On a tous découvert qu'en plus des 4 milliards de dollars consacrés à la publicité directe aux consommateurs l'industrie avait dépensé plus de 5,5 milliards pour faire la promotion des médicaments auprès des médecins (5,5 milliards, c'est plus d'argent que ce que toutes les facultés de médecine des États-Unis dépensent chaque année pour former les étudiants en médecine). L'industrie emploie plus de 90 000 représentants, un pour 4,7 médecins, pour éduquer les médecins à propos des nouveaux médicaments et de leurs nouvelles indications. Le comité a pris connaissance d'un bulletin que Merck expédia à ses 3 000 vendeurs de Vioxx peu après que la FDA eut revu l'étude VIGOR, feuillet dans lequel elle recommande à ses démarcheurs de ne pas amorcer la discussion de ces questions avec leurs clients. En outre, Merck formait son personnel pour qu'il identifie à des fins « pédagogiques » des conférenciers qui soient aussi des leaders d'opinion ayant une opinion favorable de Merck et de Vioxx.

Mais ce n'est pas tout. Que le Vioxx augmente le risque d'accidents cardiovasculaires n'a pas échappé aux avocats. Des poursuites sont en cours et pour longtemps. L'examen des pièces à discuter aux audiences a montré un zèle de la promotion commerciale dont les manœuvres douteuses qu'on a vues plus haut ne sont que les symptômes. En outre, il n'y a pas beaucoup d'honneur parmi les voleurs. Eric Tropol est un cardiologue réputé, débauché de l'Université du Michigan pour diriger le service de cardiologie de la Cleveland Clinic. Topol a été le chercheur principal dans nombre d'études de médicaments et de dispositifs médicaux pendant toute sa carrière et un consultant de premier ordre pour l'industrie. Il n'y a aucun doute qu'il dispose d'aptitudes particulièrement séduisantes pour la Cleveland Clinic, une fondation sans but lucratif dont le revenu annuel est de plus de 4 milliards et qui se vante de disposer d'un centre d'innovations comptant 15 000 pieds carrés, soutenant ses chercheurs dans l'exploitation commerciale de leurs trouvailles. Topol était le dirigeant principal des affaires universitaires et siégeait au comité sur les conflits d'intérêts de la clinique ainsi qu'à son conseil d'administration. Topol s'est mis à la disposition des plaignants recourant à la justice contre Merck pour avoir commercialisé le Vioxx sans jamais rien dire du risque de toxicité pour le cœur. Il s'est avéré que Topol conseillait en même temps un fonds d'investisse-ment profitant de l'effrondement de la valeur boursière des actions de Merck à la suite de la catastrophe du Vioxx. La clinique dépouilla Topol de son titre de directeur et l'expulsa du comité des conflits d'intérêts et du conseil d'administration. Je ne m'inquiète pas du sort du Dr Topol. Il a démissionné de la clinique en février 2006 pour joindre le personnel de la faculté de médecine de la Case Western Reserve University, de l'autre côté de la ville. *Sic transit gloria mundi.* Le successeur de Topol à la Cleveland Clinic, Steven Nissen, est l'auteur de la méta-analyse sur l'Avandia dont on discute dans les lectures complémentaires du chapitre 3. Même si la FDA compte bien des gens honorables et dévoués, il est manifeste que sa statégie de protection de l'intérêt des consommateurs est devenue un instru-ment bien grossier dans le contexte actuel. Se relevant de la tragédie des COXIBS, la FDA s'est tournée vers l'Institute of Medicine (IOM) en 2005. L'IOM est la plus politisée de toutes les académies nationales des sciences (National Academies of Science) puisque ses membres peuvent être choisis en fonction de leur puissance politique universitaire plutôt que sur la base de leurs réalisations scientifiques. L'IOM a constitué un comité dont le travail a donné la « nouvelle initiative » annoncée par la FDA en janvier 2007 (http://www.fda. gov). La FDA propose un effort colossal portant surtout sur les pro-cessus, mais qui n'offre guère que des paroles pieuses sur deux des trois problèmes de fond :

1. Un programme de pharmacovigilance après mise sur le mar-ché (phase IV) est proposé. Il y a longtemps qu'il aurait fallu en organiser un puisque présentement on s'en remet au signa-lement spontané des médecins. La FDA propose une appro-che plus systématique, une fois qu'on l'aura testée auprès de l'administration des Anciens Combattants.

2. Les définitions vagues de l'efficacité constituent le ventre mou des procédures courantes d'évaluation des médicaments de nos jours et l'on ne trouve rien d'autre que des promesses dans la nouvelle initiative. Comme nation, il faut que nous com-prenions ce concept, de sorte qu'on puisse se doter de normes qui soient plus exigeantes que la simple preuve. Il faut qu'il y

ait preuve d'avantages importants dans les essais cliniques aléatoires de phase III pour autoriser la mise sur le marché d'un médicament. Cette exigence va nous débarrasser de ces produits qui ne sont qu'imitations et de toutes ces bonnes idées qui ne donnent que des résultats marginaux au chevet des malades. Cela simplifierait la procédure de révision de la documentation et de l'autorisation de mise sur le marché puisque la vérification d'avantages importants demande des études de beaucoup moins d'envergure. Ça augmenterait la difficulté de tripoter les données dans l'espoir de produire de petits effets. Et ça permettrait l'évaluation raisonnable du rapport risques/avantages.

3. L'initiative ne dit rien de l'évaluation des appareils et d'autres dispositifs, la matériovigilance. Il est grand temps qu'on s'occupe des appareils. Notre nation doit exiger qu'on impose en matériovigilance les mêmes normes élevées de qualité que celles qu'on exigerait en pharmacovigilance. De nos jours, on doit s'en tenir à faire la preuve que les instruments ne sont pas dangereux et non pas qu'ils sont efficaces. C'est ce qui explique qu'on en trouve autant à se faire concurrence sur le marché.

Si l'on pouvait s'entendre pour tenir ces trois objectifs pour prioritaires, bien des bavures de l'histoire de la FDA disparaîtraient à jamais et tout le monde y gagnerait. Il faut de plus chasser l'entreprise privée de l'évaluation des médicaments. On pourrait installer, avec des fonds fédéraux, des unités de «clinimétrie» dans plusieurs facultés de médecine, lesquelles recruteraient des chercheurs qualifiés à qui l'on interdirait toute relation d'affaires avec les compagnies pharmaceutiques. Les compagnies auraient toujours le loisir de breveter leurs médicaments, de les éprouver sur des animaux et de réaliser les tests cliniques de première phase. Mais l'industrie ne réaliserait plus les essais cliniques aléatoires les plus critiques. Un groupe de scientifiques correctement formés mettraient en ordre prioritaire les nouveaux médicaments à évaluer selon leur probabilité de conduire à des progrès importants. Dans un article que j'ai fait paraître en 1983, j'ai suggéré une méthode statistique qui permettrait de tirer profit de l'enrôlement d'un nombre déterminé de patients dans un nombre limité lui aussi de sites d'évaluation. Les médicaments d'imitation et ceux qui n'ont que des effets marginaux disparaîtraient rapidement et à moindre coût dans ce système, tout comme la plus grande partie des conflits d'intérêts. Il en irait de même pour la disparition des SDC et des industries affiliées.

Je ne retiens pas mon souffle parce qu'il y a trop d'investi dans le maintien du *statu quo*. La mise en marché des COXIBS le montre bien. Il y a tant d'intérêts en jeu, tant d'argent mis en cause que les larbins du marketing, qui dominent maintenant la direction de l'industrie pharmaceutique, maintiennent des forces capables d'intimider la FDA. Les procédures d'approbation sont financées par les firmes requérantes, ce qui place la FDA dans une position clientéliste. Les comités consultatifs sont truffés d'experts liés à une industrie capable d'influencer les nominations politiques à la FDA et de lui fournir plusieurs de ses cadres supérieurs. Un nombre inquiétant de médecins, comprenant des professeurs de médecine, ont tenu des rôles rétribués dans l'exécution d'essais cliniques liés à la commercialisation de médicaments. Il s'en trouve pour penser que les essais de médicaments approuvés par la FDA sont en fait des activités de promotion commerciale et non pas des tentatives de vérification d'hypothèses concernant les relations risques/avantages de ces produits. De trop nombreux articles sont écrits, parfois par des nègres, et des conférences sont prononcées par des gens à la solde de l'industrie. Plusieurs articles rapportant des essais cliniques sont signés par des médecins qui n'ont jamais eu aucune prise directe sur la confection de l'étude ni sur l'analyse des données qui sont promenées sur les tribunes d'ateliers, de conférences puis largement publiées, toutes ces activités étant commanditées par l'industrie. Il n'y a rien qui ait échappé à son attention. Nombreux sont les éditoriaux déplorant ces pratiques mais bien minces en sont les effets.

L'aspect le plus diabolique du bobard des COXIBS est le fait que toute cette mauvaise aventure soit fondée sur une erreur. Les troubles digestifs liés aux AINS survenant chez les consommateurs d'AINS n'ont rien à voir avec les symptômes et sont inoffensifs pour la plupart des gens. Les AINS augmentent la probabilité de complications digestives graves dans un petit sous-groupe de personnes qu'il est facile de repérer : celles ayant un antécédent d'ulcères, celles qui consomment des médicaments provoquant les ulcères (stéroïdes et alcool en tête de liste), celles qui prennent des anticoagulants, celles qui ont des antécédents de complications graves d'ulcère et les personnes âgées, les femmes particulièrement. Pour presque tout le reste de la population, il n'y a aucun danger important y compris la minuscule augmentation du risque cardiovasculaire. Pour les sous-groupes à risque, il est logique d'éviter l'exposition. Les AINS ne sont jamais à consommation obligatoire. Pour les sous-groupes à risque, l'acétaminophène est l'analgésique alternatif de premier choix. Les COXIBS ne sont jamais une option raisonnable.

Je devrais ajouter que la commercialisation des AINS a été un immense succès depuis quarante ans. Près de 80 % des adultes des États-Unis consomment fréquemment des analgésiques en vente libre au cours d'une année, certains très fréquemment. Les médecins américains ont signé plus de 312 millions d'ordonnances d'analgésiques en 2000 et 140 millions pour des narcotiques en 2002. La médicalisation, parlons-en !

Les lectures supplémentaires de ce chapitre sont élaborées. C'est presque un chapitre fantôme, révélant d'autres preuves soutenant mes arguments et fournissant des références multiples.

▪ Chapitre 10 ▪
C'est dans la tête

Il n'y a rien qui puisse autant bouleverser l'âme que l'ultime soupir de l'être.

George Santayana, *The Life of Reason* (1905-1906)

Au chapitre 8, j'ai fait le point de la documentation appuyant ma thèse selon laquelle être bien portant ne veut pas tant dire ne jamais éprouver de symptômes que disposer de l'énergie pour surmonter les afflictions intermittentes et récurrentes comme les courbatures, les nausées, les brûlures d'estomac et tant d'autres malaises. Dans ce chapitre, je souhaite explorer le phénomène d'avoir un « mauvais » jour, un de ces jours où l'on ne se sent pas d'équerre, au point de ruiner notre journée. Je préviens le lecteur que, même si je me préoccupe de ce problème depuis des décennies et que la compréhension que j'en ai ait progressé, elle n'est pas encore tout à fait au point. Dans un livre paru il y a dix-sept ans (*Occupational Musculosqueletal Disorders*, 1993), j'ai suggéré qu'un « mauvais jour » est un syndrome, le syndrome « ne pas se sentir d'équerre » lequel, pour être de son temps, appelle l'acronyme NPSSE. Ne pas se sentir d'équerre me semblait la meilleure manière de décrire un mauvais jour. C'est une expression qui remonte aux premiers temps des machines à imprimer. L'imprimeur devait disposer les lettres d'un mot dans un appareil de fixation qui les maintenait ensemble pendant l'impression. Quand l'imprimeur n'était pas d'équerre, les lettres se dispersaient dans tous les horizons. C'est ce qui survient lors d'un « mauvais jour » : on a du mal à rester maître de tout. Le NPSSE se manifeste de multiples façons, ne survenant pas toutes en même temps, bien que cela puisse être le cas. J'en fais la liste :

1. Perte du sentiment d'être bien portant :

   Énergie à plat,

   Fatigabilité augmentée,

   Lourdeur et fatigue aux tempes,

   Anxiété inexpliquée,

   Impression de manquer de sommeil.

   Vigilance à l'affût des symptômes inhabituels.

2. Symptômes musculosquelettiques :

   Courbatures généralisées,

   Raideurs déconcertantes, souvent présentes au lever,

   Sensation d'enflure, particulièrement aux mains,

   Sensibilité au cou, aux épaules et dans le bas du dos.

   Engourdissement intermittent des doigts et des orteils.

3. Symptômes gastro-intestinaux :

   Variation de la fréquence des selles,

   Sensibilisation augmentée aux fonctions d'excrétion.

4. Associations particulières du bien-être avec certains événements externes :

   Amélioration avec l'exercice,

   Exacerbation avec le stress,

   Exacerbation les jours gris, humides et froids.

Aucune de ces manifestations n'est précise. Il n'y en a pas une qui semble être le problème. Les phénomènes regroupés sous les rubriques I et IV constituent le dénominateur commun tandis que ceux des groupes II et III sont eux aussi fréquemment présents. Il n'est habituellement pas possible de détecter une cause précipitante. Pour aucun motif particulier, il s'agit d'un « mauvais jour ».

Tous ont connu des mauvais jours et tous en auront d'autres. Les mauvais jours se pointent sans prévenir, passent et sombrent dans l'oubli. Chacun a son seuil de tolérance comportant nombre et niveau d'intensité des inconvénients, seuil au-delà duquel on « n'est plus dans son assiette (PDSA) ». La variabilité des seuils de tolérance est remarquable. Par exemple, le quart d'entre nous présentent une alternance fréquente de diarrhée et de constipation, ce qui ne préoccupe que quelques-uns. Jusqu'à 20 % d'entre nous éprouvons de la raideur dans les articulations pendant trente minutes et plus sans que cela ne dérange. Mais quand la journée comporte aussi des manifestations du premier groupe, la conviction d'invulnérabilité peut s'en trouver ébranlée, de sorte que des éléments des rubriques II et III peuvent s'avérer plus inquiétants que par le passé, favorisant l'entrée en scène des manifestations du groupe IV.

Dans la communauté, on trouve des gens qui sont plus enclins que d'autres à ressentir le PDSA et même à en faire des épisodes prolongés. On examinera cela d'une manière détaillée un peu plus loin et dans les lectures supplémentaires de ce chapitre. Il ne s'agit toutefois pas d'un sous-groupe négligeable de la population. Diverses enquêtes menées partout au monde montrent que de 5 % à 15 % des gens sont aux prises avec le PDSA à n'importe quel moment et, pour plusieurs, l'expérience est faite d'épisodes prolongés. Ces personnes sont vulnérables d'une manière chronique ; elles sont inquiètes et toujours en quête d'informations potentiellement utiles qu'elles glanent auprès d'amis ou dans les médias. La plupart ne se perçoivent plus comme bien portantes. Elles sont plus portées à consulter le médecin et à le faire à répétition. Les conséquences découlant de la consultation du médecin, ou d'autres thérapeutes (voir le chapitre 13), sont prévisibles et probablement malencontreuses.

MÉDICALISER LE SYNDROME DE « NE PAS SE SENTIR DANS SON ASSIETTE »

Il m'arrive d'espérer entendre un jour un Occidental dire avec aplomb à son médecin : « Docteur, je me sens mal. Se pourrait-il que ce soit dans ma tête?» Et que le médecin lui réponde : «J'espère bien! C'est infiniment préférable à la leucémie, à l'insuffisance rénale, au lupus ou toute autre catastrophe de même farine!»

Pour les Occidentaux, particulièrement les Nord-Américains, pareille répartie serait blasphématoire. Car elle équivaut à admettre qu'on puisse être tire-au-flanc, simulateur ou simplement «détraqué». Une étude récente provenant d'Édimbourg confirme que la plupart des Occidentaux s'offusquent de tout ce qui suggère que leurs symptômes pourraient provenir de leur esprit. De nouveaux patients fréquentant une clinique externe de neurologie ont été interviewés avant de voir le médecin. On leur a demandé : «Quelle serait votre réaction si, souffrant d'une faiblesse aux jambes, tous les tests étaient normaux et que votre médecin vous dise que vous avez X?» Le tableau 7 est construit avec les données de cette étude dont j'ai modifié quelques termes («feindre» plutôt que «faire semblant de» par exemple). Pour chaque diagnostic, la proportion des patients percevant une connotation négative est présentée. Les auteurs ont poussé la recherche pour définir le «nombre de personnes capables de s'offusquer» partant de l'idée que les gens tendent plus à s'offusquer quand ils se sentent simultanément accusés de simuler la maladie, de fabuler et d'être détraqués. Dire à des patients que leurs symptômes sont «dans la tête» en offense grandement la moitié. «Dans la tête» insulte le tiers des patients avec les quatre prochaines étiquettes. De 10 % à 20 % des patients avec les trois étiquettes suivantes sont insultés. Tandis que rares sont les offensés quand le diagnostic est «accident vasculaire cérébral» et encore plus rares quand on diagnostique la «sclérose en plaques».

Tableau 7
Étude d'Édimbourg sur les connotations d'un diagnostic médical (%)

Diagnostic	Simuler	Fou	Imaginaire
Les symptômes sont dans la tête	83	31	87
Faiblesse hystérique	45	24	45
Faiblesse psychosomatique	24	12	20
Faiblesse sans explication médicale	24	12	31
Faiblesse associée à la dépression	21	7	20
Faiblesse associée au stress	9	6	14
Fatigue chronique	9	2	10
Faiblesse fonctionnelle	7	2	8
Accident cérébrovasculaire	2	5	5
Sclérose en plaques	0	1	3

Source : Adaptée de Stone et coll. (2002).

Cette étude est un exercice de sémiotique. L'étude porte sur la symbolique de ces étiquettes. La faiblesse hystérique, la faiblesse psychosomatique, la faiblesse associée à la dépression et la faiblesse associée au stress n'insultent pas comme « tout est dans la tête », bien que toutes ces expressions signifient que le symptôme est une perception plutôt qu'une entité provoquée par la maladie d'un organe donné. Tout comme la faiblesse fonctionnelle, ces expressions sont synonymes de « dans la tête », sans connotation péjorative. Il en est de même pour « faiblesse fonctionnelle » qui passe moins bien en Écosse. Ailleurs, aux États-Unis notamment, tous ces termes seront tenus pour insultants.

Quand une personne souffrant de PDSA se résigne à devenir une patiente, n'importe quel diagnostic suggérant que ce « soit dans la tête » n'est pas réconfortant. Le patient s'attend à ce qu'il se trouve une cause qu'il faut détecter et neutraliser. Dans son ouvrage *Medicine and Culture : Varieties of Treatment in the United States, England, West Germany and France* (1988), Lynn Payer le dit bien :

« L'Américain se perçoit comme naturellement bien portant. Il devient donc évident que, lorsqu'il tombe malade, il faut qu'il y ait une cause, de préférence externe, qu'on puisse rapidement neutraliser... Un tel système entérine l'idée d'une maladie comme un monstre sauvage et poilu qu'on peut mettre en cage avec un diagnostic. »

Le dialogue entre un patient atteint de PDSA et le diagnosticien va porter sur les caractères particuliers du syndrome. Selon les prédilections du patient et encore plus les préjugés du diagnosticien, il en ressortira un ou deux éléments qui paraîtront plus lourds de sens. La fatigue ou la sensibilité et la raideur, ou la céphalée, ou la diarrhée deviendront des symptômes déterminants. Il s'ensuivra une recherche diagnostique, comportant des analyses du sang, des radiographies et d'autres études d'imagerie, peut-être une colonoscopie et encore plus, à terme. Plus le temps passe, plus le patient anticipe que le prochain résultat démasquera le coupable. Sinon, pourquoi lui infligerait-on cette corvée ? En dépit de tous ces efforts, la cause de la maladie continue d'échapper à la recherche diagnostique. Que faire d'autre ? Reconnaître en toute candeur l'incertitude en offrant un diagnostic de « symptômes sans explication médicale » est plus insultant que de recourir à une étiquette sans valeur clinique connue, mais qui a du cachet dans l'opinion. C'est ainsi qu'un patient entré dans le processus diagnostique avec le « PDSA » en ressortira avec des diagnostics tels que « syndrome de fatigue chronique » (SFC), « syndrome du côlon irritable » (SCI), « fibromyalgie » (FM) et autres, apprenant l'acronyme et cherchant du réconfort auprès d'autres patients étiquetés du même mal.

Il est manifeste que la relation thérapeutique s'établit à l'intérieur de limites sémantiques précises, qui sont consonantes avec la culture du moment. Dans le passé, le PDSA appelait des diagnostics comme l'hystérie, l'asthénie neurocirculatoire, la neuromyasthénie épidémique et plus émanant de la médecine officielle. Il y a une histoire d'étiquetage par les praticiens alternatifs qui est haute en couleurs elle aussi, bien qu'elle soit rarement fondée sur les hypothèses scientifiques de l'époque. Les gens ne consultent pas le médecin pour se faire servir une explication magique de leurs symptômes comme l'invocation d'une force vitale. Pas plus qu'ils ne souhaitent apprendre du médecin que leurs symptômes sont de nature perceptuelle. Ils consultent plutôt le médecin pour connaître la cause « scientifique » de leurs symptômes, s'attendant au traitement de la cause, ce qui fera s'évanouir les symptômes.

Il n'en a pas toujours été ainsi. Michel Foucault, dans son ouvrage *La naissance de la clinique*, fait remonter au début du XVIIIᵉ siècle cette manière de concevoir l'acte thérapeutique. Avant ce moment, les symptômes étaient eux-mêmes tenus pour être des maladies. La fièvre était une maladie, tout comme le rhumatisme, le lumbago, le catarrhe et d'autres conditions. Quand on consultait pour une toux accompagnée d'expectorations, on était traité pour une toux produisant des expectorations. Des onctions, des potions et pire encore étaient prescrits et accompagnés d'énoncés pontifiants sur le pronostic de la maladie. Certaines générations de médecins ont produit un ou deux iconoclastes contestant les dogmes à la mode jusqu'à ce que le progrès de la connaissance les fasse disparaître. Au début du XVIIIᵉ siècle à Londres, Thomas Sydenham a compris l'erreur de cette manière de concevoir le diagnostic et de postuler que les symptômes étaient des maladies : en d'autres mots, le malaise est la manifestation d'un désordre sous-jacent, la maladie. Cette inspiration marque une étape importante, renonçant à la notion du malaise en tant que maladie pour le tenir plutôt pour un indicateur de la maladie. Sans cette révolution conceptuelle, on en serait encore à traiter le catarrhe au lieu de la pneumonie, le rhumatisme au lieu de la fièvre rhumatismale, etc. En l'absence de la contribution de Sydenham, des fléaux comme la variole et la poliomyélite seraient toujours là. La médecine moderne est fondée sur ce paradigme malaise-maladie et tire, à juste titre, grande fierté de ses nombreux succès. Il est malheureux que ce succès ait aussi ses inconvénients.

La distinction malaise-maladie, acceptée depuis trois siècles, a pu s'installer à demeure dans notre culture. En contester le sens fondamental n'est pas qu'hérétique : c'est irrationnel. C'est toutefois faire preuve d'ignorance que de penser de ce paradigme qu'il est sans faiblesse. Que faire quand la maladie expliquant le malaise reste indéfinissable, malgré tous les moyens diagnostiques modernes ? Serait-il donc impossible de souffrir d'un malaise sans qu'il y ait de maladie ? Se pourrait-il que le malaise se qualifie alors de médicalisation d'un événement de l'existence ?

La maladie est indéterminée. En dépit d'une longue tradition mettant en garde contre les pièges de l'orgueil, dire « Je ne sais pas » n'est pas un attribut courant de la plupart des actes thérapeutiques. Il arrive qu'on entende « symptômes sans explication médicale », une affirmation reçue par le patient comme signifiant qu'on finira par trouver une explication à la souffrance et non pas comme une insinuation du médecin que les symptômes sont « dans la tête ». L'incertitude du médecin est souvent camouflée derrière le diagnostic différentiel ou le « syndrome », ce qui n'est rien d'autre qu'une étiquette « Nouvel Âge » pour désigner un ensemble de symptômes. Ma propre utilisation du PDSA pousse cette tendance à son ultime limite. L'étiquette « diagnostic différentiel » a l'avantage de proposer une structure permettant de continuer l'investigation clinique ; le syndrome procure un appui au pronostic de l'évolution. Pareil camouflage ne fait pas grand-chose de plus qu'autoriser à continuer d'éviter d'admettre son ignorance. Ce n'est pas ma manière de faire et ça m'inquiète quand cet étiquetage ne réconforte pas le patient.

Mon poil se hérisse quand pareil étiquetage soutient une heuristique clinique dépourvue de démonstration. Les déclarations commençant par les expressions « dans mon expérience » ou « c'est la pratique courante » prennent des libertés iatrogènes avec le paradigme malaise-maladie. Cette manière de penser a laissé des traces indélébiles et inexcusables dans l'histoire de la médecine. Il arrive que ce soit du charlatanisme qui se présente pour de la science de la façon suivante : parce qu'il doit y avoir une maladie pour expliquer chaque malaise, il peut s'avérer irrésistible de penser que n'importe quelle anomalie coïncidente soit la cause du malaise. Le XXe siècle a été le témoin de l'exérèse d'un nombre infini d'amygdales pour protéger les enfants contre la pharyngite, de l'extraction d'une foule d'utérus rétrovertis causant des lombalgies, avant que le bon sens et sa confirmation par des études épidémiologiques convenables n'imposent leur règle. Trop d'exemples médicaux de même nature subsistent de nos jours, dont certains n'ont aucun fondement scientifique, quand ils ne contredisent pas formellement ce qui est bien connu. Les chapitres précédents en témoignent.

Malaise sans maladie. L'observation de Payer selon laquelle les Américains se perçoivent comme naturellement en santé est lourde de sens. Pour qu'elle soit vraie, il faut que les Américains soient convaincus de leur invulnérabilité. Or, il arrive, comme on l'a vu au chapitre 8, que la vie nous place devant la maladie ; la conviction d'invulnérabilité s'en trouve alors contestée. Se sentir « bien portant » exige que reste intacte la conviction qu'on pourra surmonter le prochain épisode de souffrance musculosquelettique. Être « bien portant » marque le triomphe que procure la détermination avec laquelle on a affronté et surmonté le dernier épisode de cette souffrance, tant et si bien qu'on peine à s'en rappeler. Être « bien portant » ne signifie pas éviter les épisodes de PDSA ou de douleur musculosquelettique régionale (voir le chapitre 9) ; c'est impossible car ces épisodes font partie de la vie, comme le mal de tête, la nausée, les brûlures d'estomac et d'autres douleurs.

Je suis habitué à prendre pour exemple les troubles musculosquelettiques régionaux, pas seulement parce que je les étudie depuis des décennies (la maturation des connaissances étant un autre incitatif), mais aussi parce qu'ils constituent la plainte principale d'une grande minorité des gens qui consultent les médecins généralistes et de la majorité de ceux qui font appel aux chiropraticiens et aux autres praticiens des manipulations (voir le chapitre 13). On a longtemps pensé que l'incitation à consulter, à consommer des potions et à appeler à l'aide étaient définies par l'intensité de la souffrance d'une personne. Plus la douleur est intense, plus est grande la probabilité qu'on s'en souvienne et qu'on consomme des analgésiques, qu'on s'absente de son travail et qu'on consulte des professionnels. L'épidémiologie a testé cette opinion et l'a trouvée sans fondement. Quand vient le temps de réagir, c'est la compromission de la capacité de surmonter un épisode de douleur musculosquelettique régionale qui est plus importante que l'intensité de la souffrance et la gravité des limitations fonctionnelles.

Ce phénomène comporte des conséquences graves pour l'acte thérapeutique. La narration de sa souffrance par un patient atteint d'un trouble locomoteur régional se substitue souvent à la description des difficultés qu'il éprouve à faire face à toutes les autres exigences de sa vie ; ce qui fait que la douleur musculosquelettique devient la goutte qui fait déborder le vase. « J'ai mal dans le dos » peut signifier « J'ai mal dans le dos mais je me trouve ici parce que je suis incapable d'affronter cet épisode » ou, d'une manière plus précise, « Je ne peux surmonter cet épisode en même temps que la crise à la maison, ou au boulot ». Pourtant, les actes pour traiter la douleur lombaire n'agissent habituellement que sur le dos. Il en va de même pour les traitements de la douleur de l'épaule qui n'agissent que sur l'épaule, ceux pour la douleur du genou n'agissant que sur le genou, ainsi de suite. De toute façon, c'est ce à quoi s'attend la personne qui souffre et tout ce que peut faire l'expertise du professionnel qui traite. Le contrat clinique exige un traitement s'adressant précisément à la cause de la douleur. Or, pour traiter presque tous ces désordres locomoteurs, les actes thérapeutiques sont établis sur des fondements scientifiques très fragiles. Il n'est donc pas surprenant que la réponse aux traitements dispensés en première ligne, ou ailleurs, montre qu'ils ne facilitent pas la guérison, même si plusieurs traitements rendent certains patients moins impatients du rythme de l'évolution naturelle de leur maladie. Peut-être que ce défaut d'efficacité procède de l'impossibilité de concevoir des traitements particuliers pour des problèmes distincts. Pour ce qui concerne la lombalgie, plus de 300 essais cliniques aléatoires ont évalué des médicaments, les conseils relatifs à l'activité physique, une panoplie d'appareils et plusieurs modalités « physiques », sans jamais trouver l'ombre d'un avantage (à l'exception d'une légère amélioration procurée par un seul craquage du dos, lorsqu'il est administré à des patients souffrant depuis deux semaines, pourvu que leur maladie ne soit pas aggravée par des facteurs socioculturels comme l'incapacité de travailler). Je soupçonne que tous ces actes thérapeutiques sont inefficaces parce qu'ils ne portent que sur la seule lésion anatomique plutôt que sur les facteurs psychosociaux qui compromettent l'aptitude à surmonter les afflictions. Pour utiliser un cliché, on rate la forêt pour trop ne regarder que l'épinette. Bien que ces actes thérapeutiques soient inefficaces, les patients sont néanmoins mis au courant des diverses suppositions sur lesquelles les traitements sont fondés. Il va de soi que pareille instruction va altérer irrémédiablement la perception que les patients ont de leur propre santé ainsi que le choix du vocabulaire qu'ils utiliseront par la suite pour décrire leur détresse.

La douleur généralisée et persistante. Cachés dans toute enquête communautaire réalisée auprès de personnes atteintes de troubles locomoteurs régionaux, se trouvent des gens souffrant de douleurs persistantes affectant plusieurs sites. Ils sont nombreux, comptant pour 3 % à 10 % de la population selon la définition utilisée et la communauté étudiée, mais ça ne fait pas longtemps qu'on le sait. Ces gens sont aussi plus à risque de souffrir de troubles psychologiques et de signaler d'autres problèmes somatiques que ceux qui ne sont atteints que de problèmes localisés, ou qui se rappellent en avoir eu. Ces gens souffrent du PDSA continu. Ces gens sont des habitués de la clinique ; ils sont harcelés par tellement de défis en même temps que toute aspiration au bien-être et à l'invulnérabilité est carrément impensable. Les afflictions intermittentes et récurrentes que les bien portants tiennent pour surmontables deviennent des échecs insupportables voire inoubliables pour ceux qui sont victimes de ce mauvais sort. D'où le zèle avec lequel ils signalent tout autre symptôme somatique qu'ils peuvent éprouver, dont les variations du rythme et du caractère des selles, la faiblesse qui les accable et leur joie de vivre qui s'est enfuie.

Je crains que bien peu de gens atteints de douleur persistante et chronique supportent leur souffrance sans se plaindre. Je soupçonne de plus que leur manière de raconter leur malheur varie avec l'auditeur. La description d'une souffrance capable d'émouvoir un ministre du culte n'est pas celle qu'on utilise avec un travailleur social, un parent ou un médecin. On ne sait pas comment ces malheureux choisissent leurs confidents, mais leur environnement culturel va influencer ce choix. Quand ils se sont laissé persuader par les vantardises de la médecine « scientifique » ou pseudoscientifique, ils consulteront un médecin ou un autre professionnel de la santé. On a vu que le contrat médical appelle un traitement particulier pour la cause de la douleur même quand le traitement administré, qu'il soit rationnel ou pas, est dépourvu de tout fondement scientifique. Ces actes thérapeutiques, supposément scientifiques et souvent fondés sur un raisonnement circulaire, sont légion. On classe les symptômes, on postule qu'il y a une maladie, on appose une étiquette diagnostique dans laquelle on répète parfois le symptôme, n'hésitant pas à créer un néologisme au besoin. Cette démarche n'est rien d'autre qu'une répétition du « scénario du catharre » (NDT : c'est-à-dire la réhabilitation d'un terme chassé du vocabulaire scientifique). En attendant, l'acte thérapeutique fourgue aux patients des explications de la physiopathologie de leur souffrance.

Cette séquence d'événements décrit comment des gens souffrant de douleurs étendues et persistantes apprennent à devenir des patients atteints de « fibromyalgie ». Le clinicien ne parvient pas à détécter quelque cause que ce soit à sa douleur généralisée mais se sent contraint de conclure que le patient déteste se faire tâter en certains endroits. Puisque la fibromyalgie se définit comme un état de douleur étendue et chronique comportant des sites d'hypersensibilité, le clinicien décrète : « Vous souffrez de fibromyalgie. » N'importe quel clinicien posant l'étiquette de fibromyalgie et qui prescrit un traitement sur cette base ne tient pas compte de l'observation montrant que le diagnostic des « points douloureux » est associé à la douleur généralisée et aux comportements qu'elle suscite. La fibromyalgie ne signifie rien d'autre qu'une douleur étendue et persistante. Cet étiquetage change toutefois le patient pour toujours. Au fur et à mesure que le patient en apprend plus sur le sujet de la fibromyalgie, son discours narratif s'enrichit de cette nouvelle connaissance qu'il récite alors avec une objectivité ayant tous les traits du calme impavide.

Ce qu'il advient aux patients souffrant de douleur généralisée et persistante qu'on nomme fibromyalgie discrédite toute théorie sous-tendant l'étiquetage et les actes thérapeutiques qu'il enclenche. Dans la communauté, la majorité des gens souffrant de douleur généralisée persistante s'améliorent avec le temps, ce qui n'arrive que rarement à ceux qu'on a diagnostiqués fibromyalgiques. Sur la foi de ce que l'on connaît des troubles locomoteurs régionaux, je propose que ce destin malheureux ne résulte pas que de l'intensité de leurs symptômes ni du caractère dramatique des facteurs psychosociaux compromettant leur capacité de faire face aux afflictions, ce qui les a contraints, au premier chef, à devenir des patients. Ce sont plutôt les actes thérapeutiques, encombrés de promesses non tenues concernant l'élucidation de leur problème et sa guérison, qui sont en eux-mêmes nuisibles, c'est-à-dire iatrogènes. Ces actes thérapeutiques circulaires ne font qu'exacerber l'humeur ou la perception, ce qui complique le malheur des patients. Ces éléments sont présents dans une grande minorité.

Les promoteurs du concept de la fibromyalgie sont convaincus que leurs intuitions physiopathologiques et leurs théories sont valides, même quand elles restent non prouvées, et que leurs traitements ne requièrent que de fines modifications pour produire les résultats avantageux qui ont échappé à toute démonstration jusqu'ici. Il se pourrait bien qu'ils finissent par avoir raison, mais, pour le moment, leur méthode ne fait que du tort. Il est possible qu'un triomphe thérapeutique ne soit qu'à une découverte près, ce qui rendrait caduques mon analyse psychosociale et ma thèse socioculturelle. Après tout, il n'aurait pas été délirant de construire des modèles socioculturels pour expliquer la pathogénèse de la tuberculose pulmonaire et du sida, n'eût été la prééminence de la microbiologie pour ce qui concerne les maladies contagieuses. Précisément pour ce motif, plus d'un chercheur intrépide a cru piéger la cause de la fibromyalgie dans le labyrinthe des systèmes neuroendocriniens et immunitaires, mais les indices restent difficiles à trouver tandis que les changements subtils se sont avérés peu fiables, secondaires ou imprécis. On sait maintenant que les gènes tiennent un rôle mais ce rôle est minuscule et occulté par les influences de l'environnement familial. D'autres chercheurs ont étudié l'association avec des événements psychologiques ou physiques inhabituels ou traumatiques, mais les résultats sont, au mieux, non concluants. La vérification des théories biomédicales s'avère ardue mais pas impossible. Jusqu'à maintenant, pas une seule théorie n'a survécu à une vérification formelle. En outre, on est à la veille de voir passer une nouvelle vague d'agents ; presque toutes les formes d'antidépresseurs et d'anti-convulsivants amélioreraient la narration de leur maladie par les patients étiquetés «fibromyalgiques». Les études soutenant cette observation, lesquelles sont susceptibles de convaincre la crédule FDA, sont toutes commanditées par l'industrie pharmaceutique et réalisées par des chercheurs qui ont des liens financiers avec les fournisseurs de pilules. L'amélioration est tout sauf impressionnante. Je ne doute pas que tous ces produits seront notables pour une année avant de sombrer dans l'ignominie, laissant derrière eux des patients décontenancés et des entrepreneurs beaucoup plus riches. Je l'ai déjà dit à des journalistes du *Wall Street Journal* et du *Los Angeles Times*, et l'on m'a cité... sans que cela ne change quoi que ce soit.

La vie sous un destin malheureux. Ma théorie psychosociale et socioculturelle n'a pas survécu au test formel elle non plus, et il reste bien difficile de concevoir comment faire pareille évaluation. Ce que je propose, c'est que la douleur chronique est une construction, une somatisation, élaborée en réaction à une existence vécue sous un destin malheureux, plutôt que l'inverse. Je ne définirai pas le «destin malheureux» d'une manière plus précise parce que je m'emploie à décrire l'extraordinaire diversité des variantes individuelles dans les façons de somatiser. Ces gens au destin malheureux ont choisi de devenir patients après avoir épuisé leur capacité de surmonter. Si ma proposition est la bonne, la souffrance d'une douleur généralisée persistante devrait appeler un acte thérapeutique tout à fait différent de celui qui mène à l'étiquette «fibromyalgie». La douleur généralisée persistante devrait être considérée comme un symptôme substitutif résultant de la difficulté de mener une existence écrasée par des problèmes insolubles. Des mois, voire des années, de manipulations, de tests, de produits pharmaceutiques et de médicalisation seraient évités si l'on faisait carrément face à l'incapacité de surmonter. On devrait épargner aux gens qui souffrent l'éducation aux comportements de malade et aux néologismes abscons tels que «sensibilisation centrale» qui n'insinue rien d'autre qu'un malaise dans l'esprit. Ils n'auraient alors plus à se défaire de ce comportement de malade en recourant à la thérapie cognitive du comportement et à d'autres trucs similaires.

L'étude de la prévalence de la douleur généralisée et persistante dans les populations vivant dans des circonstances psychosociales éprouvantes permet de rechercher des associations qui ne sont pas compatibles avec ma théorie socioculturelle. Nombre de bien portants affrontent des défis qui permettent d'étudier les circonstances d'apparition de la douleur généralisée et persistante. Ma théorie socioculturelle de la douleur généralisée et persistante attend toujours d'être contestée par ce type de données, comme on le verra plus loin.

Il n'existe pas de diagnostic plus valide pour les patients souffrant de douleur étendue et persistante que celui de «douleur généralisée et persistante». Il est certain que la fibromyalgie ne signifie rien de plus. Des chercheurs de pointe préconisent deux autres diagnostics : «syndrome somatique fonctionnel» et «symptômes sans explication médicale». Leur raisonnement mérite considération, mais je doute de l'utilité clinique de ces deux diagnostics. Le premier est difficile à définir même pour ses promoteurs, mais il s'inspire de l'idée qu'il existe un registre de degrés à partir desquels les gens normaux se sentent contraints de se préoccuper de certaines sensations corporelles désagréables. À une extrémité de ce registre, la préoccupation est assez forte pour justifier le diagnostic de «syndrome somatique fonctionnel». L'autre appellation, «symptômes sans explication médicale», suppose que la personne se porterait mieux si ses symptômes étaient dotés d'une explication médicale. Cette supposition fait dérailler le besoin d'affronter les problèmes psychosociaux compromettant la capacité de surmonter et ne sert qu'à rendre la douleur intolérable. Le diagnostic «syndrome somatique fonctionnel» découle toutefois d'observations importantes.

Dans la communauté, les gens qui sont atteints d'une douleur généralisée persistante, mais qui n'ont pas encore eu recours aux soins les étiquetant fibromyalgiques, sont affligés de bien plus que de la seule douleur chronique. Pour eux, d'autres symptômes de la vie quotidienne deviennent accablants. Au contraire de la personne invulnérable, les gens qui sont dépassés par les péripéties de leur vie et qui utilisent la maladie comme plainte de substitution cumulent une foule d'événements corporels déplaisants et inattendus. Il leur semble que quelque chose doive aller terriblement mal. Certains acceptent placidement leur état déplorable comme si c'était leur lot tandis que d'autres vont chercher énergiquement une explication. La grande presse et Internet sont à leur disposition ainsi que toute une foule de professionnels des services de santé. Certains termes diagnostiques comme Sjören, Raynaud, lupus, Crohn, fibromyalgie, syndrome de la fatigue chronique, syndrome de l'articulation temporo-mandibulaire, candidose, virus EB et beaucoup d'autres sont mis en circulation. Plusieurs personnes atteintes sont persuadées que leur problème est apparu brusquement en relation avec une cause précise, plutôt que d'exprimer progressivement la lente érosion de leur capacité de surmonter jusqu'à ce que la déplétion de leur résistance n'atteigne un seuil critique. Plusieurs élaborent une hypothèse causale, laquelle finit par acquérir une existence propre comportant certaines attributions comme « un débalancement chimique », « un virus », « un stress » et « une confusion émotive ». Selon une enquête canadienne, la plupart des physiatres, orthopédistes et médecins de famille ne croient pas que la fibromyalgie puisse résulter d'une réaction à un événement précis, y compris un traumatisme. Il ne se trouve que quelques rhumatologues pour être à l'aise avec cette hypothèse. Pourtant, quand on suit attentivement une cohorte de travailleurs bien portants, ceux qui finissent par souffrir de douleur généralisée et persistante ne sont pas plus à risque de faire l'expérience d'un événement particulier que ceux qui restent bien portants.

Les syndromes somatiques fonctionnels. Des traitements médicaux sont administrés sur la base de pareilles histoires. Que ce soit en première ligne ou chez le spécialiste, le traitement commence avec l'histoire de la maladie actuelle. Dans les deux cas, un clinicien habitué à entendre certaines plaintes reconstitue l'histoire. Le médecin généraliste est préparé par son expérience et le spécialiste par sa formation. Quand on demande à des rhumatologues d'examiner les patients d'une clinique de gastroentérologie par exemple, ils diagnostiqueront de la fibromyalgie chez une majorité des patients souffrant du « syndrome du côlon irritable » ainsi que le leur auront dit les gastroentérologues. Les gastroentérologues leur retourneront la politesse s'ils examinent des fibromyalgiques dans une clinique de rhumatologie en les étiquetant de syndrome du côlon irritable. Les symptômes de patients souffrant du « syndrome de fatigue chronique » chevauchent ceux des patients atteints de fibromyalgie, points douloureux compris, au point de faire disparaître la différence des diagnostics. D'où l'argument stipulant que tous ces patients souffrent d'un même «syndrome somatique fonctionnel» caractérisé par un spectre de «symptômes sans explication médicale». Pour ma part, j'estime que des gens sont prédisposés à somatiser quand ils sont angoissés et cette prédisposition peut finir par prendre le contrôle de leur vie, quand ils deviennent dépassés par les difficultés de l'existence. Il est malheureux que la médicalisation ne fasse qu'empirer leur état.

Tout le monde somatise jusqu'à un certain point. J'ai déjà écrit que tout le monde a fait l'expérience du «syndrome de n'être pas dans son assiette» et de «se sentir tout croche». Quand on n'est pas dans son assiette, il semble que des morceaux de la vie se détachent. Dans pareilles occasions, on se sent mélancolique, ou l'on se préoccupe de ses intestins, ou l'on se sent fatigué sinon courbaturé, comme si l'on avait mal dormi. Parfois, on connaît le motif parce que les problèmes domestiques ou ceux du travail sont manifestes. Si l'on s'inquiète de la réapparition d'une douleur du genou ou d'une lombalgie qui s'aggrave et devient difficile à endurer, on est encore moins dans son assiette. Parfois, il n'y a aucune association, ça ne fait qu'arriver et cela finit par se tasser grâce à une bonne nouvelle, une belle journée ou une promenade revigorante.

Pour certains, se sentir hors de son assiette est trop familier; ils sont peut-être prédisposés à somatiser parce qu'ils sont pétris d'une conviction spontanée de vulnérabilité. Cela peut résulter de l'éducation; certains parents font des enfants vulnérables; ce ne sont pas de mauvais parents ni leurs enfants, des détraqués. Ils font partie des parents qui, à la fin du jour quand ils bordent leur enfant au lit, sont portés à se dire: «Dieu merci! Mon Éric a passé une bonne journée.» Ils transmettent à leur enfant le pressentiment, inconscient et subtil, d'être constamment à la merci d'une catastrophe. Il arrive que cette perspective pessimiste sur la vie soit habituelle dans certaines familles. Les parents éduquent leurs enfants pour qu'ils partagent leur perspective du monde. L'enfant vulnérable a fait l'objet de plusieurs études en pédiatrie pendant la dernière décennie. Cet enfant devient un adulte vulnérable pour qui n'être pas dans son assiette réalise en quelque sorte la prédiction. Il n'est pas facile de se défaire de cette perception et l'incapacité de le faire est étiquetée «catastrophisme». Ce sont des gens normaux vivant à une extrémité du spectre de la capacité de surmonter et il leur arrive plus facilement d'être dépassés. Les conséquences en découlant sont modelées alors par la communauté dans laquelle ils vivent ou bien par celle à laquelle ils souhaitent accéder. Quand ils choisissent le recours médical, la médicalisation et l'iatrogénèse peuvent en résulter.

Tant qu'on doit prouver qu'on est malade, on ne peut pas guérir. Certaines circonstances de la vie prédisposent la plupart des gens, sinon tous, à somatiser. Une relation abusive, l'insatisfaction au travail et l'insécurité professionnelle y parviennent, tout comme une réclamation d'indemnité du travail découlant d'une douleur musculosquelettique régionale incapacitante : lombalgie, douleur au bras ou fibromyalgie plus particulièrement. Être plaignant dans une poursuite judiciaire pour blessure y parviendra aussi. Plusieurs de ces circonstances seront discutées au chapitre 12. Chaque fois qu'une personne réclame une indemnisation pour un trouble locomoteur régional provoquant une incapacité, on lui impose de faire la preuve de sa souffrance. C'est la coutume de subordonner la preuve de la souffrance à la preuve de l'existence de la maladie, c'est-à-dire la démonstration que des tissus sont endommagés. Quand il existe suffisamment de lésions et que nul ne conteste la responsabilité, les symptômes sont tenus pour authentiques et l'indemnisation est accordée prestement. En l'absence de lésions suffisantes, il y aura contestation au cours de laquelle la victime devra faire la démonstration de sa souffrance. Dans le cas des troubles locomoteurs régionaux, la plupart des lésions sont secondaires et faiblement, sinon pas du tout, associées aux symptômes ou à la capacité de travailler. En outre, la douleur musculosquelettique régionale survient au cours d'activités usuelles qui sont habituellement confortables, de sorte que l'attribution de la responsabilité est presque toujours contestable. Ces deux caractéristiques poussent la victime dans un cul-de-sac où elle se retrouve assaillie par des experts d'assurances et d'autres experts exigeant qu'elle produise une lésion particulière et démontre que la responsabilité de la souffrance incombe à l'employeur.

Les patients étiquetés fibromyalgiques sont, par définition, dispensés du fardeau de faire la preuve d'une lésion particulière. Ces personnes terriblement atteintes ont à prouver qu'elles souffrent en l'absence de toute maladie. La seule manière d'y arriver passe par l'émotion et le non-verbal, deux sortes de communication rigoureusement incompréhensibles pour les bureaucrates. La contestation inévitable peut provenir de l'assureur qui doit approuver le traitement et, plus souvent, de l'assuré qui doit déterminer la gravité de l'incapacité découlant de la fibromyalgie. Les avocats de la victime appelleront des experts qui trouveront plusieurs points douloureux et qui endosseront des théories biomédicales pour expliquer la relation liant les plaintes de la victime à sa blessure. L'assureur a l'obligation fiduciaire de n'approuver que les traitements efficaces et d'assurer la légitimité des indemnités versées pour incapacité. Les avocats de l'assureur vont faire comparaître des experts eux aussi, et ceux-ci trouveront moins de points douloureux et proposeront d'autres explications des symptômes, sinon une autre interprétation de la documentation médicale. Le résultat le plus prévisible est que la personne souffrant de fibromyalgie deviendra plus malade et encore moins capable de fonctionner en société. Cette personne portera une attention encore plus grande à tout symptôme, se remémorant et notant tout à la suggestion de son avocat, pour mieux documenter la gravité de sa souffrance. L'amplification des symptômes est inévitable puisque, leur authenticité étant mise en cause, toute diminution de leur intensité devient impossible. Réduire l'intensité de la souffrance équivaudrait à accréditer la vérité des insinuations suggérant que les symptômes aient été imaginés depuis le début ; la souffrance s'aggrave en conséquence. L'autre résultat inévitable est le transfert de richesse de ceux qui paient les primes d'assurance à tous ceux qui font tourner ce manège médico-légal, ce qui ne comprend pas la victime, qui y gagnera peut-être de la sympathie au prix fort de son appauvrissement.

LA MÉDICALISATION

La contestation que je viens de décrire se déroule sur la place publique. Une autre contestation, privée celle-là, attend la personne qui choisit de consulter un médecin pour douleur persistante. Bien qu'elle soit moins atroce que la contestation médico-légale, elle n'en augmentera pas moins tout autant la souffrance. La contestation commence quand médecin et patient s'emploient à définir la « cause » biologique de la douleur, un préalable essentiel pour le traitement qui accaparera toute l'attention du patient. C'est ainsi que la douleur persistante et étendue devient médicalisée. La contestation demeure subliminale jusqu'à ce que le processus diagnostique, qui prend du temps et inquiète pendant qu'on teste, consulte et s'enferre sur de fausses pistes, finisse par s'avérer incapable de trouver quoi que ce soit. Le rendement décroissant des efforts diagnostiques augmente la tension des interactions du patient avec son médecin. Toute suggestion d'une consultation en psychologie que pourrait maintenant proposer le médecin sera reçue comme une allégation que la maladie « est dans la tête ». Le patient se retrouve dans la fâcheuse position de prouver à son médecin que sa souffrance est bien réelle, tout comme il devra le faire avec les sceptiques de sa famille, de son réseau social et de son milieu de travail. Ces patients se remémorent et notent les symptômes survenant pendant le traitement, tout comme ils le font pour les contestations publiques, de sorte que leur souffrance ne peut qu'augmenter. Pour les patients que siphonne ce tourbillon, la fibromyalgie finit par être bien plus qu'un diagnostic ; elle devient l'impératif de la réalisation de soi. Que j'en discute la sémiotique, ou que n'importe qui d'autre propose une explication psychosociale de sa pathogenèse, confine à l'insulte car ces initiatives sont perçues comme autant de contestations de l'authenticité des symptômes et d'insinuations qu'ils sont « dans la tête ».

Un des gestes potentiellement dangereux que posent les médecins est fait de la reconstitution de l'histoire de la maladie d'un patient. Les médecins ne peuvent pas ne pas la faire, l'histoire fournissant les informations requises pour poser un diagnostic autour duquel on établira le plan d'investigation. Les médecins ont toutefois tendance à questionner d'une manière évoquant, sinon réveillant, des symptômes oubliés depuis toujours. La reconstitution de l'histoire de la maladie médicalise inévitablement ces symptômes, de sorte qu'ils deviennent une souffrance. À quelles fins ? Il est certain

qu'il arrive que des symptômes importants soient reconnus pendant
ce processus, des symptômes menant à un diagnostic précis, un traitement particulier et même la guérison. Quand cela survient, la
médicalisation de symptômes secondaires est amplement compensée
par le triomphe de la médecine scientifique, du moins est-ce l'espoir
qu'on entretient, à moins que ce ne soit là qu'un mythe. Il est
périlleux d'être patient ; on peut consulter un médecin pour faire
traiter une bronchite aiguë et découvrir en outre que son antigène
spécifique de la prostate, sa tension artérielle sinon son glucose sanguin sont élevés, ou bien encore que d'aller faire pipi pendant la nuit
requiert d'être exploré. Quand cela survient, il en faudra du talent au
médecin qui ne veut pas confiner trop longtemps ses patients dans le
rôle de malades et qui souhaite accélérer leur récupération du statut
de personnes autonomes.

Pour les gens souffrant de douleur persistante, la reconstitution de l'histoire de la maladie mène tout droit à la médicalisation.
Le démontage de cette médicalisation ramène tout le monde au problème énoncé au début de ce chapitre et au diagnostic « C'est dans la
tête ».

La dualité corps et âme. Pourquoi ce diagnostic est-il si morti-
fiant ? La réponse se trouve dans une construction sociale remontant
au XVIᵉ siècle. Une fois que William Harvey eut découvert la circulation sanguine, la médecine et la société ont enfin pu s'affranchir
des contraintes intellectuelles héritées de Gallien. Il n'était pas encore
possible de tester les humeurs vitales, alors qu'avec des phénomènes
concrets, même mesurables, comme les observations de Harvey sur
le sang se prêtant à l'étude objective, le fonctionnement du corps
devenait accessible à l'exploration. Par contre, la relation du corps et
de l'âme est un autre problème. Les plus grands philosophes de la
science et de la médecine ne pouvaient pas, à l'époque, faire abstraction de l'âme et de son serviteur qui pense, l'esprit. Le corps était
composé de structures concrètes alors que l'âme et l'esprit échappaient à la perception par les sens. Il fallait pourtant bien que ces
abstractions soient rattachées à la réalité physique du corps. René
Descartes et ses contemporains se sont appliqués à trouver une
connexion recourant habituellement à des modèles de la douleur. Le

phénomène du «membre fantôme», selon lequel on peut souffrir d'un membre amputé, fascinait Descartes. La sensation est du domaine du corps, des nerfs en particulier, mais la souffrance relevait du domaine de l'âme. En conséquence, la douleur qu'on ne peut corréler avec une sensation du corps devrait être tenue pour analogue à la douleur provenant d'un membre fantôme, c'est-à-dire une douleur survenant dans l'esprit, lequel est imaginaire.

Devant rester bref, je ne rends pas justice à Descartes. La pensée cartésienne est beaucoup plus complexe. D'autres philosophes proposaient leur propre conception de la dualité corps et âme : Sydenham pensait à un «homme interne»; Blaise Pascal pensait que «les maux du corps n'étaient rien d'autre que punition des maux de l'âme»; Henry Cabinis, médecin français, voyait un équilibre entre le plaisir et la douleur; tandis que d'autres en discutaient dans des perspectives religieuse, métaphysique, psychologique ou physiologique. Au décours des siècles, la nature de la douleur a provoqué, et continue de le faire, bien de la confusion en science et en philosophie. Les philosophes ont débattu l'idée que la douleur puisse être à la fois nuisible et utile. La médecine occidentale a été maintes fois sommée, par la tradition théologique du réconfort, de justifier qu'elle doive elle-même infliger de la souffrance et cela lui arrive encore.

Imbriquée dans ces siècles de débats se trouve la notion d'hypochondrie. Au début du XIXᵉ siècle, Xavier Bichat, encore un médecin français, fasciné par la dualité plaisir-souffrance de Cabinis, a proposé qu'il y ait deux vitalités, l'une propre aux viscères, la vie végétative, l'autre interactive et consciente, la vie animale. L'hypochondrie découlerait de sensations végétatives douloureuses, qu'on pensait sises dans les quadrants supérieurs de l'abdomen (l'hypochondre) et qui excéderaient un seuil d'intensité les faisant déborder dans le domaine de la souffrance consciente. Cette spéculation peut sembler vieillotte mais la psychologie contemporaine appelle ce procédé «amplification» et accepte les «forces» de Cabinis comme la connaissance, l'attention, le contexte et l'humeur.

L'étiquette d'hypochondrie est réservée aux personnes obsédées par les variations corporelles. Ces gens ne peuvent découvrir un grain de beauté sans redouter immédiatement le mélanome, ni éprouver une palpitation sans conclure à la maladie cardiaque. Ils concluent un contrat avec des dispensateurs de soins pour qu'on leur renouvelle continuellement la réassurance par le recours répétitif au diagnostic. La médicalisation ne fait pas un problème ici puisqu'il n'y a aucun risque d'affaiblir la perception de son invulnérabilité. La psychiatrie contemporaine tient l'hypochondrie pour une souffrance sise à l'extrémité d'une variété de «troubles somatoformes» affectant des personnes affligées de toutes sortes de symptômes pour lesquels on ne parvient pas à trouver d'explication médicale. Quand plusieurs symptômes se manifestent, ce sont des «troubles de somatisation», ce diagnostic remplaçant l'hystérie, le trouble de conversion et une suite d'autres diagnostics désuets comme l'asthénie neurocirculatoire, la neuromyasthénie et la «colonne du rail». Cet étiquetage tend toutefois à minimiser l'importance des symptômes et à stigmatiser le patient. C'est un analogue Nouvel Âge au «c'est dans la tête».

Bien que le paradigme cartésien de la dualité corps-âme ait permis de faire régresser l'ignorance et la confusion métaphysique au XVIIᵉ siècle, il est devenu un obstacle aujourd'hui parce qu'il est erroné. L'esprit n'est plus une abstraction: on peut maintenant l'observer avec la tomographie à émission de photons, avec des modifications de l'imagerie par résonance magnétique et avec la neurochimie. Le voile se lève sur les fondements moléculaires de l'apprentissage et de l'émotion ainsi que de la nociception, laquelle est la compréhension du sens de la douleur. La nociception implique des récepteurs, des transmetteurs et une modulation électrophysiologique. Il existe une propriété commune à la douleur qui la rend incommunicable par la parole, inexprimable par le langage, sensible aux opiacés et aversive par réflexe, de sorte qu'on s'extirpe automatiquement de toute situation la provoquant. La dualité cartésienne corps et âme n'a plus d'utilité en clinique.

Une autre dualité est peut-être en train de remplacer la dualité cartésienne. La douleur ne traduit pas seulement le traumatisme ou la maladie physique car elle mobilise aussi la mémoire et la connaissance tandis que la souffrance interpelle le contexte psychosocial des personnes atteintes. Rien n'est plus idiosyncrasique dans la vie que l'expérience de la douleur en tant que souffrance. Si l'on pouvait supplanter la dualité corps-âme par la dualité douleur-souffrance comme construction sociale, un malade occidental pourrait, sans perdre la face, demander à son médecin : « Est-ce dans ma tête ? »

Les lectures supplémentaires de ce chapitre constituent un autre chapitre fantôme élaborant sur les points les plus importants de cette discussion.

▪ Chapitre 11 ▪
Le vieillissement
n'est pas une maladie

Nous sommes tous mortels. La mort n'est pas une maladie et elle fait partie de la vie, comme la naissance. Le processus menant au décès peut être une maladie et, trop souvent aux États-Unis, c'est une maladie iatrogénique ; mais il faut bien mourir un jour. Très rares parmi nous sont ceux qui mourront nonagénaires, bien qu'il s'en trouvera plusieurs pour s'en approcher (voir le chapitre 1). L'odyssée biologique menant de la naissance à la mort est faite de transformations subtiles, parfois ponctuées d'épisodes dramatiques : la puberté, la grossesse, la ménopause. La plupart des transformations sont acceptées allègrement quand ce n'est pas avec fierté. D'autres changements comme la protubérance de l'abdomen ou la culotte de cheval sont moins séduisants et courtisent la censure. Il va de soi que ce qui rend indésirables la bedaine et les fesses tombantes est une construction sociale. Les générations antérieures tenaient ces traits pour des symboles de force et de succès dans la vie. De nos jours, ils sont devenus symboles de nonchalance. Plus on approche du terme de la vie, plus fréquemment on croise des obstacles socialement construits et décourageant de se pavaner ; on apprend à détester rides, cellulite, varices et l'obligation de se lever la nuit pour aller pisser. Ces modifications universelles propres au vieillissement sont bien moins dramatiques que celles de la puberté auxquelles on fait fête ; doit-on les tenir pour des maladies ? La chirurgie plastique du visage serait-elle une guérison ?

Grisonner est-il une maladie ? Je ne fais pas le drôle. Le grisonnement des cheveux résulte de la sénescence biologique, du vieillissement; les follicules transformant les cellules de la peau en poils perdent la capacité d'ajouter les pigments donnant la coloration. La perte de cette fonction biologique a une conséquence bien visible. Faut-il la tenir pour signe de maladie? Dans l'affirmative, grisonner est une maladie, sinon c'est normal.

Grisonner est-il une souffrance? Pour certains, les cheveux gris sont un symptôme, sinon un événement inquiétant, qui déconcerte. Pour ces gens, grisonner est une souffrance pour laquelle ils demanderont souvent de l'aide. Le remède ne saurait être que symptomatique puisque la teinture des cheveux ne fait que pallier la souffrance car ce qui affecte le follicule, la maladie, n'est pas corrigé. Pour d'autres, le grisonnement n'est pas une souffrance, peu importe la biologie sous-jacente. Ces gens ne tiennent pas compte de leur grisonnement ou le trouvent plaisant sinon distingué, estimant qu'il s'agit d'une des transitions inévitables de la vie, comme l'adolescence et la grossesse. La biologie les interloque peut-être mais ne les inquiète pas. C'est cela la vie!

Faire du grisonnement une souffrance, c'est le médicaliser. Comme on l'a vu au chapitre précédent, le paradigme souffrance-maladie postule que la biologie du follicule doit être détraquée. Le grisonnement devient la maladie provoquée par des follicules pileux malades. Ce syllogisme appelle un traitement pour guérir du grisonnement. S'il arrivait qu'un médicament de l'hypertension stimule aussi la production de pigments par les follicules pileux, comme ce fut le cas pour la «guérison» de la calvitie, son manufacturier se hâterait d'obtenir l'autorisation de la FDA. Ce médicament serait ensuite annoncé massivement pour guérir du grisonnement. De nouvelles sections des savantes sociétés de dermatologie seraient constituées pour discuter de cette nouvelle percée de la connaissance. Les sociétés pharmaceutiques concurrentes se lanceraient dans la course à la synthèse d'une molécule apparentée qui soit certifiable par la FDA, ne serait-ce que pour une plus grande commodité du dosage ou de l'utilisation à défaut d'une meilleure efficacité. Puis ces sociétés rivaliseraient pour financer des programmes de formation destinés tant aux médecins qu'aux consommateurs jusqu'à ce que des regroupements fassent les pressions appropriées pour obtenir le remboursement de ces produits par Medicare.

S'agit-il là d'une parodie? À peine!

On est présentement témoin d'une campagne généralisée et très efficace de médicalisation du vieillissement: l'assaut du squelette vieillissant. Si je parviens à mes fins, il n'en restera bientôt plus qu'un rappel à la méfiance.

L'OSTÉOPÉNIE

Pendant une ou deux générations, un petit groupe de chercheurs cliniciens provenant de plusieurs disciplines ont étudié les modifications que le vieillissement provoque dans les os. Leurs travaux ont cheminé lentement et dans une obscurité relative jusqu'à récemment. De nos jours, la population grisonnante éprouve la hantise de ratatiner par ostéoporose pour laquelle on recommande des programmes de dépistage. Les compagnies pharmaceutiques pratiquent une commercialisation énergique pour convaincre prescripteurs et consommateurs qu'elles disposent de produits, tant sur ordonnance qu'en vente libre, qui sont les meilleurs. Cette belle entreprise de promotion commerciale est soutenue par des groupes de pression, des sociétés professionnelles, des programmes de formation et *tutti quanti*. Les informations relatives aux doutes concernant la validité du dépistage et l'utilité des pilules, souvent faites de coquilles d'huître pulvérisées et d'autres potions, sont beaucoup plus difficiles d'accès. Presque personne n'évoque la possibilité que tout ce cirque puisse n'être qu'une illustration caricaturale de médicalisation. Ce chapitre porte sur ce problème.

La minéralisation dépend de l'âge

L'os est un matériau biologique extraordinaire; sa forme et sa résistance découlent de sa matrice de protéines, dont le collagène est la plus importante. Les sels minéraux, surtout les sels de calcium, incorporés dans la matrice donnent à l'os sa force. Bien que la matrice minéralisée soit inerte, l'os contient des cellules affectées précisément à son entretien. La composition de la population de ces cellules ainsi que la structure fine de la matrice minéralisée varient d'un os à l'autre. Par exemple, les os de la colonne, les vertèbres, diffèrent tant du fémur que du crâne. Chaque os est un organe vivant. Tous les os sont préprogrammés en ce qui concerne leur forme et leur architecture. Os longs et vertèbres réagissent à l'imposition fréquente de forces physiques en modifiant leur architecture. Comme c'est le cas pour tous les autres organes du corps humain, les os sont constamment en renouvellement. Le squelette adulte se renouvelle chaque décennie, bien que ses os aient chacun leur programmation individuelle. Pour réaliser cette rénovation, les cellules osseuses doivent d'abord déminéraliser le collagène, qu'elles dénaturent pendant que d'autres cellules, d'une manière synchrone, remplacent ce collagène dans une forme plus facile à reminéraliser avec des sels de calcium. La démolition est appelée « déminéralisation » et la reconstruction s'appelle « minéralisation » tandis que l'ensemble du processus s'appelle « remodélisation ».

Après la puberté, les os longs cessent d'allonger. Ils poursuivent toutefois leur croissance au niveau de la structure fine de l'os, consolidant la minéralisation de la matrice jusque dans la troisième et même quatrième décennie de la vie. Ce scénario signifie que la remodélisation maintient un bilan positif jusqu'au mitan de la vie où il n'y a ni gain ni perte. Au milieu de la vie, le degré de la minéralisation est très variable. Le plateau atteint par les femmes est, en moyenne, moindre que celui des hommes. L'origine ancestrale a une grande influence ; les os de ceux qui sont d'ascendance africaine sont plus minéralisés qui ceux des Asiatiques ou des Européens. On peut améliorer la minéralisation osseuse par des exercices modérés de port de poids, ou la détériorer par la minceur et le tabagisme.

Pendant la cinquième décennie, le bilan devient négatif. Lentement, on finit par avoir moins de minéraux par unité de matrice et, par conséquent, des os moins minéralisés. Chez l'homme, ce bilan négatif suit une pente douce qui se prolonge jusqu'au décès. Chez la femme, le bilan négatif s'accentue après la ménopause. Dans l'ensemble cependant, il y a une grande variabilité du taux de déminéralisation tant entre les gens qu'à l'intérieur du squelette. Les os dont les extrémités articulées, les jointures, sont atteintes d'arthrose sont en partie épargnés par la déminéralisation. Il en va de même pour les os de ceux qui ont plus de tissus graisseux, qui n'ont pas fumé et qui font régulièrement de l'exercice. Mais cette protection est relative car la déminéralisation est normale.

L'os moins minéralisé est plus fragile. Très peu de bien portants se déminéralisent assez pour que des fractures graves deviennent inévitables. Comme la préoccupation de cet ouvrage est celle des bien portants, les médicaments et les maladies qui provoquent la déminéralisation ne sont pas au programme. Il arrive toutefois que des gens se déminéralisent assez pour encourir un risque significatif de fracture. Le jargon appelle cette situation, «ostéopénie», ce qui signifie os raréfié. Quand quelqu'un souffrant d'ostéopénie subit une fracture sans exposition à une force physique démesurée, la fracture est dite «pathologique» et la maladie qui la sous-tend est appelée ostéoporose, ce qui signifie un niveau morbide d'ostéopénie. En extrapolant à partir des plateaux de minéralisation dont on a parlé, les gens les plus à risque se trouvent parmi les femmes minces d'origine asiatique ou européenne, bien que personne n'échappe complètement à ce risque.

Les fractures par fragilité

L'ostéopénie n'est pas une maladie puisque les gens ne savent pas que leurs os se déminéralisent; ce sont les fractures pathologiques qui constituent la maladie. Il serait raisonnable que les gens veuillent savoir si leur ostéopénie est avancée au point de les exposer à un risque assez élevé de fracture pathologique justifiant de tenter de remédier à la déminéralisation. À la condition toutefois qu'il existe une intervention pour ce faire dont l'efficacité soit démontrée et dont la comparaison risques/avantages soit favorable. Si l'intervention s'avérait efficace et son risque trivial, peut-être qu'il vaudrait mieux que chacun en profite, peu importe le niveau de l'ostéopénie. C'est notamment le fondement du programme de santé publique encourageant la fluoruration de l'eau potable pour prévenir la carie dentaire. Si, par contre, l'intervention ne procure qu'un avantage indéterminé, ou si la comparaison risques/avantages est inconnue ou minuscule, doit-on intervenir pour le seul motif que l'ostéopénie pose un risque? Pour le moment, aucune intervention sur l'ostéopénie ne procure d'avantage certifié. Le rapport risques/avantages de certaines n'est pas connu mais probablement défavorable tandis que, pour d'autres, il tend vers le trivial. Avant de réviser ces interventions, il importe de bien comprendre la maladie qu'est l'ostéoporose et sa principale manifestation, la fracture pathologique.

Trois régions du squelette sont exposées : la colonne vertébrale, le fémur proximal (hanche) et l'avant-bras distal (près du poignet). Les fractures pathologiques causées par l'ostéoporose sur d'autres parties du squelette sont trop rares pour en tenir compte dans la décision de dépister ou d'intervenir sur l'ostéopénie.

Les fractures pathologiques de la colonne vertébrale

Quand ils discutent des fractures pathologiques de la colonne, les écrits, scientifiques et cliniques sans oublier les médias, font comme si les aînés n'avaient aucun autre problème de la colonne vertébrale. À les entendre, on a l'impression qu'en bannissant l'ostéopénie on débarrasserait les gens âgés de tous leurs problèmes de colonne. Rien n'est moins vrai car toute personne âgée a une maladie dégénérative de la colonne; tous les aînés sont aux prises avec le mal de dos. Plusieurs enquêtes suggèrent que le mal de dos persistant affecte jusqu'à 50 % des femmes de plus de 65 ans. Les fractures pathologiques dues à l'ostéopénie ne comptent que pour une petite fraction de toute cette souffrance.

Une partie des processus dégénératifs fait disparaître les disques, structures de tissu mou qui séparent les vertèbres. Bien peu de gens de plus de 65 ans sortent indemnes de ce changement à plus d'un niveau vertébral. Pourtant, comme on l'a dit au chapitre 6, ces changements dégénératifs sont faiblement associés aux symptômes bien qu'il arrive qu'ils réduisent la taille des gens; on perd des centimètres en vieillissant parce qu'on perd des espaces intervertébraux. Même si les vertèbres gardaient toute leur jeunesse, on perdrait quand même de la hauteur.

C'est dans ces circonstances que surviennent les fractures par compression dues à l'ostéoporose. Presque toutes les fractures par compression se produisent dans la colonne thoracique, plus particulièrement dans les vertèbres sises derrière les omoplates. Les vertèbres sont habituellement cylindriques. Quand elles sont ostéopéniques, les extrémités du cylindre osseux peuvent s'écraser, créant des vertèbres de «morue», ainsi appelées parce que les vertèbres prennent alors la même forme que celle des poissons. Ce type de fracture n'a pratiquement pas de conséquence pour la posture. Toutefois, quand c'est le mur antérieur qui s'écrase, le cylindre prend la forme d'un coin, donnant une angulation à la colonne thoracique, une difformité qu'on appelle cyphose ou «bosse de la douairière». Il en résulte un accroissement de la perte de taille.

Autant les changements dégénératifs que le mal de dos sont fréquents chez les aînés, autant sont rares les fractures par compression. Dans un groupe de 1 000 femmes de 70 ans et plus et qui n'ont pas de fracture de compression sur la radiographie de leur colonne, environ 15 souffriront d'une telle fracture en une année. Les femmes qui ont déjà une fracture par compression ont plusieurs fois plus de risque d'avoir une nouvelle fracture de compression dans l'année qui suit.

Est-ce là tout ce qu'il y a à dire pour l'ostéoporose, une condition qui est analogue au grisonnement? À cause des changements dégénératifs, on perd tous de la taille, on perd tous de la flexibilité et l'on tend tous vers la cyphose. Certains vieillissent plus vite que d'autres, tout comme certains acquièrent une posture distinctive. Ces changements ne sont-ils que concomitants au vieillissement ou bien signifient-ils quelque chose? Y a-t-il une souffrance qui provienne de ces fractures par compression?

Même si ce changement anatomique est une «fracture», la plupart des gens ne peuvent se souvenir d'un épisode précis qui aurait provoqué la fracture, celle-ci étant une trouvaille fortuite sur les radiographies. Il arrive qu'un patient consulte pour une douleur intense du dos, entre les omoplates, avec une fracture de compression. Cette association est plausible, compte tenu que cette présentation est inhabituelle, sauf pour les aînés. La plupart des épisodes de douleur vive du dos surviennent dans le bas du dos. Le syndrome aigu de la fracture par compression est une expérience misérable, en particulier parce qu'elle peut s'avérer prolongée et est difficile à soulager. Heureusement, elle ne progresse pas et s'améliore spontanément et sans traitement bien qu'il reste une possibilité qu'elle survienne à nouveau une fois ou deux. Ce syndrome aigu de la fracture par compression demeure toutefois une manifestation rare de cette maladie dont la prévalence n'est pas élevée de toute façon. Les études épidémiologiques suggèrent qu'il y ait une petite association entre l'accroissement des symptômes du dos et les augmentations de la prévalence et de l'incidence des fractures par compression. Cela signifie que, même si l'on réussissait à prévenir les fractures de la colonne, ça n'aurait qu'un léger effet sur le fardeau de la douleur au dos et des anomalies de l'anatomie survenant chez les personnes âgées.

Les fractures de la hanche

La fracture de la hanche est une affaire sérieuse. Les fractures pathologiques de la hanche ne sont pas comme les fractures par compression des vertèbres, bien que toutes deux puissent survenir lors des activités habituelles. Les fractures par compression de la colonne sont généralement asymptomatiques, ce qui signifie que les symptômes qu'elles provoquent sont perçus comme n'importe quel autre épisode de douleur dorsale intermittente, laquelle est fréquente chez les aînés. Par contre, les fractures pathologiques de la hanche ne sont jamais confondues avec les troubles musculosquelettiques habituels. Elles sont très douloureuses et, vu qu'elles interdisent toute mise en charge, elles compromettent sévèrement toute mobilité. Il est hors de question de les endurer sans rien faire d'autre, à moins d'accepter de s'aliter pour le restant de ses jours. Il semble donc que les fractures de la hanche pourraient devenir l'argument irréfutable justifiant le traitement de l'ostéopénie, mais elles ne peuvent pas le faire pour d'excellentes raisons.

Les fractures de la hanche sont faciles à réparer. Il y a des solutions chirurgicales dont la plus commune est l'installation d'une prothèse avec tige, intervention simple et requérant peu de réadaptation post-chirurgicale. Un des paradoxes des fractures pathologiques de la hanche est que leur « guérison » est en même temps facile et fort coûteuse. La plupart des fractures pathologiques de la hanche frappent les aînés, mais seulement certains. Quand on suit pendant une année 1 000 Hollandaises de 70 ans et plus, cinq subiront une fracture de la hanche. Quand on surveille un sous-groupe de Hollandaises du même âge et faisant de l'ostéopénie marquée, le risque de fracture de la hanche double ou triple. Ce n'est pas qu'une question de malchance. Les femmes qui subissent les fractures sont plus fragiles et plus exposées aux chutes. Les hommes et les femmes fragiles qui ont subi une fracture ostéoporotique de la hanche encourent une réduction marquée de leur longévité même quand leurs fractures ont été traitées rapidement et avec succès. Les blessures liées aux chutes augmentent chez les personnes âgées à un rythme que les changements démographiques n'expliquent pas ; l'augmentation pourrait résulter plutôt des médicaments multiples qu'ils consomment et dont les effets secondaires comptent la compromission de la mobilité, de la stabilité et de l'état de veille. Le vieillard qui est fragile doit faire l'objet d'une évaluation individuelle en ce qui concerne les programmes d'activités physiques et l'environnement de la vie courante pour en éliminer tous les éléments capables de provoquer des chutes.

Les fractures de Colle

Les fractures ostéoporotiques de l'avant-bras distal, ou du poignet, ne sont pas vraiment pathologiques puisqu'elles résultent toujours d'un traumatisme. L'histoire typique est celle de quelqu'un qui tente d'amortir une chute avec son poignet en extension et se fracture l'avant-bras. Comme c'était le cas pour les fractures ostéoporotiques de la hanche, le principe premier du traitement est de prévenir les chutes. Pour les personnes âgées, plus particulièrement celles qui sont fragiles, cela requiert autre chose qu'admonestations et conseils. Il est important que le logement ne soit pas encombré d'objets pouvant faire trébucher le résident. De l'appareillage peut être requis pour stabiliser la démarche et faciliter les déplacements : des cannes, des marchettes, des élévateurs de siège, etc. L'équilibre et la stabilité des personnes âgées peuvent aussi s'améliorer avec entraînement et pratique. L'étude prospective européenne de l'ostéoporose a suivi pendant trois ans près de 5 000 hommes et femmes de plus de 50 ans. L'étude a montré que les antécédents de chute sont de meilleurs facteurs de prédiction de la fracture de Colle que la qualité de la minéralisation des os.

Pour en revenir à l'analogie avec le grisonnement, les fractures pathologiques constituent une maladie qui tend à devenir plus fréquente avec l'augmentation de l'ostéopénie. Pour les fractures vertébrales par compression, la part imputable à l'ostéoporose est fort variable : la plupart du temps, il n'y en a pas. Parfois la maladie est avancée et provoque un syndrome de fracture aiguë par compression, mais ça ne dure pas. Ou bien c'est la posture qui se modifie bien au-delà de ce qui est coutumier dans un groupe du même âge, ce qu'on tient parfois pour une difformité. Dans le cas des fractures vertébrales par compression, avant de traiter l'ostéopénie, il faut disposer d'une comparaison risques/avantages qui soit clairement très favorable. La plupart des bien portants ayant la chance de vivre assez longtemps pour devoir prendre en compte le risque des fractures vertébrales par compression n'auront jamais à les subir.

Pour les fractures ostéoporotiques de la hanche et du poignet, on peut être moins exigeant pour le rapport des risques aux avantages mais il ne faut pas trop baisser la garde. Quand on se donne le mal de réduire le risque de chute, il ne reste pas grand-chose d'autre à gagner ; mais, pour encaisser ce petit gain, il ne faut rien tolérer. Familles et directeurs d'établissements hébergeant des aînés doivent comprendre que les interventions fondées sur l'évaluation individuelle de l'autonomie fonctionnelle peuvent réduire les chutes, en particulier celles qui agissent sur le comportement et l'élimination des risques de l'environnement.

TRIPOTER L'OSTÉOPÉNIE

Tenant compte de ce que l'on a dit au sujet de la confrontation des risques aux avantages, examinons par ordre d'acceptabilité le contenu du menu des remèdes qu'on met sur le marché.

Les suppléments alimentaires

Les suppléments de calcium et de vitamine D viennent en tête de liste. Ces préparations disponibles en vente libre, et promues énergiquement tant dans les magasins que dans les médias, font partie de l'énorme escroquerie nord-américaine des vitamines. Quiconque se conforme à la diète moyenne de n'importe quel pays industrialisé n'a aucun besoin de suppléments en minéraux ni en vitamines. Pour la plupart des bien portants, il n'y a aucun avantage mais il n'y a pas de risque non plus. Je n'ai rien à dire à quiconque consomme des médicaments non évalués, même ceux qu'on sait être sans valeur, tant que ces potions sont inoffensives et qu'on ne m'impose pas d'en partager le coût, par l'entremise de ma prime d'assurance ou de mes impôts. En outre, certaines vitamines, notamment les vitamines D et A, ne sont pas sans danger quand on en consomme trop.

On ne retire aucun avantage des suppléments de calcium et de vitamine D parce que le système endocrinien contrôle précisément la concentration sanguine du calcium et la maintient exactement là où elle doit se trouver. C'est ainsi que l'absorption du calcium est régie par un mécanisme très ingénieux. Dès que la concentration du calcium sanguin baisse, la vitamine D est convertie en métabolite actif qui augmente l'efficacité de l'absorption intestinale du calcium et vice-versa. Peu importe la quantité de calcium qu'on ingère, la fraction absorbée est contrôlée par la concentration sanguine du calcium. Le même phénomène agit sur la plupart des formes de la vitamine D, y compris celle que procure l'exposition de la peau au soleil. On estime qu'une heure d'exposition au soleil du midi suffit pour produire la ration d'une journée.

Il y a peut-être des groupes de bien portants des pays avancés qui sont exposés au risque d'insuffisance d'apport en calcium et en vitamine D dans leur diète. En théorie au moins, les gens qui évitent les produits laitiers, ce qui réduit l'apport en calcium et les suppléments en vitamine D, devraient être à risque d'une forme particulière d'ostéopénie, l'ostéomalacie. L'ostéomalacie survient quand le collagène n'est pas bien minéralisé ; dans l'ostéoporose, le collagène est bien minéralisé, mais il y a moins d'os. Il est toutefois pratiquement impossible de repérer ces gens dans la population générale, même parmi les femmes ménopausées. Les informations appuyant les recommandations portant sur la consommation des produits laitiers sont contradictoires, ce qui rend toute recommandation sujette à controverse. Par contre, il y a un groupe de bien portants pour lequel une diète insuffisante en calcium et vitamine D constitue un risque d'ostéopénie. Il s'agit du groupe des aînés, surtout ceux qui vivent en institution, et plus particulièrement les femmes, qu'elles vivent dans leur domicile ou en institution. C'est le seul sous-groupe pour lequel il existe une preuve scientifique soutenant l'utilité des suppléments de calcium et de vitamine D dans la diète. Cette preuve est mince et ne vaut que pour le doublement de la dose quotidienne recommandée de 400 unités internationales de vitamine D.

L'hormonothérapie de remplacement

L'hormonothérapie de remplacement (HTR) occupe le deuxième rang au palmarès de l'acceptabilité des activités de tripotage de l'ostéopénie, en dépit de la controverse récente qu'elle a suscitée. La ménopause est une étape biologique qui, pour une génération de femmes, a été accompagnée d'un rituel permettant de continuer à avoir des menstruations en l'absence d'ovulation. Cette pratique ne s'est pas imposée par la nécessité de continuer à être menstruée, mais résulte de ce que l'HTR a été très efficacement vendue aux femmes comme méthode de prolongation de la jeunesse. La médicalisation de la ménopause s'est avérée une vraie mine d'or tant pour les gynécologues que pour les sociétés pharmaceutiques fabriquant des produits à base d'œstrogènes. Il est vrai que l'HTR peut réduire la sécheresse vaginale et les symptômes affligeants de la ménopause ; la sécheresse répond bien aux estrogènes en pommade tandis que les seconds ne requièrent qu'un traitement bref à de petites doses d'estrogènes. Pourtant, les avantages de l'HTR prolongée sont devenus une construction sociale qui s'avère toujours capable de persuader 40 % des femmes ménopausées. À l'origine, ces femmes ont été conquises par la promesse d'une meilleure qualité de vie assortie de la réduction du risque d'ostéoporose et de ses complications. Cette promesse de protection contre l'ostéoporose découle de l'association rapportée en 1941 par Fuller Albright, un pionnier de l'endocrinologie moderne, association qui lierait la ménopause à l'ostéoporose de la colonne vertébrale qu'il recommandait de traiter avec des œstrogènes.

Mais les promesses de l'HTR ne se limitèrent pas à cela car nombreuses sont les maladies qui, pour épargner les femmes avant la ménopause, les rattrapent après. On a donc cru que l'HTR pourrait les mettre à l'abri notamment de la maladie cardiaque. Albright n'a pas fait beaucoup de fautes de logique pendant sa brillante carrière qu'il a prolongée avec d'autant plus de mérite qu'il souffrait de la maladie de Parkinson, mais avoir postulé une relation causale entre l'insuffisance en œstrogènes et l'ostéoporose en fut une. C'est une illustration du sophisme *post hoc, ergo propter hoc*, de l'affirmation de la causalité par la conséquence. C'est comme conclure du fait que le soleil se lève après que le coq eut chanté que c'est le chant du coq qui fait lever le soleil. Parce qu'Albright était une célébrité, la notoriété médicale a eu préséance sur la science.

Pendant près de 30 ans, les études épidémiologiques de l'association de l'HTR avec les résultats cliniques ont ébranlé ce bel édifice. Le mythe de la protection de la qualité de vie devint vite insoutenable en dehors du soulagement des symptômes survenant autour de la ménopause. Une étude suggère que l'HTR augmente le risque du mal de dos. Bien que l'HTR réduise le taux de la perte minérale des os, cela n'a pas d'effet sur le taux des fractures. Plusieurs études des maladies cardiovasculaires ont donné des résultants inconstants, y compris pour une augmentation transitoire du risque au début de l'HTR. Une élévation du risque de thrombophlébite et d'embolie pulmonaire est apparue en même temps qu'une élévation du risque des cancers du sein et de l'utérus, concurremment au prolongement de la durée de l'HTR. Les nombreuses études portant sur toutes ces associations n'ont montré que de petits effets et des contradictions.

En dépit du manque de preuve attestant de sa valeur, l'HTR est demeurée aussi populaire. Puis sont parus les résultats d'un essai aléatoire des risques et des avantages de l'emploi d'œstrogènes avec de la progestine (formulation la plus communément prescrite en HTR) tirés de l'Initiative sur la santé des femmes (WHI pour Women's Health Initiative). Entre 1993 et 1998, ce projet a recruté 162 000 femmes ménopausées pour un ensemble d'essais cliniques, financés et dirigés par les Instituts nationaux de la santé dans 40 centres répartis à travers les États-Unis. La partie de la recherche portant sur l'HTR comprend 16 000 femmes dont l'utérus était intact. Elles ont été assignées au hasard à l'HRT ou pas. Après 5,2 ans, les chercheurs surveillant le déroulement de ce projet ont trouvé que les résultats étaient si horribles qu'ils se sont sentis contraints d'interrompre l'étude avant son terme. Les risques pour la santé étaient plus grands que les avantages (voir le tableau 8). Pendant l'été 2002, la presse mondiale a fait grand cas de ces résultats et la puissante construction sociale de l'HTR est devenue vacillante.

Tableau 8
Essai aléatoire de l'hormonothérapie de remplacement (HRT) de la Women's Health Initiative

Maladies	Risque relatif	Risque absolu (événements par 10 000 personnes par année)
Maladie cardiaque	Augmentation de 29 %	7 de plus
Cancer envahissant du sein	Augmentation de 26 %	8 de plus
Accident vasculaire cérébral	Augmentation de 41 %	8 de plus
Embolie pulmonaire	Augmentation de 113 %	8 de plus
Fracture de la hanche	Réduction de 34 %	5 de moins
Cancer colorectal	Réduction de 37 %	6 de moins

Source : Adapté du groupe d'écriture des chercheurs de la Women's Health Initiative (2002) et de Fletcher et Colditz (2002).

Une grande partie des commentaires de presse portaient sur les risques relatifs. On déplorait que l'HTR provoque une augmentation de 41 % du risque d'accident vasculaire cérébral alors qu'en termes de risque absolu cela signifie que 8 femmes par 10 000 souffriront d'un AVC pour avoir pris de l'HTR pendant une année. C'est un pari que beaucoup accepteraient une fois qu'elles sont devenues persuadées que leur jeunesse et leur vitalité sont en jeu. D'autres soutiendraient que l'avantage obtenu en réduction du risque de fracture de la hanche et du cancer colorectal rend acceptable l'augmentation des autres risques. Après tout, il n'y a pas eu de décès attribuable à l'HTR ; la plupart des femmes se sont rétablies de leur maladie cardiaque, ont récupéré de leur AVC ou ont « guéri » de leur cancer du sein, si l'on accepte les prédictions déjà décrites dans les chapitres 2 et 6 de ce volume. Quand on tient compte du scepticisme que je professe à l'encontre de la fiabilité et de la validité des petites différences repérées dans les très grosses études, on comprend pourquoi je trouve déconcertante cette flambée médiatique : les avantages sont minuscules et les risques sont minuscules. En bref, l'évaluation du rapport risques/avantages de l'HTR demeure ambiguë ; quel peut être l'intérêt de prescrire pareille médication ? Même l'U.S. Preventive Services Task Force, qui avait retardé la parution de la mise à jour de ses recommandations pour tenir compte de ces résultats, ne trouve plus de justification pour l'HTR de routine. Aussi récemment qu'en 2005, le groupe de travail concluait que « les effets indésirables de la combinaison des estrogènes et de la progestine excéderont probablement les avantages préventifs pour la plupart des femmes ». Y a-t-il des gens qui en regardant le tableau 8 déclarent qu'on fait grand cas de pas grand-chose en matière de risques et d'avantages ? D'autres analyses des résultats de la Women's Health Initiative ont confirmé qu'il y a une petite augmentation du risque absolu d'AVC (0,5 %) et une augmentation plus petite des risques d'incapacité cognitive, de thrombose veineuse et de maladie de la vésicule biliaire. En même temps que la population ménopausée sous HTR se trouve mitraillée de ces petits risques statistiquement significatifs, on lui propose de tripoter son ostéopénie avec des solutions de rechange pharmaceutiques apparemment moins inquiétantes. Pour ma part, j'estime que la remise en cause de l'HTR a beaucoup plus profité aux sociétés fabriquant d'autres médicaments que ceux qui sont employés en HRT qu'à la santé des femmes sous HRT.

Un modulateur sélectif des récepteurs des œstrogènes (MSRO) est déjà disponible en pharmacie. L'œstrogène se lie à deux formes de récepteurs pour produire ses effets biologiques : les sociétés pharmaceutiques se sont donc mises à la synthèse de protéines qui font concurrence à l'œstrogène pour accéder à ces récepteurs. Deux variétés sont disponibles : le tamoxifène et le raloxifène. Le tamoxifène bloque le récepteur et on l'utilise pour traiter le cancer du sein ; on l'a étudié dans de grosses études en prévention du cancer du sein dans lesquelles on distinguait les effets marginaux et comparait les risques avec les avantages. Lors de ces études, on redoutait que le blocage des récepteurs d'œstrogène ne prédispose les femmes à l'ostéopénie, sinon à l'ostéoporose, mais, à la surprise de tous, ce problème n'est pas survenu. Un autre composé, le raloxifène, commercialisé sous la marque Evista, a une structure semblable à celle du tamoxifène et se fixe aussi aux récepteurs d'œstrogène. Le raloxifène a toutefois une prédilection pour les récepteurs cellulaires de l'os et il les stimule au lieu de les bloquer.

On espère toujours qu'un MSRO puisse prévenir l'ostéopénie grâce à l'effet œstrogénique sur l'os sans stimuler l'endomètre de l'utérus, évitant ainsi tant la menstruation que l'augmentation du risque de cancer de l'utérus. Le manufacturier a commandité un essai multicentre aléatoire, commençant par engager des leaders d'opinion parmi lesquels plusieurs reconnaissent avoir des liens financiers avec l'industrie, puis recrutant plus de 7 000 femmes. Après trois ans, les femmes prenant du raloxifène avaient moins d'ostéopénie. Les femmes sans fracture des vertèbres au début de l'étude n'ont pas connu de réduction significative des nouvelles fractures par compression. Par contre, les femmes qui avaient déjà subi une fracture au moment du lancement de l'étude ont connu une réduction de plus de 5 % ; il n'y a pas eu moins de fractures de la hanche. On a rapporté des crampes aux jambes, des bouffées de chaleur, de l'œdème, des symptômes de type grippal mais aucun symptôme lié à des maladies cardiovasculaires. Tempête dans un verre d'eau ? La

FDA n'est pas de cette opinion. Pour ma part, je ne prescris jamais un nouveau produit à moins que la comparaison des avantages avec les risques soit irrésistiblement en faveur des avantages. Je ne veux pas exposer mes patients à des conséquences incertaines à long terme à moins que les avantages immédiats ne soient irrésistibles. Compte tenu de ce qu'on vient de dire, faut-il tenir la réduction de l'incidence des fractures vertébrales par compression pour un avantage irrésistible?

Ceux qui préconisent le traitement de l'ostéopénie avec un MSRO limitent ce traitement aux personnes ayant un risque plus élevé de fracture vertébrale par compression. Ces personnes sont faciles à repérer parce qu'elles ont déjà eu une fracture ou parce qu'elles ont déjà plus d'ostéopénie. Mais cet argument a été raffiné pour promouvoir une autre classe de produits, les bisphosphonates.

Les nettoyeurs de tuyaux

Au cours des années 1960, les ingénieurs en chimie de Proctor & Gamble ont résolu un problème qui empoisonnait depuis longtemps la vie des fabricants de savon. L'effluent du procédé de saponification était riche en sels de calcium, ce qui favorisait les dépôts dans la tuyauterie. Les ingénieurs ont trouvé une classe de molécules capables de se lier au calcium, donc d'entretenir la propreté de la tuyauterie, les bisphosphonates.

La myosite ossifiante est une maladie héréditaire rare qui transforme le muscle en os. Au cours des années 1960 et avant que les procédures de la FDA ne soient mises en place, un clinicien a traité un patient souffrant de cette maladie avec un bisphosphonate et publié les résultats d'une anecdote prometteuse. Malheureusement pour ce patient et les autres souffrant du même mal, on n'a pas réussi à reproduire l'anecdote. Comme cette classe de produits n'est pas toxique, elle a stimulé la créativité de la chimie et l'accès aux essais cliniques. La division pharmaceutique de Proctor & Gamble est un chef de file dans ce domaine.

On a découvert rapidement qu'en biologie humaine les bisphosphonates n'agissaient pas comme en plomberie industrielle. Ces composés ne se fixent pas au calcium, mais ont des effets variés sur les cellules présentes dans l'os. L'étidronate a été un des premiers bisphosphonates à se retrouver en médecine où on l'a utilisé pour traiter la maladie de Paget, au cours de laquelle la résorption de l'os est plus rapide que la formation d'os neuf, ce qui désorganise le remodelage. L'étidronate ralentit la résorption et améliore le remodelage. Il ralentit aussi la résorption de l'os normal, contrecarrant l'ostéopénie post-ménopause. Toutefois, il n'est pas facile de l'utiliser à cette fin parce qu'à plus hautes doses il détraque aussi le processus de renouvellement de l'os, ce qui mène à l'ostéopénie par un autre mécanisme. Aujourd'hui on le prescrit pour deux semaines, aux deux mois pour deux ans. Les essais suggèrent que ce régime est à peu près aussi efficace que le MSRO dont on vient de discuter; l'incidence des fractures vertébrales est réduite d'environ 5 % pendant les deux années du traitement. Il s'agit là d'une réduction de 5 % du risque absolu. Il n'y a pas d'effet sur l'incidence de la fracture de la hanche ni des autres fractures. Toutefois, des doses plus fortes et des durées du traitement plus longues stimulent l'ostéopénie plutôt que de l'enrayer. Il faut se méfier des bisphosphonates comme autant de sabres à deux tranchants. Un produit, par exemple, a été retiré du marché parce qu'il causait la leucémie.

L'expérience de l'étidronate a été assez favorable pour que Proctor & Gamble et ses concurrents recherchent de nouveaux bisphosphonates pour la prévention de l'ostéopénie. Deux ont été introduits à la fin des années 1990 et ils dominent le marché. S'y est ajouté l'ibandronate qu'on consomme une fois par mois. Je ne dirai pas un mot de plus sur ce produit, puisque j'ai comme philosophie de ne jamais prescrire un médicament d'imitation tant que je ne dispose pas de la certitude que les effets à long terme ne viendront pas contredire la promotion qu'on en fait. La compétition se tient dans les campagnes de publicité destinées aux professionnels et aux consommateurs. Tous ces dollars de promotion commerciale sont très visibles dans les programmes «d'éducation continue» et la commandite des réunions de professionnels. S'il y a quelque chose qui soutient la construction sociale de l'ostéopénie, c'est bien cet effort commercial auquel il convient d'associer une foule de protocoles de recherche commandités par l'industrie. Ces recherches sont beaucoup plus efficaces pour introduire ces produits dans la pratique médicale que pour faire reculer les frontières de l'ignorance. Les femmes sont devenues plus conscientes, et plus inquiètes, de l'avenir de leur squelette. Les appareils conçus pour mesurer leur ostéopénie sont nombreux. Et beaucoup de femmes bien portantes consomment ces bisphosphonates coûteux parce que leur densité minérale osseuse (DMO) ne leur laisse pas d'autre choix.

Tableau 9
Nombre des fractures à divers sites pendant trois ans dans l'essai VERT

Traitement	Poignet	Hanche	Bras	Jambe	Clavicule
Risedronate	14	12	4	4	3
Placebo	22	15	10	8	0

Source : Adapté de Harris et coll. (1999).

L'alendronate (mis en marché par Merck sous l'appellation de Fosamax) avait quelques mètres d'avance sur le risedronate (mis en marché par Proctor & Gamble sous l'appellation d'Actonel) lors de l'accréditation par la FDA. Les deux ont eu du mal à obtenir l'autorisation de la FDA. Les essais cliniques aléatoires par placebo qui ont convaincu la FDA d'autoriser ces produits étaient construits de la même manière ; multicentriques, recrutement de cohortes comptant des milliers de femmes ménopausées et observation prolongée sur plusieurs années avec surveillance de la DMO et de l'incidence des fractures. Les deux produits ont un effet thérapeutique mesurable sur la DMO. Pour les femmes ayant un antécédent de fracture vertébrale ou une DMO relativement basse, les deux produits réduisent l'incidence des fractures vertébrales de la même manière, une réduction absolue de l'incidence de 5 % sur une période de trois ans. Il n'est pas surprenant que les publications et la promotion commerciale fassent grand cas des réductions *relatives*, lesquelles vont jusqu'à 40 % parce que l'incidence dans le groupe recevant le placebo est autour de 10 %. *Les fractures sont définies comme une diminution de*

15 % de la hauteur de la vertèbre dans le cas du risedronate et de 20 %
pour l'alendronate, et non pas une réduction de l'incidence de la douleur
aiguë ou de la probabilité d'une modification importante de la posture.
Le risedronate est raisonnablement sûr et bien toléré en courte
durée. L'alendronate a provoqué des problèmes d'irritation de l'œsophage. Merck a partiellement contourné cette toxicité en transformant la posologie quotidienne en posologie hebdomadaire, mais ce
changement est survenu après l'obtention de la licence de la FDA.

Les deux médicaments sont annoncés pour être efficaces dans
la prévention des fractures non vertébrales, mais cette prétention
commande circonspection. Le tableau 9 présente les données tirées
de l'essai central du risedronate de 1999, l'essai VERT. Il s'agit du
nombre des fractures survenant à chaque site pendant une période
de trois années. Dans cette étude, on a réparti au hasard 1 600 femmes ménopausées qu'on a suivies pendant trois années. Le risque de
fracture non vertébrale est petit dans le groupe placebo, une incidence de 3 % pour les fractures du poignet et de 2 % pour les fractures de la hanche. Il est difficile de mesurer une réduction qui signifie
quelque chose quand l'incidence est aussi basse. L'avantage est
réclamé pour une réduction de l'ensemble des fractures non vertébrales : 37 sont survenues chez les femmes consommant du risedronate et 55 chez celles prenant le placebo. Il n'y a pas de différence
statistiquement significative pour les fractures de la hanche. Les fractures ostéoporotiques du bras et de la jambe sont beaucoup moins
fréquentes que les fractures de la hanche dans la population, de sorte
que cette population sous placebo n'est pas représentative. Sur ce
plan, ces femmes sont malchanceuses. J'ai passé au peigne fin les
informations publiées sur la vérification de l'hypothèse que le traitement par l'alendronate ou le risedronate pendant plusieurs années
réduit le taux de fracture de la hanche et, même chez les femmes
atteintes d'ostéopénie modérément grave, ces données ne sont pas
impressionnantes. En fait, il est bien difficile de justifier les interventions visant à repérer les femmes atteintes d'ostéopénie pour les traiter d'une manière prophylactique avec n'importe quel médicament,
a fortiori un bisphosphonate. Quant aux femmes souffrant d'ostéopénie grave, qui ont déjà eu des fractures vertébrales par compression

avec ou sans symptômes, ou d'autres fractures ostéoporotiques, la justification de les traiter avec de l'HTR ou un bisphosphonate est plus convaincante. Toutefois, même dans ces circonstances, c'est le contexte clinique qui doit prévaloir. Quel est le gain pour la personne âgée fragile?

MESURER LA DMO

J'ai retardé jusqu'ici la discussion de la mesure de la DMO parce qu'il fallait d'abord alerter le lecteur à la fragilité de sa justification. La mesure de la DMO est devenue un autre rituel de passage pour les femmes de tout âge. Même les jeunes à la peau claire, menstruées et athlètes amateurs sont maintenant incitées à se soucier de l'ostéopénie. Le dépistage est annoncé, promu, fortement recommandé par l'écrit, le discours, les médias, les clubs et les magazines de santé et dans bien des cabinets de professionnels de la santé. La mesure de la DMO est une affaire aussi grosse qu'elle est bidon. Voici pourquoi. *On ne doit jamais dépister pour quelque maladie que ce soit, à moins que*:

1. Le test ne soit précis.

2. Que son résultat ait une valeur prédictive qui soit raisonnable.

3. Qu'il y ait quelque chose d'utile à faire advenant que le résultat soit positif.

La mesure de la DMO échoue sur tous ces critères.

La plupart des mesures de la DMO réalisées dans la population sont faites avec le scanneur DEXA, une technique d'imagerie fondée sur la mesure de l'absorption de l'énergie des rayons X. Cette technique est difficile à normaliser et sujette à de nombreuses erreurs d'exécution. Il y a d'autres sortes de mesures sur le marché et beaucoup d'avis contradictoires à propos du site anatomique donnant les meilleures prédictions. La plupart des données dont nous avons discuté proviennent d'analyses DEXA de la hanche et de la colonne vertébrale. On peut faire mieux avec des variantes de la tomographie informatisée à condition qu'on puisse justifier de consacrer de l'équipement aussi coûteux à ce genre d'exercice.

À la suite de la discussion des risques de l'ostéopénie et de l'effet de ses traitements en dehors de situations extrêmes, on peut conclure qu'aucune mesure de l'ostéopénie n'a de valeur prédictive pour les gens de moins de 60 ans. Aucune femme bien portante ne devrait même envisager passer ce test quand elle n'a pas atteint cet âge. L'U.S. Preventive Services Task Force a évité cette population, souhaitant ne pas en parler dans ses recommandations de 2002, au contraire de ce qu'ont fait les auteurs d'un article influent, publié la même année dans le *Journal of the American Medical Association* ; ces auteurs faisaient partie des dirigeants des études de l'alendronate et avaient donc des liens financiers avec Merck. Ces auteurs suggèrent que les « changements d'habitudes capables de réduire le risque de fracture » justifieraient d'inquiéter, fût-ce inutilement, une jeune femme « affectée d'une valeur basse de sa DMO ». C'est là une pente très glissante. Ces femmes devraient-elles faire plus d'exercices pour augmenter leur densité osseuse, ou bien en faire moins pour augmenter leur indice de masse corporelle (IMC) puisque cela est aussi associé avec une augmentation de la DMO ? Tant le groupe d'étude que les chercheurs de l'alendronate favorisent le dépistage après 65 ans et pour les femmes avec des « facteurs de risque » tels qu'une IMC basse pour les Caucasiennes entre 60 et 65 ans. Quiconque a une valeur basse de sa DMO devrait être traité. Cette recommandation est reprise par toutes sortes d'organisations professionnelles, de la Fondation nationale de l'ostéoporose aux associations d'orthopédistes, d'endocrinologues, de gériatres et plus encore. Elle contredit pourtant la recommandation formulée par une conférence de consensus convoquée par les Instituts nationaux de la santé et publiée en 2000, déconseillant ce dépistage.

Est-ce que je me trompe en doutant de l'avis de tous ces organismes soutenant que le dépistage de la DMO satisferait aux trois critères que j'ai mentionnés ? Bien qu'on s'entende sur ces critères, la divergence d'opinions provient de ce qui distingue le cliniquement significatif du statistiquement significatif. Ceux qui préconisent le dépistage s'appuient sur la signification statistique tandis que je me fonde sur ce qui est cliniquement significatif. Le dépistage universel à 65 ans est indéfendable parce que sa valeur prédictive est insuffisante. De plus, le petit avantage qu'on a pu faire ressortir d'une pléthore d'essais montre que, même s'il était possible de prédire le risque avec précision, l'avantage clinique resterait minuscule. Et je ne suis pas le seul sceptique. L'Agence pour la qualité et la recherche en services de santé (Agency for Healthcare Research and Quality) a constitué un comité pour préparer des consignes de pratique publiées en 2001 qui confortent toutes mon scepticisme. On a demandé à cet organisme gouvernemental de faire une analyse critique des écrits selon la perspective de la médecine scientifique. Cet organisme est maintenant disparu, absorbé par un plus gros qui poursuit d'autres objectifs (voir le chapitre 9). Ses délibérations n'ont toutefois rien perdu de leur valeur.

L'OSTÉOPÉNIE : UNE CONSTRUCTION SOCIALE

Les articles de recherche disent habituellement que l'ostéoporose est importante parce qu'elle est fréquente, qu'elle provoque beaucoup de souffrance et coûte plus de 14 milliards de dollars chaque année. Peu d'auteurs se demandent si cette conception n'est pas en vérité de la médicalisation du vieillissement et si ce qu'il en coûte ne fait pas partie du prix à payer pour la manière américaine de mourir qui est déraisonnable. Peut-être que beaucoup d'Américains, plus particulièrement des Américaines parmi les plus fortunées, ont été persuadés par cette construction. En acceptant que le dépistage et le traitement fussent justifiés, ils ont fait plus que partager une idée : ils l'ont transformée en une doctrine rigide, une construction sociale.

Nombre de gens retiennent leur souffle à l'affût de la prochaine percée. Lorsqu'on a annoncé que l'acide zolédronique pouvait être donné une fois par an par voie intraveineuse pour la prévention de l'ostéopénie, la presse et les actionnaires de Novartis ont dressé l'oreille. Que les bisphosphonates, notamment ceux agissant sur une longue durée, puissent détruire la mâchoire n'a pas modéré l'enthousiasme. Quand on a su qu'un nouveau produit d'Eli Lilly, un fragment de l'hormone de la parathyroïde, pouvait prévenir l'ostéopénie et même diminuer l'incidence des fractures d'ostéoporose, la médecine et Wall Street sont devenus attentifs. Il paraît rationnel que tant de labeur soit consacré à cette question. Il semble raisonnable que les Caucasiennes et peut-être d'autres, de 65 ans sinon moins, se réjouissent des progrès de la science : que tout cela paraisse raisonnable est pure construction sociale.

Les constructions sociales ne sont pas « mauvaises ». La vie quotidienne est pleine de systèmes de croyances qu'il reste à réfuter. Pour plusieurs constructions sociales, l'idée même qu'on puisse les réfuter est une absurdité. Toute culture et chaque époque ont leurs constructions sociales et ça ne cessera pas. Nous en avons déjà vu plusieurs qui sont associées à la santé dans cet ouvrage. D'autres constructions sociales sont liées aux comportements, à la race, à la répartition des revenus, ainsi de suite et elles ont toutes une espérance de vie déterminée. L'histoire en contient qui sont passées paisiblement et d'autres qui ont laissé des cicatrices. Certaines ont une vie qui leur est propre tandis que d'autres résistent même aux assauts de la science. Le concept de race humaine est un exemple de construction sociale centenaire en dépit des horreurs qu'elle a infligées à l'humanité et de la rouée que la science lui a récemment assénée.

L'ostéopénie est un exemple de construction sociale du Nouvel Âge, installée dans son statut actuel par une décennie de promotion commerciale agressive et des conflits d'intérêts. On l'a testée et l'on continue de le faire et elle s'avère toujours marginale, sinon indéfendable. Elle reste aussi increvable. Beaucoup ont intérêt au maintien du *statu quo*, surtout du côté des fournisseurs. Elle pourrait même devenir un mème rimant avec gène, un néologisme pour décrire une idée fixe devenant infectieuse. Les promoteurs du concept du « mème » postulent que le « mème » aurait un fondement biologique, une unité de connaissance ou de mémoire qui serait contagieuse. Je vais m'en tenir à la conceptualisation psychologique. Les « mèmes » s'insinuent dans l'organisme qu'ils infectent de sorte que la fibromyalgie par exemple serait un « mème » pour la personne susceptible (voir le chapitre 10).

Il est bien difficile d'altérer une construction sociale mais encore plus ardu de faire l'ablation d'un «mème». Est-ce que l'ostéopénie, à l'instar d'autres souffrances à la mode, serait devenue un «mème»?

Dans les lectures supplémentaires de ce chapitre, plusieurs concepts critiques sont repris dans des analyses plus fouillées.

▪ Chapitre 12 ▪
Travailler à mort

Au chapitre 1, on a introduit la notion que la longévité est largement déterminée dans les pays avancés par le statut socioéconomique et l'emploi. Les plus importants facteurs de risque de l'existence sont liés aux obstacles empêchant de gagner son pain.

Cela est manifeste pour quiconque n'a pas d'emploi. Une vie entièrement passée à vaciller à la limite de la pauvreté est décevante, souvent décourageante, parfois désespérée en plus d'être de plus brève durée. On définit la pauvreté à partir d'un revenu disponible inférieur au tiers de ce qui est nécessaire pour subsister dans une communauté. Certains pauvres sont tellement dépourvus de tout que le logement insalubre et l'alimentation deviennent des risques mortels. Tous ne sont pas dans cette situation désespérée. Qu'est-ce qui fait qu'un statut socioéconomique (SSE) précaire s'avère aussi délétère pour le bien-être? De multiples facteurs psychosociaux émergent des études portant sur la pauvreté relative. Certains facteurs agissent dès la conception, mais les plus nombreux sont liés à la perte d'estime de soi, voire au ressentiment et à la colère que provoque la vulnérabilité accompagnant la pauvreté. Quelques-uns sont liés à l'alimentation et à certaines étapes de la vie. Beaucoup de choses restent inconnues, mais il est évident que l'éventail des défis psychosociaux qu'il faut relever chaque jour quand on est pauvre, dont certains peuvent s'avérer insurmontables, pèse plus lourdement sur la santé et la longévité dans le monde développé que n'importe quel autre facteur. La persistance de la pauvreté dans les pays qui ne manquent pas de ressources constitue un reproche accablant pour leur système politique et leurs priorités de santé publique.

Les conséquences pénibles propres au milieu de pauvreté sont distinctes du niveau de pauvreté et d'autres indices du revenu disponible. L'emploi ne constitue pas une protection générique en soi contre la pauvreté. Certaines facettes de la vie des travailleurs modernes rivalisent avec les facteurs psychosociaux de la pauvreté pour compromettre la santé et la durée de la vie. Qu'on pense aux réorganisations et à la sous-traitance qui font le bonheur des actionnaires mais qui ravagent la vie, la santé et la longévité des ouvriers qui en sont victimes. Une esquisse de la situation commence à prendre forme et elle comporte des implications notables pour la santé du monde.

Être bien au travail

Aime-t-on son emploi ?

Se sent-on valorisé au travail ?

S'estime-t-on justement rémunéré ?

Son emploi est-il garanti ?

Ces quatre questions méritent la place prioritaire dans l'agenda collectif et la liste des soutiens que la solidarité sociale entend procurer. Elles devraient servir de fondements à une initiative primordiale de santé publique. Les réponses négatives à ces questions sont associées à de la maladie et de la souffrance personnelle en plus de réduire la longévité, même celle des personnes qui pourraient changer d'emploi s'ils le souhaitaient. Pour de plus en plus de travailleurs, l'option de la mobilité en emploi n'existe même pas sinon pour se retrouver dans des emplois encore plus odieux. Pour les travailleurs plus âgés qui ont commencé leur carrière en misant sur la sécurité d'emploi, l'insécurité du marché du travail est particulièrement éprouvante.

La plupart des travailleurs savent quand la détérioration de l'emploi peut commander une réponse négative pour chacune de ces questions, tout comme ils pourraient l'exprimer dans leurs propres mots. Mais il s'en trouve bien peu qui peuvent laisser cette préoccupation au boulot à la fin de leur quart de travail. Quand les réponses sont défavorables, rares sont ceux qui savent à quel point elles peuvent affecter les autres dimensions de leur existence. Les relations interpersonnelles en dehors du travail deviennent tendues, stimulant la propension du recours aux paradis artificiels. Dans la perspective de *Malades d'inquiétude*, je vais plutôt insister sur une conséquence prévisible découlant de ce contexte pénible : la tendance culturelle à somatiser. Quand le contexte du travail est défavorable, la conviction d'invulnérabilité est compromise et l'on devient à risque de se sentir malade.

Comme on l'a vu dans les chapitres 8 à 10, la vie éprouve notre capacité de faire face à des symptômes inhabituels et déplaisants, les maladies. On fait tous l'expérience de variations de l'humeur, de malaises musculosquelettiques régionaux, de céphalées occasionnelles, de symptômes respiratoires et de beaucoup d'autres malaises physiques. Pour être bien portant et se sentir invulnérable, il faut disposer des ressources personnelles requises pour faire face à tous ces défis, qu'ils soient physiques ou psychosociaux. S'il advient qu'on se trouve dépassé, on exprime sa détresse avec des narratifs dont la forme est déterminée par la culture. Quand tout va dans sa vie et qu'on souffre de lombalgie, on fait de son mieux pour en minimiser les entraves sur ses obligations habituelles, mais il arrive rarement qu'on devienne assez accablé pour consulter à ce sujet.

Quand la vie ne tourne pas rondement, que ce soit au travail ou au foyer, il se peut qu'on reconnaisse la difficulté et même qu'on la qualifie de problème psychosocial. Quand ce problème psychosocial procède de l'extérieur du travail, il arrive que l'on consulte quand on est dépassé et qu'on s'en aperçoive. Quand le problème se produit dans le milieu de travail, il se peut qu'on ait accès à de l'aide procurée par le service des ressources humaines ou qu'on ait le bonheur de relever de l'autorité d'un contremaître attentif. On peut aussi se mettre à la recherche d'un poste différent ou bien s'en tenir à râler, donnant de ce fait une réponse négative à plusieurs des questions que je pose.

Qu'arrive-t-il quand l'épisode suivant de lombalgie survient en même temps qu'on affronte un défi psychosocial dans sa vie ? Le mal de dos est si fréquent qu'il arrive souvent qu'il coïncide avec un moment difficile de la vie. Dans certaines cultures, celle du Yémen par exemple, on ne tient le mal de dos pour rien d'autre qu'un ennui embêtant, même quand il survient en même temps que d'autres problèmes inquiétants. Il en va ainsi dans notre culture avec le rhume qui reste un ennui même quand il survient pendant des périodes de tension. Mais on n'est pas habitué à tenir le mal de dos pour un ennui quand sa survenue coïncide avec une tension psychosociale. On est plutôt porté à fusionner les souffrances, ce qui les rend synergiques. Il fort improbable qu'on se demande jamais si c'est la douleur du dos ou bien la souffrance morale qui a vraiment «rompu le dos du chameau». Dans la culture occidentale, toute perte de bien-être et toute autre forme de détresse doivent s'exprimer dans l'idiome de la souffrance physique plutôt que dans celui de la détresse psychosociale. On acceptera plus volontiers la conclusion que c'est l'intensité de la douleur physique qui interdit de surmonter le défi psychosocial. On a vu au chapitre 10 que le fait d'évoquer la possibilité qu'un facteur d'origine psychosociale puisse exacerber l'incapacité est un anathème analogue à l'accusation infâme «C'est dans la tête!» Il peut arriver que ce soit la douleur du dos qui empêche de surmonter le problème psychosocial. Mais ce sont le plus souvent les défis psychosociaux, et non la souffrance physique, qui sont les principaux responsables et qui devraient dominer le contenu du narratif. C'est ce qui explique qu'en milieu de travail le fait d'imputer à des causes somatiques la responsabilité des troubles musculosquelettiques régionaux constitue une méprise qui a déréglé, il y a plus de 60 ans, l'agenda de la protection de la santé et de la sécurité des travailleurs.

Les troubles locomoteurs régionaux permettent de comprendre en quoi un emploi qui n'est pas gratifiant peut causer du tort, quand il ne fait pas périr.

LA LOMBALGIE EN TANT QUE « BLESSURE » INDEMNISABLE

Après la Deuxième Guerre mondiale, les troubles musculosquelettiques régionaux devinrent le fléau des travailleurs. De nos jours, ils sont la cause de la plus grande partie de l'incapacité au travail de longue durée. La lombalgie rivalise avec la douleur du bras pour être le principal fléau affligeant les travailleurs de l'Occident. Rappelons (chapitre 10) que les troubles musculosquelettiques régionaux constituent une affliction des adultes en âge de travailler qui sont par ailleurs bien portants sans avoir subi aucun traumatisme manifeste. Vu que les mouvements exacerbent les symptômes, le monde industriel contemporain tend à attribuer toute incapacité au travail aux activités physiques des tâches d'un emploi. Il n'en a pas toujours été ainsi. Il faut comprendre le mécanisme à l'origine de cette évolution pour saisir à quel point les problèmes locomoteurs en disent long au sujet de la qualité de la vie au travail et, en corollaire, à propos des menaces pour la santé et la longévité qui surgissent quand cette qualité est compromise.

« Pourquoi moi ? » Cette question accompagne n'importe quelle souffrance, pas seulement la lombalgie. Aux époques antérieures, moins évoluées et plus mystérieuses, une personne accablée par la souffrance invoquait le mauvais sort à moins que ce ne fût la punition la châtiant pour de vieilles transgressions. À l'époque élisabéthaine, les explications de la lombalgie la considéraient comme un châtiment de la débauche si l'on se fie à *Measure for Measure* de Shakespeare. Ce n'est qu'au siècle dernier que l'attribution d'une cause a remplacé la punition comme explication convenable d'une souffrance. Avant cette époque, il fallait vraiment que les tâches soient « à casser les reins » pour qu'il parût raisonnable de leur imputer la responsabilité d'une douleur lombaire. Il est encore coutumier d'attribuer la responsabilité d'une « douleur dans le cou » au comportement d'une autre personne plutôt qu'à ses propres activités. « En avoir lourd sur les épaules » n'est pas une condamnation ; c'est une manière de décrire une personne pleine d'énergie.

Pour que la causalité puisse se substituer au châtiment pour expliquer correctement la lombalgie, il fallait qu'une nouvelle construction sociale soit d'abord mise en place. Tout débuta avec l'invention, au XIXᵉ siècle, de la « colonne du rail » et sa consécration comme médicalisation de l'ère victorienne par John Eric Erichsen, un professeur de chirurgie de l'University College de Londres. Le rail était un des moteurs de l'industrialisation et la construction des chemins de fer était un travail dangereux, souvent cause d'infirmités et de décès. Même la circulation sur les chemins de fer était dangereuse ; les collisions et les déraillements étaient si fréquents que la reine Victoria contraignait son train privé à ne rouler que très lentement. Le carnage provoqué par la construction des chemins de fer ne suscita l'indignation qu'au tournant du siècle suivant. Ce qui a d'abord frappé l'imagination de la population fut la souffrance qui s'abattait sur les passagers qui avaient survécu à des accidents du rail, une souffrance généralisée et incapacitante marquée par des douleurs musculaires de la colonne et de la fatigue. Erichsen expliquait cette souffrance comme résultant d'une «concussion de la colonne par des traumatismes légers». L'Angleterre vacilla sous l'avalanche de réclamations que suscita cette construction sociale, tant et si bien qu'Erichsen cessa de soutenir sa théorie vers la fin de sa vie puis la colonne du rail tomba dans l'oubli. Mais elle laissa derrière elle la croyance qu'il était possible de se blesser en vaquant à ses occupations habituelles sans encourir de traumatisme, particulièrement dans le cas des douleurs au dos. Le mal de dos devenait solidement établi comme un problème médical.

Au moment de reléguer la colonne du rail aux oubliettes, il y a un siècle, l'Europe connut un mouvement de réformes sociales. Près de 15 % des habitants d'une ville comme Londres vivaient sur le trottoir, tentant de soutenir un train de vie marqué par la misère, la fécondité et sa courte durée. Presque tous les travailleurs redoutaient que le malheur de se retrouver à la rue ne les frappe, eux ou leur famille, advenant qu'ils deviennent gravement malades, qu'ils subissent un accident grave ou qu'ils décèdent. Tous estimaient que les victimes de ces malheurs méritaient la charité. Telles sont les pensées chrétienne et musulmane. On pensait tous aussi que, parmi les personnes requérant assistance, il s'en trouvait qui étaient capables de se tirer d'affaires à la condition qu'elles le veuillent bien. Fallait-il néanmoins les aider ou bien se ranger derrière la pensée de Cotton Mather : «Quant au mendiant vigoureux, qu'il crève!»

Distinguer les pauvres qui le méritent des autres préoccupe les Occidentaux depuis un millénaire. Au fil des ans, la charité était soutenue par les familles et par les communautés religieuses, avec des résultats variables. Les « lois des pauvres » étaient des statuts dont les premières versions avaient été adoptées au XVIᵉ siècle et qui étaient toujours en vigueur dans les colonies américaines et en Grande-Bretagne au début du XXᵉ siècle. En fait, ces lois imposaient à la bourgeoisie l'obligation de s'occuper de quiconque était tenu pour être un pauvre méritant. Diverses variétés de refuges ont été construites pour abriter les pauvres méritants. C'était là un remède inégal pour une société agraire convaincue que noblesse oblige. Mais cela ne convenait pas du tout à une société en voie d'industrialisation.

Encore jeune homme et militant socialiste, Jack London, en haillons et tentant de survivre dans les rues de l'est de Londres, quêta une nuitée dans un de ces refuges pour les pauvres. Puis il a décrit cette expérience dans *People of the Abyss*, paru en 1902.

> Les mal adaptés et les inutiles. Les misérables, les méprisés et les oubliés qui meurent dans le désordre social. Les descendants de la prostitution, celle des hommes, des femmes et des enfants, de la chair et du sang, de l'émotion et de l'âme; bref la prostitution du travail. Si c'est là le mieux que la civilisation puisse faire pour l'homme, qu'on nous ramène les hurlements et la sauvagerie la plus nue. Mieux vaut être gens du désert et de la jungle, des cavernes et de la terre que peuple des machines et du gouffre.

Il n'est pas étonnant qu'à la fin du XIXᵉ siècle l'Occident industriel ait été secoué de demandes de réformes sociales. Le mouvement syndical est apparu et les hommes de loi se sont installés. Karl Marx, Ferdinand Lasalle et d'autres ont trouvé des auditoires attentifs. Les législatures ont commencé à imiter le précédent établi par la Prusse, organisant des programmes pour doter de pensions les personnes âgées et prendre soin des malades et des handicapés. Les États-Unis allaient eux aussi participer à cette mouvance, fût-ce sans enthousiasme et par étape, de sorte que tout n'est pas achevé, même en ce moment. Pendant les premières décennies du XXᵉ siècle, il n'y eut que « l'assurance pour accidents du travail » qui fut implantée, et encore, pas toujours facilement; chaque État la configurait à sa manière et selon son propre agenda. Tous les régimes américains s'organisèrent selon la règle « sans égard à la responsabilité » et indemnisaient pour les frais médicaux et le remplacement du revenu perdu par suite de blessures personnelles subies dans le milieu de travail. L'objectif était de minimiser les coûts qui aggravaient ces blessures. Quand il devint manifeste qu'on pouvait faire du tort aux travailleurs avec autre chose que les seules forces physiques, comme le plomb, le mercure ou l'anthrax, de nouvelles lois ont rendu accessible l'indemnisation pour maladies professionnelles. Déjà là, la notion de « blessure » était sujette à litige.

La « crampe de l'écrivain » et le « poignet du télégraphiste » devinrent des slogans de ralliement des premiers syndicats en Grande-Bretagne, tant et si bien qu'ils furent ajoutés en 1908 au tableau des maladies professionnelles, non sans qu'il n'y eût un débat médical, lequel culminera dix ans plus tard dans la création d'une rubrique « névrose liée à l'occupation ». Quand on se découvre une hernie alors qu'on se trouve au travail, s'agit-il d'une blessure indemnisable ? Elle en devint une quand le terme « rupture » fut introduit dans le langage. La lombalgie régionale est le mal de dos affectant les adultes en âge de travailler qui sont par ailleurs bien portants et qui n'ont pas fait l'expérience d'un incident précipitant inhabituel, ni violent. La lombalgie régionale n'était pas tenue pour une blessure jusqu'au milieu des années 1930 quand W.J. Mixter, un neurochirurgien d'expérience du Massachusetts General Hospital, attribua le syndrome de la queue-de-cheval, sinon toute douleur lombaire, à une hernie du disque intervertébral pour laquelle il décrivit un traitement chirurgical. Dans les titres de ses contributions les plus influentes, Mexer résolut de nommer la maladie « une hernie discale » ce qui évoquait la déchirure d'une structure normale. Un des co-auteurs de Mixer, le jeune orthopédiste Joseph Barr, déplora cette sémiotique vingt ans plus tard. La notion de « hernie » captiva l'attention de tous les administrateurs de programmes d'indemnisation des accidents du travail, et intéressa tous ceux qui géraient les sinistres, sans oublier tous les artisans de la sécurité au travail. Lorsque le résultat est une « hernie », même quand son facteur précipitant est une activité courante et habituellement confortable, le travailleur devient victime d'une blessure du dos qui est indemnisable. C'est cette inférence qui explique la souffrance et qui éprouvera la capacité de surmonter le prochain épisode de douleur lombaire. Non seulement faut-il supporter la douleur, mais encore faut-il affronter la notion de traumatisme. C'est ce qui explique que le narratif de la douleur du dos peut comprendre l'idiome «Je me suis blessé au dos». C'est aussi ce qui explique que nous, médecins, nous sentions contraints de demander au patient se présentant avec une douleur lombaire: «Qu'étiez-vous en train de faire quand la douleur a commencé?» Ni le patient ni le médecin n'entretiendraient jamais pareille conversation à propos d'un mal de tête.

Rutherford Johnstone a bien décrit la construction sociale du «dos industriel» en 1941 dans son livre intitulé *Occupational Diseases: Diagnosis, Medicolegal Aspects and Treatment*:

> En ignorant systématiquement la multiplicité des causes du mal de dos, la tendance en médecine industrielle est de regrouper tous ces cas sous le diagnostic d'entorse lombaire. Cette erreur semble fondée sur le «lieu» où survient la douleur. Quand elle apparaît pendant qu'un homme tond sa pelouse, on utilise le terme «lumbago» et la condition est expliquée par des caractéristiques qui sont propres à la victime. Mais si la même douleur se manifeste pendant qu'on se penche, qu'on s'accroupit ou qu'on soulève quelque chose à l'usine, elle devient une entorse lombaire et est attribuée au fait d'avoir exécuté un mouvement au service d'autrui. Cette situation prend de l'importance quand on tient compte du fait que cette incapacité est en voie de devenir le motif le plus fréquemment invoqué pour réclamer une indemnisation. (Johnstone, 1941)

C'est ainsi que, pendant soixante-dix ans, la blessure du dos s'est avérée analogue à une épée de Damoclès suspendue sur le monde développé, tant à l'intérieur qu'à l'extérieur du milieu de travail. Elle peut dévaster la vie de travailleurs handicapés par une lombalgie pour qui l'assurance d'indemnisation était censée procurer une solution. Depuis quelques décennies, la construction du concept, son diagnostic et plusieurs de ses conséquences ont été vérifiés. On a fini par apprendre pourquoi la «hernie discale» est une théorie physiopathologique incorrecte et la «blessure» dorsale compensable, un sophisme iatrogénique. Ce sont là autant d'illustrations susceptibles d'éclairer un projet de réforme sociale. Commençons par les illustrations.

La lombalgie régionale n'a rien à voir avec les hernies discales ni les autres formes de pathologie de la colonne vertébrale (chapitre 9). Les causes de la douleur régionale du dos continuent d'échapper à l'étude scientifique. Les changements dégénératifs qui caractérisent la pathologie de la colonne augmentent avec l'âge jusqu'à ce qu'ils deviennent ubiquitaires. Mais ils n'ont pratiquement rien à voir avec ce qu'on fait dans la vie. L'âge auquel ils commencent et l'intensité des changements sont déterminés surtout par la génétique; les contributions propres à l'environnement sont pratiquement indécelables. Les colonnes vertébrales vieillissantes ne sont pas des témoins fiables d'une vie affligée par les traumatismes ni ne peuvent offrir d'indices anatomiques qui mettent sur la piste de la cause du mal de dos. Ces marques sont celles de la longévité et non celles de la décrépitude.

La «blessure» du dos est une construction sociale et non pas un diagnostic clinique valide. Des amputations traumatiques, des fractures et des blessures par écrasement peuvent se produire au travail. Il en va de même pour le rhume qui survient fort probablement au travail puisqu'une grande partie de notre exposition aux gouttelettes infectieuses a lieu au travail. Mais on ne tient pas le rhume pour une blessure ni une maladie professionnelle même s'il peut rendre incapable de travailler pendant un certain temps. Il est manifeste que le mal de dos régional peut survenir pendant qu'on travaille. Mais est-ce que le mal de dos survient parce qu'on travaille, comme une blessure? Est-il possible que des facteurs de tension biomécanique habituellement tolérables deviennent pathogènes? Intuitivement, cette hypothèse est attrayante. Car, après tout, la lombalgie régionale est toujours mécanique; ça fait plus mal quand on augmente la charge biomécanique, comme lorsqu'on se penche. Des tâches qui étaient jusque-là confortables au travail ou à la maison deviennent atroces, sinon carrément impossibles. La construction de la «blessure» du dos postule que les exigences physiques exacerbant la douleur sont les causes immédiates du dommage appréhendé plutôt que des sources influençant l'intensité de la souffrance. Il faut affranchir la médecine et la sécurité sociale de cette erreur nuisible. Plusieurs études de cohorte réalisées dans les usines contemporaines ne sont pas parvenues à distinguer quelque influence que ce soit des exigences physiques du travail sur l'incidence du mal de dos incapacitant. Tout comme c'est le cas pour les anomalies morphologiques de la colonne, l'incidence du mal de dos n'a pratiquement rien à voir avec les traumatismes légers. En outre, l'incidence des blessures du dos est restée insensible à plusieurs vagues d'interventions et d'instruments ergonomiques, d'ingéniosité clinique et de réadaptation et d'interventions réglementaires. Les «blessures» du dos restent le fléau des travailleurs en dépit de ce que les tâches de l'atelier moderne soient devenues beaucoup moins pénibles que celles qui étaient imparties à nos ancêtres. Les «blessures» du dos accaparent la majorité des coûts de la compensation versée aux travailleurs et consomment de 2 % à 4 % des revenus bruts des employeurs américains. Cela fait des décennies qu'on soupçone rater quelque chose, mais on a préféré investir dans les modifications fines plutôt que de changer la stratégie.

Il est heureux que la science contemporaine se soit intéressée au problème et ait détecté des associations avec le mal de dos incapacitant permettant de mettre de côté le paradigme de la «blessure». Il en résulte une conception tout à fait différente du mal de dos. Tout comme le rhume, le mal de dos est une contrainte récurrente et intermittente de l'existence. Quand on est un adulte parfaitement bien portant et apte au travail, il n'est pas normal de traverser une année sans au moins un épisode important de douleur lombaire. Pour beaucoup de gens, le mal de dos sera mémorable ; pour encore plus de gens, il rentre dans l'ordre et tombe vite dans l'oubli. La plupart de ceux qui font appel aux soins, y compris les soins médicaux, ne guérissent pas plus rapidement qu'ils consultent dans le contexte du travail ou pas. Une minorité non négligeable guérit plus lentement, si jamais elle y parvient. Pour ces gens, affronter les défis d'ordre biomécanique que leur pose la douleur lombaire assombrit chaque journée. Au travail, le rendement d'un travailleur peut en devenir si affecté qu'il ne lui reste pas d'autre option que de demander une indemnité en vertu du régime des accidents du travail lorsque le mal de dos est défini comme une «blessure». Parmi les raisons de la sagesse traditionnelle expliquant qu'on soit plus à même de se rappeler d'un mal de dos justifiant qu'on consulte ou qu'on se trouve incapable de travailler, on trouve l'intensité de la douleur, la lourdeur des exigences d'une tâche et l'efficacité des services de santé. La sagesse traditionnelle est souvent dans l'erreur, plus particulièrement dans le cas de la «blessure» du dos indemnisable. Alexander Magora a été le premier à comprendre cela, il y a plus de trente ans ; j'ai relayé son message peu après. On est entré au XXIᵉ siècle avec un bagage de connaissances convaincantes soutenant le postulat que des facteurs d'interférence qui entravent la capacité de surmonter le mal de dos dans le milieu de travail proviennent beaucoup plus souvent de l'environnement psychosocial que des exigences de l'emploi. Des études plus récentes émanant de Manchester, de Londres, de Leiden, d'Helsinki, de Copenhague et d'ailleurs soutiennent ce postulat. Pourtant, la construction de la «blessure» reste indélogeable ; elle justifie la nécessité d'une colossale entreprise d'ergonomie et de sécurité qui, pour mieux résister aux multiples études remettant en cause sa propre validité, soutient avec énergie la notion de la blessure.

La convergence des déductions de Mixter et des programmes d'assurance et d'indemnisation des travailleurs a transformé le mal de dos en plainte de substitution. Quand la vie est sombre, particulièrement au travail, et qu'on ne voit pas d'autre solution, le mal de dos suivant paraîtra vraisemblablement pire que la proverbiale «goutte qui fait déborder» : il sera une «blessure». Il n'y a pas un médecin, ni un patron, ni un professionnel des ressources humaines, ni un expert d'assurance, ni un travailleur qui semblent capables de comprendre que le mal de dos est intolérable et incapacitant parce que l'emploi est détestable, insatisfaisant ou dépourvu de sécurité, parce que le superviseur est insensible, hostile sinon cruel, parce que les collègues sont devenus des adversaires, ou parce que le travailleur se sent sous-évalué, mal payé sinon écrasé par des problèmes personnels dont il ne sait plus comment s'extirper. «Je me suis blessé au dos» devient la sémiotique.

C'est ce qui explique que les réorganisations et la sous-traitance provoquent des poussées de demandes d'indemnisation chaque fois que ces décisions de gestion pointent à l'horizon. Une étude réalisée chez les salariés de la société United Parcel Services

(UPS) en dit long. UPS est une entreprise privée comptant des centaines de milliers d'employés. La moitié travaillent dans l'un des mille centres de distribution dispersés dans le pays. Leur travail, qui est exigeant et exécuté de nuit, implique la décharge de camions, le triage de colis, le chargement de camions puis la distribution des colis. Les exigences physiques des centres de distribution sont surveillées, mesurées et remarquablement uniformes. Il en va de même pour la fréquence des réclamations des salariés pour les troubles musculosquelettiques régionaux, quelques centres de distribution en ayant plus que les autres. Ce n'est pas parce qu'on y trouve des exigences plus fortes qu'ailleurs ni que les emplois y soient plus dangereux. C'est plutôt parce qu'on y trouve plus d'insuffisances de la gestion des opérations dans l'atelier.

Est-ce que ça porte à conséquence que la « blessure » du dos soit un sophisme et que la réclamation d'une indemnité pour une « blessure » du dos soit souvent une plainte de substitution ? Après tout, le mal de dos peut être incapacitant, peu importe ce qui a été soulevé ou le lieu ou le moment où l'incident survient. On pourrait continuer de s'accommoder de cette plainte de substitution s'il en résultait une solution soulageant le travailleur qui en souffre. Mais les conséquences de cette comédie transformant une plainte de substitution en réclamation d'indemnisation pour un accident de travail n'avantage pas le travailleur ni ne sert bien la communauté.

L'ODIEUSE DÉTERMINATION DE L'INVALIDITÉ

La législation sociale de la Prusse a fini par constituer une « monarchie du bien-être » embrassant beaucoup plus que la seule compensation des travailleurs. À l'instigation d'Otto von Bismarck qui souhaitait apaiser un mouvement ouvrier ombrageux, la législation constitua trois catégories de demandeurs d'indemnité pour incapacité au travail. Le salarié blessé au travail est le plus méritant et doit en conséquence être compensé pour toute perte de revenu par l'assurance. Quand la capacité de gagner sa vie est compromise par un désastre plutôt que par un accident du travail, la victime est moins méritante. Quand c'est la subsistance qui se trouve menacée, c'est une pension d'invalide qu'on attribue (l'assurance invalidité de la sécurité sociale étant la version américaine de ces prestations). Par contre, quand une personne qui n'a jamais travaillé prétend être complètement incapable de le faire, son mérite s'en trouve réduit tout comme sa pension (le supplément de la sécurité sociale en est la version américaine). Le principal défi qui se pose à l'administration des programmes de cette nature est celui de la définition du potentiel résiduel de travail des personnes des deux dernières catégories, s'il leur en reste un, et de celui du travailleur accidenté. La solution adoptée par la profession médicale de la Prusse est encore en vigueur aujourd'hui en dépit de ses états de services proprement désolants. C'est cette solution qui explique l'avalanche contemporaine des revendications provenant des anciens combattants handicapés. Il faut bien la comprendre pour la mettre en perspective dans son contexte et réussir, avec un peu de chance, à s'en débarrasser.

En son temps, la médecine de la Prusse était exemplaire. Les médecins prussiens enseignaient que tout symptôme avait une cause biologique qu'il fallait d'abord retracer puis traiter en espérant que les symptômes régressent. Cette notion constitue toujours le fondement de la médecine scientifique occidentale. Quand Bismarck leur demanda de résoudre le dilemme de la définition de l'incapacité, les médecins de la Prusse lui ont offert, pleins d'assurance, l'inverse : nommez la maladie et ses symptômes deviennent prévisibles. En outre, plus on est malade, plus on aura de symptômes, y compris ceux qui causent l'incapacité au travail. Quand il s'agit de définir l'invalidité, c'est la « diminution de la capacité » qui devient le synonyme de la maladie ou du dommage. Pour l'indemnisation des travailleurs, on peut établir le niveau de l'indemnité sur la grandeur de la diminution de la capacité sans se préoccuper des symptômes. Pour ce qui concerne les pensions d'invalidité, quand la diminution de la capacité est moindre que certains niveaux prédéterminés, on peut refuser d'accorder la pension. C'est ce qu'on appelle la « définition de l'invalidité fondée sur la mesure de la diminution de la capacité au travail ».

Je l'ai déjà dit, les premières décennies du XXe siècle n'ont apporté aux États-Unis que l'assurance contre les accidents du travail administrée par les États. L'assurance invalidité de la sécurité sociale restait une patate chaude politique qui ne trouva sa solution que sous l'administration Eisenhower. La sécurité sociale supplémentaire a dû attendre l'administration Carter et fut renvoyée aux États pendant l'administration Clinton. Tous ces programmes américains sont fondés sur une définition de l'invalidité établie par la mesure de l'incapacité.

Au début de la compensation des travailleurs, la définition de l'invalidité fondée sur la mesure de l'incapacité a pris la forme de tableaux établissant la valeur de la compensation payée pour la perte d'un œil, d'un membre ou de la vie. Ces tableaux ne furent jamais rationnels. Par exemple, peu de travailleurs deviendront invalides pour avoir perdu leur petit doigt, à moins d'être pianiste de carrière. Quand il devint évident qu'on pouvait faire tort aux travailleurs avec l'exposition au mercure, au plomb ou à l'anthrax, une nouvelle loi établit un remède pour les maladies professionnelles. Encore là, la notion de dommage restait litigieuse comme au commencement, tout comme fut maintenue la rigidité des tableaux d'indemnisation. Aujourd'hui, ces tableaux sont supplantés par des procédures qu'élaborent tous les tribunaux et ressemblent à ceux qu'utilisent les administrations des Anciens Combattants et de la sécurité sociale.

Tous font appel à une forme de définition médicale de l'invalidité, investissant parfois beaucoup pour quantifier la maladie. Tous tiennent l'estimation de l'incapacité pour beaucoup plus fiable que ce que les victimes ont à dire de leurs symptômes.

Tous ces programmes de compensation de l'invalidité fondés sur la mesure de l'incapacité sont efficaces quand l'incapacité est facilement mesurable. Les amputations, les maladies en phase terminale, la psychose et la démence sont rarement sujettes à litiges en matière de définition de l'incapacité. Les blessures d'origine exclusivement traumatique qui provoquent de graves dommages peuvent prêter flanc à des litiges quand le système d'assurance doit en plus tenir compte d'aspects comme la douleur, la souffrance, l'estime de soi, au-delà des seules séquelles biomécaniques. Il n'y a pas de méthode qui permet la mesure objective de cette sorte de pertes ; tenter de le faire équivaut néanmoins à douter de l'honnêteté de la victime. De plus, cela va compromettre la capacité de surmonter de quiconque ; tant qu'on doit faire la preuve qu'on est malade, on ne peut pas guérir. L'influence de la douleur et de la souffrance sur la transformation d'une blessure en infirmité entrave la détermination de l'incapacité chez les vétérans blessés au combat et chez beaucoup de victimes d'accidents de la circulation. Qu'on songe à l'aggravation de la difficulté du défi à surmonter quand il n'y a même pas de dommage qui soit apparent.

Prenons l'exemple d'un salarié qui trouve insupportable son mal de dos régional, plus particulièrement quand il doit exécuter des tâches épuisantes au travail. Il s'ensuit une réclamation auprès des accidents du travail pour une « blessure » au dos. Il est vraisemblable que se dissimulent dans l'environnement psychosocial du travail des facteurs qui entravent la capacité de ce travailleur de surmonter son affliction et qui, pour ce motif, propulsent la réclamation. On dépensera néanmoins pour « réparer » la lésion. Jusqu'à présent, les États-Unis sont en première place des pays avancés en ce qui concerne le risque de violenter chirurgicalement la colonne lombo-sacrée de travailleurs souffrant de « blessures » indemnisables du dos ; l'incidence du traitement varie d'une région à l'autre, certaines communautés connaissant dix fois plus d'interventions chirurgicales que d'autres. Le travailleur ne peut pas refuser la chirurgie ni n'importe quoi d'autre qu'on lui propose : le refus d'un traitement équivaut à déclarer qu'on ne souhaite pas guérir. C'est ce qui explique que les gens qui ont subi de multiples interventions soient presque toujours des travailleurs qui avaient présenté une réclamation aux accidents du travail. Ils sont souvent étiquetés « échecs du dos » comme s'ils étaient responsables de ce que des interventions cliniques bancales soient aussi inefficaces.

Une fois que cette pantomime médicale arrive à son terme iatrogénique et que la victime est étiquetée « stabilisée » ou parvenue au « maximum de l'amélioration médicale », le niveau suivant de la contestation est atteint. On dépensera du fric pour enseigner au travailleur devenu incapable que sa blessure n'est pas incapacitante. C'est ce qui fait vivre toutes ces « cliniques de la douleur » et tous ces

programmes de «reconditionnement pour le travail», mais certainement pas le travailleur blessé qui ne retournera probablement pas au
travail en dépit de tous ces soins. On dépensera encore du fric pour
blâmer le travailleur qui ne retourne pas dans un emploi détesté,
sinon répugnant depuis le début. Et quand on décidera d'arrêter, un
dernier effort tentera d'estimer le potentiel qui reste au travailleur, de
manière à ce que son indemnité puisse compenser au moins approxi-
mativement la capacité de gagner sa vie qu'il a perdue. La définition
de l'incapacité fondée sur l'estimation de l'infirmité n'est pas à la
hauteur de cette mission. On dépensera de l'argent pour exiger du
travailleur qu'il fasse la preuve que sa «blessure» est handicapante,
s'en remettant à la justice pour parvenir à une conclusion.

Toute cette largesse pour dispenser au salarié «blessé» au dos
un traitement avarié par les préjugés racistes, par la chirurgie inefficace et par une définition invalide sinon vaseuse de l'infirmité résiduelle.

Il est certain que le monde avantagé en ressources doit procurer un milieu de travail confortable pour ses salariés bien portants et
accommodant quand il leur arrive d'être malades, y compris quand
ils souffrent d'une affection de l'existence comme le prochain épisode de douleur lombaire. Il importe encore plus que le milieu de
travail valorise la condition humaine, le besoin d'être estimé, la protection contre l'insécurité, la soif d'autonomie et de perspectives
d'avenir.

Pour relever ce défi, que ce soit par des réclamations pour des
accidents du travail, de la sécurité sociale ou des assurances des vétérans, il importe de comprendre que la détermination de l'invalidité
fondée sur une mesure de l'incapacité aggrave les choses. Il existe
d'autres options, connues depuis des générations et testées dans le
passé, et il faut provoquer un débat public portant sur ces options. Il
faut en outre arrêter de punir tous ceux qui présentent une réclamation pour invalidité en leur infligeant une stratégie qui a maintes fois
fait la preuve qu'elle nuit et fait du tort.

L'ERGONOMIE, LA PSYCHOPHYSIQUE
ET LA MÉTAPHYSIQUE

La « blessure » du dos indemnisable est la justification de l'élargissement marqué du champ de compétence du génie industriel. Au milieu du XXᵉ siècle, l'ergonomie était une spécialité du génie industriel étudiant les mouvements liés aux tâches en usine pour en améliorer la productivité. Cela reste toujours sa raison d'être. Grâce aux travaux d'Ernest Tischauer et, plus tard, de Stover Snook, l'optimisation du confort du travailleur sans sacrifier sa productivité devint un autre objectif. Tischauer a incorporé la biomécanique aux principes encadrant la conception d'outils et d'appareils. L'approche de Snook, la psychophysique, s'intéresse au contenu et au contexte des tâches de manière à rendre leur acceptabilité optimale pour les salariés. Intervient la construction de la « blessure ». Se pourrait-il qu'une tâche donnée devienne dangereuse parce qu'elle n'aurait pas été conçue en conformité avec les préceptes de la biomécanique ou de la psychophysique ? Se pourrait-il que l'ergonomie et sa servante, la psychophysique, constituent le Saint-Graal de la recherche d'une méthode capable d'épargner aux travailleurs la misère du mal de dos ou de la douleur du bras ? Compte tenu de la construction sociale de la « blessure », une réponse affirmative était raisonnable. Des milliers d'études ont tenté de définir les risques ergonomiques, des études qui sont remarquables pour leurs résultats inconstants et des associations négligeables. Les conseils ergonomiques ont inondé le monde industriel et se sont infiltrés un peu partout. Les recommandations concernant l'aménagement des tâches et une biomécanique moins dangereuse étaient les bienvenues et ont été adoptées puisqu'il existait une construction sociale les rendant raisonnables. Ces consignes sont sans doute toujours raisonnables, mais elles n'ont jamais fait la preuve de leur capacité de réduire l'incidence du mal de dos indemnisable. Les constructions sociales ont la vie dure, de sorte que l'ergonomie conserve toujours sa crédibilité politique. Une « norme ergonomique » fut proposée puis adoptée par l'administration Clinton, mais elle n'a pas été entérinée par le Congrès. Il faut espérer qu'elle ne revienne pas sur la table car elle contribue à bétonner la construction sociale de la «blessure», détournant l'attention des vrais enjeux que doivent affronter les travailleurs contemporains.

La réfutation de la construction sociale faisant une «blessure» de la douleur lombaire régionale est complète, convaincante et répétable. Mais elle n'est pas irréfutable. J'estime que, peu importe le danger physique ou le risque ergonomique qu'on aurait pu rater dans l'usine moderne, ils ne peuvent être qu'hétérogènes et minuscules; ils sont si petits qu'ils en deviennent irrémédiables. Il convient donc de faire preuve de scepticisme avant de postuler une association entre le contenu des tâches et le mal de dos régional et incapacitant. Pareilles associations peuvent ressortir de manière imprévisible d'enquêtes où il n'y a rien d'autre qui soit recherché. Presque toutes les études multivariées, tant transversales que longitudinales et portant sur la relation du mal de dos incapacitant, ou de la douleur des bras, avec le contexte psychosocial et les exigences physiques des tâches, trouvent des liens avec le contexte et n'en trouvent pas avec les exigences. Puisque les douleurs musculosquelettiques sont des ennuis intermittents et récurrents de la vie, l'explication la plus vraisemblable de ces observations ne saurait exclure la morbidité. Elle attire plutôt l'attention sur le contexte psychosocial dans lequel survient la maladie, un contexte qui peut compromettre la capacité d'affronter la souffrance et de la rendre plus mémorable, moins tolérable et fréquemment incapacitante.

En dehors du milieu de travail, les facteurs confondants d'origine psychosociale contribuent à rendre mémorable, sinon intolérable, la douleur dorsale régionale (chapitre 9). Pourquoi n'en serait-il pas de même au travail? La différence résulte de ce que le patient peut avoir accès à des soins pour une «blessure» du dos alors qu'il ne le peut pas pour un mal de dos, sauf quand on peut convenir que le mal de dos s'est manifesté au travail. Les soins seront remboursés par les accidents du travail tant et aussi longtemps qu'on n'aura pas atteint l'amélioration médicale maximale; entretemps, le revenu de la victime est protégé. S'il advient que le «travailleur blessé» reste affligé d'une incapacité professionnelle une fois atteinte l'amélioration médicale maximale, la compromission de son gagne-pain n'entraînera pas de perte financière puisqu'il devient admissible à une indemnisation pour perte de revenu. Pour une minorité importante des travailleurs américains qui n'ont pas d'assurance maladie, donc pas de protection pour le traitement médical d'un mal de dos, recourir aux soins pour une «blessure» régionale du dos devient la seule avenue qui soit disponible. Pour les autres qui sont assurés, les programmes d'accidents du travail offrent un recours beaucoup plus avantageux puisque le revenu est protégé, lui aussi. C'est ce qui explique que la construction sociale de la «blessure ergonomique» soit devenue intouchable pour tous ceux qui travaillent à la défense des salariés en dépit du fait que les soins médicaux et les interventions ergonomiques aient fait la preuve de leur inutilité et de leur pouvoir de nuisance.

Chaque fois qu'un travailleur éprouve un problème musculosquelettique régional assez intense pour être incapacitant, c'est d'empathie, de compréhension et de soutien communautaire qu'il a besoin. Selon toute vraisemblance, il s'agit là d'une souffrance de substitution indiquant la présence d'irritants dans le contexte du travail, lesquels demandent correction. Le recours aux soins médicaux est secondaire. Comme je vais le souligner plus loin, quand un groupe de travailleurs est frappé d'une épidémie de troubles musculosquelettiques régionaux incapacitants, la cause la plus probable de ce mal est à rechercher dans le style de gestion et dans l'organisation du travail. S'attaquer au problème par la lorgnette de «la blessure ergonomique» vaudra à un groupe de travailleurs de devenir des balafrés de la quête de l'amélioration médicale maximale et donnera un milieu de travail truffé de modifications ergonomiques sans utilité démontrée.

Les dangers inhérents
à un mauvais contexte psychosocial de travail

La recherche de pointe en épidémiologie s'affaire à trouver une meilleure définition du «contexte psychosocial». C'est un défi presque aussi redoutable que celui de retracer les facteurs psychosociaux qu'on peut associer à la pauvreté. Certaines caractéristiques qui émergent d'études faites en milieu de travail comprennent des aspects du «stress» lié à l'emploi, de la «tension», de la «charge allostatique» et des «fluctuations» de la motivation. Ces mesures échantillonnent des fonctions psychosociales complexes comme la satisfaction au travail, la perception des exigences psychologiques de la tâche, l'autonomie décisionnelle au poste de travail, la motivation et autres. En général, les associations révélées par les variables «psychosociales» sont faibles, voire inconstantes. Il s'en trouve même plusieurs qui soient dépourvues de signification. Cette variabilité ne diminue en rien leur implication dans les problèmes; travailler en contexte psychosocial hostile compromet la capacité de surmonter le prochain épisode de souffrance musculosquelettique et constitue une menace pour la longévité. L'hostilité d'un contexte psychosocial peut être exclusive à un travailleur particulier qui trouve incapacitante sa douleur lombaire. Mais il y a aussi des exemples de grosses sociétés possédant plusieurs usines et qui ont connu des épidémies de lombalgie incapacitante, ou de douleur au bras survenant dans une seule usine. Comme les exigences physiques des tâches sont uniformes dans toutes les usines, on ne saurait les tenir pour responsables de ces épidémies. Il s'agit plutôt d'un contexte hostile propre à une usine particulière, ce qui met en cause le style de gestion de cette usine. La comparaison des usines affectées avec les autres est éclairante. C'est souvent le style de gestion qui est à mettre en cause; il n'est pas facile de travailler pour un contremaître abusif. J'ai suggéré à des dirigeants d'entreprise de réunir leurs contremaîtres en petits groupes et de leur faire expliquer par ceux qui ont le moins de problèmes comment ils s'y prennent pour surmonter les défis psychosociaux. Ils peuvent aussi discuter de cas hypothétiques, celui du salarié hostile, du patron imbuvable, des stupéfiants et d'autres problèmes.

La période contemporaine est riche de situations où l'hostilité du contexte peut affecter toute une entreprise sinon toute une industrie. Les tensions liées aux réorganisations, le recours à la sous-traitance et les menaces de faillite empoisonnent le climat d'entreprises où des travailleurs se trouvent plongés dans un contexte vicié par l'insécurité et les griefs personnels. Les effets néfastes de ces contextes pour la santé sont considérables. Plusieurs études de cohorte rendent cette conclusion incontestable.

Au début des années 1990, par exemple, l'économie finlandaise a connu une récession qui a duré plusieurs années. De nombreux salariés ont été licenciés. On a surveillé les effets de la restructuration sur la santé des employés de l'administration d'une petite ville. Le taux d'absentéisme s'est envolé, et ce, de façon plus marquée pour les congés de maladie dus aux troubles locomoteurs affectant les travailleurs de 50 ans et plus.

Les études «Whitehall» sont faites de cohortes de fonctionnaires britanniques chez qui l'on a trouvé une inversion de l'association du taux de mortalité avec le rang occupé dans la hiérarchie de la fonction publique, particulièrement pour la mortalité par maladies cardiovasculaires. Ces dernières années, il est devenu évident que l'association avec le rang hiérarchique est moins forte qu'avec le «stress psychosocial» du poste, plus précisément sa «latitude décisionnelle», indépendamment de la situation dans l'organisation. Les mêmes conclusions valent pour l'absentéisme dû à la lombalgie. Une des cohortes de Whitehall, menacée par l'imminence de la sous-traitance, a connu un sort ressemblant à celui des travailleurs de la Finlande. L'éventualité d'une restructuration bouleverse le contexte psychosocial du travail, infligeant à tous stress et tensions, mais d'une manière plus intense aux travailleurs plus âgés. La restructuration stimule l'installation du procédé insalubre et létal qu'on appelle contexte psychosocial hostile du milieu de travail. Cette menace poursuit son œuvre de sape sans nullement tenir compte des états de services antérieurs de quiconque.

Même en l'absence des effets délétères d'une réorganisation, un contexte psychosocial hostile continue son travail de corrosion. Il dépouille lentement les gens de leur conviction d'être en bonne santé (CBS). Tout comme le statut socioéconomique, la CBS est un puissant facteur de prédiction de la mortalité pour toutes causes. Dans une cohorte de 5 001 travailleurs danois, un contexte psychosocial hostile au travail a érodé la CBS pendant les cinq années de l'observation. Une association semblable a été relevée dans l'étude de la santé des infirmières de Harvard; la perception d'un climat psychosocial du travail défavorable permettait de prédire le déclin de la capacité de travail des 21 000 infirmières observées pendant quatre ans.

Il y a plusieurs années, Wal-Mart et des chercheurs du National Institute of Occupational Health and Safety ont réalisé une étude de cohorte pour vérifier si le fait de porter une ceinture lombaire prévenait la lombalgie incapacitante. Cet équipement ne prévient pas la lombalgie. Cette vaste étude a suivi les 6 000 salariés de 160 magasins pendant six mois. Au départ, les volontaires ont été questionnés méthodiquement pour établir le niveau de leur confort psychologique au travail. L'effet des exigences physiques des tâches sur l'incidence de la lombalgie incapacitante était à peine décelable. Par contre, la perception d'un niveau élevé d'exigences, les contraintes des horaires du travail ainsi que la satisfaction générale au travail avaient toutes une influence mesurable sur l'incidence de la lombalgie incapacitante.

Le stress et le bien-être

Le stress est un concept difficile à définir et à comprendre, probablement parce que son sens dépend largement du contexte. Le stress n'est pas toujours mauvais.

Le stress physique a, dans les systèmes biologiques, une relation de cause à effet répartie selon une courbe en U, comme on l'a vu au chapitre 3. C'est ainsi que les os se reconfigurent en réponse à une certaine quantité de stress physique, pour se renforcer. En outre, les muscles deviennent plus efficaces, les tendons plus forts et le cartilage plus épais. La préoccupation ergonomique qui s'emploie à extirper tout stress physique du travail sinon du reste de la vie est, du point de vue de la biologie, une notion incorrecte.

Le stress psychologique n'est pas nécessairement néfaste non plus, ni ne doit être entièrement évité. Le stress psychologique, quand il améliore le rendement, est gratifiant et fort plaisant, et cela est vrai pour bien des aspects de la vie, professionnelle et autre. Affronter et surmonter le stress psychologique font partie de la maturité et de l'acceptation des responsabilités liées tant à sa propre famille qu'à la participation à la communauté. On ne peut pas contourner le stress, en tout cas pas longtemps. Tenter de l'éviter est, en soi, source de stress.

Au travail, on peut améliorer la sécurité par voie de règlement. Les blessures par traumatismes sont inexcusables et tous les efforts nécessaires s'imposent pour faire en sorte que les accidents soient rares. Est-il possible de maîtriser le stress par règlement ? Comment pourrait-on définir des paramètres capables de rendre le milieu de travail aussi dépourvu de stress que possible de manière à ce que la grande majorité des travailleurs se sentent la plupart du temps, sinon toujours, bien dans leur peau ? Les psychologues industriels sont capables de définir l'autonomie décisionnelle requise dans un poste précis ; quand ils mesurent l'association de l'autonomie décisionnelle avec la satisfaction au travail, la variabilité est très grande en raison des différences entre les individus. C'est ce dilemme qui rend la vie et les gens si intéressants. Si l'on pouvait réglementer le contexte psychosocial du travail, comme on le fait pour éliminer les risques d'accidents, il faudrait pouvoir accommoder les différences individuelles. Sinon, on se retrouvera dans un environnement qui évoquera l'ouvrage d'Orwell, *1984*.

Une solution humaniste ne saurait se trouver dans la réglementation. Elle est sise dans l'éducation de toute la société à propos de l'importance du contexte psychosocial du travail et de la valorisation des travailleurs, plus particulièrement de ceux qui, pour être dotés d'un talent inné, sont capables d'aider leurs collègues à affronter correctement le stress. Ces leaders qui ont du cœur sont inestimables. L'atelier contemporain est capable d'aider ceux qui n'ont pas toujours les moyens de s'améliorer par eux-mêmes et de leur apporter l'estime de soi, l'aptitude à faire face, la capacité de surmonter et d'assurer la protection de leur longévité.

TRAVAILLER EN SE PORTANT BIEN

Cet idéal ne peut être atteint tant que les constructions sociales de la blessure, du « c'est dans la tête » et du capital humain n'auront pas été reléguées aux oubliettes. Hommes et femmes d'aujourd'hui choisissent de devenir patients parce que leur aptitude à faire face à un problème locomoteur ne réussit plus à protéger en même temps leur estime de soi dans le contexte hostile de leur emploi. À titre de responsables du soulagement de leur souffrance, les leaders de la santé et de la sécurité des travailleurs doivent comprendre et accepter que les seuls paramètres anatomiques ne peuvent pas rendre correctement compte de cette détresse. Tout comme on sait qu'entraver l'aptitude à faire face affaiblit les gens souffrant d'arthrite rhumatoïde et les aînés aux genoux endoloris (chapitre 9), la société doit s'intéresser à la qualité de la vie en milieu de travail si tant est qu'on souhaite vraiment améliorer le sort de ces travailleurs. Les médecins peuvent s'avérer aussi impuissants que leurs patients pour redresser la situation. Une solution devient possible quand on connaît la dynamique d'un milieu de travail et qu'on peut retracer des ressources capables d'aider, à l'instar de ce qu'on fait tous dans sa vie privée. La communauté se doit de brider tout comportement traitant le capital humain comme s'il était remplaçable.

LE TRAVAILLEUR ÂGÉ

Les travailleurs âgés ne sont pas vieux. Le qualificatif « âgé » a un sens plus large que la seule référence chronologique : il fait référence à l'expérience, à la maturité de la dextérité, à la maîtrise d'un domaine. Les Américains qui ont atteint la maturité au cours du dernier demi-siècle ambitionnaient de devenir âgés. De nos jours, c'est devenu une situation précaire dans laquelle on tolère mal le changement, une situation qu'on valorise beaucoup moins. Ce sont les salariés les plus âgés qui sont les plus exposés aux licenciements et aux réorganisations. Ce sont eux qui sont les plus menacés par la sous-traitance. Le mécontentement, la désillusion et le ressentiment sont les seuls avantages qu'ils encaissent quand leur employeur se place sous la protection de la loi sur la faillite. Le tribut qu'ils paient en morbidité et mortalité pour la perte de leur sécurité et de leurs pensions est incalculable.

LE TRAVAILLEUR RETRAITÉ

Je sais bien que je surcharge le lecteur de responsabilités en matière de santé. Même si ma profession atteignait la perfection dans l'art de guérir, ça ne suffirait pas pour remplacer votre contribution qui reste essentielle. Il faut devenir conscient de beaucoup plus que son seul statut socioéconomique. Il faut embrasser beaucoup plus que la seule réussite de sa vie personnelle et professionnelle. Le défi le plus redoutable est celui qui est lié à la compréhension du contexte politique façonnant le bien-être. L'ignorer inflige à tous un prix à payer. Quand le nombre de ceux qui l'ignorent augmente, on se retrouve dans une société pleine de colère, parfois désespérée et qui peut basculer dans la violence.

Pour ce qui concerne les octogénaires, être bien portants à cet âge signifie qu'on a réussi à surmonter une longue liste de défis de l'existence. Être présentement bien portant signifie qu'on a passé sa vie dans une strate socioéconomique réconfortante. Être bien portant maintenant signifie qu'on a réussi à éviter l'enlisement dans des circonstances qui auraient démotivé et rendu hostile soit à la maison, soit au travail. Être bien portant aujourd'hui veut aussi dire qu'on a su choisir, ou qu'on a eu la chance de choisir des dispensateurs de soins aux mains de qui l'on a été protégé de l'iatrogénèse et de la médicalisation. J'ai écrit ce volume pour donner des repères à ceux qui suivent et qui aspirent devenir eux aussi des octogénaires bien portants. On est déjà octogénaire et bien portant, et après? On a atteint un âge avancé. Cet âge peut-il constituer une période heureuse de la vie?

Ce sont la famille et la communauté qui détiennent au premier chef la réponse à cette question. Parmi les autres préalables, on compte l'accès aux services de santé de la meilleure qualité qui soit. Les aînés peuvent s'avérer très influents en cette matière. On les a par contre bernés et convaincus de marcher en cadence avec l'industrie pharmaceutique, celle des hôpitaux et d'autres composantes de l'institution médicale. Est-ce que le plan D du programme Medicare constitue un progrès en services de santé ou bien en erreur médicale de seconde espèce? L'analyse des données de Medicare montre qu'une dépense excessive et des traitements inutiles transfèrent une richesse considérable sans rien ajouter au bien-être ni à la satisfaction des personnes âgées; tout ce qu'ils y gagnent ce sont les dangers de l'iatrogénèse.

7005.28
19.95

6985.33

7005.28
19.95

6985.33
235.90

6749.43
28.50

6720.93
129.62

6591.31
67.15

6524.16

Il faut se méfier des trucs médicaux qu'on offre pour prolonger la vie. Pour les octogénaires, ce sont les objectifs d'autonomie, d'indépendance, d'interactions et de confort qui doivent primer. En outre, l'objectif de prolonger la vie avec des interventions médicales pour n'importe quel motif autre qu'une maladie aiguë intercurrente est encore plus illusoire à 80 qu'il l'était à 60 ans.

Il faut se méfier de la consommation de médicaments pour soutenir les objectifs primordiaux de l'autonomie, l'indépendance, les interactions et le confort. Les médicaments disponibles et capables de le faire sont peu nombreux et d'efficacité limitée. En fait, ils sont très peu efficaces. Les indices thérapeutiques et l'étroitesse des rapports risques/avantages sont en relation inverse avec l'âge. Cela signifie que les effets indésirables sont presque aussi probables que les effets bénéfiques. Il ne faut donc pas consommer un médicament qui est dépourvu d'un avantage franc pour soutenir les objectifs primordiaux. Il faut convenir avec son médecin quand il s'agit de faire l'essai d'un médicament, de déterminer précisément l'objectif qui est poursuivi : pour une période définie, on est clairement amélioré ou bien on interrompt la médication. Sinon, vous rejoindrez la cohorte de vos contemporains qui consomment des médicaments : 40 % prennent cinq médicaments sur ordonnance ou plus par semaine et un sur huit souffre chaque année d'un effet indésirable grave.

La même prudence dans l'utilisation des services de santé vaudra pour les générations qui suivent ; cette prudence est toujours indiquée pour continuer à tirer profit du bien-être qu'on aura réussi à protéger jusqu'à un âge avancé. Je vous souhaite de l'amour. Je vous souhaite de l'amitié. Je vous souhaite de bien aller.

▪ Chapitre 13 ▪
Les thérapies alternatives ne sont pas complémentaires

On comprend maintenant qu'être bien portant n'est pas synonyme de se sentir bien portant. Pour être bien portant, il faut croire en son invulnérabilité. Personne n'est bien longtemps à l'abri de symptômes. Il n'est pas normal de passer au travers d'une année sans éprouver des symptômes respiratoires ou de la douleur, notamment dans le dos. Embusqués dans le futur se trouvent brûlements d'estomac, raideurs du genou, douleurs à l'épaule, céphalées, éruptions cutanées ou palpitations, sans oublier les jours de fatigue, les muscles endoloris, l'irrégularité des selles, l'insomnie et tant d'autres mauvais quarts d'heure qui s'attaqueront à répétition à notre bien-être. Être bien portant requiert l'énergie nécessaire pour surmonter ces épisodes jusqu'à ce qu'ils s'évanouissent assez subrepticement pour ne laisser aucun souvenir.

Quand on ressent une douleur thoracique constrictive, un mal de tête crucifiant, quand on a de la fièvre et qu'on crache des expectorations verdâtres, quand on vomit du sang, le bon sens et tous ceux qu'on aime vont insister pour qu'on consulte un membre de ma guilde, celle des médecins et chirurgiens. Il n'y a aucune autre conduite qui soit raisonnable. Ce ne sont pas là des malaises courants mais des souffrances extraordinaires de l'existence. Il n'y a que ma guilde qui puisse affirmer en toute légitimité que tous les soins que requièrent ces afflictions seront en toute probabilité plus avantageux que nuisibles.

Mais la plupart des symptômes ne sont pas extraordinaires et il existe d'autres options pour s'en défaire. Pendant la dernière décennie, les épidémiologistes se sont aventurés dans la communauté à la recherche des ressources qu'utilisent les gens pour faire face aux malaises courants et récurrents de la vie ; la plupart du temps, la majorité des gens se débrouillent sans aide. « Se débrouiller tout seul » ne se fait pas dans le vide puisqu'on est inlassablement bombardé de conseils, quand ce ne sont pas des recommandations de se procurer toutes sortes de potions et de gadgets. Rares sont ceux qui ne succomberont jamais ; les armoires à pilules des Américains sont là pour en témoigner. Toute cette « aide » est un phénomène culturel entretenu par une myriade de fournisseurs et de colporteurs, phénomène culturel originant de l'Antiquité et dont l'ingéniosité à travers temps et espace est proprement ahurissante. C'est dilapider son argent que de prêter foi à ces discours, à moins d'aimer le goût (bouillon de poulet, poisson et ail sont des exemples), la sensation (le massage sur chaise, la méditation, se ceindre les reins) ou encore de gaspiller sa salive à les dénoncer. La plupart du temps, et pour la plupart des gens, les symptômes vont s'améliorer, quoi qu'on fasse. Quand un symptôme particulier réapparaît, il est probable qu'on refera ce qu'on a fait au dernier épisode, pétri de la conviction que le problème d'alors a été résolu par ce qu'on a avalé ou ce qu'on a fait. Ainsi soit-il !

Pour certains, il peut arriver que se débrouiller sans aide paraisse insuffisant, sinon imprudent. Une des révolutions scientifiques les plus importantes de notre siècle, de la même classe que celles de la génétique et de l'immunologie, reste largement méconnue et sous-estimée : l'épidémiologie communautaire explique pourquoi il arrive que le fait de se débrouiller sans aide paraisse inadéquat. Il est possible que ce ne soit pas tant l'intensité des symptômes qui entrave la capacité de surmonter par soi-même que quelque chose d'autre. D'habitude, on peut trouver le facteur responsable dans le contexte psychosocial où survient le symptôme ; une tension survenant dans la vie domestique ou au travail, un problème dans ses finances personnelles ou dans ses relations interpersonnelles faisant du symptôme « la paille rompant le dos du chameau ». Quand on est fatigué en même temps qu'on a des problèmes financiers, on devient épuisé. Quand on a mal dans le dos et qu'on tient un emploi détestable, le dos fait beaucoup plus mal (chapitre 12). Quand son mariage traverse une mauvaise passe, c'est bien plus difficile de ne pas tenir compte des fluctuations de la régularité des selles que lorsque tout va bien. Ce n'est pas anormal, ni bizarre, ni maladif, ni imbécile de réagir de cette manière. On est humain. Ce n'est pas le symptôme qui est différent, mais la souffrance qu'il éveille et qui se trouve amplifiée par certains aspects psychosociaux confondants de la vie. Apprendra-t-on jamais cette leçon? Est-on à jamais condamné à recourir à des tiers pour faire traiter des plaintes de substitution plutôt que d'obtenir le redressement des facteurs qui confondent? En perdant la forêt de vue pour avoir trop examiné l'épinette, ne risque-t-on pas de s'embarquer dans une impossible quête du bien-être, peu importe le praticien à qui l'on décide de faire confiance? Les traitements alternatifs disponibles s'intéressent tous au symptôme plutôt qu'à la personne qui souffre du symptôme. Ces traitements sont complémentaires en ce sens qu'ils ont tous cette orientation en commun.

La première étape est habituellement celle de ma guilde. Rechercher l'aide du médecin quand on est aux prises avec une affliction paraissant insurmontable peut être aussi raisonnable que lorsqu'on souffre d'une douleur extraordinaire. Il importe cependant de dépasser la plainte traditionnelle «Qu'est-ce que j'ai docteur, pour souffrir de ce symptôme?» pour adopter un discours plus rationnel: «Est-ce une maladie sérieuse qui provoque mon symptôme? Si c'est le cas, est-elle traitable? Si ce n'est pas le cas, peut-on expliquer pourquoi je ne parviens pas à surmonter cet épisode?» Pour presque toutes les affections discutées, ce qui importe, c'est de dispenser immédiatement le réconfort qu'appelle la possibilité qu'il y ait des maladies graves qui sont sous-jacentes; pour rassurer, on s'appuie sur la qualité des symptômes et des signes obtenus de l'examen physique et sur des tests au besoin. Quand tout cela aboutit à «Peut-être avez-vous...», il faut se mettre sur ses gardes. L'incertitude diagnostique en l'absence d'une maladie manifeste est assez rassurante; c'est le fait de fouiller l'incertitude résiduelle qui devient un fléau entravant le retour du bien-être. Il ne faut surtout pas accepter trop rapidement un traitement symptomatique. La prescription d'un tel traitement traîne trop souvent avec elle la notion que des pilules aideront à surmonter la souffrance. Vu que presque tous les médicaments dont on entend parler n'ont qu'un effet marginal sur les afflictions de la vie courante, on s'expose à être déçu, sinon désespéré. Tous ces médicaments ont des effets secondaires susceptibles de compromettre encore plus la capacité de faire face au mal. Il n'y a rien de surprenant à cela puisque le traitement du seul symptôme physique rate l'essentiel. Il y a d'autres mises en garde concernant les méthodes utilisées par les membres de ma guilde ; il n'existe pas un patient qui ne quitte le bureau d'un médecin inchangé. On y aura acquis le langage de la biomédecine et de nouvelles manières de décrire sa souffrance recourant à des notions physiopathologiques. On ne les oublie jamais.

Voilà pour les « secrets de la boutique » ! D'autres ont été mis en lumière dans plusieurs autres chapitres.

Plusieurs feront du lèche-vitrine dans l'étalage des traitements alternatifs. Ils ont tous une explication particulière pour chaque affliction. La plupart souhaitent faire quelque chose, c'est-à-dire appliquer une « modalité » pour laquelle le thérapeute aura reçu une formation particulière. Cette modalité n'est jamais dispensée en l'absence d'une certaine solennité suscitant des interactions humaines très intenses ; c'est là l'acte thérapeutique. On dit de la modalité qu'elle corrigera le déficit que le thérapeute estime être la cause du problème. Ce sont là des théories, sinon des croyances dont aucune n'a jamais survécu à l'examen minutieux de la science. On apprend néanmoins à colorer le narratif de sa souffrance avec ces idiomes : les parties qu'il faut secouer, celles qu'il faut caresser, les points qu'il faut tripoter sinon frapper et ceux qu'il faut éviter de troubler, les produits chimiques manquants ou dangereux et d'autres rubriques de même farine. On finit par percevoir son corps à travers cette terminologie. Quand tout ce qu'ils ont à dire et à offrir est agréable, confortable et raisonnable, on se trouve introduit dans une relation de longue durée pendant laquelle toute critique des théories et du savoir du thérapeute sera blasphématoire ; c'est le partage des croyances. Il ne faut pas oublier que presque toutes les « modalités » ont été évaluées et trouvées encore moins efficaces que tout ce qu'on a vu comme traitement pharmaceutique des symptômes. On choisit donc une conception différente du bien-être et l'on en devient changé pour toujours. Sera dissoute dans ce jargon sectaire la capacité de détecter les facteurs psychosociaux entravant au premier chef l'aptitude de surmonter tout comme elle l'aura été dans le jargon biomédical.

Je ne blâme personne de participer à l'une ou l'autre de ces expériences alternatives. Cela me désole de comprendre qu'il s'en trouve si peu pour avoir accès à l'aide requis quand frappe l'affliction excédant ce qu'on peut faire par soi-même. Mais je me dois d'inciter à ne jamais renoncer au contrôle qu'il faut garder sur le processus, indépendamment de la solution qu'on choisit. Il ne faut surtout pas perdre sa capacité de dire : « Je suis bien portant sans vous. » Et qu'on ne me demande pas de partager le coût de toute solution dont l'objet primordial n'est pas de retourner son monde à son bien-être original.

Je ne veux blâmer personne, mais qu'on ne me demande pas d'applaudir. Le moment est venu de faire état de tous mes préjugés :

1. Je suis persuadé que la prospérité des médecines douces et parallèles devient encore plus florissante chaque fois que ma guilde, qui exige un diplôme de médecin pour y accéder, se comporte d'une manière déraisonnable, comme ce qui se fait présentement.

2. Je ne saurais approuver une modalité de traitement ni son emploi quand son rapport risque/avantage est défavorable, peu importe qui les dispense.

3. Je suis prêt à partager ce qu'il en coûtera pour déterminer si le rapport risque/avantage de n'importe quel traitement est avantageux.

4. Je suis d'accord pour payer ma part de toute modalité thérapeutique dont le rapport risque/avantage est favorable.

5. Quant aux actes thérapeutiques que d'aucuns trouvent utiles, bien qu'ils soient fondés sur des modalités qui ne sont pas nui-

sibles ni avantageuses, je me réserve le droit de refuser d'en partager les coûts.

6. Je récuse toutefois l'obligation de partager les coûts de n'importe quelle enveloppe thérapeutique. Je vais expliquer ce que j'entends par «enveloppe», d'une manière détaillée, un peu plus loin. Pour faire court, l'enveloppe est le contrat qu'on établit avec n'importe quel professionnel du traitement, un contrat très personnel qui impose un vocabulaire d'initiés, altère la perception que l'on a de soi et modifie quelqu'un d'une manière définitive. On devient entortillé dans un cocon métaphysique et ce n'est pas ce que je souhaite à quiconque, ni à mes patients. Je veux qu'on quitte l'acte thérapeutique en se sentant amélioré et non pas différent, pour mieux redevenir le bien portant qu'on souhaitait être avant de solliciter l'acte thérapeutique.

Ces préjugés sont tout sauf simples. Les définir, sinon s'en inspirer pour sa conduite, accule la science dans ses derniers retranchements. Même en prenant des libertés avec la question de la définition, les implications sont considérables. La situation va se clarifier dans la discussion de l'histoire des médecines douces et parallèles et des notions de modalité thérapeutique, d'acte de traitement et d'enveloppe thérapeutique.

Mais, avant de s'embarquer dans cette odyssée, qu'on me permette de parler d'une étude montrant la force de la croyance dans le contexte d'une thérapie alternative. Des chercheurs de Boston ont recruté près de 300 jeunes adultes souffrant de troubles musculosquelettiques régionaux au bras (chapitres 9 et 12) depuis au moins trois mois. On les a assignés au hasard à l'une ou l'autre de deux études aléatoires pour une période de deux mois. Dans une étude, on leur proposait de l'acupuncture et de la pseudo-acupuncture : les deux groupes rencontraient, deux fois par semaine, un acupuncteur expérimenté qui pratiquait de cinq à dix piqûres à chaque rencontre, utilisant une aiguille gainée pour la fausse acupuncture, qui donne l'illusion de faire une piqûre sans jamais traverser la peau. Dans l'autre étude aléatoire, les participants étaient traités avec de l'amitryptiline dans un groupe et un placebo dans l'autre. Tout le monde s'est amélioré dans les deux études. Toutefois, l'objectif n'était pas de faire les deux essais mais de comparer les deux groupes placebo. Ceux qui ont été traités par pseudo-acupuncture se sont améliorés plus rapidement que ceux qui ont reçu le placebo. Un comprimé de placebo n'est pas de taille pour se mesurer à l'acte thérapeutique de l'acupuncteur : le rituel, les croyances, le langage corporel, les explications et tout ce qui intervient même quand l'aiguille ne traverse pas la peau sont beaucoup plus convaincants qu'un comprimé.

UNE BRÈVE HISTOIRE
DES MÉDECINES DOUCES ET PARALLÈLES

Les Égyptiens de l'Antiquité invoquaient le dieu Imhotep. Les Romains ont emprunté le demi-dieu grec Asclépios. Esculape, fils d'Apollon, eut deux garçons, Machaon le chirurgien, et Podalirios le médecin, ainsi que deux filles, Hygieia et Panacée. Pour les anciens, dieux et demi-dieux avaient le pouvoir de susciter et de guérir maladies et blessures. Les dieux guérisseurs étaient logés dans des temples spéciaux, ouverts à tous ceux qui étaient malades et souffrants. Les médecins étaient des artisans ambulants, pratiquant leur art et opérant au domicile de ceux qui pouvaient payer leurs honoraires. La mythologie a commencé à céder sa place à la médecine scientifique grâce à Hippocrate qui naquit dans l'île de Cos, environ 460 ans avant J.-C. Décédé à l'âge de 80 ans, il a laissé un riche héritage d'observations cliniques et de commentaires éthiques qui ont depuis tenu partiellement en échec les théories et les pratiques s'inspirant de la théologie et de superstitions. La clinique d'Hippocrate s'est complété des théories de Platon, son contemporain, donnant naissance à l'école de médecine des dogmatistes. L'observation était pour les dogmatistes un piètre substitut du raisonnement. Ils invoquaient plusieurs théories vitalistes, fondées sur des forces autodéterminées et antérieures aux préceptes de la biologie, pour justifier les traitements les plus extrêmes comme la purgation, la saignée et la déshydratation des malades. Depuis cette époque, l'histoire de la médecine montre qu'on a remplacé les théories vitalistes par celles qui sont défendables et compatibles avec les connaissances disponibles. En outre, on a tempéré le zèle thérapeutique en imposant aux médicaments l'obligation de faire la preuve de leur efficacité. En dépit des progrès réalisés au cours des siècles subséquents, il n'en demeure pas moins que plusieurs aspects de nos souffrances, tout comme une grande partie du zèle thérapeutique, sont demeurés hors de portée des théories éprouvées.

Pour être parallèles, l'histoire du soin des malades et celle de la médecine ne sont pas identiques. Partout dans le monde, plusieurs malades se réfugient toujours dans la superstition et la théologie d'une manière délibérée pour certains, faute de solution de rechange pour d'autres. Il se trouvera toujours des gens pour faire la promotion de remèdes invérifiables et fondés sur des théories incompatibles avec les méthodes usuelles de raisonnement; ces remèdes sont dédaignés sinon méprisés par les dogmatistes modernes et la médecine officielle. Qu'on s'en moque ou pas, toutes sortes de traitements font florilège, certains étant plus anciens que ma profession; d'autres qui n'ont qu'un ou deux siècles d'ancienneté font partie des services de santé contemporains. Là où les ressources sont rares, les solutions de rechange à ma profession prédominent souvent; en fait, ça ne fait qu'un siècle que la médecine de tradition occidentale est parvenue à établir son hégémonie sur les services de santé.

Il y a un millénaire, l'Europe a sacrifié ses racines intellectuelles et ses traditions sur l'autel de la superstition avant de sombrer dans le Moyen Âge. Entretemps, la science, la philosophie et la médecine se sont épanouies dans le monde arabe autour de centres d'excellence comme Alexandrie. La médecine et l'éducation médicale grandissaient, tant en rationalité qu'en organisation, en Chine et au Japon. C'est la description de la circulation sanguine par William Harvey qui a sonné le réveil de l'Occident. Le progrès chemina lentement pendant le XVIIIe siècle en matière de théorie, puis en chirurgie, mais encore plus lentement en ce qui concerne la thérapeutique. Purgations, saignées et autres formes de violence à visée thérapeutique ont continué à dominer dans l'héritage des dogmatistes.

Au tournant du XIXe siècle, Samuel Hahnemann, un médecin allemand, a proposé une solution de rechange au traitement. Il avait fait de la pharmacologie expérimentale, à la recherche de produits ayant un meilleur rapport risques/avantages que ceux qui étaient d'usage courant. Il expérimentait les produits sur lui-même ou ses proches, en commençant avec l'écorce de Jésuites (voir le chapitre 6), expériences qu'il appelait « épreuves pharmaceutiques ». Il développa sa théorie *similia similibus* ; quand une « drogue » produit des symptômes chez un bien portant, alors de très petites doses de la même « drogue » (loi des infinitésimales) guériront des symptômes semblables chez un malade. Il nomma son système thérapeutique « homéopathie » et désigna « allopathie » la pratique courante des médecins. Les médecins allopathiques, soutenait-il, donnent des médicaments qui combattent les symptômes de la souffrance (alors tenue pour être la maladie), par exemple un antipyrétique pour traiter la fièvre. Il recommandait plutôt de donner des doses minuscules de produits capables de causer la fièvre lorsqu'ils sont pris à hautes doses. Il s'en trouve toujours pour qualifier les membres de ma profession de médecins allopathiques, mais j'estime que ce terme est devenu incorrect depuis que nombre de nos médicaments ne sont plus des traitements symptomatiques, comme c'est le cas des antibiotiques.

L'homéopathie a très bien réussi à se recruter des patients, des praticiens et des défenseurs tant en Europe qu'en Amérique du Nord. En 1842, Oliver Wendell Holmes, alors doyen, de la faculté de médecine de Harvard, donnaient deux cours intitulés « Homéopathie et illusions apparentées » au cours desquels il mettait en garde contre toute thérapie alternative se prétendant investie de « pouvoirs merveilleux ». Voici le plus grand esprit médical de sa génération, devenu le porte-parole d'une profession utilisant toujours saignée et purgation, qui commet de la médisance. Ce qui n'a pas impressionné l'homéopathie qui a continué à connaître tant de succès qu'elle a retardé l'arrivée de l'hégémonie de la médecine traditionnelle sur le marché américain. Au tournant du XXe siècle, la médecine américaine, de guerre lasse, a baissé les bras et assimilé les homéopathes et leurs institutions : la faculté de médecine Hahnemann de Philadelphie, l'école Flower de la 5e avenue à New

York devenue le New York Medical College de Valhalla. L'homéopathie demeure un système thérapeutique alternatif dans une bonne partie du monde occidental et elle connaît une renaissance en Amérique du Nord.

Un contemporain d'Hanhemann, Franz Anton Mesmer, connut la célébrité pour ses théories sur le « magnétisme animal ». Son institut magnétique de Paris attirait les riches qui somatisaient, notamment les jeunes femmes fortunées, jusqu'à ce qu'il soit forcé de s'exiler en Suisse avec ses adeptes, pour avoir enfreint les règles de l'époque encadrant la moralité. Mesmer a laissé deux héritages, la suggestion hypnotique et la notion de magnétisme. Les aimants thérapeutiques connaissent une si grande vogue de nos jours que le prestigieux *Journal of the American Medical Association* a jugé bon de publier une étude montrant qu'on n'avait pas encore réussi à leur trouver quelque efficacité thérapeutique que ce soit. De l'autre côté de la Manche, le Dr James Graham dirigeait son temple de la santé et de l'hygiène à Londres. On se souvient plus de Graham pour sa diète thérapeutique, plus particulièrement ses craquelins au son, que pour avoir médicalisé les mœurs dissolues d'une manière faisant concurrence à celle de Mesmer. Pendant que survenaient ces péripéties, Edward Jenner mit au point la vaccination.

Au XVIIIe siècle, il n'y avait que les riches pour avoir accès aux merveilles de la médecine moderne, bien que ces merveilles fussent peu recommandables. La populace se débrouillait avec les moyens du bord ou consultait les apothicaires qui agissaient comme les praticiens de première ligne de leur époque. Toutes sortes de potions étaient disponibles. Le XIXe siècle a vu naître la médecine scientifique moderne, bien que ce progrès fut plus théorique que pratique à l'origine, ce siècle étant pour ses praticiens celui de la médecine héroïque. Le zèle thérapeutique ne connaissait pas de limites ; la saignée, les purgations, le traitement des fièvres, l'administration de métaux lourds et de potions botaniques toxiques, sans oublier les onctions, constituaient les traitements du jour. La « médecine héroïque », terme tirant son origine des carnages des champs de bataille et des hôpitaux militaires de la guerre civile, vint s'installer dans la cité.

Il n'est pas étonnant que la société eut embrassé les vieux remèdes et leur eut trouvé de nouvelles indications. Pendant l'épidémie de choléra de 1849, les homéopathes prétendaient obtenir de meilleurs taux de guérison qu'avec les soins habituels. Il faudra encore un siècle pour que l'épidémiologie apprenne à maîtriser la confusion et l'erreur systématique de cette sorte d'observation, si bien qu'il subsiste encore beaucoup d'incertitude à propos de la vérité de cette prétention; on aurait pu observer le même phénomène si les malades les plus gravement atteints avaient consulté les médecins tout comme si les soins habituels en avaient fait périr un plus grand nombre. Il est de toute façon logique de rechercher des solutions de rechange quand on est malade et l'inventaire de ces solutions était plantureux au XIXᵉ siècle. On trouvait des écoles d'hydrothérapeutes et de thérapeutes botaniques. La contrepartie américaine de l'approche diététique du bien-être du Dʳ Graham prospérait au Michigan où le Dʳ Will Kellogg offrait de l'hydrothérapie, des irrigations du côlon, des purgations, de la chirurgie abdominale et de la stimulation du clitoris pour accompagner ses flocons de maïs thérapeutiques. En réaction à la «médecine héroïque» et au charlatanisme, le XIXᵉ siècle connaîtra une riposte religieuse incarnée par la science chrétienne et le mouvement pentecôtiste.

L'homéopathie et les autres mouvances thérapeutiques qui contestent les doctrines de la médecine sont qualifiées de sectaires par mon ordre professionnel. Bien que le terme de «médecine sectaire» soit à connotation péjorative, il ne signifie pas que ses praticiens soient les ministres d'un culte ni même d'authentiques croyants: il s'applique plutôt à des systèmes de soins qui se font concurrence et qui rivalisent avec la médecine. Tous ces systèmes sont capables d'en venir aux coups pour défendre leur territoire. Ils aspirent tous au permis de pratique comme moyen d'obtenir la consécration publique de leurs connaissances et de leurs habiletés autant que pour l'avantage concurrentiel que cela leur procure. Ils évoquent plus les confréries d'autrefois que les syndicats contemporains, aspirant tous pouvoir avoir accès aux budgets des services de santé. Comme c'est le cas pour les autres entreprises, certaines prospèrent, certaines fusionnent et plusieurs font faillite. Aux États-Unis, l'homéopathie a fusionné, disparaissant dans la médecine courante pendant plusieurs décennies et semblant renaître ces derniers temps. D'autres ont une vie qui leur est propre. Deux exemples de médecine sectaire élaborés aux États-Unis méritent attention : l'ostéopathie et la chiropratique.

Dans sa jeunesse, Andrew Taylor Still (1828-1917) fut l'apprenti d'un médecin. Il perdit ses illusions quand, témoin des moyens extrêmes qu'utilisaient les médecins pour traiter ses trois enfants, il les perdit dans l'épidémie de méningite de 1864. Fils d'un pasteur méthodiste, Still estimait que la consommation d'alcool était un péché. Si le fait de boire de l'alcool constituait une faute morale, il fallait qu'il en aille ainsi pour les autres drogues. Il était fasciné par les théories de Mesmer et des guérisseurs magnétiques, notamment leur conviction que les maladies étaient provoquées par des interruptions des flux magnétiques dans le corps. Les guérisseurs magnétiques utilisaient des aimants pour rétablir cette circulation. À la place des aimants, Still pensait que les manipulations utilisées depuis toujours par les rabouteurs auraient autant, sinon plus, d'efficacité que les aimants. Il a fondé son école d'ostéopathie à Kirksville, au Missouri, enseignant comment réaligner les « déplacements » entravant des segments musculosquelettiques dans la colonne vertébrale. Une fois ces segments réalignés, la guérison naturelle pouvait suivre son cours sans devoir recourir aux drogues allopathiques. Au tournant du XXᵉ siècle, Still avait une clinique à Kirksville, plus de 700 diplômés et une foule d'adeptes. Des écoles ostéopathiques se sont installées ailleurs. Les patients traités par des ostéopathes s'en sont mieux tirés que ceux qui étaient traités par la « médecine héroïque » pendant l'épidémie d'influenza de 1918-1919, ce qui ne fut pas sans rappeler la revendication de l'homéopathie, à la suite de l'épidémie de choléra de 1849. Faisant fi des objections de Still qui avait alors 87 ans, l'American Osteopathic Association a décidé d'incorporer les matières de la médecine courante dans le programme des études d'ostéopathie au début du XXᵉ siècle. Au milieu du siècle, il y avait quinze écoles d'ostéopathie dont le programme était semblable à celui des facultés traditionnelles de médecine. Quand vinrent les années 1960, tous les États régissaient par obtention de permis la pratique des ostéopathes, permis assortis de privilèges comparables à ceux des médecins. L'American Osteopathic Association garde néanmoins le contrôle de l'agrément de ces écoles, émet un diplôme de docteur en ostéopathie et impose toujours des cours de manipulations musculosquelettiques, même si les théories vitalistes qui avaient séduit Still sont maintenant reléguées aux oubliettes. La Michigan State University dispense, dans la même faculté, des programmes dans lesquels on trouve des cours communs menant soit au MD ou au DO.

La chiropratique et la médecine traditionnelle n'entretiennent pas ce bon voisinage. La chiropratique a été fondée dans le Midwest en 1895, à Davenport, en Iowa, par Daniel David Palmer (1845-1913). Palmer était épicier et s'intéressait au vitalisme, comme Still. Il estimait que trop de « tonus » exerçait « une pression sur les nerfs », ce qui provoquait des maladies. « L'ajustement des vertèbres, en s'appuyant sur les apophyses transverses et épineuses comme leviers », pouvait réduire cette pression. Palmer revendiquait la guérison d'un concierge de sa surdité et estimait pouvoir améliorer le lot de patients souffrant d'insuffisance cardiaque, avec des manipulations cervicales. Au tournant du XXᵉ siècle, Palmer avait son école, sa clinique, des étudiants et un nom pour sa thérapeutique. Le nom chiropratique est dérivé du grec *cheir* (main) et *praxis* (utilisation particulière). Son fils, B.J. Palmer, fut un de ses premiers étudiants et acheta plus tard l'école dont il fit une entreprise prospère. Palmer Jʳ et ses disciples devinrent les promoteurs d'une chiropratique pure, conformiste et sans compromis. Cette image d'Épinal d'une orthodoxie thérapeutique vira au schisme à l'égard du dogme original. Les « adeptes de la mixité » favorisaient l'incorporation dans leur art de pratiques d'autres sectes : les « napropathes » qui traitaient les ligaments irrités au lieu des nerfs coincés, les « neuropathes » qui situaient les compressions nerveuses à l'extérieur de la colonne vertébrale et d'autres comme les physiothérapeutes et les naturopathes provenant de l'herboristerie. Plusieurs de ces sectes dissidentes ont disparu mais pas toutes, plusieurs connaissant une renaissance. Le schisme persiste en chiropratique opposant les « adeptes de la mixité » aux « classiques », plus particulièrement les « classico classiques » qui sont des adhérents de la théorie vitaliste de D.D. Palmer.

Mais les chicanes de famille de la chiropratique ne sont rien à côté de la guerre ouverte que lui a livré la profession médicale pendant la plus grande partie du XXe siècle. Au milieu du siècle, l'American Medical Association tenait la chiropratique pour du charlatanisme et décréta incompatible avec l'éthique médicale toute relation professionnelle avec des chiropraticiens. La bataille s'est déplacée sur le marché où la chiropratique est florissante de prospérité, comptant 60 000 praticiens, principalement aux États-Unis. Puis les tribunaux sont intervenus, de sorte qu'en 1975 la pratique de la chiropratique devenait autorisée par permis dans tous les États ; quatre ans plus tard, c'est l'hostilité institutionnelle de l'American Medical Association qui fut jugée illégale. Les chiropraticiens, tant classiques qu'adeptes de la mixité, ont le droit de pratiquer des manipulations thérapeutiques et de faire des tests d'imagerie, mais ne peuvent pas prescrire des médicaments. Ce qui reste moins bien défini et continue de susciter la controverse au sein même de la chiropratique, et qui entretient sa contestation par la médecine, c'est ce qui constitue le champ de compétence de la chiropratique. Ce domaine se confine-t-il au traitement des seuls problèmes locomoteurs régionaux ? Ce n'est pas l'avis d'une foule de chiropraticiens ni d'aucune des écoles de chiropratique. Ces praticiens souhaitent « réduire les subluxations » provoquant une foule de problèmes variés allant du mal de tête à l'asthme. La subluxation est le diagnostic chiropratique postulant un désalignement vertébral. La subluxation est imaginaire : il n'existe pas de modification du squelette de cette nature qui soit corrélée avec des symptômes. Les chiropraticiens savent appliquer brièvement à la colonne vertébrale une pression capable de provoquer du vide dans les petites articulations de la colonne. Ce vide détonne, ce qui donne craquements et autres sensations procurant au chiropraticien l'impression d'avoir fait quelque chose et à son patient, la conviction d'être traité. Croire que pareil événement puisse guérir l'asthme, le diabète ou d'autres maux analogues témoigne de la ténacité des théories vitalistes.

Faire des craquements dorsaux et cervicaux une forme d'art reste un triomphe pour la chiropratique. Ces manœuvres procèdent de la tradition antique de la thérapie manuelle. On retrouve les massages thérapeutiques partout dans l'histoire. Les sommités médicales de chaque époque employaient et publiaient sur les massages, les tractions et les manipulations : Avicenne au XIe siècle, Charef-Ed-Din au XVe et Ambroise Paré au XVIe pour ne mentionner que ces exemples. La manipulation du squelette est primordiale en ostéopathie dont la manœuvre comporte l'application d'une force de cisaille moins accélérée mais appuyée d'un bras de levier plus long qu'en chiropratique. La manipulation est aussi cardinale pour le système de « médecine orthopédique » élaboré par James Cyriax à Londres il y a trente ans et par l'école de physiothérapie de Robert Maigne, dont la pratique est répandue en Europe. La thérapie manuelle fait partie de la trame de la vie dans toutes les cultures et s'y maintiendra vraisemblablement toujours.

Je suis rhumatologue, un médecin détenant un doctorat en médecine, formé et dévoué au traitement des malades souffrant de désordres locomoteurs. Devrais-je apprendre la médecine manuelle ? Devrais-je recourir à ces soins lors du prochain épisode de souffrance locomotrice qui me frappera ? Devrais-je diriger mes patients vers ce type de praticien ?

Ce sont là des problèmes corollaires. Devrais-je encourager sinon approuver le recours au marécage des nutraceutiques, des remèdes botaniques et d'herboristerie, des suppléments diététiques et autres ? Il se trouve des professionnels revendiquant détenir des aptitudes particulières pour la fourniture de ces médicaments, y compris les homéopathes et les naturopathes. Leurs services aident-ils les patients ? On l'a vu au chapitre 6, les médecins étaient tous phytothérapeutes jusqu'à tout récemment. Les remèdes à base de plantes médicinales ou d'autres substances retrouvées dans la nature étaient tout ce qui était disponible avant le XXe siècle et faisaient partie de l'arsenal thérapeutique du médecin jusqu'à la deuxième moitié de ce siècle. L'encens et la myrrhe étaient des expectorants et des astringents tout autant que des accessoires liturgiques. Les progrès du dernier demi-siècle comprennent la capacité de purifier et de synthétiser des composés actifs, la possibilité d'en tracer la courbe dose-effet et l'obligation d'en évaluer le rapport risques/avantages. Peut-on vraiment croire qu'on ait raté une merveille qui se cacherait toujours dans l'inventaire des remèdes populaires ou dans les formulations des naturopathes et des homéopathes? Peut-être a-t-on raison de le penser. Il reste possible que les sociétés pharmaceutiques soient tellement âpres au gain que les substances qu'on ne peut pas breveter soient laissées en jachère. Il est certain qu'il existe des plantes dont les propriétés pharmacologiques restent à découvrir et encore plus certain qu'il y a des produits biologiques dotés de propriétés pharmacologiques qu'il reste à purifier. Mais il ne s'en trouve pas un seul qui puisse être soustrait à l'obligation de la comparaison risques/avantages avant d'être autorisé sur le marché. On ne doit surtout pas renoncer à l'évaluation risques/avantages pour le motif que ces substances sont naturelles. Car certaines peuvent faire du tort ou ne disposer que d'une marge très étroite séparant l'effet bénéfique de l'empoisonnement. C'est vrai pour des produits botaniques bien connus comme la digitaline et la colchicine, qui sont toujours en service sous une forme purifiée cependant. La digitaline a été isolée de la digitale et sert encore au traitement de certaines maladies cardiaques même si la démarcation entre l'effet bénéfique et l'empoisonnement fatal reste ténue. Quant à la colchicine, encore employée pour la prévention des crises de goutte, c'est entre le soulagement recherché et la diarrhée que le corridor est étroit.

Il y a bien des dispensateurs d'une foule de remèdes. Peut-on en déduire que la comparaison des risques aux avantages est immanquablement favorable pour n'importe quel de ces médicaments?

MODALITÉS, ACTES DE TRAITEMENT ET ENVELOPPES THÉRAPEUTIQUES

Les modalités sont les choses particulières que fait, que demande de faire ou qu'on fait avec tout prestataire de soins que l'on consulte. L'acte thérapeutique n'est pas aussi objectif; il est rare qu'une modalité puisse opérer sans interaction humaine avec son dispensateur. Le contexte dans lequel les modalités sont offertes et appliquées est l'acte thérapeutique. C'est tout le processus d'intervention réalisé par le dispensateur pour le compte du patient. L'enveloppe thérapeutique renvoie à la manière selon laquelle on se trouve transformé par l'acte thérapeutique. L'enveloppe thérapeutique est la nouvelle manière d'être, comprenant la somme des perceptions de soi, des idiomes de détresse, de ses narratifs de souffrance, de ses affinités avec ses pairs aussi bien que ses attentes en matière de santé dans sa communauté, qui ont été modifiés. L'enveloppe thérapeutique est la nouvelle personne qu'on pourrait voir émerger des actes thérapeutiques. S'introduire dans une enveloppe thérapeutique c'est comme changer de position dans la vie, souvent d'une manière irrécusable peu importe le résultat du traitement. Le patient doit comprendre la profondeur de l'effet personnel lié à l'acceptation du traitement avant que le processus ne se mette en marche. Je soutiens que le patient, ou le client, doit être attentif à l'effet du processus sur la perception tout autant qu'à l'efficacité des diverses modalités. Personne ne devrait jamais entrer dans une enveloppe thérapeutique sans avoir conscience de ce passage ni avoir accepté le résultat.

Les modalités en vente libre

Certaines modalités semblent dépourvues de tout acte thérapeutique et de toute enveloppe thérapeutique puisque aucun professionnel n'intervient dans leur dispensation. C'est une impression erronée. Le choix d'acheter un neutraceutique, un produit botanique ou autre supplément diététique est toujours fondé sur de l'information. Ces produits sont souvent discutés dans les médias et font l'objet d'une promotion commerciale. Peu importe où l'on achète, on a toujours affaire à des vendeurs sympathiques et avertis. Il existe une communauté d'accueil faite de croyants s'estimant privilégiés de participer à cet acte thérapeutique sectaire. On partage leur enveloppe thérapeutique ou bien on n'y adhère pas : il n'y a pas de position intermédiaire.

Il est hors de question de donner quelque assurance de pureté, de sécurité ou ni d'efficacité que ce soit, en vertu d'une décision politique. La Loi sur les suppléments diététiques et l'éducation pour la santé de 1994 autorise la vente non réglementée des produits à base de plantes médicinales qui se trouvaient déjà dans le commerce pour le motif que ces produits sont des aliments et non pas des médicaments. C'est au manufacturier qu'incombe la responsabilité de prouver la sécurité et la pureté de ces produits ; il peut aussi en décrire les effets physiologiques et suggérer ses avantages, mais il ne doit pas faire la promotion de leur efficacité. En ce qui concerne la pureté, plusieurs études ont montré l'énorme variabilité des constituants d'un même produit mis en marché par divers producteurs. En 1998, une étude des spécialités médicamenteuses asiatiques vendues en Californie a montré que le tiers de ces soi-disant produits botaniques étaient contaminés de produits pharmaceutiques non signalés ou de métaux lourds biologiquement actifs et potentiellement toxiques : éphédrine, chlorphéniramine, méthyltestostérone, phénacétine, plomb, mercure et arsenic ont été décelés.

Au-delà de ces contaminants indésirables, les plantes elles-mêmes, à l'instar des produits pharmaceutiques, peuvent avoir des effets secondaires imprévus, effets qui ne sont pas systématiquement surveillés. Toute réaction indésirable, en supposant qu'on se donne la peine de la signaler, ne sera décelée qu'une fois que le produit est mis en marché. Même avec cette surveillance bancale, la FDA a inventorié des réactions toxiques dont une liste partielle est fournie dans le tableau 10.

Tableau 10
Effets secondaires nuisibles potentiels de certains produits d'herboristerie

Produit d'herboristerie	Effet secondaire nuisible
Chapparal, Consoude, Germandrée petit chêne	Maladie du foie
Thé amincissant	Nausée, vomissement et, possiblement, décès
Jin Bu Han	Dépression des fonctions cardiaque, respiratoire et intellectuelle
Lobélie	Coma et décès, à fortes doses
Yohimbine	Maladie rénale, convulsions et décès

Source : http://www.cfsan.fda.gov/-dms/ds-ill.html.

L'éphédra appartient aussi à la liste, particulièrement parce qu'il fait partie de bon nombre de préparations diététiques. On l'appelle aussi Ma Huang et épitonine. Sa comparaison risques/avantages est quasi nulle tandis que ses effets délétères sur les systèmes nerveux et cardiovasculaire sont bien connus. Plusieurs autorités dont Sidney Wolfe du Public Citizen/Health Research Group ont demandé à la FDA d'interdire ce produit et ont finalement été entendus à l'hiver 2004. Les fournisseurs du produit avaient fait valoir que trop peu de ses consommateurs en avaient souffert pour s'en préoccuper. Je concède que peu ont été atteints, mais c'est encore trop, compte tenu des avantages inexistants. Que l'acheteur prenne garde !

Il y a une liste qui s'allonge : celle des suppléments diététiques capables de détraquer l'efficacité des médicaments autorisés. Certains augmentent ou réduisent les effets des médicaments comme le font certains aliments, la rhubarbe ou le pamplemousse par exemple. Au fur et à mesure que l'on trouve d'autres interactions aliments-médicaments, on avertit médecins et pharmaciens pour qu'ils préviennent leurs patients, ce qui est normal dans le contexte des médicaments sur ordonnance. Pourtant, il y a tellement de gens dans l'enveloppe thérapeutique des suppléments diététiques pour que médecins et pharmaciens se préoccupent dorénavant du problème des interactions suppléments-médicaments, en particulier lors de chirurgie. Le Memorial Sloan-Kettering Cancer Center offre un site Internet (http://www.mskcc.org/aboutherbs) où l'on révise régulièrement les données concernant les avantages et les inconvénients de centaines de produits d'herboristerie. Il s'agit là d'une ressource fiable et disponible pour quiconque serait tenté de rechercher les avantages des plantes médicinales.

Le lecteur s'attend-il à ce que je lui dise quelles plantes médicinales et quels suppléments ont fait la preuve de leurs avantages ? On ne sera pas surpris que je ne sois pas persuadé qu'on trouve sur les tablettes d'aliments de santé quoi que ce soit qui ait un rapport risques/avantages qui vaille le coût. Le ginkgo est discutable pour la démence. Le millepertuis a peu d'effet comme antidépresseur et inquiète à propos de ses interactions avec des médicaments autorisés.

Le ginseng et l'échinacée sont coûteux et les essais cliniques ne leur ont trouvé aucun avantage, particulièrement pour le ginseng dans le cas de la démence et l'échinacée contre le rhume. Il se peut que l'huile de palmier nain fasse quelque chose quand on souffre de prostatisme mais il se peut aussi que cela ne fasse rien (chapitre 7) comme ce fut le cas dans une étude aléatoire impressionnante réalisée à San Francisco. Même s'il se trouve des remèdes à base de plantes et des compléments diététiques qui sont utiles, ils ont tous des inconvénients. Pour ma part, je les tiens tous pour dépourvus de valeur à moins qu'ils ne soient savoureux.

Ce n'est cependant pas l'opinion qui prévaut en ville ni en publicité. Les compagnies peuvent faire la promotion commerciale des plantes médicinales et d'autres compléments diététiques sans requérir d'autorisation de la FDA ni de n'importe quel autre organisme de surveillance. Internet comporte bien des exemples de pratiques commerciales discutables. Même quand ils se trouvent contrôlés par la FDA ou d'autres organismes, les annonceurs prennent souvent leurs aises avec la vérité. Le rédacteur du *New England Journal of Medicine* s'est, à l'occasion, trouvé contraint de dénoncer que certains annonceurs travestissent des faits publiés dans son périodique. Une revue systématique du contenu des publicités paraissant dans les périodiques médicaux les plus notoires, réalisée il y a quelques années, a relevé une pléthore d'arguments que les experts tiennent pour erronés. Une personne mal informée devient un consommateur vulnérable et l'on se trouvera bien mieux servi par la pratique systématique du scepticisme envers toute prétention liée à des compléments alimentaires. Comme question de fait, on fera bien d'accueillir avec le même scepticisme toutes les prétentions des médicaments en vente directe aux consommateurs. Je suggère de fermer les yeux quand vous entendrez la prochaine publicité télévisée pour un médicament sur ordonnance. Il faut se concentrer sur la prose entortillée et déconcertante plutôt que de se laisser distraire par un patineur, un entraîneur de football au tout autre Tartempion. Pour ce qui concerne les journaux, il suffit de demander à quelqu'un d'autre de lire cette prose à haute voix, évitant ainsi la distraction des illustrations. Ces exercices feront des merveilles pour fortifier le scepticisme.

Il y a enfin les vitamines. Les règlements de santé publique assurent que des suppléments vitaminiques sont incorporés aux aliments quand l'insuffisance de l'apport en vitamines le requiert. Quand on est bien portant, bien nourri et libre d'anomalies dans ses préférences alimentaires, on ne saurait manquer de vitamines. Pourtant on estime que la moitié de la population des États-Unis consomme des suppléments vitaminiques régulièrement, une formidable attestation de la puissance de la promotion commerciale et des préjugés des médias. Les gens qui consomment des multivitamines et des suppléments minéraux sont plus fortunés, pour participer à cette enveloppe ; ils proviennent de toute façon des segments de la population qui sont en meilleure santé. Le problème est de savoir si ce sont les multivitamines et les suppléments minéraux qui expliquent leur bonne fortune ou bien l'inverse. Est-ce que la promotion commerciale aurait raison et la presse serait-elle dotée de clairvoyance ? Se pourrait-il que les bien portants, ou certains bien portants, soient mal servis par les recommandations d'apports quotidiens fondées sur une alimentation équilibrée ? Ou bien serait-ce que les vitamines et les suppléments minéraux ne soient que gaspillages de milliards de dollars ?

C'est de manière affirmative qu'il convient de répondre à cette question avec quelques éléments d'incertitude. Après une analyse des données disponibles réalisée par le NIH, on a conclu qu'il n'y a pas d'autre motif que le fait d'être à l'aise dans l'enveloppe des vitamines pour consommer vitamines et suppléments de minéraux. Il y a une seule exception : le taux recommandé d'ingestion quotidienne d'acide folique pendant le premier trimestre de la grossesse est insuffisant. L'ajout d'un supplément réduit significativement le risque d'anomalie du tube neural (spina bifida et autres). Y a-t-il d'autres exemples, d'autres sous-groupes de bien portants bien alimentés qui tireraient un avantage cliniquement significatif des suppléments vitaminiques ? La presse spécialisée en santé et les fournisseurs de vitamines se sont concertés pour faire une urgence de cette question. De grosses études coûteuses ont été faites et d'autres sont en voie de réalisation. Il n'existe pas de raccourci pour vérifier qu'un supplément vitaminique donne un petit avantage ou un inconvénient, autre qu'un grand essai clinique aléatoire de longue durée. On peut se demander si un effet si subtil sur la santé justifie un effort aussi grand ou bien encore si le petit avantage qu'on trouvera s'avérera convaincant, fiable ou même significatif.

Certains des effets les plus convaincants qui figurent dans ces études sont défavorables. Prenons l'exemple des caroténoïdes. Il s'en trouve des centaines ; toutes sont antioxydantes et plusieurs ont une activité de provitamine A, ce qui signifie qu'elles sont converties dans le corps en rétinol, la vitamine que requièrent la vision normale et d'autres fonctions. Ça fait longtemps qu'on sait qu'il est possible d'ingérer trop de vitamine A, ce qui provoque des maladies de la peau et du foie. Toutefois, les doses recommandées par ceux qui estiment que la recommandation de prise quotidienne est insuffisante sont bien en deçà de ce seuil toxique. Les antioxydants en général et les caroténoïdes en particulier ont la réputation de pouvoir prévenir une variété de maladies dégénératives. Les caroténoïdes ont été formellement étudiées dans des essais aléatoires et des études de cohorte pour vérifier si elles prévenaient l'emphysème, la maladie coronarienne ou le cancer de la prostate. Aucun avantage n'a été décelé. Toutefois, les consommateurs de tabac qui prennent des caroténoïdes augmentent leur risque de cancer du poumon. De plus, les suppléments augmentent tellement le risque de fracture que certains chercheurs se demandent si les doses d'apport quotidien qui sont recommandées ne sont pas excessives. L'U.S. Preventive Services Task Force a reconnu que, bien que les résultats de certaines études d'observation aient été encourageants, tous les essais cliniques aléatoires des suppléments de vitamines pour réduire le cancer ou les maladies cardiovasculaires ont déçu.

La vitamine E est un autre antioxydant. Parmi plusieurs essais aléatoires de la maladie coronarienne comprenant cette vitamine, la plupart n'ont relevé aucun effet, et aucun n'a décelé d'effet sur la mortalité. L'essai le plus impressionnant, l'étude Heart Outcome Prevention Evaluation (HOPE), a sélectionné près de 10 000 patients à risque plus élevé d'incidents cardiovasculaires soit parce qu'ils avaient un antécédent, soit parce que la prévalence du « syndrome métabolique » était élevée dans ce groupe. Le traitement avec la vitamine E pendant 4 à 5 ans n'a pas eu d'effet cliniquement déce-lable sur les résultats cardiaques; les suppléments de vitamine E n'ont pas eu d'effet sur le risque d'accident vasculaire cérébral ni sur les infections respiratoires. En fait, quand on regarde toutes les étu-des, on voit poindre la possibilité que les suppléments à haute dose de vitamine E soient pires que le placebo; ils pourraient augmenter légèrement la mortalité de toutes causes.

Si l'on insiste pour continuer à dépenser du fric pour les antioxydants, il reste quelques avantages pouvant constituer une jus-tification; l'ajout de vitamine E pourrait réduire le risque de démence. L'étude de Rotterdam est un suivi de cohorte, et non pas un essai clinique de médicament. Plus de 5 000 personnes âgées sont suivies, en moyenne depuis six ans. Une histoire diététique détaillée a été recueillie au début de l'étude et répétée périodiquement depuis. Deux cents de ces personnes ont présenté des problèmes cognitifs dont 150 la maladie d'Alzheimer. Ceux qui ont souffert de troubles cognitifs étaient plus à risque d'avoir évité de consommer de grandes quantités de vitamines E et C. La vitamine E est apparue comme procurant à peine un petit avantage de réduction du risque de démence dans deux autres études de cohorte. La vitamine C et les autres antioxydants sont, pour l'instant, confinés à la catégorie des légendes urbaines. Par contre, la bêta carotène, les vitamines C et E et le zinc pourraient ralentir la dégénérescence maculaire liée au vieillissement, la cause la plus fréquente de la cécité irréversible dans les pays développés. Cette observation provient de plusieurs études de cohorte, dont celle de Rotterdam. S'il m'arrivait de souffrir de cette maladie, je consommerais des antioxydants moi aussi. Mais rien d'autre ne me persuadera jamais de le faire.

Il faut revenir à l'acide folique. On a montré qu'une élévation de la concentration sérique d'homocystéine est associée à la maladie coronarienne, ce qui est vrai d'une foule d'autres choses aussi. Les suppléments d'acide folique réduisent l'homocystéine du sang. L'ajout de suppléments d'acide folique à la farine est en vigueur aux États-Unis depuis 1996. Avant cette date, les légumes feuillus crus, les céréales de grain entier et les produits animaux étaient les meilleu-res sources naturelles. Peut-être que la nouvelle politique mise en place en raison de l'expérience du spina bifida produit des effets avantageux dépassant la seule grossesse. La longévité continue d'augmenter, mais il y a de meilleures explications de ce phénomène que la seule présence d'acide folique dans le pain quotidien. Des essais aléatoires de l'abaissement des concentrations d'homocystéine avec l'acide folique n'ont pas réduit les événements vasculaires ni changé les fonctions cognitives.

LES MODALITÉS MANUELLES

Selon une enquête téléphonique faite auprès de 2 000 ménages choisis au hasard, près du tiers des adultes américains se souviennent d'un épisode de douleur cervicale ou lombaire survenu au cours de l'année précédente (voir le chapitre 9 pour une discussion de la dynamique de la mémoire). Parmi eux, un tiers ont eu recours à une thérapie alternative, un tiers ont consulté un confrère, et un quart n'ont pas pris de risque et consulté les deux. L'étude National Health Interview est réalisée sur un échantillon représentatif de la population civile et non institutionalisée des États-Unis. Les deux tiers d'entre nous recourent aux médecines alternatives et encore plus quand le diagnostic est l'arthrite. On choisit dans un menu élaboré et l'on fait souvent l'essai simultané de plusieurs modalités, parfois à répétition mais rarement en exclusivité. Toutes les médecines alternatives discutées dans ce chapitre sont bien représentées.

Stimulée par les constructions sociales et l'élargissement de la protection offerte par les firmes prestataires de soins (Health Maintenance Organizations) et autres assureurs, la tendance à consulter à la fois un médecin et des praticiens non-médecins a crû au cours de la dernière décennie. Il n'est pas sûr que le fait de consulter les deux signale une augmentation du traitement collaboratif plutôt qu'une fragmentation des soins. Je soupçonne qu'il s'agit plutôt de fragmentation. On ne sait pas bien si les médecins savent que leurs patients se font suivre en même temps par un autre clinicien ni si les médecins coordonnent leurs traitements avec ceux d'un autre professionnel, ou surmontent la dissonance cognitive existante entre les différentes enveloppes thérapeutiques. Je redoute que les patients ne doivent se débrouiller seuls avec ce problème. Le tableau 11 présente les choix disponibles au menu des soins alternatifs ainsi que leur achalandage relatif.

Tableau 11
Choix du traitement de leur lombalgie par les 10 % d'Américains recourant aux thérapies alternatives

Modalité	Acte de traitement	% l'utilisant
Physique		35
	Chiropratique	20
	Massage	14
	Yoga	2
	Acupuncture	1
	Ostéopathie	0,3
Digestives		5
	Homéopathie	3
	Vitamines	2
	Phytothérapie	1
	Naturopathie	0
Cognitive		17
	Techniques de relaxation	11
	Imagerie	6
	Biofeedback	0,5
	Self-help	0,3
	Hypnose	0
Autres		16
	Guérison spirituelle	5
	Guérison énergétique	4
	Aromathérapie	3
	Thérapie neurale	2
	Diète spéciale	1
	Autres	2

Source : Adapté de Wolsko et coll. (2003).

Pour le dixième des adultes américains qui ont recours aux soins parallèles, au lieu de ceux de ma profession ou en plus de ceux-ci, les modalités physiques ont la préférence. Dans cette enquête, les trois traitements les plus fréquemment achetés sont la chiropratique, la massothérapie et les techniques de relaxation. Les traitements ont été jugés « très utiles » par 61 %, 65 % et 43 % respectivement des gens ayant participé à ces actes thérapeutiques tandis qu'il n'y avait que 27 % des patients ayant consulté un médecin qui estimaient que leur traitement avait été « très utile ». Avant de conclure de la plus grande satisfaction des clients des autres thérapeutes qu'elle constitue une recommandation pour cette modalité, il faut examiner les études des « modalités complémentaires » dont on discutera plus loin.

Une autre enquête sur des adultes américains ayant choisi des thérapies alternatives montre qu'ils sont à prédominance caucasiens, mariés, d'âge moyen et scolarisés : ils signalaient un état de santé moins robuste et décrivaient les actes thérapeutiques alternatifs comme plus compatibles avec leurs propres valeurs, leurs croyances et leur philosophie de la vie et de la santé. Ces observations ont été corroborées dans une enquête faite auprès de patients de chiropratique avec l'information additionnelle précisant que leur « santé mentale » les inquiétait autant que l'état général de leur santé. Prises ensemble, ces observations sont consonantes avec celles dont j'ai discuté au chapitre 6. Les défis de l'existence qui compromettent la capacité de surmonter les maux incitent à solliciter le traitement d'une souffrance physique et l'acte thérapeutique qu'offre ma profession n'est pas aussi satisfaisant que ceux qui sont offerts par d'autres professions. Il convient aussi de rappeler que les solutions de rechange qui sont plus satisfaisantes requièrent qu'il y ait entente préalable entre le dispensateur de soins et le bénéficiaire en ce qui regarde la confiance en l'efficacité d'un système particulier de guérison. Les 10 % d'Américains présents dans le tableau ci-dessus sont confortablement installés dans une enveloppe thérapeutique exigeant d'eux qu'ils partagent les croyances sur lesquelles le traitement alternatif est fondé. Il se peut que cette sophistique soit thérapeutique, mais cela reste de la sophistique.

Un grand corpus de connaissances a éprouvé l'efficacité des modalités physiques qu'on a énumérées et d'autres dont on n'a pas parlé. L'efficacité de certaines modalités est si fondamentale pour les différents systèmes de croyance thérapeutique que toute évaluation de l'efficacité d'une modalité est tenue pour être un test de la crédibilité de l'acte thérapeutique. Il y a eu tellement d'essais aléatoires de diverses formes de massage et de manipulation vertébrale pour lombalgie ou cervicalgie qu'on trouve non seulement des synthèses méthodiques et des méta-analyses, mais des synthèses méthodiques de synthèses méthodiques et de méta-analyses. Ce sont des études sur les modalités et les manières particulières « d'imposer les mains ». Sauf pour une exception, il n'y a pas de preuve qu'une ou l'autre des modalités physiques incluses dans le tableau 11 comporte quelque avantage perceptible que ce soit. La même conclusion vaut pour des études de l'acupuncture, de la physiothérapie et du massage. Il y a même eu des essais aléatoires, avec groupes témoins, du « toucher thérapeutique » et de la « guérison à distance » et leurs résultats sont déprimants.

L'exception est celle de la manipulation de la colonne vertébrale. En 1987, avec des collègues, j'ai publié les résultats d'un essai clinique aléatoire que nous avons réalisé avec le soutien financier de la Robert Wood Johnson Foundation. Nous avons recruté parmi une population des jeunes gens souffrant depuis moins d'un mois de lombalgie régionale aiguë et qui n'avaient jamais reçu de manipulation vertébrale dans le passé. Il fallait en outre que leur lombalgie soit indépendante de toute contrainte liée à l'incapacité de travailler. J'ai examiné toutes les recrues que j'ai rassurées. Toutes ont ensuite été mobilisées, étant doucement déplacées d'un côté sur l'autre et traitées par flexion-extension par mon collaborateur, un professeur de médecine familiale formé en « médecine orthopédique » par James Cyriax, à Londres. La moitié des participants ont ensuite subi un « craquage du dos », la manœuvre fondamentale de l'ostéopathie, réalisée par une poussée latérale à haute vélocité et à long bras de levier. Tous les participants ont quitté le bureau en se sentant améliorés, peu importe la procédure utilisée. Parmi ceux qui souffraient depuis moins de deux semaines au moment de l'intervention, tous étaient améliorés deux semaines plus tard et la vitesse de la guérison n'a pas été influencée par la modalité choisie pour les traiter. Pour ceux qui avaient été souffrants de deux à quatre semaines, tous étaient mieux deux semaines plus tard, mais ce sont ceux qui n'avaient reçu que le craquage dorsal qui ont guéri le plus rapidement.

Dans le monde des manipulations de la colonne vertébrale, on tient cette recherche pour une étude repère dont les résultats ont été reproduits à plusieurs reprises. Il s'est toutefois avéré impossible de les obtenir dans aucun autre sous-groupe de gens atteints de lombalgie. Il n'y a que ceux qui souffrent de lombalgie régionale depuis deux à quatre semaines qui profitent de la manipulation vertébrale et encore ne faut-il qu'une seule séance. En outre, le bénéfice ne se mesure qu'en journées de soulagement, rien de plus.

Toutes ces études visent à évaluer une modalité thérapeutique indépendamment de l'acte utilisé pour traiter. Quand on pratique l'acte, son avantage est démontré plus souvent qu'autrement. Le risque lié à la plupart de ces pratiques est petit. Bien qu'il existe des rapports anecdotiques de conséquences neurologiques fâcheuses découlant de manipulations du cou, les complications physiques indésirables sont rares.

L'énigme éthique

Je concède qu'une grande partie de ce qui est thérapeutique en pratique médicale, telle qu'elle est mise en œuvre par ma profession, relève de l'acte du traitement et non seulement de la modalité. Je concède que plusieurs de nos modalités thérapeutiques seraient à peine acceptables pour la science. En outre, je reconnais que le fait de devenir patient d'un médecin signifie entrer dans une enveloppe thérapeutique médicale plus souvent qu'autrement, et cela est beaucoup trop fréquent. Ce livre témoigne de ma volonté de participer à la dénonciation de bien des modalités médicales qui tentent de faire croire qu'elles ont une efficacité démontrée. Ce livre se place dans la tradition scientifique que la médecine occidentale tient pour primordiale et qu'incarne la philosophie de Karl Popper : toutes les modalités thérapeutiques qu'on trouve déficientes sur le plan du rapport risques/avantages doivent être identifiées pour ce qu'elles sont, dénoncées et reléguées aux oubliettes. Cette conception peut compromettre l'efficience et prêter à controverse, mais le progrès est à ce prix.

Les modalités alternatives et complémentaires sont largement perçues pour être efficaces et elles sont dotées d'une vie propre. Elles survivent même à leur réfutation par la science grâce aux idiosyncrasies de leur mise en œuvre. Les praticiens prétendent dispenser des services qui diffèrent de ceux qu'on a trouvés inefficaces dans des essais cliniques aléatoires. Le raisonnement circulaire tente de se faire passer pour du progrès. L'acte du traitement, qu'il soit palliatif ou pas, est fondé sur un raisonnement erroné ou sur des croyances, ce qui défie toute réfutation. On n'y trouve pas le progrès mais la prolongation *ad infinitum* des mêmes actes de traitement.

« Et après? » dira-t-on. « Qui se préoccupe de ce que les modalités soient imbéciles tant que les actes de traitement ne nuisent pas et que leur effet clinique soit palliatif? »

Pour ma part, je m'en préoccupe. Je m'inquiète de ce que mes concitoyens soient bernés en croyant participer à un contrat thérapeutique impliquant autre chose que de la magie. Me savoir contraint de participer au financement de ces thérapies magiques me dérange. Je ne saurais accepter que des gens soient piégés à leur insu dans une enveloppe thérapeutique.

Bien des aspects de la vie échappent à la raison. Les poètes conçoivent « l'amour » beaucoup mieux que ne le détectent les neurobiologistes. Pour plusieurs, la religion a son rôle à jouer dans la guérison. Il s'en trouve même pour étudier la manière avec laquelle la religion pourrait constituer une enveloppe thérapeutique. L'origine ethnique, les normes culturelles et les constructions sociales tiennent toutes une place dans la texture de l'existence. Toutes peuvent apporter de la beauté, du réconfort et de la solidarité dans notre vie tout comme elles peuvent toutes se prêter aux excès. Il revient à chacun de décider pour soi-même de son adhésion et de la valeur qu'il convient d'accorder à chaque option. Mais il n'y a aucun de ces aspects de la vie qui soit soutenu par l'assurance santé. Les actes de traitement fondés sur des modalités dont l'inefficacité a été démontrée avec des méthodes scientifiques ne sont pas des actes de traitement, mais des systèmes de croyance. Je ne connais pas de mécanisme d'assurance qui soit conçu pour indemniser un système de croyance. Les actes fondés sur des modalités qu'on n'a pas encore validées peuvent s'avérer être aussi des systèmes de croyance. Beaucoup sont remboursés, et ils sont probablement beaucoup trop nombreux.

Enfin, tout acte de traitement qui dépend d'une enveloppe thérapeutique est déficient et, pour ma part, j'estime que tous les traitements de cette nature sont à proscrire. Ce volume présente un vibrant plaidoyer contre la médicalisation. Le rôle légitime de la médecine est de collaborer avec les patients pour qu'ils redeviennent des personnes. Quand il n'existe pas de modalité à la hauteur de cette responsabilité, c'est à l'acte de traitement qu'il revient alors de compenser. Nul ne devrait jamais être un «diabétique» quand on est une personne qui souffre de diabète. Personne ne doit jamais être un «rhumatisant», mais un être humain aux prises avec l'arthrite rhumatoïde. Aucun travailleur ne doit jamais se faire dire qu'il a un problème de colonne vertébrale quand sa souffrance découle d'abord de facteurs contextuels qui entravent sa capacité de surmonter les vicissitudes intermittentes et récurrentes de l'existence. Si je suis autorisé de dénoncer la médicalisation, comment justifierais-je d'épargner la chiropratiquisation, l'herboristisation, l'acupuncturisation et le reste?

Les lectures supplémentaires de ce chapitre constituent une bibliographie complète.

▪ Chapitre 14 ▪
Protéger la santé,
s'assurer contre la maladie

C'est ma vocation d'enseigner la médecine au chevet des malades. Comme je l'ai dit en introduction, je ne connais pas de vocation qui soit plus noble. Il y a environ dix ans, quand mes aptitudes d'enseignant de chevet ont atteint leur maturité, j'en vins à l'un des carrefours de Robert Frost. Je me trouvai invité à titre de professeur visiteur un peu partout dans le monde et j'ai fait cette tournée avec grand plaisir. Chaque fois que je revenais aux hôpitaux américains, le mien compris, j'avais de plus en plus de mal à retrouver la joie de faire la visite des malades. Ce que je croyais être la raison d'être de la médecine s'écartait tellement des orientations qu'adoptaient les institutions américaines que j'en vins à me percevoir comme un anachronisme dans mon propre hôpital et dans les autres qui m'invitaient à y enseigner. J'aurais sans doute pu confronter le système au niveau local, mais le problème était généralisé.

De toute façon, je n'étais pas naïf. Comme me l'avait dit un patient averti: « Docteur, s'en prendre aux bureaucrates c'est comme enseigner le chant à un cochon. C'est une perte de temps qui enrage le cochon. » C'est pourquoi j'ai décidé de confronter « l'institution de la médecine » à la manière de Maximilien Robespierre, sinon de Thomas Paine. Je ne suis ni révolutionnaire ni politicien, mais un médecin souhaitant bien servir ses patients et enseigner aux autres comment mieux faire encore. J'ai payé le prix fort, pas celui qu'on imagine, car je m'ennuie éperdument des vingt-cinq années consacrées à former les étudiants et les médecins résidents de l'Université de Caroline du Nord et du North Carolina Memorial Hospital. C'était le nom de l'hôpital quand j'y suis arrivé, une grande affiche en bois installée sur le chemin d'accès annonçant qu'il « avait été construit par et pour les citoyens de la Caroline du Nord ». Maintenant le North Carolina Memorial Hospital est devenu l'UNC Hospitals doté d'un service de relations publiques, d'un logo commercial que d'aucuns trouvent attrayant et d'une gigantesque bureaucratie. Cela fait un bail que l'affiche proclamant « par et pour les citoyens » a été détruite.

Il est évident qu'un bouleversement notable va bientôt secouer les services de santé aux États-Unis pour le motif que le système actuel est en faillite sur le plan de l'éthique et que son financement est insoutenable. Il devint pour moi manifeste que le scénario le plus probable comprendrait une période de chaos suivie d'une période d'expérimentations dont émergerait peut-être le salut. Ce scénario comporterait toutefois des coûts humains beaucoup plus grands que ceux qu'on acquitte présentement pour des services inacceptables. C'est alors que j'entrepris l'odyssée d'une décennie.

J'ai accepté des invitations de m'adresser aux membres du Congrès et aux détenteurs d'enjeux comme l'industrie, l'assurance et les syndiqués. Si tous comprenaient mon message et que certains partageaient mes préoccupations, personne n'osait agir pour des motifs allant de la défense de ses intérêts à la peur d'encourir l'accusation de souhaiter le rationnement. Il devint rapidement évident que toute réforme exigerait le changement de la construction sociale de la santé. Construire une proposition de système qui soit raisonnable est une tâche relativement simple à compléter ; convaincre les gens que ce système différent est raisonnable est une autre affaire. C'est ici que *Malades d'inquiétude* et d'autres initiatives ont un rôle à jouer. Je me suis mis à la disposition des meilleurs journalistes spécialisés dans les affaires de santé des médias et ils ont bien appris. J'ai écrit une suite de commentaires pour ABCnews.com et je peux dorénavant parler à un auditoire qui est de plus en plus diversifié. Je sais bien que je n'aurai pas le dernier mot contre un *statu quo* qui accapare 16 % du produit intérieur brut du pays le plus riche que le monde ait jamais vu, mais je vais continuer de m'y employer.

Tous les chapitres qui précèdent conduisent à celui-ci dans lequel je vais présenter une manière rationnelle pour organiser les services de santé. Il existe d'autres solutions mais nous avons raté l'occasion de les adopter, il y a cinquante ans. Je vais proposer une manière de faire qui est à la fois rationnelle et compatible avec notre histoire. Quand on a été captivé sinon convaincu par l'argumentation des chapitres précédents, on trouvera ma proposition justifiée. Dans le cas contraire, il me faudra repartir du début et je le ferai.

Nul ne doute que la dispensation des soins de santé aux États-Unis est indéfendable. Deux mille milliards de dollars soutiennent le système qui consomme près de 16 % de la productivité nationale. Si tous les citoyens étaient protégés, cela équivaudrait à 6 500 dollars par personne. En dépit de cet effort colossal, il se trouve environ 40 % des citoyens qui ne peuvent pas se payer les soins qu'ils requièrent, soit parce qu'ils sont mal assurés, soit parce que les frais qu'ils devraient supporter de leur propre argent les acculeraient à la faillite personnelle. Ce sont les factures médicales qui ont ruiné plus de 40 % de ceux qui font faillite. Même ceux qui s'estiment correctement assurés ont des problèmes d'accès tandis que ceux qui sont mal assurés sont harcelés par les factures à payer. Peu importe les protestations, cette catastrophe continue de s'aggraver et ce n'est certainement pas par insuffisance d'argent puisque tous les autres pays avancés réussissent mieux que nous. Tous les pays avancés protègent toute leur population avec beaucoup moins, souvent moins de la moitié de ce que nous dépensons, et obtiennent de bien meilleurs résultats que nous, comme le montrent les statistiques nationales en santé. Il faut donc que notre problème soit lié à la manière de dépenser tout cet argent. Certaines tentatives de réforme sont concrètes : distribution des soins à coûts fixés par réglementation, éradication de l'inefficacité administrative par l'instauration d'un agent payeur unique, l'élimination de la paperasse, etc. D'autres se trouvant à la tête des États et du pays préconisent une attaque plus systématique de cette inefficacité. Je vais décrire cette proposition et expliquer pourquoi je l'estime vouée à l'échec notamment parce que, à l'instar de la redistribution des soins, elle rate la cible, cible dont personne ne veut entendre parler.

Mais d'abord il faut comprendre les principes qui sous-tendent l'assurance maladie.

LES RISQUES MORAUX

Au tournant du XXe siècle, peu d'Occidentaux bénéficiaient d'assurance pour quoi que ce soit. Il y avait des coopératives funéraires, comme les Friendly Societies de Grande-Bretagne, qui offraient au travailleur ayant les moyens d'en faire partie le réconfort de savoir que sa famille, privée de ressources par son décès, n'encourrait pas le fardeau additionnel des frais de son enterrement. Mais l'assurance restait inaccessible bien qu'on comprenait en quoi elle consistait. L'indemnisation fut une grande préoccupation collective à l'époque victorienne. Tous savaient qu'il y avait des risques qu'on ne pouvait pas toujours éviter et qui s'avéraient catastrophiques pour les victimes qu'ils frappaient, à moins d'en répartir les conséquences sur l'ensemble de ceux qui se trouvaient exposés aux mêmes risques. Nul ne doutait qu'il pouvait exister des moyens capables d'amenuiser ce type de malheur pour l'humanité mais c'est la notion du « risque moral » qui faisait problème à l'époque, un problème qui perdure de nos jours. Quand on peut se procurer une assurance contre l'incendie de son domicile, la catastrophe que constitue l'incendie de sa maison peut être mitigée ainsi que ses conséquences financières. Mais quand il arrive que quelqu'un ait besoin d'argent, qu'est-ce qui l'empêche de mettre le feu à sa maison ? C'est là que se trouve le risque moral, comme on le définissait à l'époque. Pour ce qui concerne les dommages à la propriété, la loi réprime ce risque moral tout comme on recourt à l'augmentation des primes pour compenser la malhonnêteté furtive.

L'assurance pour les biens matériels a établi le précédent et tracé la voie, de sorte que l'assurance pour les blessures et toutes les autres assurances sociales s'en sont inspirées comme cela continue jusqu'à maintenant. J'ai consacré une grande partie de ma carrière de chercheur clinique et de ma monographie *Occupational Musculoskeletal Disorders* au problème du risque moral dont l'histoire, fondée sur la « monarchie prussienne du bien-être » établie par

Bismarck, fut rapidement adoptée par Lloyd George et le reste du monde industrialisé au début du XXe siècle. Quand Bismarck eut fini, la Prusse avait un programme national d'assurance maladie et un mécanisme progressif d'indemnisation pour l'infirmité. Les débats entourant l'avènement de ce programme ont été passionnés à cause du risque moral inévitable et de ses implications, advenant qu'on doive réclamer une indemnité pour motif d'incapacité. Même Wilbur Cohen, alors qu'il s'employait à mettre sur pied le programme d'indemnisation pour invalidité de la Social Security des États-Unis, au milieu du XXe siècle, a dû faire face au problème du risque moral. Se pourrait-il qu'un travailleur réclame une indemnisation découlant de son insatisfaction au travail plutôt que d'une incapacité authentique de travailler? Comment pouvait-on prévenir pareille éventualité?

C'est devenu une tradition d'envisager le problème du risque moral comme s'il résultait toujours et inévitablement d'une faute commise par le réclamant et de recourir, en conséquence, à des moyens administratifs pour y remédier. On a bien écrit sur ce sujet, accusé bien souvent, versé beaucoup des larmes; on a présenté au chapitre 12 ce qu'il en coûte à quiconque se trouve imbriqué dans le cauchemar d'avoir à faire la preuve qu'il est malade. Mais on n'a rien dit des autres risques moraux qui sont tapis dans les systèmes d'assurance pour blessures personnelles et d'indemnisation pour invalidité, ni de la manière avec laquelle ils corrompent les régimes d'« assurance santé » que je préfère appeler « assurance maladie ».

Les régimes d'indemnisation pour maladie ont leurs propres partisans. Quand ces régimes sont publics, leurs partisans sont composés d'administrateurs et de politiciens; quand ils sont de propriété privée, leurs partisans sont leurs administrateurs et ceux qui en contrôlent ou en détiennent les enjeux. Mais il y a une caractéristique diabolique des assurances privées dont on parle trop peu: la plupart de ces assurances sont liées à l'emploi, l'assurance maladie comptant parmi les avantages de l'emploi. Ce sont les grandes entreprises qui protègent environ 60 % des travailleurs américains et presque toutes les grandes entreprises assument elles-mêmes l'organisation financière de cette assurance maladie. L'entreprise assume le risque économique tandis que, pour un prix fixe qui a été négocié, les sociétés d'assurance s'occupent de la gestion des réclamations. Je suis, par exemple, un employé de l'État de la Caroline du Nord. Mon régime d'assurance maladie d'employé de l'État est complet. Ce régime est administré par la Blue Cross-Blue Shield de la Caroline du Nord (BCBSNC), un organisme à but non lucratif, qui dit à l'État combien de soins ont été donnés à ses employés et combien d'argent l'État doit, en contrepartie, verser à la BCBSNC pour rembourser les dispensateurs de soins et payer ses propres frais d'administration. C'est ainsi que, s'il advenait que je requière une greffe du cœur, la BCBSNC devrait prévenir l'État que le mois suivant il devra verser une somme additionnelle de 500 000 $. La BCBSNC n'encourt aucun risque en administrant un plan auto-assuré. En outre, plus on consomme de services de santé, plus sont grandes les sommes d'argent transitant par les coffres de la BCBCNC et plus sont plantureux les honoraires que cette agence collecte. Je pense au risque moral chaque fois que j'entends la BCBSNC faire la promotion du dépistage du cholestérol ou du diabète (voir les chapitres 3 et 4). Les frais d'administration sont si élevés que les émoluments à sept chiffres qu'on paye aux dirigeants de l'industrie de l'assurance sont devenus d'une grande banalité. Quand on a montré la porte à William McGuire alors qu'il dirigeait United Health Care, il gagnait un bonus annuel excédant 100 millions de dollars et avait accumulé des options sur les titres de sa société qui se chiffraient dans les milliards. United Health Care est une entreprise privée qui est un chouchou de Wall Street. La BCBSCN est une entreprise sans but lucratif; le salaire de misère de son directeur général est de quelques millions de dollars et l'avion de l'entreprise est de location. Qu'on me pardonne mon indignation!

S'il advenait que je doive renoncer à mon poste (je ne voudrais pas susciter de faux espoirs) et que je quitte la fonction publique sans assurance maladie, je me trouverais face aux mêmes défis que les travailleurs autonomes et les petits employeurs connaissent trop bien. L'assurance maladie des fonctionnaires de la Caroline du Nord coûte environ 6 000 $ par personne et par année parce que c'est l'État et non la BCBSNC qui assume le risque. Je ne serais pas capable, ni d'ailleurs n'importe quel petit employeur, d'assumer par moi-même un risque de cet ordre de grandeur ; c'est d'abord pour ce motif qu'on a besoin d'une assurance. On souhaiterait que la BCBSCN assume le risque et en répartisse le coût sur l'ensemble des détenteurs de police d'assurance. Cette société est prête à le faire mais en s'en tenant à la répartition du risque aux seuls individus et petites entreprises, ce qui ferait passer la prime annuelle de 6 000 $ tarifée à l'État à 20 000 $ que je devrais payer pour obtenir une protection comparable. Il n'est donc pas surprenant que 40 % des travailleurs soient sans assurance ; ils sont travailleurs autonomes ou bien salariés de petites entreprises dont les propriétaires ne peuvent probablement même pas s'assurer eux non plus.

Les primes diminuent quand les réclamations sont moindres ou quand leur règlement est plus efficace. Quand cela survient, la taille de l'entreprise d'assurance ainsi que le pouvoir de ses administrateurs diminuent, ce qui réduit leur rémunération ainsi que les profits payables aux actionnaires. Il existe donc un risque moral incitant à maintenir la taille, l'envergure et la profitabilité de la société d'assurance, risque moral limité d'un côté par les constructions sociales définissant ce qui doit être assuré et à quel prix, et de l'autre, par la capacité des assurés de se payer une couverture d'assurance qui soit convenable. Toutes les variétés «de solutions de rechange» à la médecine traditionnelle souhaitent avoir accès aux avantages que procure l'assurance. L'ostéopathie y est parvenue tandis que la chiropratique a gagné l'accès aux programmes d'assurance pour accidents du travail et à certains programmes d'assurance maladie. D'autres ont marqué quelques gains et les primes d'assurance maladie et d'accidents du travail ont crû avec l'arrivée du coût des soins sectaires et les augmentations liées aux interventions dont on a discuté dans les chapitres précédents. Où est la valeur ?

LA CHARRUE ET LE BŒUF

Le principe orientant la réforme des services de santé aux États-Unis est la conviction que la médecine américaine est la meilleure au monde. La réforme se propose de corriger la mauvaise distribution des soins et les défauts de la qualité des services. Une fois que ces problèmes seront résolus, nous pourrons tous nous offrir ce qu'il y a de mieux pour éviter de tomber malade et ce qu'il y a de meilleur pour guérir advenant un échec de la prévention. Les économies résultant d'une réduction du fardeau national de la maladie compenseraient les coûts appelés par la distribution correcte des soins. Il en découle que l'objectif de la réforme des services de santé est de garantir que la médecine américaine sera pratiquée d'une manière experte afin de fournir des soins qui soient de qualité optimale.

Pour atteindre cet objectif, on trouve des comités nationaux occupés à définir des critères pour encadrer les soins à dispenser pour des maladies particulières, des comités nationaux pour collecter les données servant à vérifier à quel point les États, les hôpitaux et les pratiques de groupe se conforment à ces critères, et d'autres comités nationaux qui s'emploient à déterminer si tout cela est pertinent. C'est ainsi que l'Hospital Quality Alliance est une collaboration publique-privée rassemblant des informations sur le rendement de tous les hôpitaux de soins aigus qui ne sont pas de compétence fédérale. Une grande partie de ce travail porte sur les maladies cardiaques en raison du nombre des cas, du coût élevé du traitement de ces maladies et de la disponibilité d'un consensus en ce qui concerne les meilleurs soins. Dans son rapport de 2006, le National Committee for Quality Assurance (http://www.cmwf.org) assure qu'il y a «de l'espoir». Pour aller au-delà de l'espoir, plusieurs agents payeurs ont mis au point une formule d'incitation-sanction fondée sur le remboursement selon la performance et qui module les honoraires médicaux selon la conformité de la pratique avec les normes de qualité.

Le «Mouvement de la qualité» est en piste tandis que législateurs et potentats des hôpitaux et des assurances mènent la parade avec force tambours et trompettes. Personne ne remet en cause le postulat de départ du Mouvement de la qualité. Est-ce que ça change quelque chose pour les patients que la pratique soit conforme à ces normes? Cette remise en cause hérétique est pourtant requise de toute urgence. Une analyse récente de l'expérience de Medicare devrait mettre une sourdine aux tambours et trompettes. La conformité de la pratique avec les normes de qualité des soins dispensés aux bénéficiaires de Medicare admis pour maladie cardiaque ne permettait pas de prédire quels patients allaient survivre. Même pour la maladie préférée du Mouvement de la qualité, la maladie cardiaque, il y a quelque chose de détraqué!

Comment expliquer que le fait de respecter scrupuleusement les normes de qualité du traitement de la maladie cardiaque ne procure pas d'avantage aux patients? Peut-être que l'analyse de Medicare était incapable de repérer les insuffisances des médecins et des hôpitaux ne se conformant pas aux normes de qualité. Mais il est beaucoup plus vraisemblable que les normes de qualité des soins soient bien moins importantes que ne le prétendent les comités qui les ont mises au point. Quand ce que l'on fait ne marche pas, ou ne marche pas beaucoup, il devient alors inutile de le faire à la perfection. Cela ne fait rien si ces services coûtent moins cher; quand ça ne marche pas, ça ne vaut rien, peu importe le prix. Le Mouvement de la qualité met la charrue devant le bœuf. Le bœuf c'est l'efficacité.

Le Mouvement de la qualité a dû surmonter bien des obstacles pour en arriver à l'influence qu'il détient présentement. Médecins et chirurgiens, à l'instar des autres professionnels, n'ont pas grande prédilection pour la contestation de leur expertise par des gens de l'extérieur. Même la révision par les pairs n'est pas commode d'application. J'applaudis le Mouvement de la qualité et j'admire plusieurs de ses dirigeants, mais ce n'est pas tant la qualité que les méthodes qui constituent leur objectif: au premier chef l'efficience puis la qualité promeuvent l'efficacité.

Il existe un «Mouvement de l'efficacité» ensanglanté et amoché, mais pas terrassé. Il peut compter sur beaucoup plus de faits bien établis que le Mouvement de la Qualité. *Malades d'inquiétude* en atteste. Mais les forces contrecarrant l'exigence d'efficacité sont puissantes, riches et prévisibles. Bien que la plupart des services de haute technologie, tant procédures que médicaments, n'aient aucun effet, ou si peu, plusieurs font néanmoins partie des normes de qualité. Plusieurs s'avèrent être de vraies planches à billets et sont préconisés par des gens en conflit d'intérêts. Ces forces feront la sourde oreille à mon interpellation, mais je peux enseigner comment s'en protéger.

Supposons que je doive traiter plus de cinquante personnes dans l'espoir de rendre un service important à au moins une de ces personnes, conclura-t-on qu'il s'agit là d'un traitement efficace ? La plupart de ceux qui ont des notions de biostatistiques diront que pareil résultat est à peine mesurable et qu'il ne se reproduira probablement pas. Voici une liste partielle de procédures et de traitements qui n'atteignent même pas ce niveau sur la foi d'études scientifiques réalisées pour en vérifier l'efficacité :

Les greffes et pontages des artères coronaires, les angioplasties, les endoprothèses pour sauver la vie ou améliorer les symptômes ;

L'arthroscopie pour la douleur du genou ;

Toute la chirurgie pour le mal de dos ;

Le traitement aux statines pour réduire le cholestérol et ainsi sauver des vies ;

Les antidépresseurs de dernière génération pour la dépression situationnelle ;

Les médicaments pour la diminution de la densité osseuse ;

Le dépistage à l'ASP et la prostatectomie radicale pour sauver des vies ;

Le dépistage par mammographie pour sauver des vies ;

Nombre de traitements du cancer pour sauver des vies.

La liste des traitements n'ayant pas réussi à atteindre le niveau de « une fois sur cinquante » continue de s'allonger et cela vaut tout autant pour beaucoup des nouveaux médicaments qu'on a présentés comme autant de « percées importantes ». Plusieurs traitements chirurgicaux n'ont pas encore été étudiés. De mon point de vue de clinicien ayant traité des malades et formé des étudiants pendant trente années, quand il me faut traiter vingt personnes pour en aider vraiment une, je tiens ce traitement pour marginal ; je ne le prescris pas ni ne le recommande et je serais tout à fait d'accord pour que l'assurance maladie ne le rembourse pas. Qui plus est, construire des études pour vérifier si les traitements, qu'ils soient anciens ou nouveaux, réussissent au niveau de « une fois sur vingt » n'est pas difficile, ne coûte pas cher et ne prend guère de temps. On se débarasserait enfin de la promotion incitant à prescrire et consommer des traitements d'efficacité marginale qui ne sont en rien meilleurs que ce qui existe et qui a déjà fait ses preuves.

Si l'on disposait de l'efficacité comme fondement du système d'assurance maladie, y ajouter la recherche du rendement optimal et la poursuite de la qualité serait raisonnable et logique. On pourrait facilement se payer un tel système rationnel de services de santé en faisant l'économie de la plus grande partie des 2 000 milliards de dollars qu'on dépense déjà. On aurait alors un meilleur rendement que n'importe quel autre pays et nos dévoués médecins bien formés, nos infirmières et tous les autres professionnels de la santé pourraient se consacrer à nouveau à soigner des malades plutôt que d'entretenir un régime de soins.

REMBOURSER LES SERVICES RATIONNELS ET NON PAS LES RATIONNER

Dès le début de *Malades d'inquiétude*, j'ai promis de proposer une « solution » qui permettrait la dissémination de services de santé rationnels. J'ai aussi reconnu que pareille solution ne serait possible que si les gens, tant les bien portants que les malades, se mettaient à la recherche et à l'identification des sophismes qui émaillent le système américain de services de santé. Si j'ai fait mon travail et qu'on a fait ses lectures, on est prêt et je vais tenir parole. Le lecteur saura aussi saisir la substantifique moelle de la solution que je propose.

La manière actuelle d'avoir accès aux services de santé aux États-Unis est inégalitaire, rigide, inefficace et insoutenable. Presque toutes les tentatives de réforme visent le prix élevé des services, postulant que l'amélioration de leur rentabilité va produire une amélioration du rapport coûts/avantages. Le mot de passe des préoccupations contemporaines est « qualité », une construction fortement biaisée vers l'efficience, signifiant habituellement «bon rendement» comme on le dit en usine. On argumente que, si les soins étaient dispensés d'une manière plus efficiente, ça coûterait moins cher et l'on aurait un meilleur rendement. Je crains fort que cette manière de concevoir la réforme ne s'avère aussi stérile que toutes les tentatives des dernières décennies.

Malades d'inquiétude constitue une première introduction montrant comment la science remet en cause la justesse de la stratégie cherchant «l'amélioration de la qualité». Si la médicalisation et l'erreur médicale de seconde espèce sont des fléaux, la solution consiste d'abord à rechercher l'effectivité pour améliorer le rapport coûts/avantages. Il est certain que la «médecine factuelle» fournit les preuves établissant le fondement scientifique, mais elle ne fait rien d'autre. L'innovation est de confier à ces preuves la mission de produire des effets réels. Quand une intervention clinique a été étudiée et qu'elle s'est avérée incapable de donner quelque amélioration tangible, elle est sans utilité médicale, quel qu'en soit le coût.

Un principe aussi élémentaire requiert qu'on définisse le «résultat significativement effectif» d'une façon qui ne tienne compte que des facteurs pouvant le bien-être des récipiendaires de soins. Cette définition doit absolument exclure tout autre considération. Parce qu'il n'existe que peu d'événements salutaires qui soient sans équivoque en médecine, comme dans la vie au demeurant, je propose d'adopter un plan d'indemnisation qui institutionnalise cette constatation. Ce plan prend la forme d'un programme d'avantages offerts par les grandes entreprises, tout en prévoyant mettre au point des mécanismes qui permettront aux petites entreprises de faire la même chose par l'entremise d'organismes comme les chambres de commerce par exemple. En fait, ce programme pourrait être construit sur la base du territoire de l'État; chaque État financerait son programme à partir des revenus de l'impôt sur le revenu, exemptant de l'impôt ceux qui n'ont pas d'emploi. Aux fins de cette discussion, le modèle que je présente est lié à l'embauche.

LE FINANCEMENT DU PROGRAMME

Les employeurs cotisent une somme fixe, équivalant à 12 % de la masse salariale de leur entreprise. Il importe peu que ces sommes soient collectées par l'État sous forme d'impôts sur le revenu de tous les salariés ou sous la forme de primes payées par les employeurs et les salariés à titre individuel. Ce qui importe, c'est que l'argent collecté serve à acheter la variété d'assurance que je vais décrire. Je crains qu'un programme fédéral ne soit pas capable de résister aux assauts de l'industrie pharmaceutique et des autres organismes de même farine, et c'est une crainte qui me désole. Cependant, la concurrence des compagnies privées offrant de l'assurance construite comme l'assurance que je vais proposer devrait donner enfin l'accès au «paradis du marché libre», sinon tout est perdu. L'argent serait réparti comme suit :

1. Les frais d'administration pour gérer le programme d'indemnisation seront fixés à 1 % de la masse salariale.

2. Dans la même foulée, les profits seront limités à 1 %.

3. Il y aura plusieurs articles du contrat d'emploi des salariés administrant le programme d'assurance concernant les conflits d'intérêts. De plus, aucun cadre n'aura droit à une rémunération excédant cinq fois la valeur du traitement moyen des salariés du programme.

Cela laissera près de 10 % de la masse salariale annuelle, versés mensuellement, pour financer les parties A et B de mon programme d'assurance.

Partie A : le programme de santé

On sait déjà, puisque je l'ai si souvent répété dans *Malades d'inquiétude*, qu'il faut tirer profit des découvertes de l'épidémiologie sociale. Cette discipline estime que l'on peut établir à quatre-vingt-cinq ans la longévité de notre espèce. Dans un pays avantagé comme les États-Unis les principales menaces pour la longévité sont liées à la qualité du parcours de vie. Quand on étudie les risques de mortalité, on découvre que les trois quarts de ce risque se regroupent sous deux questions :

1. Est-on à l'aise dans son statut socioéconomique ?

2. Est-on satisfait de son emploi ?

Sur la foi de ces constatations, les fonds de la partie A seront accessibles aux travailleurs qui souhaitent se perfectionner en recourant à des parcours de formation de leur choix, à la condition que ces parcours soient offerts par des professionnels détenant un permis de pratique dans leur territoire de résidence. Des exemples de ces parcours comprennent l'apprentissage de l'anglais comme langue seconde, l'acquisition d'une compétence professionnelle, les soins à l'enfance, la consommation de services cliniques qui ne font pas partie de la partie B, comme ceux qui sont offerts par des fournisseurs autorisés de thérapies alternatives et complémentaires. Ce programme offre aussi des services-conseils renseignant les travailleurs sur les retombées probables de services précis pour réduire leur risque de mortalité prématurée, ainsi qu'on en a parlé jusqu'ici.

La partie A est financée par l'argent qui n'a pas été dépensé dans la partie B. La partie A n'est pas un mécanisme d'étalement et de partage des risques. La contribution aux coûts du programme, si elle devenait nécessaire, serait déterminée en fonction des années d'ancienneté et des coûts imputés au programme. Les travailleurs profitant d'une indemnité seront sensibilisés au fait que l'argent dilapidé dans la partie B compromet les ressources disponibles pour la partie A. À l'inverse, l'argent qui n'aura pas été dépensé dans la partie B devient disponible pour augmenter et diversifier les avantages offerts dans la partie A. L'argent de la partie A du compte d'un salarié qui n'est pas dépensé sera transformé en rente au moment de son départ à la retraite ou servira à acquitter les primes d'assurances pour la partie B quand le salarié se trouvera entre deux emplois. Ces sommes sont investies prudemment et mises à l'abri de toute autre dépense.

Partie B : l'assurance maladie

La partie B est la composante plus traditionnelle de l'assurance maladie du programme de sécurité sociale que je préconise. Elle découle des fondements théoriques de la partie A stipulant qu'il n'y a que le quart du risque de mortalité prématurée qui soit attribuable à la cause immédiate telle qu'elle figure sur les certificats de décès. Le financement des programmes destinés à augmenter la longévité est sérieusement contraint par cette réalité. La partie B finance cette assurance maladie en remboursant les interventions conçues pour traiter ou guérir les maladies intercurrentes de sorte qu'on puisse avoir accès à la totalité de la longévité estimée en épidémiologie sociale. L'assurance maladie rembourse aussi les interventions capables de réduire la souffrance des maladies incurables.

La partie B est soutenue par une grande opération d'exploitation des connaissances disponibles, pilotée par des chercheurs du monde entier et portant principalement sur la validité démontrée des diverses options diagnostiques et thérapeutiques qui sont offertes. Plusieurs milliers de ces documents font déjà partie du domaine public, complétés par les rapports de la FDA et, à un degré moindre, par des articles des périodiques. On estime à 10 000 le nombre des synthèses méthodiques qui seront nécessaires pour façonner solidement les assises complètes d'une médecine entièrement fondée sur les preuves. On prévoit, en outre, que ces synthèses devront être mises à jour selon une périodicité quadriennale. Cette opération ne sera pas dédoublée par le programme d'indemnité puisqu'on s'en remettra plutôt à un groupe de personnes formées précisément pour cette tâche et qui exploiteront tout ce qui est déjà disponible dans la documentation de la médecine factuelle.

Il faut comprendre que ce qui anime le mouvement de la médecine factuelle est la vérification de l'existence d'une preuve fiable soutenant ou condamnant une activité clinique précise. Cette préoccupation n'est que la première étape pour une assurance maladie. Les gens que l'assurance maladie chargera de la responsabilité de réviser la documentation scientifique de la médecine factuelle auront à trouver les preuves de l'effectivité des interventions sur le terrain.

Lorsque des études correctement menées ne parviennent pas à faire ressortir un avantage pour une intervention, cette intervention sera tenue pour inutile et non remboursable par la partie B du programme.

La partie B n'indemnisera complètement que lorsqu'il existe une preuve qu'une activité clinique rend un service médical tangible au patient :

1. Pour un critère d'efficacité non équivoque comme le décès, l'accident vasculaire cérébral, la crise cardiaque, l'insuffisance rénale, etc., les interventions seront remboursées quand elles procureront un avantage incontestable une fois sur vingt, c'est-à-dire quand le « nombre qu'il faut traiter ou NFT » est de 20 ou moins.

2. Pour un résultat plus subjectif (se sentir mieux, fonctionner plus facilement), il faut que l'avantage soit manifeste une fois sur cinq, pour un NFT de 5 ou moins.

Ces valeurs-seuil me paraissent raisonnables et compatibles avec la philosophie de vie qu'on a et son système de valeurs. J'estime qu'un NFT de 50 est trop fugace ; il s'agit là d'un effet sur la santé trop minuscule pour qu'on puisse le mesurer d'une manière fiable. Je suis bien prêt à participer à un débat pour établir un seuil qui soit plus grand que 20 mais certainement moindre que 50 pour les critères objectifs. Il faut cependant que ce débat soit transparent et ouvert au public, de sorte que tous les assurés comprennent que cette manière de concevoir l'indemnisation ne poursuit pas l'objectif de réduire les coûts. Elle vise plutôt à épargner « leur argent » puisque le fric qu'on ne dépense pas dans la partie B est crédité à la partie A. Tous doivent comprendre qu'en établissant le NFT à 20 on exige quelque chose qui ressemble à une probabilité de 5 % de produire un avantage incontestable. S'il advenait que l'assurance doive retenir des interventions ayant une probabilité encore plus petite de procurer un avantage, tous les assurés seront cotisés et chacun recevra en conséquence moins d'avantages de la partie A.

Remarquons que le débat porte sur la valeur-seuil à établir pour le NFT et non pas sur le ticket modérateur.

Chaque fois qu'une intervention clinique, tant diagnostique que thérapeutique, ne rejoint pas la valeur-seuil du NFT choisi, un ticket modérateur est prélevé. La valeur du ticket modérateur binaire valant tout ou rien, c'est-à-dire 100 % ou 0 %. La partie B du programme va utiliser la grille tarifaire de Medicare pour le remboursement des frais, grille complétée par le mécanisme du ticket modérateur qu'on vient de décrire, quand c'est approprié. Plusieurs chapitres de *Malades d'inquiétude* attestent du fait que presque toutes les interventions électives coûteuses, que ce soit par rapport au coût pour un résultat ou bien en fonction des dépenses cumulées pour le dépistage et la prévention, ne seront pas remboursées par la partie B sans un ticket modérateur de 100 %, en s'en tenant aux critères que je propose. Par exemple, la valeur du ticket modérateur pour l'angioplastie coronarienne, l'endoprothèse et les pontages serait de 100 %. Quand on est convaincu qu'on en a besoin, on peut utiliser ses fonds de la partie A tant qu'il y en a et l'on paie de sa poche par la suite. Il ne s'agit pas là d'un rationnement arbitraire; la partie B ne rembourse pas parce que les données disponibles montrent que ces interventions ne valent pas qu'on les rembourse.

De plus, les données décrivant l'efficacité des médicaments autorisés par la FDA sont disponibles depuis trente ans. Quand un médicament ne satisfait pas aux critères d'efficacité de la partie B par comparaison avec un médicament préexistant, il y aura un ticket modérateur de 100 %. C'est ainsi que le ticket modérateur pour le dépistage du cholestérol en prévention primaire serait de 100 % tout comme le serait celui de la modification du cholestérol sanguin avec un médicament à des fins de prévention primaire.

Il est manifeste que cette manière de faire contredira l'intuition prévalant aux États-Unis, un pays surmédicalisé tant en matière de santé personnelle que de constructions sociales découlant des prouesses miraculeuses de la médecine. L'introduction de ce programme d'indemnisation va requérir de grands efforts d'éducation et d'information des citoyens et les lecteurs de *Malades d'inquiétude* seront mis à contribution. Ce travail sera grandement facilité par le fait que tout le fric qui n'aura pas été dépensé dans la partie B sera transféré à la partie A. D'où la nécessité du recours au ticket modérateur pour protéger les assurés contre la médecine non essentielle et inefficace et non pas pour économiser de l'argent. Les assurés ont le droit de retirer de l'argent de la partie A pour payer le ticket modérateur, s'ils le veulent. Ils devront alors signer une attestation stipulant qu'ils comprennent que l'assurance prélève un ticket modérateur parce que la valeur d'une intervention n'a pas été prouvée par des études systématiques et non par souci d'économiser.

Protection d'assurance en l'absence de mesure précise de l'efficacité. Nombreux sont les services de santé d'utilisation fréquente en pratique courante qui n'ont jamais été évalués ; plusieurs ne sont d'ailleurs pas évaluables. Mais la plupart de ces services ne sont pas coûteux. Il faut néanmoins trouver le moyen de les rembourser. C'est pour ce motif que je propose, par exemple, que chaque travailleur puisse avoir accès chaque année à un certain nombre d'heures de soins primaires (une ou deux), de service de consultation (une ou deux) sans avoir à débourser de ticket modérateur sous la partie B. Les heures qu'on n'utilisera pas seront cumulées et préservées dans le compte de chaque assuré. Les heures utilisées excédant la provision annuelle seront payées à 100 % par le ticket modérateur, lequel peut toujours être remboursé par la partie A du programme.

L'ADMINISTRATION DU PROGRAMME

Tout le programme d'indemnisation est accessible en ligne. Chaque fournisseur aura un NIP donnant accès à une page Web personnelle et chaque travailleur assuré disposera aussi de son NIP. Le site Web du fournisseur sera interactif et, selon les détails du diagnostic, les options disponibles seront affichées avec le montant du ticket modérateur quand il s'applique. Cela est en vigueur même quand le patient doit être admis à l'hôpital ou bien quand il se présente à la salle d'urgence d'un hôpital. Pour les médicaments, le travailleur assuré disposera d'une liste des pharmacies sises près de sa résidence au moment de son recrutement dans le programme. Les ordonnances seront aussi accessibles en ligne.

La facturation sera entièrement électronique de l'endroit et au moment même de la dispensation des services. Les fonds pour payer les réclamations seront instantanément virés au compte bancaire du fournisseur. Les frais d'administration seront ainsi minimisés tant pour les fournisseurs de soins que pour la gestion du programme.

Chaque travailleur assuré recevra une description détaillée des frais qu'il a engagés. Quand le travailleur a accès à Internet, un courriel l'invitera à visiter son site Web personnel. Autrement, les documents décrivant les frais engagés lui seront expédiés par la poste. Le travailleur aura la responsabilité de vérifier l'exactitude des frais. Les logiciels capables d'assurer l'exécution de toutes les procédures que j'ai décrites existent déjà mais sont utilisés tout autrement dans les services de santé.

Coûts/efficacité

Sur la foi des dépenses pour services de santé engagés dans d'autres pays riches, il est probable qu'on ne requerra pas plus de 5 % de la masse salariale pour assurer un travailleur et sa famille en vertu de la partie B du programme. Cela reflète l'avantage de ne rembourser que les seules interventions dont l'efficacité sur le terrain est démontrée et les économies inhérentes à l'utilisation des techniques d'information pour gérer les réclamations. On espère parvenir à persuader l'entreprise nationale de dispensation des soins de réduire de moitié ses frais administratifs actuels dont le taux est de 50 %, les alignant sur ce qu'il en coûte partout ailleurs pour administrer les programmes nationaux de santé. Cela provoquera des économies substantielles permettant de soutenir la partie A et de réduire encore plus le coût des «services médicaux efficaces» disponibles en vertu de la partie B de ce programme d'assurance.

La «qualité»

Le programme d'indemnisation est construit de manière à le protéger complètement contre le risque moral, puisqu'il institutionnalise la responsabilité fiduciaire de son administration. Son organisation rend plus facile la minimisation du risque moral du côté des dispensateurs de services et des patients. Les services efficaces sont sa raison d'être. La mesure de la «qualité» en matière d'efficience et de sécurité est rationnelle dans un programme qui n'indemnise que ce qui est efficace. Elle est aussi tout à fait réalisable dans un système de gestion faisant l'utilisation intensive d'Internet. Même la pharmaco-vigilance devient faisable; il devient possible de maintenir en temps réel la surveillance des effets indésirables affectant les patients.

PARIER SUR LA RÉPUBLIQUE

Au cours des vingt-cinq premières années de ma carrière, j'ai perfectionné mes aptitudes de professeur de médecine au chevet des malades et j'en tire grande fierté. Pendant cette période, l'institution qu'on appelle «système de services de santé» s'est désintéressée des soins à prodiguer aux malades pour se mettre au service de ses pro-pres intérêts. J'ai écrit des éditoriaux pour dénoncer cette tendance et en décrire la dialectique. À compter du milieu des années 1990, le décalage s'insérant entre le système de santé des États-Unis et tout ce que je tenais pour compatible avec les principes de l'éthique a com-mencé à grandir jusqu'à ce que la tension devienne insupportable, même dans ma propre institution. Cette tension ne provenait pas de mes collègues qui se défonçaient au chevet des malades, ni de mes étudiants ni de mes patients. C'est de l'institution même, dans son ensemble et à travers le pays, que jaillit l'insoutenable tension. Cette institution avait alors cessé d'être dirigée par des érudits des sciences cliniques qu'on avait remplacés par des virtuoses de l'administration, se multipliant et rivalisant à la poursuite de titres attestant de leur puissance grandissante: l'infrastructure des soins en devint la super-structure et la génération des fonds requis pour entretenir la crois-sance de la superstructure devint l'objectif primordial de l'institu-tion. Les facultés de médecine et leurs fonctions ont été expropriées par des monstres appelés «centres universitaires de santé». Dès le milieu des années 1990, la médecine universitaire avait perdu sa boussole morale et moi, mon rêve.

Je savais qu'il n'y avait plus moyen de faire la réforme de l'inté-rieur. La personnalité de mes collègues qui les rendait si formidables au chevet des malades en faisait aussi des réformateurs impuissants. Les patients en ont plein les bras et les étudiants ne peuvent guère faire mieux quand on leur enseigne que «gérer un cas» signifie la même chose que traiter un patient. C'est ce qui explique qu'il y a dix ans je me sois retiré du chevet des malades, bien que je continue à voir des patients, pour me consacrer à la recherche clinique et accepter des tournées de professeur visiteur. Puis les frustrations découlant de tant de mois passés chaque année au chevet de malades ont fini par me contraindre à devenir le réformateur que je suis.

En raison des décennies consacrées à la recherche en santé et sécurité du travail, on m'a souvent cité à comparaître en tant qu'expert devant divers comités du Congrès et d'autres organismes. C'est dans ce contexte que je me suis mis à la recherche de gens gravitant dans l'orbite du Congrès et qui seraient intéressés à connaître ce qui fonctionne mal dans les services de santé des États-Unis, dont le coût démesuré n'est qu'un indice. J'ai trouvé bien des oreilles attentives mais aucune qui n'ait pas été déjà engourdie par l'industrie pharmaceutique, les grands hôpitaux, les divers collèges de toutes les spécialités et ainsi de suite. Le Congrès appartenait déjà aux groupes d'intérêts particuliers.

J'ai alors résolu de me mettre à l'école du militantisme. J'allais y rencontrer bien des chefs de file et connaître plusieurs esprits inquisiteurs. Mais le monde ne leur offrait guère de soutien tout en leur opposant beaucoup de résistance, de sorte que chacun avait dû se dénicher un créneau, ce qui les empêchait de me servir de mentor même si je ne leur demandais rien d'autre. J'en revins plus sensibilisé, connaissant mieux l'univers du militantisme mais aussi un peu désabusé.

Je retournai donc à un univers que j'avais bien connu comme chercheur clinicien, celui des personnes détenant la responsabilité d'assurer la protection de la santé et de la sécurité des travailleurs. C'est un monde qui vacille sous le fardeau du coût des services de santé. Les obligations découlant des responsabilités d'indemnisation acculent certaines entreprises à la faillite et menacent la survie d'autres entreprises, mettant en péril salariés et retraités. De plus, près de 40 % de la main-d'œuvre salariée est couramment non assurée, ce qui inclut les petits employeurs, et cette tendance semble non modifiable. J'avais enfin trouvé mon auditoire. J'ai prononcé des allocutions inaugurales aux congrès annuels du National Business Group on Health et du Consortium Health Group (l'association des principales sociétés Blue Cross et Blue Shield). J'ai passé des heures avec les cadres supérieurs du United Health Group et de Cigna et leurs principaux administrateurs de programmes. Et j'ai pris grand plaisir à la camaraderie et au mentorat de chefs de file en ressources humaines et en avantages sociaux ainsi que du mouvement syndical. Je crains que la partie ne soit perdue pour l'industrie de l'assurance maladie ; une grande partie de son personnel de direction est ou bien trop stupide pour reconnaître les erreurs de ses politiques ou bien déterminée à se cramponner au *Titanic* pour profiter jusqu'à la fin des avantages indéfendables que leur procure encore la splendide prospérité de leur industrie. Mais il existe çà et là dans cette industrie des gens dont la boussole morale est en accord avec la mienne et qui comprennent la situation. Je reste fermement convaincu que l'obligation morale du capitalisme n'est pas l'accumulation de la richesse mais la fourniture d'emplois permettant de vivre correctement. Plusieurs de ces personnes dirigent de grandes entreprises dont certaines sont des chefs de file de leur domaine. Elles soutiennent mes efforts, même si ce n'est que moralement car il ne s'en trouve pas qui peuvent, pour le moment, se manifester au grand jour.

Le motif est lié au projet de réforme dont je viens de tracer les grandes lignes et que j'ai déjà présenté dans un éditorial du *Journal of Occupational and Environmental Medicine* en juillet 2005. Le programme que je propose attelle la locomotive de la raison au train des avantages procurés aux salariés. Ce programme est compatible avec les exigences de l'éthique. À défaut d'avoir bien assimilé le contenu de *Malades d'inquiétude*, il reste possible qu'on tienne mon projet pour une invitation au rationnement plutôt qu'une incitation à adopter un comportement rationnel. J'ai écrit ce volume pour le grand public dans le but de lancer le débat et ainsi d'alerter les esprits. Les connaissances justifiant qu'on change radicalement la construction sociale de la santé et la manière de dispenser les soins de santé sont disponibles et irrésistibles. Tout changement important doit toujours commencer par surmonter une résistance qu'on appelle entropie sociale. À défaut d'une population correctement informée, l'institution actuelle, qui est énorme et entièrement vouée au maintien du *statu quo* continuera d'être applaudie plutôt que sommée de rendre compte. Jusqu'à ce qu'on reconnaisse ses oripeaux pour ce qu'ils sont, l'empereur continuera de se pavaner.

▪ Lectures ▪ supplémentaires

Chapitre 1

Plusieurs arguments du chapitre 1 seront développés dans les chapitres subséquents. Il existe plusieurs références récentes en épidémiologie sociale qui méritent lecture. Je recommande le classique de Richard Wilkinson, *Unhealthy Societies: The Afflictions of Inequality* (Wilkinson, 1996), pour le concept de l'écart des revenus qu'il approfondit dans *The Impact of Inequality: How to Make Sick Societies Healthier* (Wilkinson, 2005). Je recommande de lire *Social Epidemiology* (Berkman et Kawachi, 2000) et Kawachi et Berkman, *Neighbourhoods and Health* (2003), pour une vue d'ensemble. J'aime bien l'article de Lantz soutenant mon observation qu'il n'y a que 25 % de ce qui menace la longévité qu'on retrouve dans la cause immédiate du décès (Lantz et coll., 1998). En corollaire, Schroeder (2007) propose que le manque de services de santé n'explique que 10 % du risque de mortalité. Il est clair que des causes immédiates de décès rôderont autour de notre quatre-vingt-cinquième anniversaire, et cela est bien illustré par les analyses de l'American Cancer Society (Jemal et coll., 2005). Plusieurs études ont montré que, dans les comparaisons internationales, il n'existe pas nécessairement de corrélation entre les dépenses pour les soins de santé et les indices de santé d'une population (Nolte et McKee, 2003), les États-Unis étant les champions sur ce point (Bodenheimer, 2005).

Certains de mes propres articles tracent une perspective d'ensemble du concept stipulant que la cause du décès soit moins importante que le statut socioéconomique et la satisfaction au travail, pour déterminer la cause de la mortalité (Hadler, 2001, 2005a). Ces articles proposent que la satisfaction au travail a autant d'influence sur la longévité que les mesures plus traditionnelles du SSE. Un essai de Fitzpatrick (2001) brosse une autre perspective dans la même veine. On insistera sur ce sujet au chapitre 12.

Ce qui distingue une catégorie de chercheurs étudiant le parcours de vie d'un groupe de praticiens de l'épidémiologie de la cause du décès est particulièrement manifeste en Grande-Bretagne, où les scientifiques sont d'ailleurs les chefs de file de cette matière. Les professeurs M. Marmot et R. Wilkinson sont des pionniers de la première catégorie tandis que les professeurs W.R.S. Doll, R. Peto et R. Turner d'Oxford sont des pionniers du second groupe. Il est rare que les perspectives et les analyses de ces deux types de chercheurs portent sur les mêmes cohortes. Cela est vrai des épidémiologistes de toutes les écoles. Prenons l'exemple des travaux récents montrant les bienfaits de la diète méditerranéenne. Il s'agit d'une diète qu'on a tenue pour salutaire sur la foi de la longévité relative des citoyens d'un certain nombre de pays du bassin de la Méditerranée, notamment la Grèce (Trichopoulou et coll., 2003) où la diète est riche en lipides non saturés (huile d'olive), en fromages, vin, grains, légumes et poisson, avec un déficit en viande. Deux grosses études prospectives de 10 ans ont étudié des échantillons de personnes âgées de plusieurs pays d'Europe. Les habitudes et Les apports alimentaires ont été observés pour voir s'il y avait association entre la diète et la longévité. Dans ces deux études, le niveau de scolarité était le seul indice du SSE ; plus les vieux participants suivaient de près la diète, plus longtemps ils vivaient (Trichopoulou et coll., 2005 ; Koops et coll., 2004). Par contre, aucune des deux études n'a tenu compte des écarts de revenu entre les pays et entre les régions d'un même pays en dépit des données de Wilkinson (1996) montrant que cet indice était plus fort que l'éducation et la diète pour expliquer l'augmentation de la longévité des pays méditerranéens qui avaient été intégrés dans ces études de cohorte. La scolarité, le quotient intellectuel (Batty et coll., 2006) et même la fidélité de l'observance des recommandations du médecin (Simpson et coll., 2006) sont tous importants, mais en tant que fenêtres renseignant sur la position de quelqu'un dans la société.

Quand il y a convergence de l'épidémiologie d'une cause de décès et de l'épidémiologie du processus de vie, c'est significatif. Prenons l'exemple du travail d'Herman A. Tyroler, un collègue de l'University of North Carolina à Chapel Hill, qui est décédé au début de 2007 à 83 ans. Il fut un des pionniers américains dans l'étude épidémiologique de la cause immédiate du décès par maladie coronarienne, tentant de cerner l'influence de l'hypertension, de l'hypercholestérolémie et d'autres facteurs pendant des décennies. Il y a près de 20 ans, l'étude de cohorte Atherosclerosis Risk in Communities a été organisée en échantillonnant les adultes des comtés de Forsyth (Caroline du Nord) et Jackson (Mississippi), des banlieues de

Minneapolis et de Washington (Maryland). Les membres de la cohorte avaient de 45 à 64 ans au début de l'étude. Au cours de près d'une décennie d'observation, 615 atteintes coronariennes sont survenues chez 13 000 participants. Les Blancs les plus pauvres avaient 3 fois plus de risque d'être atteints que les Blancs les plus riches; pour les Noirs, le rapport de risque était de 2,5 fois. Ces rapports de risque n'étaient pas modifiés par l'ajustement pour tenir compte du rôle des facteurs de risques biologiques. Ce qui est le plus déconcertant, c'est d'observer que les risques sont beaucoup plus fortement associés aux caractéristiques socioéconomiques du quartier de résidence qu'aux caractéristiques des particuliers. Quand on vit dans un quartier défavorisé, on est marqué même quand son revenu et son niveau d'éducation dépassent considérablement ceux des voisins (Diez Roux, 2001). On ne peut que deviner, à ce moment-ci, si les éléments d'un quartier défavorisé constituent une surcharge pour la biologie de ses résidents. Pour ma part, je plaiderais en faveur de l'amélioration de la vie du quartier plutôt que de consacrer de l'énergie à repérer les médiateurs de la mortalité. Même ce programme comporte ses pièges. Winkelby et coll. (2006) ont publié récemment les taux de mortalité de 8 000 Californiens suivis pendant 17 ans. Ces résultats concordent avec l'expérience internationale en ce qui concerne les écarts de revenu. Les gens de faible SSE mais résidant dans des quartiers plus riches connaissent un plus grand risque de mortalité que les gens de même SSE habitant dans des quartiers pauvres. Il semble que la proximité des ressources et de voisins plus fortunés ne compense pas pour une vie plus mesquine et moins avantagée; au contraire, elle accentuerait le désavantage.

Il arrive que la hiérarchie sociale influence aussi la santé des autres primates. Dans les espèces de primates socialisés, on peut montrer que les rangs inférieurs de la hiérarchie sont associés à de nombreuses conséquences biologiques défavorables (Sapolsky, 2005). Les corrélations rang social-état de la santé sont souvent expliquées dans le contexte du «stress». Le corollaire de cette construction pour l'homme sera discuté au chapitre 12. Ici on s'en tient à la description statistique. Le SSE est étroitement associé à la capacité fonctionnelle (Minkler et coll., 2006) et permet de prédire la mortalité découlant d'une crise cardiaque (Alter et coll., 2006; Shishebor et coll., 2006), une observation facile à reproduire (Kaplan, 2006), phénomène dont les épidémiologistes travaillant à l'analyse des résultats de la cardiologie d'intervention tiennent trop rarement compte (voir le chapitre 2). En ce qui concerne la structure de la société, le SSE pèse plus lourdement sur l'état de santé des Américains que sur celui des Britanniques

(Banks et coll., 2006). En fin de compte, tout dépend de la manière utilisée pour mesurer le SSE et de la signification qu'on lui donne ; il s'agit vraiment d'une tentative de mesurer l'intensité de la satisfaction qu'on éprouve dans sa vie (Braverman et coll., 2005).

La citation de Virchow est tirée de la biographie de Rudolf Virchow par E.H. Ackerknecht (Ackerknecht, 1953).

La Collaboration Cochrane a été mise sur pied quand on s'est aperçu que la « documentation » était devenue si volumineuse en médecine qu'aucun clinicien n'était en mesure de bien maîtriser tout ce qui relève d'une sur-spécialité, à plus forte raison d'une spécialité (Levin, 2001). Plus de 6 000 articles de périodiques paraissent chaque jour et encore plus nombreux sont ceux qu'on publie sur Internet. La solution adoptée pour donner un sens à cette marée de publications montre l'ingéniosité d'un bon nombre de leaders de la profession. Archibald Cochrane, qui avait traité tant de camarades prisonniers de guerre en Allemagne pendant la Deuxième Guerre mondiale, est devenu obsédé par la nécessité de définir l'efficacité clinique. Il se mit à l'étude de l'épidémiologie auprès de Bradford Hill puis entreprit sa carrière d'universitaire à Cardiff, au pays de Galles, d'où il lança l'appel visant à établir l'essai clinique randomisé (ECR) comme méthode de premier choix pour fonder la pratique scientifique de la médecine. Ian Chalmers, un obstétricien de Cardiff, entendit cet appel et s'employa à la réalisation d'ECR dans sa spécialité. Ce projet fut aussi endossé par des universitaires de la McMaster University (notamment Brian Haynes et David Sackett) et de l'Université Yale (Alvan Feinstein). En 1993, ces intellectuels associés à 70 autres lancèrent l'organisation de la Collaboration Cochrane pour « préparer, mettre à jour et disséminer des révisions systématiques de l'effet des interventions des services de santé ». Aujourd'hui, cette entreprise est composée de groupes de révision générateurs de synthèses et de groupes dédiés à peaufiner la méthodologie de ces synthèses ; ils sont répartis dans quinze centres logés dans treize pays. Un groupe directeur dont les membres sont élus oriente toutes les activités de la Collaboration Cochrane ; il est soutenu par un secrétariat permanent installé à Oxford, en Angleterre. Une fois que sont choisis les sujets des synthèses, la documentation pertinente est rassemblée et analysée attentivement à l'aide d'un répertoire de critères de qualité qu'on aura prédéfinis. Les procédures utilisées sont formalisées et les synthèses s'avèrent si rigoureuses qu'en règle générale il n'y a que quelques articles qui franchissent cette épreuve avec succès, pour n'importe quel sujet. Le groupe s'occupe aussi de juger s'il y a eu progrès de la connaissance et si ce progrès est convaincant. La plupart des participants sont bénévoles. Toute la collaboration ne survit que des maigres contributions provenant de plusieurs pays. On estime qu'il faudra réaliser plus de 10 000 synthèses pour établir une bibliothèque complète de la documentation requise pour «la médecine factuelle» et sa mise à jour continuelle (Mallett et Clarke, 2003). Il reste bien du travail à faire particulièrement parce que les synthèses disponibles (et probablement les ECR disponibles) ne portent pas encore sur l'ensemble de ce qui constitue le fardeau de la maladie (Swingler et coll., 2003)

Jusqu'ici, la Collaboration Cochrane a refusé le soutien des sociétés pharmaceutiques et apparentées, bien que les membres des groupes de révision ne soient pas astreints à des obligations personnelles particulières sous ce rapport. En Grande-Bretagne, il existe un autre organisme financé par l'État chargé de rédiger des consignes de pratique fondées sur des preuves scientifiques (Pearson et Rawlins, 2005): il s'agit du National Institute for Health and Clinical Excellence (NICE). Ici aussi, certains experts sont liés à l'industrie, mais l'institut est lui-même indépendant de l'industrie. Bien que la Collaboration Cochrane et NICE aient des apparences de conflit d'intérêts, ce n'est rien à côté de ce qui se passe dans la vie courante. Dans une étude de plus de 200 consignes de pratique provenant des quatre coins du monde, plus du tiers des experts des comités étaient liés à l'industrie pharmaceutique et plus de 70 % des groupes d'experts étaient touchés par ce problème (Taylor et Giles, 2005). Plus du tiers des membres des conseils consultatifs des institutions universitaires américaines ont des liens avec l'industrie pharmaceutique (Campbell et coll., 2006). Ces conseils composés de chercheurs et de gens du public ont la responsabilité de protéger les personnes qui participent aux essais cliniques et d'assurer que leur réalisation soit conforme aux règles de l'éthique. Nul membre de ces conseils ne doit avoir de conflit d'intérêts. Aucun participant d'un essai clinique ne devrait jamais avoir à s'inquiéter de ce que des membres d'un conseil consultatif puissent avoir des priorités pouvant entraver la réalisation correcte de l'étude (Nabel, 2006). Quand on compare les synthèses méthodiques réalisées par l'industrie avec celles de la Collaboration Cochrane sur un même sujet, les premières sont moins transparentes, moins exigeantes sur la qualité des méthodes et plus enclines aux conclusions favorables aux produits étudiés (Jorgensen et coll., 2006). Il est malheureux qu'on ne puisse pas se fier à la révision des manuscrits par les pairs pour garantir que les articles retenus pour publication sont conformes avec les normes de qualité méthodologique (Seigel, 2003), même si les lecteurs sont habituellement convaincus du contraire. Et ce défaut semble plus fréquent chez ceux qui font des synthèses méthodiques commanditées par l'industrie. Cela m'inquiète grandement, comme tant d'autres d'ailleurs. Chapitre par chapitre, je vais montrer comment les conflits d'intérêts interviennent. Les pratiques de l'industrie de la santé sont construites de manière à créer des conflits d'intérêt (Brennan et coll., 2006). Même les ECR peuvent être tenus pour des exercices de promotion commerciale si les profils d'ordonnance des chercheurs participants veulent dire quelque chose (Psaty et Rennie, 2006 ; Andersen et coll., 2006). Heureusement que la Collaboration Cochrane n'a que des petites souillures. De toute façon, un conflit d'intérêts devrait exclure tout « expert » des conseils et de la rédaction d'éditoriaux, tout simplement parce que l'intérêt particulier, qu'il soit subliminal ou pas, ne peut pas être pondéré par ceux qu'on cherche à influencer. Il s'agit là d'un argument sur lequel je reviendrai.

Il n'est pas facile de savoir à quel point la preuve scientifique influence la qualité de la pratique. Les ECR, qui constituent la matière première des révisions de la Collaboration Cochrane et de la plupart des entreprises de même nature, sont rarement conçus pour vérifier l'existence d'un effet pertinent pour la pratique clinique, ils le sont seulement pour faire la preuve qu'il y a un effet. Les synthèses méthodiques souffrent donc de la même limitation (Malmivaara et coll., 2006). De nos jours, peu importe les effets d'un médicament, il est probable que son utilisation dépende plus du bouche-à-oreille et des réseaux de médecins que de n'importe quelle mise en application systématique (Gabbay et le May, 2004), y compris les consignes de pratique (Freemantle, 2004). Personne n'aime voir ses notions et ses manières de faire contestées, même les médecins. Moi-même, je n'aime guère déléguer la responsabilité de me garder à jour avec la documentation. Depuis le début de ma carrière, je suis abonné à près de 20 périodiques que je lis avec plusieurs autres. À titre de rédacteur d'un périodique annuel, je lis des centaines d'articles qui me sont envoyés chaque année pour en extraire la quarantaine qui valent d'être discutés dans ma spécialité. Ce n'est pas la corvée qu'on pourrait penser, ou bien ça ressemble progressivement moins à une corvée. Il y a très peu d'articles nouveaux ou inédits, de sorte qu'on parvient à se doter d'un fondement permettant de reconnaître rapidement les contributions qui font avancer les choses, même les plus modestes. Il est vrai que mon « enquête » n'est pas complète, mais il est aussi vrai que presque toutes les percées importantes sont publiées dans les périodiques principaux sous la forme de recherche originale ou d'un article de synthèse. Mon « enquête » me permet de m'intéresser autant à la signification d'une découverte qu'à son existence. Je suis plus enclin à profiter de l'information découlant de mon travail d'évaluation au chevet, des interactions avec mes pairs, et de *Malades d'inquiétude*, que de la dernière édition des révisions Cochrane. Comme je le dirai au chapitre 14, il existe une manière de mettre systématiquement en pratique les conclusions des synthèses Cochrane au plus grand avantage des patients, un manière qui fonctionne bien avec l'assurance maladie rationnelle.

Chapitre 2

Une documentation pléthorique soutient pratiquement tous les arguments que j'avance dans ce chapitre. Je vais en faire une sélection, sujet par sujet, et tenter de limiter mes commentaires.

Le déclin de la mortalité cardiovasculaire est bien documenté. Un groupe représentatif des articles relatant les tendances avant le milieu des années 1980 comprend Pell et Fayerweather (1985), Gomez-Marin et coll. (1987) et Goldberg et coll. (1986). Des travaux de même nature ont été réalisés sur l'incidence et la gravité des accidents vasculaires cérébraux (Caradang et coll., 2006).

Même les chercheurs de la célèbre étude de Framingham n'osaient pas attribuer le déclin de l'incidence de la maladie cardiovasculaire à la seule réduction des facteurs de risque (Sulkowski et coll., 1990). Certains chercheurs ont soutenu que le rôle tenu par les facteurs de risque avait contribué à maintenir la tendance à la baisse dans les années 1990 (McGovern et coll., 1996), mais cet argument paraîtra moins convaincant après la lecture du prochain chapitre. Quiconque tente d'attribuer la paternité de cette tendance baissière aux pratiques contemporaines en cardiologie et en chirurgie cardiovasculaire doit aussi rendre compte de ce que cette tendance baissière était déjà présente avant l'arrivée de ces « soi-disant progrès ». De plus cette prétention est réfutée par la science, argument par argument, allant de la disponibilité des unités coronariennes aux médicaments utilisés pour traiter les troubles du rythme cardiaque. Pourtant il s'en trouve encore plusieurs pour s'attribuer le mérite de l'amélioration des taux de survie (Rosamond et coll., 1998 ; Levy et Thom, 1998). En outre, il devient de plus en plus manifeste que toute réduction des facteurs de risque cardiovasculaire n'a aucun effet sur les gens des quintiles inférieurs du SSE (Kanjilal et coll., 2006) ; il semble que leur destin soit déterminé par leur position sociale et non par leur cholestérol sanguin.

L'amélioration du taux de survie ne peut pas être attribuée à la prolifération des procédures effractives non évaluées-non évaluables qu'on a introduites depuis les années 1980 jusqu'à maintenant. Les trois études classiques qui n'ont pu démontrer aucun avantage important des pontages (à l'exception des 3 % des malades souffrant d'un blocage de l'artère coronaire principale gauche, alias tronc commun de la coronaire gauche) ont suscité de multiples publications: les chercheurs principaux du CASS (1984), le Veterans Administration Coronary Artery Bypass Surgery Cooperative Study Group (1984), Varnauskas (1988) et plusieurs autres. Même Mark Hlatky, cardiologue renommé et épidémiologiste cardiovasculaire de la faculté de médecine de Stanford, écrivant un article pour la rubrique «Perspective» du *New England Journal of Medicine*, ne peut faire mieux que de dire: «En dépit de l'incertitude au sujet de qui profite de la chirurgie du pontage coronarien, la procédure a été largement adoptée. La croissance de cette chirurgie a été propulsée par la crainte de la mort subite pour cause cardiaque et le désir qu'ont les patients pour un traitement ayant l'air d'être définitif» (Hlatky, 2004). Hlatky et moi étions des «chercheurs établis de l'American Heart Association» au même moment, une bourse prestigieuse très recherchée qui nous a soutenus pendant les cinq années où nous étions de jeunes professeurs dans deux facultés voisines. Compte tenu du parcours de sa carrière, cet éditorial est probablement le plus candide qu'on puisse espérer. Au moins, il essaie!

Quand on fouille dans la documentation scientifique, on découvre avec quelle ingéniosité des statisticiens, sous la coupe de préjugés qu'eux-mêmes et la communauté cardiovasculaire tiennent pour sacrés, ont fait ressortir des possibilités d'avantages excédant ceux de la maladie du tronc commun. Le terme générique pour désigner ces opérations statistiques est celui d'«analyse secondaire». Quand on construit un gros essai clinique aléatoire, il est essentiel de définir le résultat recherché *avant* que l'étude ne soit lancée. Ces études recrutent des patients souvent par milliers et font des centaines de mesures pendant de longues périodes de temps. Cela génère des milliers d'éléments d'information. Quand les chercheurs se mettent à la recherche d'associations une fois que les données sont collectées, il est certain qu'ils en trouveront. Prenons par exemple un de ces grands ensembles de données et effectuons 100 analyses pour trouver des associations significatives sur le plan statistique. On est peut-être curieux de voir si les patients souffrant d'une maladie coronarienne de l'artère droite avec un cholestérol élevé s'en tirent mieux avec la chirurgie du pontage des coronaires que les patients souffrant de la même artère avec un cholestérol normal et qui reçoivent un traitement médicamenteux. Supposons qu'on teste 100 associations aussi raisonnables (ou même déraisonnables) pour leur signification statistique. Convenons qu'on acceptera n'importe quelle association qui aurait un probabilité moindre que 5 fois sur 100 (5 %) de survenir par pur hasard, comme c'est la coutume quand on analyse les associations qu'une étude a spécifiées au préalable. Quand on fait une analyse secondaire de 100 associations possibles, on en trouvera presque toujours au moins 5 qui seront statistiquement significatives ; mais la probabilité que ces associations soient de celles qui pourraient survenir par hasard est forte. Cette chausse-trappe peut être réduite quand on teste un minimum d'associations découlant des hypothèses primaires, c'est-à-dire celles qu'on a établies avant de faire l'étude et de procéder aux analyses. Un autre terme pour décrire les analyses secondaires est celui de « torture des données » définie par James Mills, de la manière suivante : « Quand on torture des données assez longtemps, elles finissent par dire tout ce qu'on souhaite entendre » (Mills, 1993). Je rejette les analyses faites sur des sous-groupes sauf à des fins d'analyse exploratoire. Il arrive qu'elles suggèrent la voie conduisant à la prochaine génération de protocoles de recherche, mais cela n'augmente pas la confiance que j'accorde à toute inférence que quiconque tire des données. Et je ne suis pas le seul (Legakos, 2006).

La torture des données des essais aléatoires des pontages a bien servi l'industrie cardiovasculaire et lamentablement les patients. Quand une analyse secondaire des données de l'étude multicentrique américaine de la chirurgie des coronaires (CASS) a été entreprise, on a conclu que les patients atteints de plaques dans les trois artères principales, particulièrement quand le muscle cardiaque fonctionnait mal, étaient légèrement améliorés par la chirurgie (Passamani et coll., 1985). C'est cette conclusion qui sert à justifier tous les pontages multiples. C'est le point d'origine de cette narration typiquement américaine d'une maladie, dans laquelle les survivants des pontages et leurs proches se vantent du nombre des pontages qu'ils ont reçus, comme s'il s'agissait de trophées à ajouter à son tableau de chasse ! C'est là un sophisme, dont ils ne sont pas responsables.

Mais qui donc est responsable ?

Je ne suis pas le seul à déplorer la discordance existant entre le zèle avec lequel on fait la promotion des procédures cardiovasculaires effractives et la preuve de leurs avantages pour les patients. Ça fait plus de vingt ans que je râle dans les publications et dans les tournées hospitalières. D'autres ont publié des écrits fouillés sur les mêmes problèmes depuis aussi longtemps (Friedman, 1990; Schoenbaum, 1993; Herman, 1993), sans changer quoi que ce soit. Si toutes ces opérations avaient été des médicaments, je ne peux concevoir que la FDA de l'époque en eût autorisé la vente (j'aurai autre chose à dire de la FDA d'aujourd'hui dans d'autres chapitres). Mais il reste que l'encadrement réglementaire des procédures est beaucoup moins exigeant que celui qu'on applique aux médicaments. Et l'industrie cardiovasculaire contrôlait tout même si elle n'avait pas encore atteint son apogée. Il ne faut pas oublier qu'en 1987 la maladie cardiovasculaire était la plus grande source de dépenses en soins de santé aux États-Unis. Les soins hospitaliers comptent pour la plus grande part des services médicaux et la maladie cardiovasculaire accapare 15 % de ces coûts (*Mortality and Morbidity Weekly Report*, 1994). Les conflits d'intérêts sont nombreux (on reviendra sur ce problème) pour les cardiologues et les chirurgiens cardiovasculaires qui entretiennent des relations d'affaires avec les fournisseurs et les manufacturiers de médicaments et d'appareils. Arnold Relman, ancien rédacteur en chef du *New England Journal of Medicine*, a déploré «l'entrepreneuriat croissant parmi les chercheurs cliniques» (Relman, 1989). Un chercheur a même fait paraître dans le même périodique des «règles de conduite pour les conflits d'intérêts» à utiliser pour la recherche en cardiologie d'intervention (Healy, 1989). Ces efforts n'ont pu contenir la marée. Ils ont été enterrés par les déclarations des potentats de la cardiologie qui voyaient les pontages avec des lunettes roses, annonçant la venue d'une nouvelle ère pendant laquelle la sélection attentive des patients permettrait de leur offrir ce qui leur convient le mieux, des pontages ou des endoprothèses. Ainsi parla Eugene Braunwald, alors professeur Hersey de physique à Harvard (Braunwald, 1983) dont la carrière a été souillée par le scandale Darsee (son assistant qui a falsifié des données) et l'affaire Genentec (dans laquelle les experts embauchés pour superviser les études sur la thrombolyse avaient des intérêts financiers qui étaient sensibles aux résultats de ces études).

Puisqu'on parle d'entrepreneuriat, les pontages et l'angioplastie sont des concurrents. Les premiers sont du domaine du chirurgien cardiovasculaire et la seconde est la prérogative du cardiologue d'intervention. Aucune des nombreuses études comparatives n'a réussi à montrer clairement et de manière constante que ces interventions sont bénéfiques. Par exemple, si l'on était l'un des 37 212 résidents de l'État de New York ayant reçu des pontages multiples entre 1997 et 2000, on avait une meilleure probabilité de vivre trois ans de plus que les 22 102 personnes ayant subi une angioplastie avec une endoprothèse (Hannan et coll., 2005), Il va sans dire qu'il n'y a pas moyen de savoir, à partir d'une étude comme celle-là, s'il n'eût pas mieux valu s'en remettre au seul traitement médicamenteux, ou encore si l'on a proposé l'angioplasie aux patients parce qu'ils étaient trop malades pour un pontage, nonobstant toutes les manœuvres des statisticiens pour tenir compte de cette source de confusion. Il n'est pas rare qu'on offre aux patients les deux formes de traitement. Car l'échec de l'angioplastie est d'habitude tenu pour être une indication du pontage quand l'anatomie des coronaires s'y prête. Une étude comparant l'angioplastie avec le traitement médical de l'angine est particulièrement éloquente pour qui doute de ma proposition que ni l'angioplastie ni les pontages ne valent le coût (participants à l'étude RITA-2 1997). Parmi 70 000 patients ayant subi un cathétérisme cardiaque pour maladie coronarienne dans 20 centres du Royaume-Uni et d'Irlande, environ 3 000 ont été reconnus admissibles au recrutement dans cette étude. Les critères d'admissibilité sont difficiles à comprendre, quelque peu subjectifs et certainement pas généralisables. Néanmoins, 1 000 des patients admis furent alloués au hasard soit à l'angioplastie soit au traitement médical et furent suivis pendant trois ans. Pendant le suivi, 32 patients d'angioplastie (6,3 %) et seulement 17 patients du traitement médical (3,3 %) sont décédés. Cette différence absolue est statistiquement significative, excédant le niveau de crédibilité clinique de 2 % (en différence absolue) que j'utilise. Ces patients s'en tiraient donc mieux quand on ne touchait pas à leurs artères coronaires! Il n'y avait pas de différence importante de l'incidence de l'infarctus du myocarde non plus. Il y avait une différence triviale pour les patients traités aux médicaments quand il s'agissait d'estimer s'ils étaient devenus admissibles à la chirurgie du pontage ou à l'angioplastie pendant le suivi; les auteurs et le monde de la cardiologie font grand cas de cette différence pour mieux faire oublier les résultats remarquablement décevants de cette étude. Les patients de RITA-2 ont été suivis pendant quatre autres années sans qu'apparaisse quelque désavantage que ce soit pour ceux qui avaient été assignés au traitement médical (Henderson et coll., 2003). Les Suisses ont publié une étude aléatoire comparant le traitement médical optimisé au traitement chirurgical hâtif par angioplastie avec ou sans endoprothèse ou par pontage (Pfisterer et coll., 2003) sur un suivi de quatre années de patients angineux de moins de 75 ans (Pfisterer, 2004). C'est sans surprise qu'il n'y eut aucun avantage découlant de la chirurgie hâtive que ce soit en nombre de mortalités ou d'infarctus myocardiques. La stratégie hâtive a donné lieu à moins de réadmissions à l'hôpital, tous motifs confondus, et notamment pour les traitements effractifs. Bien sûr que le besoin pour ces traitements est avant tout dans l'œil de l'observateur dont les lunettes sont embuées par les préjugés. Ces auteurs ont tenté d'évaluer la qualité de vie des patients après la répartition aléatoire. Peut-être que les patients assignés au traitement effractif hâtif ont fait l'économie d'un traitement effractif plus tardif. Mais il n'y a rien qui a amélioré leur qualité de vie.

Les « progrès » de cette nature continuent rapidement en dépit de ce que l'on reconnaisse de plus en plus que les essais comparant de multiples traitements à la poursuite de résultats intermédiaires sont fertiles en incertitude (Ferreira-Gonzalez et coll., 2007) et vulnérables à la fraude de la main de n'importe quel chercheur, ou commanditaire, ayant des préjugés (Freemantle et coll., 2003 ; Lauer et Topol, 2003). Sur la foi d'une méta-analyse (une méthode statistique dont je dirai bien des choses dans le prochain chapitre) de sept études, une troupe de cardiologues de premier plan et d'épidémiologistes des maladies cardiaques (Mehta et coll., 2005) fait la promotion du recours de « routine » aux méthodes effractives pour quiconque présente le syndrome coronarien aigu, au diable la sélection ! Ces chercheurs ont retenu cette conclusion en dépit du fait que les avantages du recours de routine aux méthodes effractives étaient inconstants et modestes alors que l'augmentation de la mortalité qui en découlait ne l'était pas. En outre, ils sont parvenus à éviter d'inclure dans leur méta-analyse l'étude RITA-2, dont on a déjà parlé, ainsi que les grandes études réalisées en Hollande (de Winter et coll., 2005) et au Brésil (Hueb et coll., 2004) qui montraient elles aussi une augmentation de la mortalité associée aux stratégies effractives hâtives. Quand on habite une région des États-Unis manquant de ressources pour envahir les coronaires, il ne faut pas désespérer car on n'est nullement désavantagé d'y être terrassé par une crise cardiaque (Popescu et coll., 2006). Aucun patient ne devrait accepter une angioplastie avant de comprendre clairement que la procédure ne procure pas d'avantage de survie sur le traitement médicamenteux. Cela est vrai pour le pontage aussi, à moins qu'on puisse le justifier chez un patient atteint de la maladie du tronc commun.

Toutefois, cardiologues d'intervention et chirurgiens cardiovasculaires ainsi que l'industrie qu'ils font vivre ont réagi promptement. Ils ont l'habitude de riposter « On ne procède plus de cette façon. » Et c'est vrai. Comme les contrôles appliqués à ces innovations techniques sont beaucoup moins contraignants que ceux qu'on impose aux nouveaux médicaments (Hlatky, 2004), la superbe annihile le besoin d'une confirmation scientifique. De sorte qu'aujourd'hui les cardiologues d'intervention ne s'en tiennent plus au gonflement d'un ballon dans la plaque qui fait occlusion. Ils ont pris l'habitude d'y laisser aussi une endoprothèse, un petit bout de tuyau dans l'espoir de maintenir ouvert l'espace interne du vaisseau qu'on vient de débloquer. Il va de soi que le système de la coagulation tolère mal un corps étranger qui fait obstacle au flot sanguin, de sorte que les endoprothèses provoquent des caillots. C'est alors qu'on a appelé l'industrie de la biotechnologie à la rescousse, grâce aux bons offices des financiers, pour mettre la coagulation en échec avec des médicaments coûteux. Tous les bénéfices appartiennent aux endoprothèses et non aux patients qui n'en tirent aucun avantage, que l'endoprothèse reste perméable ou pas (Mahoney et coll., 2002 ; King, 2003). Tel un barrissement d'éléphant, un éditorial récent du *JAMA* coiffé du titre « Passer le cathéter ou pas : là n'est plus la question » faisait grand état du dernier coup de foudre pour un nouvel article de quincaillerie (Bhatt, 2005). Il est exact que ces endoprothèses à élution restent perméables plus longtemps (Van de Werf, 2006). Il est juste qu'elles ont rapidement dominé le marché des endoprothèses, plongeant dans le ravissement dirigeants et actionnaires de Johnson & Johnson et de Boston Scientific. Il est aussi vrai que la notion qu'elles soient meilleures pour les patients que pour les actionnaires est de plus en plus ébranlée (Mitka, 2006). L'étude COURAGE discutée dans le texte est particulièrement accablante : on ne saurait dire à quiconque que l'angioplastie, avec ou sans endoprothèse, prévient la crise cardiaque ou l'accident vasculaire cérébral ni ne prolonge la vie (Boden et coll., 2007) de patients souffrant d'une maladie coronarienne stable. On devrait plutôt prévenir ces patients (Hochman et Steg, 2007) de la possibilité qu'ils soient mal servis à long terme par cette technologie (Bavry, 2006), une idée qui gagne du terrain. Une étude multicentre financée par les NIH (Hochman et coll., 2006) a recruté 2 000 patients au cours du mois suivant une crise cardiaque parce qu'ils avaient un blocage persistant d'une artère coronaire et une atteinte du muscle cardiaque. Tous ont reçu les soins médicaux optimaux ; la moitié ont été assignés au hasard pour une angioplastie et la mise en place d'une endoprothèse. Pendant les quatre années qui ont suivi, il n'y a pas eu de différence entre les deux groupes quant à la récidive de la maladie cardiaque, l'insuffisance cardiaque ou la mortalité. Après quatre années, ce sont les porteurs d'endoprothèses qui allaient plus mal. Non seulement les endoprothèses à élution provoquent-elles des thromboses longtemps après leur mise en place (Stone et coll., 2007 ; Lagerqvist et coll., 2007), ce qui pose des défis redoutables au traitement (Mishkel et coll., 2007), mais encore interfèrent-elles avec l'installation d'une circulation collatérale, entravant la réparation du muscle cardiaque (Beier et coll., 2007).

Les endoprothèses à élution pourraient bien être plus dommageables que les endoprothèses ordinaires, qui sont inutiles. C'est pour ce motif que le groupe d'experts sur les appareils du système circulatoire de la FDA a tenu une réunion ouverte les 7 et 8 décembre 2006. On y a vu du patinage, du bafouillage, des préjugés, des justifications de conflits d'intérêts (Shuchman, 2007) mais fort peu de substance qui soit utile. Les croyants ont fait grand cas des essais aléatoires ayant servi à obtenir l'autorisation de la FDA pour les endoprothèses Cypher de Cordis et Taxus de Boston Scientific, études financées par l'industrie (Spaulding et coll., 2007 ; Mauri et coll., 2007) et annonçant une « percée technologique » (Maisel, 2007). Nombreux sont les cardiologues qui proclament ces études valides et qui imputent les thromboses tardives à la sottise des cardiologues responsables d'avoir posé des millions d'endoprothèses à des patients dont la maladie ne correspondait pas aux indications. Les collèges américains chapeautant les installateurs d'endoprothèses publient des déclarations certifiant l'extrême validité des indications pour les endoprothèses et recommandant que les patients dotés d'endoprothèses à élution soient traités à l'aspirine et au clopidrogel pendant plusieurs mois. Ces institutions sont persuadées que l'aspirine va prévenir plus de thromboses tardives des endoprothèses qu'elle ne provoquera d'hémorragies. Elles passent outre aussi au fait bien établi que les études financées par l'industrie sont plus souvent enclines aux conclusions favorables que les études indépendantes. Je ne suis pas de ceux qui tiennent les poursuites en justice pour être la meilleure manière d'assurer la protection de l'intérêt des patients dans pareil débat. Je crains pourtant qu'il ne faille en venir là en invoquant la responsabilité civile liée aux produits pour redonner à la science, et à la raison, la place centrale qui leur revient dans ce débat. S'il n'y a pas d'autre moyen d'y arriver, tant pis !

Entretemps, l'industrie cardiovasculaire s'est épanouie. En 2001, plus de 300 000 patients ont subi des pontages aux États-Unis pour plus de 6 milliards de dollars tandis que deux fois plus d'angioplasties-endoprothèses ont été réalisées. Les entrepreneurs, plusieurs bardés de titres universitaires, sont en position dominante. Les ramifications sont multiples, comme on le verra dans les prochains chapitres. Pour l'instant, il faut comprendre que la communauté médicale encourage les conflits d'intérêts de cette nature pour autant qu'ils soient reconnus ouvertement. Le rédacteur en chef actuel du *New England Journal of Medicine* en a convenu encore récemment. C'est un fait que la carrière du Dr Jeffrey Drazen est notoire par ses relations avec l'industrie pharmaceutique dans la réalisation d'études de médicaments. La seule écriture ne saurait se mesurer à la puissance d'entreprise de cette taille. La profession cardiovasculaire contrôle tant les facultés que les hôpitaux, non pas pour les avantages procurés aux personnes souffrant de maladies cardiovasculaires mais parce qu'elle est devenue leur principale planche à billets. Dans les institutions comme la mienne, on trouve des protocoles de soins prédéterminés s'appliquant à quiconque se présente avec une douleur thoracique. Ces protocoles imposent dans l'immédiat l'administration de médicaments suivie de l'exploration de l'anatomie des coronaires par cathétérisme cardiaque, pour en finir avec une manière de faire violence aux plaques d'athérosclérose qu'on trouvera fort probablement. Les nombreux groupes d'experts s'entendent pour définir les indications de ces procédures et pour déplorer qu'il reste encore des personnes souffrant de douleurs thoraciques qui échappent au filet de la cardiologie d'intervention. Ces groupes d'experts sont toujours dominés par des gens influents, aux convictions inébranlables et ayant souvent des intérêts personnels qu'ils reconnaissent dans l'industrie de la cardiologie d'intervention. Ces groupes torturent les résultats inconstants de plusieurs études pour en extraire des recommandations qu'on confectionnera par consensus (Hemingway et coll., 2001). Ce sont les mêmes études non concluantes que j'interprète comme signifiant qu'il n'y a pas d'avantage pour les patients. Il n'y a certainement pas l'ombre de l'indice d'un avantage capable de justifier le risque des horreurs post-opératoires et des déficits cognitifs de longue durée que provoquent les pontages (Newman et coll., 2001 ; Mark et Newman, 2002 ; Van Dijk et coll., 2007). L'argument stipulant que l'angioplastie est aussi efficace, mais moins traumatisante qu'un pontage, est un sophisme.

L'histoire de la médecine compte plusieurs précédents au cours desquels, aveuglée par sa suffisance, la médecine a perdu sa raison d'être. Le XXᵉ siècle a été témoin des épidémies d'amygdalectomies, d'hystérectomies, de laminectomies, etc. Il est rare que la science puisse affronter pareille arrogance et la terrasser. Même la science réfutationniste fait une place au doute. L'arrogance, particulièrement celle qui possède de grandes richesses, exploite toujours ces doutes. La science peut éclairer le débat et, par extension, la population.

De nos jours, la seule solution est de mettre en garde les gens qui sont encore bien portants. S'il arrive qu'on fasse une crise cardiaque, ou bien qu'on pense en faire une, il faut se rendre à un hôpital qui ne dispose pas des ressources pour faire un cathétérisme cardiaque et refuser tout transfert à un établissement qui en soit doté. On s'en tire ainsi mieux tant à court qu'à long terme (Van de Werf et coll., 2005). S'il arrive qu'on se retrouve dans un hôpital où l'on propose de faire un cathétérisme, il faut demander à quelles fins. Si c'est pour voir s'il est possible de faire une angioplastie, il faut refuser d'emblée. On a autant de chance de s'en sortir, aussi bien sinon mieux à long terme, avec un programme d'exercices (Hambrecht et coll., 2004) ou bien un peu d'aspirine (Ridker et coll., 2005; Patrono et coll., 2005).

Espérons enfin que la recherche sur les maladies cardiovasculaires ne reste pas coincée dans le bourbier de la technologie. Le problème n'est pas dans la plomberie; il relève de la biologie vasculaire. Peut-être en viendra-t-on à pouvoir reconnaître ceux qui manquent d'aptitude à développer une circulation collatérale et ainsi compenser le vieillissement prématuré d'autres artères. Il s'agit là d'une possibilité qui pointe à l'horizon (Rosenzweig, 2005).

Je ne vous casserai pas les pieds avec une répétition de tous ces arguments qui valent tout autant pour la neurologie d'intervention, la neuroradiologie et la neurochirurgie dans leur tentative d'avoir elles aussi leur tour de piste sous les projecteurs de la technologie de pointe. L'étude souvent mal citée, qui est supposée avoir montré les avantages de l'endartérectomie carotidienne, la North American Symptomatic Carotid Endarterectomy Trial (1991), a plutôt montré que l'avantage est pour la carotide et non pas pour le patient. L'étude de l'endoprothèse carotidienne qui a persuadé la FDA d'autoriser ce gadget pour les patients avec symptômes, mais sans être trop malades pour l'endartérectomie, a été publiée par Yadav et coll. (2004). L'ingéniosité de la technique a de quoi émerveiller: l'angioplastie pulvérise les plaques, ce qui s'accompagne du risque de laisser s'échapper des débris susceptibles d'obstruer les vaisseaux en amont. Il faut donc que les gadgets soient équipés d'une variété d'instruments capables de capter les débris de plaque avant qu'ils ne provoquent une catastrophe. Ingéniosité ou pas, les Français ont interrompu une étude comparant l'endartérectomie avec l'endoprothèse hâtive, n'ayant recruté que 527 patients, pour le motif que l'endoprothèse était la plus pernicieuse des interventions (Mas et coll., 2006). Furlan (2006) qui dirige la section des accidents cérébrovasculaires et l'unité de soins intensifs en neurologie à la Cleveland Clinic, estime que le dernier mot n'est pas dit en ce qui concerne l'endoprothèse carotidienne. Furlan colporte cette opinion avec une prose qui est encore plus créative, moins convaincante et aussi intéressée que celle des cardiologues d'intervention de sa boîte de qui l'on redira quelques mots un peu plus loin. Il ne faut pas perdre de vue que l'endoprothèse est une méthode cherchant à éviter les complications de l'endartérectomie carotidienne, qui ne marche pas vraiment.

Chapitre 3

Le cholestérol. La documentation citée dans ce chapitre n'est qu'une fraction des milliers d'articles pertinents; elle suffit pour montrer que personne n'a le droit de conclure que la prévention primaire de la maladie cardiovasculaire est bien servie par le dérèglement pharmacologique des lipides sanguins. L'étude de la pravastatine de West of Scotland a été publiée par Shepherd et coll. (1995). L'expérience de l'armée de l'air avec la lovastatine a été publiée par Downs et coll. (1998). L'essai de la pravastatine ALLHAT-LLT (2002) a été publié en même temps qu'un éditorial écrit par un cardiologue signalant avoir des affiliations avec huit sociétés pharmaceutiques, y compris le fabricant de la pravastatine; dans l'éditorial, le chercheur explique l'inefficacité du médicament par «l'inertie des cliniciens» face à l'observance fort variable des patients devant consommer de la pravastatine (Pasternak, 2002). Le Dr Pasternak a une foule d'émules dont certains ont collaboré à la rédaction des consignes américaines concernant le dépistage du cholestérol (NCEP-ATP III, 2002) et d'une mise à jour appelant au traitement énergique avec des statines (Grundy et coll., 2004). Les CDC ont été persuadés et ont introduit cette consigne dans leur plan intitulé «Healthy People 2010» et proposant de dépister 80 % de la population adulte.

Ce qui sert à justifier ces consignes est l'hypothèse que, le risque attribuable au cholestérol étant linéaire, l'avantage découlant de sa réduction devrait être colinéaire. Peu importe que l'avantage soit minuscule sauf pour les groupes à risque élevé, principalement ceux qui souffrent déjà d'une maladie cardiaque (Hayward et coll., 2006; Manuel et coll., 2006; Abramson et Wright, 2007). On a plutôt torturé les données provenant d'études de prévention primaire et secondaire comprenant 90 056 participants pour soutenir la prétention que les statines pourraient aider n'importe qui, sans égard au risque (Cholesterol Treatment Trialists Collaborators, 2005), y compris les femmes de n'importe quel âge et les hommes âgés, pour qui les données sont rares. Dans une discussion clinique du *JAMA*, Mittleman (2006) proposait de mettre aux statines une bien portante inquiète de trente-neuf ans pour le motif qu'elle encourrait un risque de 1 % à 2 % d'avoir une maladie coronarienne pendant la décennie. Cette déraison est tombée dans l'oreille attentive des responsables de la commercialisation des fabricants de statines. Il ne faut pas oublier que les chercheurs qui ont réalisé des études et ceux qui participaient aux groupes d'experts avaient des relations formelles et lucratives de consultants avec les fabricants de statines (Steinbrook, 2007). Mittleman (2006) a signalé être consultant de Pfizer et de cinq autres sociétés pharmaceutiques. Le nombre d'Américains à qui l'on recommande la consommation de statines est passé de 13 à 36 millions au cours des cinq dernières années. Il y a bien quelques cris d'indignation vite étouffés et provenant des corridors de la médecine universitaire, mais pas grand-chose d'autre. Il faudra peut-être recourir aux procès en responsabilité civile pour redresser la situation. Un recours collectif a été institué devant un tribunal du Massachusets le 28 septembre 2005 par les programmes d'assurances du local 35 des Teamsters et d'autres organisations contre Pfizer, fabricant du Lipitor, la plus connue des statines dont les ventes mondiales ont totalisé 10 milliards de dollars en 2004. Parmi les motifs de la poursuite, on trouve « la transgression des lois interdisant les pratiques déloyales et malhonnêtes découlant de la promotion du Lipitor pour des indications n'ayant aucun fondement scientifique ».

Ce n'est pas la première fois que les poursuites par recours collectif sont utilisées pour contraindre l'industrie pharmaceutique à se comporter de manière responsable (Kesselheim et Avorn, 2007). Je parlerai plus loin du sort de la cerivastatine (Baycol), une autre statine, et de celui du troglitazone (Rezulin), un hypoglycémiant oral ; ces deux médicaments ont mordu la poussière quand il s'avéra que les études publiées avaient minimisé leurs risques. Au chapitre 9, je parlerai de la controverse entourant les coxibs Vioxx et Bextra. Dans ces cas, tout comme pour le Redux, le Paxil, le Propulsid, le Zyprexa et d'autres, on doit au barreau de la responsabilité civile une fière chandelle pour avoir contraint la FDA à corriger certaines anomalies. Mais, avant qu'on pense que j'approuve sans discernement tout ce que font les avocats en poursuite civile, je tiens à préciser que j'en connais les excès et que je les condamne volontiers.

La référence discutant des effets psychologiques défavorables provoqués par l'étiquetage de bien portants en hypercholestérolémiques est de Brett (1991). Que la FDA ait dû retirer les produits du marché ou ajouter une mise en garde sévère aux notices accompagnant 10 % des médicaments approuvés, a été rapporté par Lasser et coll. (2002). Ce résultat est d'autant plus remarquable que la surveillance après-vente n'est pas systématique, étant fondée sur le signalement au petit bonheur. Une comparaison des avantages de l'aspirine, des statines ou des deux ensemble, dans la prévention primaire de la maladie cardiaque chez l'homme (Pignone et coll.,

2006), parvient à la même conclusion que moi : quand on y est contraint, on peut prendre une aspirine pour enfant mais on ne mérite pas de punition quand on ne le fait pas.

Caro et coll. (1997) ont publié l'analyse pharmacoéconomique de la pravastatine. Rennie et Luft (2000) sont aussi circonspects que moi dans leur évaluation de ces analyses. Une grande partie dépend de la validité du calcul du « nombre qu'il faut traiter » pendant une année pour produire un résultat comme éviter une crise cardiaque, éviter une mort par crise cardiaque et ainsi de suite. C'est un critère très fragile pour n'importe quelle étude d'une statine en particulier ainsi que pour les comparer entre elles (Kumana et coll., 1999). En ce qui concerne les statines utilisées en prévention primaire, toute analyse coûts/avantages est pure sottise.

On prétend maintenant que l'analyse pharmacoéconomique de la pravastatine sous-estime grandement la valeur de ce médicament. Cet argument s'appuie sur le suivi de longue durée de la cohorte de l'étude West of Scotland (Ford et coll., 2007). Presque tous les participants ont été suivis pendant 10 ans après la fin de l'étude clinique aléatoire alors qu'ils sont revenus aux soins usuels de leur médecin. Les différences dans l'évolution des hommes traités pendant l'étude à la pravastatine et de ceux qui étaient traités au placebo se sont maintenues pendant la décennie du suivi. Pour être précis, il n'y avait pas de différence significative ni de la mortalité générale, ni de la mortalité de causes cardiovasculaires, ni d'aucune autre maladie évidente. Les auteurs soulignent que la petite différence concernant les crises cardiaques non fatales s'est maintenue elle aussi.

Je suis encore moins persuadé par ces résultats que je ne l'avais été par ceux émanant de l'essai original. L'étude du suivi au long cours est beaucoup moins rigoureuse que l'étude primaire. D'abord parce que la définition des critères d'évaluation est fondée sur les données du programme national de la santé de l'Écosse. Les données administratives sont faciles d'accès, mais elles sont beaucoup moins précises que les informations obtenues lors d'une révision minutieuse des dossiers cliniques, comme on l'avait faite dans l'essai original. Même dans un système national comme celui du Royaume-Uni, des erreurs importantes sont fréquemment relevées (Singleton, 2007). Je ne m'inquiète guère des données de la mortalité générale. Ce qui me préoccupe, c'est la validité de l'attribution d'un décès à une cause cardiovasculaire parce que tant de malades souffrent d'une maladie cardiovasculaire en même temps qu'ils ont d'autres maladies au moment du trépas, ce qui entache de subjectivité l'adjudication de la cause du décès. Je m'inquiète en outre de la validité du diagnostic d'infarctus du myocarde dans des données administratives parce qu'il y a tellement d'autres causes de douleur thoracique que la seule maladie coronarienne auxquelles il arrive qu'on donne ce diagnostic au moment du congé de l'hôpital. Dans un éditorial accompagnant l'article décrivant les résultats du suivi prolongé des participants de l'étude West of Scotland, Domanski (2007) déclare : « Il ne devrait plus y avoir aucun doute que la réduction du cholestérol LDL a un rôle à jouer dans la prévention de la maladie coronarienne. » Je ne suis pas d'accord : la prévention primaire avec une statine ne sauve pas de vies. Elle peut épargner à un homme sur cinquante de faire une crise cardiaque à la condition qu'ils consomment tous le médicament pendant cinq ans. L'argument voulant qu'un homme bien portant le prenne à jamais est tiré par les cheveux. Il est curieux que, dans le suivi de longue durée, on ait fait si peu de cas de la consommation des statines après que l'étude fut terminée. Environ le tiers du groupe assigné au placebo durant l'essai a été traité avec de la pravastatine par après et près du tiers de ceux qui avaient été assignés à la pravastatine ont continué à la consommer. Il ne s'agit plus là d'une répartition au hasard ; on ne sait rien du motif justifiant l'utilisation du médicament dans chaque groupe ni de la durée du traitement. Il est probable que le résultat ait été contaminé par des éléments de prévention secondaire mais il reste impossible de savoir si ce sont ces éléments qui expliqueraient la petite différence des crises cardiaques qu'on prétend déceler.

J'ai mes réserves au sujet des synthèses méthodiques et des inquiétudes encore plus grandes en ce qui concerne les méta-analyses. Il s'agit là d'opérations statistiques, partiellement ou totalement quantitatives respectivement, dans lesquelles on met en commun toutes les données provenant de tous les essais réalisés sur un même sujet dans l'espoir de pouvoir en tirer une conclusion plus solide, nonobstant la variabilité des méthodes et la diversité des résultats. Ces opérations exigent des auteurs qu'ils jugent les articles selon leur qualité et qu'ils les pondèrent en conséquence. Il s'agit là d'une entreprise tellement subjective que je ne souhaite pas la déléguer à quiconque quand le sujet est important pour mes patients. On sait que la plupart des études aboutissant à des résultats négatifs, particulièrement celles qui ont été commanditées par l'industrie pharmaceutique, ne sont pas publiées. Pour résoudre ce problème, on a convenu d'enregistrer toutes les études et d'en rendre les résultats disponibles, même quand les résultats de l'étude n'ont jamais été publiés. Il n'est pas certain que cet enregistrement ait atteint la maturité permettant de rendre disponibles les résultats d'études négatives à ceux qui font des synthèses méthodiques et des méta-analyses. Puisque la documentation existante est tendancieuse en faveur des résultats positifs, il en sera de même pour les méta-analyses. Non seulement existe-t-il un préjugé parce que les résultats négatifs ne sont pas publiés, mais il s'en trouve encore un autre découlant de l'influence que le financement fait peser sur les résultats des études dans trop des disciplines, y compris les études cliniques des problèmes cardiovasculaires (Ridker et Torres, 2006). Il est facile de montrer que les publications commanditées ou réalisées par des gens ou des entreprises commerciales ayant des intérêts sensibles aux résultats soutiendront plus volontiers la modalité expérimentale que ne le feront les gens et les sociétés sans but lucratif avec la même modalité. La réprobation implicite est aussi incontournable que le constat est robuste. Pour ajouter aux conclusions de Ridker et Torres (2006) qui n'avaient pas de conflits d'intérêts, cette observation est soutenue par deux chercheurs danois de la Collaboration Cochrane, laquelle est soutenue par l'État (Kjaergard et Als-Nielsen, 2002), autant que par les articles de Lexchin et coll. (2003) et de Melander et coll. (2003).

Pour en finir avec mes réserves, je ne suis pas le seul à déplorer le battage publicitaire qu'on fait autour du «risque relatif» et du «nombre qu'il faut traiter» (NFT). Le risque relatif est rarement aussi riche de sens que le risque absolu; quand la survie à cinq ans est améliorée de 96 % à 98 % par une intervention, est-ce que l'affirmation d'une réduction de 50 % de la mortalité paraît aussi crédible qu'une amélioration de 2 % de la longévité? En ce qui concerne le NFT, quand le résultat d'un essai est marginal, disons une amélioration de 1 % de la survie après un an, pourquoi me soufflerait-on la supposition que je sauverai une vie pour toutes les 100 personnes que je traiterai pendant une année? Une revue récente de 359 études de nouveaux traitements publiées dans les grands périodiques médicaux montre qu'une majorité exprime et souligne leurs résultats en matière de réduction du risque relatif (Nuovo, 2002). Qui plus est, c'est devenu pratique courante de trouver les statistiques les moins signifiantes, c'est-à-dire celles qui induisent le plus en erreur, placées dans le résumé des articles (Goetzsche, 2006). Le résumé est la partie la plus commode à lire et il remplace trop souvent la lecture complète d'un article. Puisque les mécanismes de révision par les pairs ne semblent pas en mesure de mettre fin à cette mauvaise utilisation des statistiques, le consommateur doit pratiquer le scepticisme et apprendre à poser les questions importantes. C'est un problème sur lequel je reviendrai fréquemment au cours des prochains chapitres.

Les observations de Phillips et coll. (2002) entretiennent mon inquiétude au sujet des dommages musculaires insidieusement provoqués par l'exposition aux statines. Ces auteurs ont observé des symptômes et trouvé des lésions musculaires chez des patients dont les concentrations sériques de la créatinine kinase (CK) étaient normales. Une augmentation de la concentration de CK peut signaler une lésion musculaire comme celle qui a pris des proportions catastrophiques et forcé le retrait du marché de la cérivastatine (Baycol) (Farmer, 2001). Même en l'absence d'élévation de la CK, il faut s'inquiéter (Thompson et coll., 2003). Mais l'industrie pharmaceutique continue de préconiser inlassablement l'abaissement du cholestérol, soutenue dans ses efforts par ses compagnons de route que sont la FDA, l'American Heart Association et les chercheurs universitaires. Si bien que maintenant la rosuvastatine (Crestor) cueille les fruits d'une omniprésente campagne de promotion directe aux consommateurs couplée à une offensive de persuasion envers tous ceux qui sont susceptibles de prescrire des statines. Cela survient en dépit des informations alarmantes (Alshiekh-Ali et coll., 2005) que Sidney Wolfe et Public Citizen utilisent pour inciter la FDA à intervenir. De nouveaux produits sont à la veille d'être introduits sur le marché, de nouveaux congénères des statines ciblant les lipides les plus dangereux ou bien augmentant les lipides associés à une amélioration du pronostic. Le zèle avec lequel on tente d'agir sur les mécanismes reste démesuré par rapport aux carences du savoir disponible prouvant l'existence d'un véritable avantage pour les consommateurs ; cette démesure devrait persuader le consommateur qui l'ignore encore que c'est le marketing qui détermine l'agenda de la recherche clinique (Avorn, 2005).

À propos, si la menace de la maladie musculaire ne suffit pas à inquiéter, il faut ajouter la possibilité que les statines soient associées à l'arthrose de la hanche chez les femmes âgées (Beattie et coll., 2005) et peut-être à la maladie de Parkinson (Huang et coll., 2006).

Le syndrome métabolique. La documentation portant sur le «syndrome métabolique» est encore plus abondante que celle traitant du métabolisme du cholestérol. Non seulement surpasse-t-elle cette littérature mais elle ratisse à travers beaucoup de domaines de recherche. Il est surprenant de constater la fréquence avec laquelle chaque composante du syndrome métabolique est étudiée, comme si les chercheurs ne tenaient pas compte de tout ce qui a déjà été fait. Comme si ceux qui sont fascinés par les détails du métabolisme des hydrates de carbone n'arrivaient pas à collaborer avec ceux que passionne le métabolisme des lipides. Biochimistes et chercheurs cliniciens ne sont toutefois pas les seuls à souffrir de cette vision en tunnel puisque les épidémiologistes ne font pas mieux. Les épidémiologistes qui s'intéressent aux causes de décès tendent à collaborer avec des chercheurs cliniciens qui étudient ces causes. De cette façon, on finit par tout savoir des facteurs de risque pris un à un. Il y a une pléthore d'études des diverses formes d'hypertension, du diabète de type II, de l'obésité et des dyslipidémies, par exemple, mais bien moins d'études portant sur des combinaisons de ces facteurs. L'émergence du concept du syndrome métabolique vise à répondre à cette déficience. Récemment, l'American Diabetes Association et l'Association européenne pour l'étude du diabète ont rendu publique une déclaration conjointe stipulant qu'il est prématuré de regrouper les facteurs de risque en un syndrome (Kahn et coll., 2005). L'American Heart Association rétorque (Mitka, 2005), soutenue par des démonstrations montrant que les gens atteints du syndrome métabolique ont un risque augmenté (Gami et coll., 2007) et que le changement d'habitudes est le premier recours, notamment la réduction du cholestérol, doctrine-fétiche de la cardiologie (Kohli et Greenland, 2006).

L'épidémiologie de la cause de décès, valorisée et soutenue généreusement dans ses recherches, procure la justification d'une bonne partie de ce qui est le plus lucratif pour l'industrie pharmaceutique. C'est peut-être cette connexion qui explique pourquoi l'épidémiologie de la cause de décès est devenue si choyée. Par contre, l'épidémiologie du parcours de vie n'est pas prise au sérieux par les épidémiologistes de la cause du décès, que ce soit dans leurs écrits ou dans la construction de leurs études. De plus, l'épidémiologie du parcours de vie interpelle la structure de la société, ce qui n'offre guère de perspectives d'intervention lucrative à l'industrie pharmaceutique ni à ses collaborateurs. Ce qui manque le plus dans la documentation relative au syndrome métabolique, c'est le défaut de données épidémiologiques sur le parcours de vie. Le plus grand défi que rencontre l'étudiant de cette littérature est de se demander, à la lecture des méthodes et de l'analyse des données, en quel sens les inférences seraient différentes si l'étude comprenait des mesures du statut socioéconomique et des autres variables de même nature. Oui, les hommes, les enfants et les adolescents des États-Unis sont plus lourds que jamais ; 32 % sont obèses (Ogden et coll., 2006). Il est en outre manifeste que l'obésité au mitan de la vie est un risque mortel indépendamment du SSE : il en résulte un déplacement vers le segment ascendant de la courbe en U (Adams et coll., 2006), mais souvent léger. L'augmentation de la prévalence du diabète ou de l'obésité se situe dans les minorités ethniques (McTigue et coll., 2002 ; Brancati et coll., 2000), particulièrement chez les adolescents pauvres (Miech et coll.,

2006). Le SSE et ses covariables (perception de son niveau de santé, scolarité et satisfaction au travail) expliquent la plus grande part de ces associations quand on mesure le SSE (Beckles et Thompson-Reid, 2002 ; Wardle et coll., 2006). Il est facile de montrer que le stress chronique au travail prédispose au syndrome métabolique (Chandola et coll., 2006).

Les critères du syndrome métabolique récemment publiés par le National Cholesterol Education Program (NCEP, 2001) sont défectueux, en plus de ne pas tenir compte du SSE. Je ne peux pas croire à la validité de ces critères ni comprendre l'état d'esprit des gens qui les ont construits ; il est vrai que plusieurs membres du groupe de travail étaient, ou sont toujours, des consultants de sociétés de biotechnologie et de pharmacie, mais c'est légal et les pairs ferment les yeux (National Institutes of Health, 2001). Mes réserves résultent de la publication montrant que le quart des Américains seraient admissibles à l'étiquette «syndrome métabolique», qu'il s'agisse des femmes caucasiennes ou afro-américaines ou des Caucasiens masculins, tandis que seuls 15 % des hommes afro-américains seraient admissibles. Qui plus est, près de la moitié des Américains de 60 à 69 ans seraient atteints. Pourtant, se rendre à l'âge de 80 ans est une réalité pour la majorité de cette cohorte, en particulier les femmes (Ford et coll., 2002). La plupart de ces gens pour qui l'on diagnostiquerait un syndrome métabolique sont normaux. Une analyse récente du risque cardiovasculaire découlant du syndrome métabolique des Finlandais d'âge moyen montre peu de risque dans 14 % du groupe satisfaisant aux critères du NCEP tandis que le risque est trois fois plus grand pour les hommes qui se trouvent dans le quadrant supérieur des critères les plus rigoureux (Lakka et coll., 2002). Ce syndrome est sorti d'une autre courbe en forme d'U et nous n'avons pas de justification pour établir des valeurs seuil avant que le risque ne commence à augmenter. Deux groupes de chercheurs du CDC ont analysé les données d'enquêtes transversales réalisées périodiquement entre 1960 et 2000. Il est manifeste que tous les facteurs de risque cardiovasculaire (à l'exception du diabète) ont décliné considérablement en quarante ans dans tous les groupes d'IMC (Gregg et coll., 2005) au point où l'obésité (IMC entre 25 et 30) n'est plus un facteur de risque (Flegal et coll., 2005). Il faut revoir les poncifs de santé publique concernant la perte de poids (Mark, 2005) et la validité de la notion stipulant que, parce qu'on est plus lourd maintenant que dans le passé (Hedley et coll., 2004), on mourra plus tôt.

En dépit des dénégations d'experts parlant au nom de l'American Diabetes Association et de l'Association européenne pour l'étude du diabète dont on a parlé (Kahn et coll., 2005), il est vraisemblable que les diverses composantes des facteurs de risque soient synergiques et que le syndrome soit plus grand que la somme de ses parties. Par exemple, l'obésité est un facteur de risque beaucoup plus puissant lorsqu'elle est accompagnée de résistance à l'insuline, le diabète de type II (Reaven, 2003). C'est pourquoi les politiques de santé publique n'agissant que sur un seul facteur souffrent de myopie. Cela pourrait expliquer comment la National Task Force on the Prevention and Treatment of Obesity (1994) a pu tenir pour inoffensive la «perte de poids en yo-yo»; parce que la perte de poids ne serait pas plus capable de réduire la mortalité que n'importe quelle tentative de réduire son poids, qu'elle réussisse ou pas (Gregg et coll., 2003). Ou peut-être est-ce la mauvaise condition physique qui est un facteur de risque plus fort que l'IMC (Wessel et coll., 2003). Le syndrome métabolique recèle bien des mystères dont certains peuvent chevaucher ceux qui rendent si crucial le SSE. Et ces mystères ne sont pas élucidés par le traitement pharmacologique de la perte de poids (Li et coll., 2005) ni par la chirurgie bariatrique (Maggard et coll., 2005).

Le diabète de l'adulte (type II). Pour un survol de l'énigme contemporaine du diagnostic du diabète de type II, je recommande l'article de Barr et coll. (2002).

Bien que ce fût prévisible selon des enquêtes antérieures, Tirosh et coll. (2005) ont montré que les hommes jeunes dont le glucose sanguin à jeun est situé dans les valeurs supérieures de la normale sont plus exposés à faire un diabète de l'adulte en vieillissant et que ce risque augmente quand ils ont un IMC élevé ou des lipides sanguins augmentés. L'éditorial accompagnant la publication trouve cela inquiétant et recommande de mesurer le sucre sanguin dans le but de recommander l'exercice physique (Arky, 2005). Cela est la notion du «pré-diabète», s'appliquant lorsque le métabolisme du glucose excède un certain seuil que le consensus tient pour anormal, mais pas suffisamment pour justifier le diagnostic de diabète.

En 1997, le comité d'experts du diagnostic et de la classification du diabète mellitus de l'American Diabetes Association a révisé les critères du diagnostic du diabète de type II. Un critère était une valeur de glucose sanguin à jeun égale ou supérieure à 126 mg/dl (7 mmol/l). Le groupe du NIH qui a défini les critères pour le syndrome métabolique a établi cette valeur à 110 (6,1 mmol/l) et plus. Ces groupes d'experts et d'autres ont accès à des données d'enquêtes portant sur la prévalence des manifestations cliniques du diabète de type II en fonction de diverses concentrations sanguines de glucose. La plupart de ces enquêtes se fondent sur des indices de substitution qui sont liés aux lésions micro vasculaires propres au diabète comme les petits changements survenant dans les yeux (rétinopathie diabétique) plutôt qu'aux lésions plus rares mais plus sérieuses et tardives, comme la cécité, l'insuffisance rénale, les crises cardiaques ou le décès. Il existe une documentation de science expérimentale dans laquelle on explore les mécanismes moléculaires suscitant les lésions provoquées par l'irrigation des tissus avec des concentrations élevées de glucose (Sheetz et King, 2002). Cette documentation soutient, sans la démontrer, l'hypothèse stipulant que le contrôle des niveaux sanguins de glucose prévient les dommages micro vasculaires. Les indices de substitution sont commodes pour vérifier cette hypothèse à la condition de pouvoir postuler qu'ils sont des indices valides de risques importants à long terme.

Des critères de substitution comme la tension artérielle ou les concentrations des lipides du sérum sont souvent utilisés dans les essais d'interventions visant à éliminer les facteurs de risque biologiques de la maladie macro et micro vasculaire et la FDA leur fait grandement confiance. Pourtant les résultats intermédiaires et de substitution ne sont pas fiables pour plusieurs de ces problèmes (Psaty et coll., 1999; Temple, 1999). Les indices de substitution sont séduisants parce qu'ils tendent à être plus sensibles aux changements en fonction du temps et parce qu'ils sont plus intenses. Les résultats sans équivoque, comme le décès ou l'accident vasculaire cérébral, surviennent à un rythme qui demande beaucoup plus de patience et des cohortes beaucoup plus grosses, deux exigences capables d'épuiser les ressources de beaucoup d'équipes de recherche. Ce qui fait qu'on devra toujours s'accommoder de critères de substitution, mais cela ne veut pas dire qu'on doive les laisser nous berner.

Permettez une digression. Parmi les Amérindiens Pima, une population étudiée depuis longtemps en raison d'une forte incidence des complications du diabète, on ne trouve pas d'augmentation de la prévalence de la rétinopathie diabétique tant que le glucose sanguin à jeun ne dépasse pas 125 mg/dl (6,9 mmol/l). La population générale des États-Unis commence à émerger de la courbe en U pour la rétinopathie au-dessus de 110 mg/dl (6,1 mmol/l). La relation entre le glucose sanguin et la rétinopathie est prévisible, mais pas celle du glucose avec toutes les autres complications associées au diabète. On ne connaît pas les fluctuations du risque des complications micro vasculaires comme la maladie coronarienne ou artérielle périphérique en fonction de la glycémie. Ici, la relation semble beaucoup plus monotonique (une ligne droite) plutôt qu'en forme de U, avec un risque résiduel dans la population ayant des valeurs normales de glucose sanguin, peu importe comment on définit la valeur normale. C'est parce que le diabète de type II n'est qu'un parmi plusieurs facteurs de risque du syndrome métabolique. Les groupes d'experts se trouvent donc contraints de revoir l'épidémiologie des résultats fondés sur des critères de substitution et de parvenir à une décision qui fasse consensus. La valeur seuil du consensus est rarement ajustée pour l'âge même si la résistance à l'insuline est un phénomène lié au vieillissement, d'où la possibilité que l'épidémie de diabète de type II puisse être pure invention ne résultant que de la seule redéfinition du seuil, ce qui augmente le nombre des gens susceptibles de recevoir ce diagnostic. Selon les CDC, on diagnostique chaque année 1,5 million de nouveaux diabétiques aux États-Unis.

L'étude du traitement intensif du diabète de type I a été publiée par le DCCT Research Group (1993). L'article le plus récent décrit les résultats cardiovasculaires 17 ans après le début de l'étude (DCCT/Epidemiology of Diabetes Interventions and Complications [EDIC], 2005). L'étude classique qui a comparé la diète, l'insulinothérapie et des antidiabétiques oraux de première génération pour le traitement du diabète de type II a été publiée par l'University Group Diabetes Program (UGDP) (1976). Dans cette étude, l'antidiabétique oral était associé à plus de mortalité que les autres modalités. L'étude qu'on a tant applaudie de l'UKPDS Group est parue dans *Lancet* (1998). Stratton et coll. (2000) ont publié les résultats d'une analyse secondaire ayant décelé une association entre l'exposition à l'hyperglycémie et des résultats cliniques importants. C'était le résultat d'une méta-analyse dans laquelle l'hémoglobine glycosylée (aussi nommée HbA1c) était l'indice de la persistance de l'hyperglycémie (Selvin et coll., 2004) et qui avait suscité l'éditorial de Gerstein (2004).

Je devrais parler de l'étude Diabetes Prevention Program (DPP) dans laquelle on a assigné au hasard plus de 3 000 personnes atteintes d'une forme subtile du diabète de type II soit à prendre un placebo, soit à modifier leurs habitudes, soit à utiliser un hypoglycémiant oral (methformine). Près de trois années plus tard, l'intolérance au glucose était plus marquée dans le groupe sous placebo que dans les deux autres groupes. Sur la foi de préoccupations comme le coût, ce sont les interventions sur les habitudes qui constituent la stratégie la plus sensée pour agir sur cet indice de substitution (Herman et coll., 2005). L'intervention sur les habitudes poursuivait les objectifs d'une réduction du poids d'au moins 7 % et la réalisation de plus de deux heures d'activités physiques par semaine. Il existe plus de 20 études de même nature, dans lesquelles on a comparé l'efficacité de médicaments et celle de la modification des habitudes sur la progression du diabète de type II, lesquelles ont toutes donné les mêmes résultats (Gilles et coll., 2007). Cependant, les changements d'habitudes sont variables en termes tant de résultat que de l'observance des participants (Davey Smith et coll., 2005). Je crains qu'on ne soit aux prises avec les mêmes problèmes que ceux dont on a parlé au chapitre 1 au sujet de facteurs de confusion associés à certains éléments du SSE (Tuomilehto, 2005). La tendance à la baisse des complications cardiovasculaires dont on a discuté au chapitre 2 favorise les diabétiques (Fox et coll., 2004) et rend moins angoissant leur risque de maladie macro vasculaire. D'où il s'ensuit que l'habitude qu'il importe de modifier devient une notion très relative. Est-ce que deux heures additionnelles d'exercice ont le même effet pour un travailleur manuel et un employé de bureau?

Le diabète de type II fait partie du syndrome métabolique. Il est difficile à définir parce que le risque qui lui est associé augmente très lentement, à moins que le glucose du sang ne soit extraordinairement élevé. Et son traitement avec des hypoglycémiants oraux de première, seconde ou troisième générations abaisse l'hémoglobine A1c, sans autre avantage que la réitération de la suggestion de perdre du poids et de faire de l'exercice. Si c'est là l'état des connaissances, de graves problèmes se posent pour la pratique.

Qu'est-ce qui peut inciter l'American Diabetes Association (2006) à recommander le dépistage de tous les adultes de plus de 45 ans? Qu'est-ce qui a bien pu amener l'Ambulatory Care Quality Alliance à proposer que la surveillance de l'hémoglobine A1c devienne un indice de la qualité des soins en avril 2006 (http://www.ambulatory-qualityalliance.org) et les Centers for Medicare and Medicaid Services à l'endosser un mois plus tard? Comment l'American College of Physicians peut-il produire un document de formation médicale continue (Laine, 2007) contenant un programme de dépistage et d'intervention s'alignant sur ces concepts? Quand j'interpelle ceux qui ont formé les comités ayant produit ces documents, je fais face à des croyants authentiques qui estiment que les indices de substitution ne doivent pas être négligés en dépit des résultats de l'étude UKPDS. Un des chercheurs les plus influents est même allé jusqu'à déclarer que les ravages du diabète de type II «deviendront probablement la première cause de maladies évitables et de mortalité prématurée du millénaire» (Nathan, 2006). J'ai des réserves avec les notions de «décès évitable» et de «mort prématurée» comme je l'ai déjà dit au chapitre 1. Je trouve au moins des gens qui pensent comme moi dans l'U.S. Preventive Services

Task Force (2003) qui estiment que « la preuve disponible est insuffisante pour recommander ou déconseiller le dépistage de routine ».

La recherche d'un hypoglycémiant oral qui soit efficace est une autre des quêtes du Saint-Graal de l'industrie pharmaceutique. Car n'est-on pas en train de définir une population de diabétiques qui est en pleine croissance, une épidémie si l'on veut, constituant un marché dont il faut s'occuper ? Cette recherche n'est pas aisée car non seulement il est ardu de faire la preuve d'un avantage thérapeutique, mais encore faut-il se souvenir que plusieurs classes de ces médicaments provoquent rapidement des gains de poids. Ce n'est pas là une transaction suffisante pour justifier la seule réduction d'un indice de substitution comme l'hémoglobine A1c. Il s'en trouve pour proposer qu'on adapte le risque tant des patients en ambulatoire que de ceux en essais cliniques, de sorte que, si l'A1c s'abaisse davantage parce qu'il était élevé au départ, il faut déterminer si cette réduction s'avère plus avantageuse à long terme (Pogach et coll., 2007). Personne ne préconise une autre UKPDS ; ni les chercheurs, ni l'industrie, ni le gouvernement ne se sentent d'humeur à dissiper la patience et le fric nécessaires pour mener pareil projet à son terme. De sorte que le mot d'ordre de presque tous les articles, tant de recherche que d'enseignement, ressemble à : « L'abaissement et le maintien de la glycémie à son niveau normal réduisent le risque des complications du diabète de longue durée », référant aux études UKPDS et DCCT. Ce qui nous amène à l'étude ADOPT (Kahn et coll., 2007) dans laquelle on a comparé trois classes d'hypoglycémiants oraux, chacun ayant son propre mécanisme : la biguanide, le sulfonylurée glyburide et la thiazolidinedione (alias glitazone). Chaque classe a fait baisser l'hémoglobine A1c pour la majorité des patients. L'efficacité de la roziglitazone était légèrement supérieure à celle des autres au prix d'un plus grand gain de poids et d'œdème, mais avec moins d'incidents gastro-intestinaux et moins d'épisodes d'hypoglycémie. Une analyse secondaire suggère qu'il y ait plus d'événements cardiovasculaires avec la metformine, mais l'incidence est très petite ; des crises cardiaques mortelles sont survenues chez 0,1 % par exemple et les différences absolues entre les trois classes étaient minuscules, aux environs de 1 %. Le plus inquiétant c'est que, longtemps après la parution de l'étude ADOPT dans le *New England Journal of Medicine*, donc longtemps après l'analyse initiale des données, une révision des informations portant sur la sécurité des produits a montré que les femmes traitées avec la rosiglitazone avaient subi plus de fractures, principalement du bras et du pied. Pourtant les critères d'une pratique médicale de qualité exigent qu'on traite l'hémoglobine A1c. C'est ainsi que sous sa rubrique «Clinician's Corner» le *JAMA* a publié la discussion d'un «expert» décrivant un cas particulier. Abrahamson (2007) a continué à traiter une femme mince et bien portante de 74 ans chez qui l'on avait trouvé par accident une hyperglycémie; son hémoglobine A1c était de 7,4 % en dépit du fait qu'elle prenait en même temps les doses maximales des trois hypoglycémiants oraux étudiés dans l'essai ADOPT pendant six ans. Le Dr Abrahamson dissertait sur ce qu'il conviendrait de faire par la suite, y compris le tranfert de cette personne à l'insuline. Il était déterminé à atteindre la concentration «idéale» d'hémoglobine A1c coûte que coûte! Ce qui veut dire qu'on traite le test et non pas le patient. Ce qui veut aussi dire qu'on rate la forêt pour l'épinette.

Je doute que la controverse courante de la rosiglitazone tempère ce bel enthousiasme; le produit est manufacturé par GlaxoSmithKline (GSK) et on le vend sous la marque Avandia. Steven Nissen est un cardiologue de la Cleveland Clinic qui a hérité de la responsabilité de diriger les études de médicaments réalisées sous contrat par la clinique. Cette responsabilité lui vint d'Eric Topol, une fois que ce dernier fut compromis dans la controverse du Vioxx dont je parlerai plus loin. Nissen et Wolski (2007) ont réalisé une méta-analyse de 42 études et conclu que la rosiglitazone augmentait le risque d'infarctus du myocarde. À la fin de l'article, Nissen signale qu'il reçoit des fonds de recherche d'au moins sept sociétés pharmaceutiques, excepté GSK. Une discussion passionnée s'ensuivit dans laquelle on s'accusa de suppression de données et d'autres fautes pendables, rappelant la controverse autour des endoprothèses dont j'ai parlé au chapitre 2. Des experts sont intervenus, le plus souvent pour retirer les recommandations en faveur de la rosiglitazone (Nathan, 2007; Psaty et Furberg, 2007). La FDA a dû convoquer à nouveau son conseil consultatif et il s'ensuivit une robuste contrition (Rosen, 2007).

Pour ma part, j'estime qu'il n'y a rien à débattre puisque je ne suis pas persuadé qu'il y a quelque avantage que ce soit à attendre de la rosiglitazone; je ne prescrirai pas ce médicament en premier lieu et je suis déçu que la FDA l'autorise sur la foi de sa seule action sur un critère de substitution. Quand il n'existe aucun avantage thérapeutique, il n'existe pas de risque qui soit acceptable.

La tension artérielle augmentée. Une belle démonstration de la relation en forme d'une courbe en J entre la tension artérielle et la mortalité a été publiée par Boutitie et coll. (2002). Le rapport JNC7 a été publié par Chobanian et coll. (2003). Depuis les dernières décennies, il y a dans la plupart des populations une tendance baissière de la tension artérielle qu'on ne peut attribuer aux interventions médicales (Tunstall-Pedoe, 2006). Ce phénomène survient en même temps qu'une tendance à la baisse de la maladie cardiovasculaire et de la mortalité générale. Pourtant ces phénomènes ne parviennent pas à modérer les ardeurs des promoteurs de traitement.

L'essai MR FIT du traitement par étape de l'hypertension a été publié par le Multiple Risk Factor Intervention Trial Research Group en 1982. Pour comprendre pourquoi la thérapie aux diurétiques peut avoir prédisposé à la mort subite dans cette étude et pourquoi le risque de mort subite peut être compensé par les avantages du traitement, je suggère les articles de Bigger (1994) et d'Heos et coll. (1995). Une analyse récente de la cohorte de MR FIT, survenant après 16 ans de surveillance de la mortalité cardiovasculaire et de la mortalité générale, montre que l'influence du statut socioéconomique dépasse celle de tous les autres facteurs de risque qui ont été étudiés. Le SSE est plus puissant que la race (Davey Smith et coll., 1998).

L'essai classique ayant démontré l'avantage pour les gens âgés du traitement de l'hypertension systolique est l'essai SHEP. L'analyse la plus récente de l'expérience de cette cohorte confirme l'efficacité du traitement pour réduire l'incidence de toutes les formes d'accidents vasculaires cérébraux (Perry et coll., 2000). Pourtant toutes les études montrent les unes après les autres qu'il suffit de traiter une personne âgée ayant une hypertension systolique avec un diurétique ordinaire et de faire de même en guise de traitement de premier recours pour tous les patients hypertendus (Wassertheil-Smoller et coll., 2004 ; Kostis et coll., 2005).

Stelfax et coll. (1998) discutent de la flétrissure de la déontologie médicale par les agents bloqueurs du calcium. L'essai de Tuomilehto et coll. (1999) est un exemple de l'utilisation des agents bloqueurs des canaux calciques à l'avantage des patients plus âgés souffrant du diabète et d'hypertension. Adler et coll. (2000) ont publié les observations émanant de la cohorte UKPDS et montrant la synergie des risques quand des patients atteints du diabète de type II sont aussi hypertendus. La démonstration que le contrôle étroit de la tension artérielle aurait bénéficié aux patients diabétiques est tirée d'une analyse secondaire (UKPDS Group, 1998b). Que le traitement de l'hypertension systolique des personnes âgées souffrant du diabète soit efficace, provient de l'étude SHEP (Curb et coll.,

1996). Le fait que les patients plus âgés souffrant de diabète et d'hyperten-sion aient été traités si facilement et avec autant d'efficacité suggère qu'ils sont différents de plusieurs groupes de la cohorte de l'UKPDS. Je redoute que le diabète de type II dans la cohorte de l'UKPDS ne soit un reflet du syndrome métabolique alors que, chez les personnes âgées, le diabète de type II n'est que la médicalisation d'un phénomène propre au vieillisse-ment normal, celui d'une résistance relative à l'insuline. Les compromis qu'appelle le traitement des diabétiques hypertendus avec des médicaments multiples me préoccupent ; je suis moins inquiet du traitement des aînés pour la seule hypertension systolique. Ce régime est bénin et il existe des données montrant qu'il ne saurait compromettre la qualité de leur vie (Applegate et coll., 1994). L'ALLHAT (abréviation d'Antihypertensive and Lipid-Lowering Treatment to Prevent Heart Attack Trial) illustre la mode contemporaine de désigner les études par des acronymes. L'objectif princi-pal de l'essai ALLHAT était de comparer divers médicaments de l'hyper-tension (2002) et ses résultats ont montré qu'un diurétique thiazidique du domaine public était plus efficace qu'un ACE très coûteux et qu'un agent bloqueur des canaux calciques encore plus coûteux. Une troisième classe de médicaments, des bloqueurs alpha, a été étudiée aussi, mais on a dû les retirer de l'étude à cause de leurs effets secondaires indésirables. Ce résultat de l'essai ALLHAT concorde avec la documentation scientifique comme l'ont démontré deux méta-analyses récentes, l'une regroupant 56 000 per-sonnes (Law et coll., 2003) et l'autre 192 478 personnes (Psaty et coll., 2003), souffrant toutes d'hypertension et assignées au hasard à diverses interventions.

L'étude TROPHY (Julius et coll., 2006) devrait modérer le zèle incitant à traiter avec n'importe quel médicament du plus en plus de per-sonnes, pour ne rien dire des derniers arrivés et des plus coûteux. Au mieux, cette étude n'est pas convaincante (Schunkert, 2006) ; au pire, c'est un autre exemple de torture des données (Persell et Baker, 2006). Et il se pourrait qu'elle appartienne à la catégorie des études dans lesquelles les conflits d'intérêts désorientent la science (Psaty et coll., 2006).

L'étude TONE propose des options non médicamenteuses comme solutions de rechange raisonnables pour les personnes âgées (Whelton et coll., 1998). Cette étude est un essai clinique aléatoire réalisé dans une population ciblée, les personnes âgées, qu'elles soient costaudes ou pas. L'essai PREMIER est aussi aléatoire et porte sur le même résultat dans une cohorte plus jeune (Premier Collaborative Research Group, 2003).

Chapitre 4

L'essentiel de la documentation traitant de l'effet des habitudes sur la longévité est fait d'études d'observation. Les études les plus influentes sont longitudinales: des cohortes sont assemblées, caractérisées et suivies dans le temps pour voir si leurs particularités sont associées à la mortalité générale ou particulière. Cette documentation abondante est aussi de qualité variable. L'article dont j'ai dit du mal, et qui provenait de la Nurses Health Study, est de Hu et coll. (2002). L'analyse qui après 20 ans de suivi n'a pu repérer de risque cardiaque important lié à une histoire diététique faible en hydrates de carbone, forte en protéines et en gras, fut publiée par Halton et coll. (2006), histoire d'ajouter une contribution de la Nurses' Health Study au débat de nutrition portant sur les graisses et les hydrates de carbone. L'analyse qui est parvenue à reconnaître le petit risque relatif des graisses trans dans la base des données de la Nurses' Health Study est de Oh et coll. (2005). Il s'agit là de deux exemples de torture des données excédant les limites de ce qui est crédible. Les chercheurs disposent d'un ensemble de données semblables pour les hommes provenant de l'étude Health Professionnals Follow-up Study, commencée en 1986 avec le recrutement de 51 529 professionnels masculins de la santé âgés de 40 à 75 ans. Voici des exemples des analyses réalisées sur ces deux cohortes que j'estime franchir la limite de la sottise en méthodologie. Il ne faut pas oublier que la cohorte d'observation, tout comme les études transversales de cas témoins, est plus puissante pour rejeter des hypothèses d'association que pour en confirmer. La cohorte est limitée par la puissance statistique de l'envergure de l'étude, c'est-à-dire par son aptitude à conclure d'un résultat négatif qu'il est probablement vrai, plutôt que de signaler l'impuissance de l'étude à percevoir un résultat positif; il s'agit là d'une propriété dont l'estimation est fondée sur la mesure de l'effet sur la santé et qui aide à calculer le nombre de sujets d'une population qu'il faut étudier pour ne pas rater la réalité. Les résultats positifs sont sujets à la confusion et peuvent refléter l'influence de variables qu'on n'a pas mesurées.

1. La comparaison des hommes consommant une à deux portions de poisson par semaine avec ceux qui en consomment cinq à six ne montrait pas d'avantage en ce qui concerne le risque de souffrir d'une maladie coronarienne. Les chercheurs expliquent ce résultat décevant par la «confusion induite par des facteurs qu'on n'a pas mesurés» (Ascherio et coll., 1995).

2. La consommation de café est inoffensive dans cette étude et dans d'autres aussi (Willett et coll., 1996). Elle peut même éviter qu'on soit diagnostiqué diabétique (van Dam et Hu, 2005). Il s'est avéré très difficile de trouver quelque blâme que ce soit contre le café et les boissons caféinées dans de multiples études. Même dans la Nurses'Health Study, il n'y a pas d'association reconnaissable entre la consommation de caféine et la maladie coronarienne (Winklemayer et coll., 2005).

3. Les fibres sont bonnes pour le cœur des hommes. Mais cette étude torture les données avec le même zèle que l'étude de la consommation de poisson dont on vient de parler, pour en obtenir des réductions significatives du risque relatif. La réduction du risque absolu est insignifiante (Rimm et coll., 1996).

4. Les fibres sont bonnes pour les cœurs féminins (Wolk et coll., 1999), même si la science est aussi peu convaincante qu'elle ne l'est pour les hommes.

5. Un œuf par jour ne fait pas de tort bien que plusieurs peuvent nuire quand on est diabétique (Hu et coll., 1999). De grâce, qu'on cesse de me pomper l'air!

6. On fait allusion dans un article de synthèse à une analyse inédite de l'étude Health Professionals Follow-up Study qui montrerait un risque relatif propre aux gras trans qui serait du même ordre de grandeur que celui auquel on a fait référence plus haut (Mozaffarian et coll., 2006). Cette synthèse décrit une analyse secondaire des données provenant d'une grosse cohorte finlandaise ayant donné un risque relatif encore moins convaincant et qui n'était pas significatif sur le plan statistique.

Ce qui fait que le beurre est désormais correct. Il rejoint les fruits de mer et leurs acides oméga-3 comme aliments qu'une diète intelligente impose. La documentation soutenant cette opinion est aussi foisonnante qu'elle est de piètre qualité. Pour une analyse du rapport risques/avantages de la consommation du poisson, je recommande la révision faite par Mozaffarian et Rimm (2006). Mon affirmation stipulant que ni le poisson ni les acides gras oméga-3 ne préviennent le cancer est soutenue par une autre révision systématique de la documentation (MacLean et coll., 2006). Brouwer et coll. (2006) ont réalisé un essai clinique aléatoire des acides gras oméga-3 chez des patients dotés de défibrillateurs implantés, pour la prévention d'épisodes d'arythmies potentiellement fatales. On n'a observé aucun effet sur la récurrence des arythmies.

L'étude d'observation montrant un avantage de survie lié à la diète méditerranéenne en Grèce est de Trichopoulou et coll. (2003). Une étude expérimentale clinique aléatoire, et de courte durée, de l'addition d'huile d'olive et de noix à une diète faible en gras a montré une modification du profil des lipides suggérant une réduction du risque (Estruch et coll., 2006).

Des exemples d'études d'observation réalisées sur des cohortes et montrant une relation inverse entre l'activité physique du temps de loisir et la mortalité générale et cardiaque comprennent les études de Lakka et coll. (1994) et d'Anderson et coll. (2000).

Ces études sont représentatives de toutes les études d'observation faites sur des cohortes, à la recherche de facteurs de risques en voie d'irruption dans le monde avancé. Vous comprenez maintenant pourquoi la frayeur de la semaine peut être la viande rouge, alors que paraît la semaine suivante une étude montrant que le bœuf est bon pour la santé publique ou suggérant que le porc est une viande blanche, donc qu'elle est bonne pour la longévité. L'épidémiologie est incapable de déceler de petits effets sur la santé d'une manière qui soit fiable et valide. Cela explique pourquoi les études d'observation suggèrent que les vitamines antioxydantes sont bonnes pour le cœur alors que les études expérimentales ne leur trouvent aucun avantage (Jha et coll., 1995).

Les quatre essais aléatoires d'interventions portant sur les habitudes que je discute sont de Appel et coll. (1997), Tuomilehto et coll. (2001), Diabetes Prevention Program Research Group (2002) et l'étude PREMIER après 18 mois (Elmer et coll., 2006). Le premier essai, recourant à la diète DASH, a été agrandi pour montrer que, dans le contexte d'une diète équilibrée, l'abaissement des hydrates de carbone peut s'avérer bénéfique, bien que l'avantage fût fort minuscule (Appel et coll., 2006; Weinberger, 2005). Les résultats provenant de la Nurses'Health Study sont plus convaincants car les femmes n'étaient pas contraintes à la diète de départ. Le fait de restreindre les graisses alimentaires a induit un petit amaigrissement (Dansinger et Schaefer, 2006) mais n'a protégé personne du cancer envahissant du sein (Prentice et coll., 2006), du cancer colorectal (Beresford et coll., 2006) ni de la maladie cardiovasculaire (Howard et coll., 2006). Nombreux sont cependant ceux qui refusent de renoncer à leurs croyances (Anderson et Appel, 2006).

Le temps est venu de reconnaître les limites de la pseudoscience et d'y renoncer. Dans un éditorial récent, Davey Smith et Ebrahim (2002) ont prévenu que le dragage des données, les biais et la confusion ont entaché la crédibilité de l'épidémiologie contemporaine. Le dragage des données consiste à réanalyser les données d'études jusqu'à ce qu'elles donnent des résultats qui soient conformes aux préjugés. Les biais sont des erreurs systématiques qui s'insinuent dans la manière de réaliser une étude. Par exemple, le fait d'allouer les participants les plus malades à un groupe témoin va doter le médicament sous évaluation d'une augmentation factice de son efficacité. La confusion, comme on y a déjà fait allusion, consiste à donner un rôle à des variables qu'on n'a pas mesurées ou qu'il est impossible de mesurer. Le dragage des données est condamnable ; les analyses à réaliser doivent être définies et structurées avant même que ne commence une étude. Le biais n'est pardonnable que lorsque toutes les précautions d'usage ont été prises pour l'éviter. Et les facteurs de confusion sont toujours cachés quelque part. C'est pour ce motif qu'il n'y a que les résultats robustes qui devraient retenir l'intérêt ; les différences absolues de 2 % ou 3 % qui sont significatives sur le plan statistique ne méritent publication que pour mieux les ignorer. Faire la promotion de ces résultats dans la documentation scientifique, sinon la presse grand public, est inacceptable.

Comme si le dragage des données n'était pas déjà assez grave, ne voilà-t-il pas que la « science » des bienfaits et des risques du contenu de la diète n'échappe pas, elle non plus, aux conflits d'intérêts. On vient de montrer que les études de certaines boissons sans alcool sont huit fois plus susceptibles de conclure à des avantages quand elles sont financées par des fabricants, que ce n'est le cas quand les études sont indépendantes de cette industrie (Lesser et coll., 2007).

Chapitre 5

L'étude qui a fait entrer le dépistage du cancer colorectal dans l'ère scientifique, la Minnesota Colon Cancer Control Study, a été publiée en 1993 (Mandel et coll., 1993) après que la cohorte eut été suivie pendant treize ans. Un deuxième article a été publié après 18 ans d'observation (Mandel et coll., 2000). Les résultats n'étaient pas différents de ceux que j'ai discutés après treize ans d'observation. Comme c'est le cas pour les publications dans ce domaine, les deux articles ne traitent que de la mortalité propre à une maladie et non de la mortalité générale. C'est perdre de vue la forêt pour l'épinette, comme je le dis dans le texte.

D'autres articles évaluant la recherche de sang occulte dans les selles (RSOS) comme méthode de dépistage primaire comprennent celui de la Collaboration Cochrane (Towler et coll., 1998) et celui du Groupe canadien sur les services préventifs (McLeod et coll., 2001). Ces deux articles ratent la forêt pour la même épinette. Il y a aussi un débat captivant du dépistage par RSOS entre Jerome B. Simon de l'Université Queen's en Ontario et Robert Fletcher, un de mes anciens collègues à l'UNC (Simon, 1998). Le Dr Simon revoit la documentation avec un scepticisme qui ressemble au mien; Bob Fletcher n'a pas raison. Quand on tient mordicus à la RSOS, il faut accepter qu'un seul spécimen ne saurait suffire (Collins et coll., 2005) et que l'attention portée aux détails de la méthode soit de la plus grande importance (Nadel et coll., 2005).

Un article de Lieberman et coll. (2001) est exemplaire d'une étude montrant les limites de l'efficacité du dépistage quand la sigmoïdoscopie flexible est le moyen de confirmation. Il va de soi que les tumeurs sises au-delà de la portée du sigmoïdoscope vont lui échapper. Une recherche récente montre qu'un cancer envahissant et neuf adénomes avec dysplasie dangereuse sont manqués quand 1 500 femmes (la moitié du groupe d'âge de 50 à 60 ans, l'autre moitié étant de plus de 60 ans) ont été dépistées avec un sigmoïdoscope flexible plutôt qu'avec un colonoscope (Schoenfeld et coll., 2005). La documentation récente a déplacé le débat vers le dépistage par colonoscopie plutôt que par sigmoïdoscopie. L'article montrant la futilité du dépistage chez les moins de 50 ans est d'Imperiale et coll. (2002). Un autre article montrant la futilité relative de soustraire les patients assez vieux pour être admissibles à Medicare, au risque de périr du cancer du côlon, est de Gross et coll. (2006). Plus les gens sont âgés, plus est fréquente la morbidité associée et moins est grande la probabilité que le cancer colorectal aura une grande influence sur leur vie. Le dépistage est à toutes fins utiles inutile après 80 ans (Lin et coll., 2006) en dépit de la prévalence plus élevée du cancer colorectal. L'article montrant que ceux qui font les colonoscopies sont des êtres humains qui passent à côté de lésions est de Rex et coll. (1997); ils font d'autant plus d'erreurs qu'ils sont pressés (Barclay et coll., 2006). Néanmoins, plusieurs articles ont stimulé le zèle de la promotion du dépistage par colonoscopie, notamment une étude publiée dans le *New England Journal of Medicine* par Lieberman et coll. (2000) et l'éditorial qui l'accompagnait de la plume de Podolsky (2000).

Une étude transversale de l'expérience d'un gros programme national de dépistage du cancer colorectal réalisé en Pologne illustre bien ce qu'on peut faire (Regula et coll., 2006). Près de 43 000 personnes de 50 à

66 ans ont subi une colonoscopie. Il s'agissait d'un programme de dépistage à participation volontaire dont 13 % des participants avaient une histoire familiale de cancer du côlon. Les auteurs ont limité leur analyse à la détection de néoplasies «avancées», c'est-à-dire de cancers et d'adénomes dont le diamètre était d'au moins 1 cm, comptant une dysplasie dangereuse ou bien une architecture histologique anormale. De telles néoplasies étaient plus fréquentes chez les hommes que chez les femmes. On a dû dépister 17 hommes de 50 à 54 ans pour trouver une néoplasie de ce type, 12 entre 55 et 59 ans, et 10 entre 60 et 66 ans. Je ne pense pas qu'on puisse trouver une plus grande efficience dans le dépistage ; il s'agit donc maintenant de savoir si ce dépistage a donné quelque chose de plus intéressant que des détections et des biopsies. A-t-il permis d'éviter à quelqu'un de périr du cancer du côlon, sinon d'éviter une mort pénible par cancer du côlon ? Il n'y a aucun doute que de plus en plus d'Américains du groupe d'âge de Medicare sont dépistés maintenant que Medicare a décidé de rembourser ce dépistage et qu'il y a beaucoup plus de néoplasies et de polypes qui sont découverts (Gross et coll., 2006) mais il subsiste bien des doutes à propos des avantages que cela procure à ces gens (Morris, 2006).

Dans le programme de dépistage de Pologne, le taux des complications fut de 0,1 % mais personne n'y a laissé sa vie. L'expérience de la HMO Northern California Kaiser Permanente permet de scruter de plus près cet aspect de la colonoscopie (Levin et coll., 2006) ; cette expérience est celle de 16 000 personnes et l'on y observa 5 complications sérieuses par 1 000 colonoscopies (0,5 %). Ces complications, principalement des perforations de l'intestin et des saignements après la biopsie, survenaient plus fréquemment après des tentatives de polypectomie ou des biopsies, ce qui explique pourquoi j'aurais bien aimé qu'on laisse tranquilles mes polypes à long pédicule. Il y eut un décès provoqué par la colonoscopie dans l'expérience de la Kaiser Permanente de Californie du Nord.

Les colonoscopies de dépistage sont les plus fréquentes des quatre millions de colonoscopies réalisées chaque année aux États-Unis. Une minorité est faite des colonoscopies de surveillance, celles qu'on répète une fois qu'on a procédé à une polypectomie pour vérifier s'il n'y a pas de récurrence. L'American Society of Gastrointestinal Endoscopy a adopté des consignes de pratique recommandant la reprise de la colonoscopie trois ans après la découverte d'un gros adénome, et de trois à cinq ans après la découverte d'un petit ; on ne préconise pas cette surveillance pour un polype hyperplasique. Une enquête réalisée auprès d'endoscopistes suggère que « la surveillance est mal faite et plus fréquente que le recommandent les consignes de pratique» (Mysliwiec et coll., 2004). Le risque de faire un cancer colorectal reste faible 10 ans après une colonoscopie négative (Singh et coll., 2006). Nonobstant cela, les Américains acceptent de se faire prescrire des examens de contrôle de leur côlon sans motif légitime. Peut-être parce qu'on compense par la répétition des procédures le fait que «le billet de 1 000 $ du côlon» soit maintenant dévalué.

Pour d'autres discussions du rapport risques/avantages du dépistage par colonoscopie, voir les articles très complets de Ransohoff et Sandler (2002) et de l'U.S. Preventive Task Force (2002). Il existe plusieurs tentatives récentes de comparer les coûts avec les avantages. Les articles de Frazier et coll. (2000), Pignone et coll. (2002) et Sonnenberg (2000) sont aussi bons qu'on puisse souhaiter, compte tenu des estimations, des suppositions et des devinettes qu'on a dû faire pour les mener à terme. Il en résulte que même Ransohoff se demande si l'on n'exagère pas les avantages de la colonoscopie (2005).

La recommandation de l'U.S. Preventive Task Force d'éviter l'aspirine (Dubé et coll., 2007) et les autres AINS (Rostom et coll., 2007) pour la prévention du cancer du côlon est parue en 2007. Une analyse de la comparaison des risques et des avantages de l'aspirine à petite dose pour la prévention primaire de la maladie coronarienne et des accidents vasculaires cérébraux chez les hommes et les femmes de plus de 70 ans est parue récemment; tout avantage est annihilé par les risques (Nelson et coll., 2005). Pour les femmes plus jeunes, l'annulation est un peu moins radicale, même si l'avantage (peut-être pour l'accident vasculaire cérébral) et les risques sont très petits (Mulrow et Pignone, 2005). Le vieux dicton voulant que l'ingestion de fibres réduise le risque de cancer colorectal est maintenant réfuté (Park et coll., 2005). On suggère que les statines abaisseraient le risque de cancer colorectal (Poynter et coll., 2005) mais ce n'est qu'une suggestion. La possibilité que la «colonoscopie virtuelle» réduise le besoin de la colonoscopie est discutée par Lieberman (2004). Vu que nombreuses sont les colonoscopies incomplètes, les endoscopistes n'ayant pu visualiser tout le côlon, il reste possible que l'imagerie virtuelle améliore la sensibilité. Par contre, quand on voit quelque chose, la colonoscopie devient inévitable pour prélever la biopsie.

Le Nouvel Âge a été inauguré avec la recherche de DNA tumoral dans des échantillons de selles combinée à des tests immunochimiques pour trouver des fragments néoplasiques (Fraser et coll., 2006). Les tests de cette nature sont encore trop encombrés de faux négatifs pour servir en pratique (Imperiale et coll., 2004). En outre, les contraintes méthodologiques pesant sur cette recherche d'une aiguille dans une meule de foin (Ransohoff, 2005a) sont si lourdes qu'on peut se demander si l'on ne parviendra jamais à les satisfaire. Ce sont les erreurs méthodologiques qui ont discrédité les fameux dosages sanguins des protéomes pour dépister le cancer de l'ovaire (Ransohoff, 2005b).

Chapitre 6

L'étude du suivi à 25 ans de l'essai de la mammographie de Malmö a été publiée par Zackrisson et coll. (2006). La discussion du sur-diagnostic observé dans cette étude a été publiée par Moller et Davies (2006). On reviendra plus loin sur cette étude.

Pour la discussion de l'heuristique médicale, l'essai de McDonald (1996) est un bon point de départ. À propos d'Oliver Cope, je recommande son commentaire sur l'éducation du médecin, *Man, Mind & Medicine* (1968) publié à la fin de sa carrière. Oliver Cope fait partie des nombreux innovateurs de sa génération en chirurgie. C'était aussi un grand homme qui comprenait le contexte humain dans lequel il travaillait. Aucun autre chirurgien n'avait jugé nécessaire de se demander si la chirurgie de plus en plus radicale du sein avantageait la patiente ou son seul cancer. Rares sont ceux qui se souviennent d'Oliver Cope et bien plus nombreux sont ceux qui se rappellent de Todor Billroth, un chirurgien innovateur de la génération précédant celle de Cope, alors que la médecine allemande dominait le monde comme le faisait celle de Boston à l'époque de Cope. Billroth avait trouvé des méthodes chirurgicales pour traiter les ulcères d'estomac, méthodes maintenant remplacées par des progrès de la pharmacologie. Il en va de même pour la mise au rancart de la consigne de Billroth relative à ce qu'il convenait d'enseigner aux médecins sur la situation lamentable des patients: «S'il faut absolument intégrer la médecine sociale dans le programme d'études, il ne faut pas que cela requière plus de deux heures par semestre» (Billroth, 1924). Billroth continue pourtant d'être célébré par tous les chirurgiens du monde. Que Cope repose en paix!

Bernard Fisher est une autre célébrité, vivante et toujours active à l'Université de Pittsburgh. Peu après que Cope eut mis le monde en garde, Fisher a organisé le National Surgical Adjuvant Breast and Bowel Project. Entre 1971 et 1974, Fisher et ses collaborateurs provenant de partout au pays et du Canada ont recruté 1 765 femmes souffrant d'un cancer du sein primaire et opérable du sein pour une étude clinique aléatoire. Il s'agissait de femmes ayant une masse palpable au sein, mais sans ganglions lymphatiques décelables ni maladie métastatique suggérée par la radiographie du thorax ou par des tests chimiques. Les résultats de cette étude ont été publiés après des suivis de 10 ans (Fisher et coll., 1985) et de 25 ans (Fisher et coll., 2002a). Il y avait peu de rechutes après 10 ans et peu de survivantes après 25 ans. La moitié des patientes sans ganglion lymphatique guérissent de leur cancer du sein et vivront assez longtemps pour décéder d'une autre cause. Soixante-dix pour cent de celles qui avaient des ganglions guérissent aussi et périront d'une autre cause. Ces autres causes sont ce qu'on appelle des comorbidités. Quand on a assez de comorbidités, ces autres maladies dépassent largement le cancer du sein pour compromettre la longévité, peu importe le stade évolutif du cancer du sein (Satariano et Ragland, 1994). L'analyse des tables de survie de Phillips et coll. (1999) remet à sa juste place, dans l'épidémiologie du parcours de la vie, l'épouvantable maladie qu'on a faite du cancer du sein.

Fisher et ses collègues ont fait suivre l'essai sur la mammectomie d'une étude comparant la tumorectomie avec la mammectomie simple. Les résultats du suivi à vingt-cinq ans ont été publiés (Fisher et coll., 2002b). La tumorectomie, avec ou sans radiothérapie, est aussi efficace que la mammectomie pour ce qui est des conséquences de la maladie sur la longévité de la femme. Quand le traitement est une tumorectomie sans radiothérapie, la probabilité d'une rechute locale est doublée (par rapport à 15 % pour les femmes traitées par mammectomie ou tumorectomie avec radiothérapie). Par contre, le risque de périr du cancer du sein ne change pas. Cela ressemble à l'expérience faite en Italie comparant la mammectomie simple avec l'exérèse du quadrant du sein où est sise la tumeur suivie de radiothérapie (Veronesi et coll., 2002).

Il va de soi que toutes les patientes présentant des récurrences, et plusieurs avec des ganglions positifs, ont été traitées selon les consignes de l'époque : la chimiothérapie adjuvante, terme désignant un médicament censé augmenter l'efficacité du traitement initial. Si la thérapie adjuvante du jour était efficace, son efficacité est indépendante du traitement initial car la probabilité de survie est identique à celle de l'absence de métastase à 10 ans (environ 70 %) et à 20 ans (environ 50 %) peu importe le traitement initial. La définition d'un ganglion axillaire positif a changé depuis qu'on a assemblé ces cohortes, il y a près de 30 ans. Dès les années 1990, les pathologistes utilisaient des méthodes beaucoup plus sensibles et trouvaient que chez 10 % à 30 % des femmes dont les ganglions avaient été jugés négatifs lorsqu'ils étaient analysés avec les méthodes usuelles, ces ganglions étaient en fait positifs (Smith, 2000). Voilà que se reproduit le phénomène de Will Rogers (Bialar et Gornik, 1997) dans la définition du stade des tumeurs avec tout ce que cela peut impliquer pour le traitement. Au cours des dernières décennies, les femmes sont plus volontiers soumises au traitement adjuvant à cause des cellules tumorales détectées dans les ganglions de l'aisselle, notamment dans les ganglions soi-disant sentinelles.

La documentation relative aux interventions médicales adjuvantes est volumineuse. Parmi les nombreux essais, certains sont construits pour recruter des milliers de patientes qu'on répartira au hasard. Chaque fois que je croise une étude comptant des milliers de participants, je me rebiffe. Les grosses études sont nécessaires quand il y a une grande variabilité dans l'histoire naturelle ou quand l'effet étudié est minuscule. Quand la variabilité est grande, il importe que l'état des connaissances indique comment repérer les sous-groupes les plus à risque de sorte qu'on puisse les cibler dans les essais. Pour ce qui concerne le résultat « minuscule mais statistiquement significatif », ce n'est toujours qu'un vœu qui sera presque inévitablement annihilé par les erreurs de répartition et les sources de confusion. Comme je l'ai déjà dit dans les chapitres antérieurs, les erreurs de répartition et les sources de confusion sont trop probables pour que je me laisse persuader par les préjugés des auteurs. Je m'inquiète du recours aux interventions de plus en plus toxiques ; le cancer du sein métastatique est horrible et souvent mortel. Pourtant, il reste une maladie chronique évoluant et déclinant sur plusieurs années et dont l'histoire naturelle multiplie les occasions de faire plus de torts importants que de grand bien. En outre, la doctrine exigeant qu'on s'acharne à tuer le cancer avec des médicaments est aussi boiteuse que la notion de son exérèse. Ces cellules malignes sont capables de résister à l'assaut d'une chimiothérapie capable de tuer si l'on ne pouvait recourir à la greffe de cellules souches pour soutenir les patientes (Stadmauer et coll., 2000). Même la chimiothérapie habituelle est inefficace pour les femmes non ménopausées, avec une modeste augmentation de 10 % de la survie sans récidive après 20 ans (Bonadonna et coll., 1995), laquelle se traduit en une amélioration du même ordre de la mortalité générale après 30 ans. Les femmes ménopausées n'en tirent pratiquement aucun avantage (Bonadonna et coll., 2005). Cela résulte de la toxicité augmentée de la chimiothérapie pour les patientes âgées (Muss et coll., 2005) et de l'importance de la comorbidité pour le pronostic (Picirillo et coll., 2004). La prise en compte du rapport risques/avantages de la chimiothérapie adjuvante pour la femme plus âgée est une entreprise ingrate qui laisse bien peu de candidats pour la plupart des régimes thérapeutiques sauf les plus bénins, et encore (Gradishar et Kaklamani, 2005). Il n'est même pas évident que la radiothérapie ajoute quoi que ce soit au tamoxifène après une tumorectomie (Smith et Ross, 2004). L'ambition thérapeutique s'écarte de l'objectif de tuer les cancers pour embrasser celui d'en rendre la biologie moins maligne. La doctrine est en retard.

Des synthèses portant sur la diversité des maladies bénignes du sein sont parues récemment (Santen et Mansel, 2005 ; Arpino et coll., 2005). Plusieurs changements surviennent dans le sein normal pendant le vieillissement et ces changements n'ont d'autre signification que de compliquer les efforts investis à la recherche des cancers débutants. On suggère que toute lésion contenant une augmentation de la division cellulaire, en dehors des changements morphologiques et de la propension à l'envahissement signalant des traits malins, devrait faire tenir le sein pour être doté d'un potentiel de malignité (Hartmann et coll., 2005). Ce potentiel de malignité, s'il existe, est tellement petit qu'il devient presque délirant d'en parler aux patientes (Elmore et Gigerenzer, 2005). En général, les femmes tendent à surestimer le risque de cancer du sein à cause de la médicalisation, même si elle est bien intentionnée. Le fait d'expliquer aux femmes comment on calcule le risque les rassure et les incite à éviter d'autres dépistages (Fagerlin et coll., 2005). Un risque dont on parle rarement est la conséquence psychologique découlant du fait d'apprendre qu'on soit atteint d'un cancer du sein. S'ensuit une année d'anxiété avec ou sans dépression (Burgess et coll., 2005), une raison de plus pour veiller à ce que ce diagnostic conduise à des interventions qui soient bénéfiques.

Il s'avère que les programmes de sensibilisation du public au dépistage du cancer ont été beaucoup plus efficaces pour débrider l'enthousiasme que pour stimuler la raison. Les Américains sont prêts à se soumettre au dépistage sans égard à l'efficacité des tests ni à la possibilité qu'ils aboutissent sur des traitements inutiles (Schwartz et coll., 2004). L'Amérique est mûre pour n'importe quelle aventure délirante et est disposée tant à payer qu'à réclamer remboursement pour ce faire. En atteste l'épidémie de biopsies de la peau. Le programme de la santé publique a rendu les Américains sensibles au fait que l'exposition au soleil provoque une « épidémie » de cancers de la peau. En fait, l'incidence du mélanome de la peau augmente plus vite que n'importe quel autre cancer important. Les gens examinent leur peau à la recherche de l'inhabituel. Les médecins collaborent et les dermatologues se font un devoir de faire une biopsie dès qu'il y a un doute. On sait que les pathologistes de la peau sont moins fiables sur les lésions hâtives et plus subtiles. Il en résulte une épidémie du

diagnostic de mélanome mais sans augmentation des décès causés spécifiquement par cette maladie. La conclusion inéluctable est que cette maladie
est largement sur-diagnostiquée (Welch et coll., 2005).

L'étude de la variabilité interobservateur en mammographie a été
réalisée par Elmore et ses collègues (1994) tout comme l'étude du taux des
faux positifs (Elmore et coll., 1998). Quand les chefs de file de la mammographie résolurent de comparer la mammographie numérisée avec la mammographie photographique, on ne regarda pas à la dépense (Pisano et coll.,
2005). Plus de 40 000 femmes ont subi les deux examens dans l'un des 33
centres participants. On a défini le résultat 455 jours plus tard, pour permettre d'achever le parcours complet des différentes modalités du projet
exigeant tantôt la répétition de l'examen ou le prélèvement d'une biopsie.
Cette expérience est édifiante. La découverte du cancer était équivalente
pour les deux techniques pour près de 200 femmes ; près de 2 000 furent
trouvées « positives » par une seule technique, la répartition étant semblable
pour chacune de deux techniques. Parmi les 200 femmes trouvées positives
par les deux techniques, 85 furent diagnostiquées d'un cancer envahissant
et 36 d'un CCIS dans les 455 jours suivant l'étude. Des 1 000 femmes
positives à l'examen sur film, 35 avaient un cancer envahissant et 17 un
CCIS. Des 1 000 femmes positives à la mammographie numérisée, 38
avaient un cancer envahissant et 25 un CCIS. Parmi celles enfin qui
avaient été trouvées négatives par les deux techniques (près de 40 000), on
a trouvé 73 cas de cancer envahissant et 25 CCIS. Ce sont là des données
« brutes ». En dépit de leurs efforts, les statisticiens de la recherche n'ont pas
réussi à démontrer que le fait d'informatiser les images améliorait la capacité de détection pour l'ensemble du groupe ni pour les femmes de plus de
50 ans. Il va de soi que, pour chaque cancer détecté, plusieurs femmes ont
eu une biopsie négative. Plusieurs cancers ont été ratés, dont plusieurs sont
apparus au cours de l'année suivant l'examen. Comme on le verra, plusieurs des cancers détectés ne présentaient aucun intérêt notamment pour
les femmes plus âgées. Il y avait près de 10 000 femmes non ménopausées
dans l'étude. Il va de soi qu'elles ont eu moins d'examens positifs et moins
de cancers. C'est ce qui explique les différences de la valeur prédictive sur
lesquelles les auteurs se sont appuyés pour suggérer que la mammographie
informatisée améliorait le dépistage pour les femmes plus jeunes. C'est
vrai, mais c'est insignifiant.

La comparaison des taux de rappel et de biopsie entre les États-Unis
et le Royaume-Uni est de Smith-Bindman et coll. (2003). L'étude portant
sur les effets psychologiques pour les femmes dépistées est plus vieille

(Lerman et coll., 1991). Un article plus récent (Sharp et coll., 2003) montre l'inconfort, voire la douleur, associé à la mammographie sans oublier les effets en longue durée découlant des diagnostics faussement positifs (Brewer et coll., 2007). Thurfjell (2002) discute de l'influence de la densité du sein sur l'exactitude de la mammographie. Des conclusions analogues ont été tirées de l'analyse de l'étude Million Women Study (Banks et coll., 2004). L'article de Boyd et ses collègues (2002) montre que la densité du sein est un trait familial.

La documentation sur le cancer canaliculaire *in situ* (CCIS) est embrouillée par les préjugés et les croyances des divers auteurs. La détection des CCIS, la résection des CCIS et l'irradiation des CCIS constituent autant d'énormes industries aux États-Unis. En outre, le désir de se doter de marges sécuritaires incite à offrir la mammectomie suivie de la reconstruction du sein pour des motifs d'esthétique. La grandiloquence de la prose semble varier selon que les auteurs sont chirurgiens, pathologistes ou oncologues. Voici un échantillon qui soutient toutes mes allégations, si tant est qu'on soit disposé à lire avec un esprit ouvert : Morrow et Schnitt (2000), Page et Simpson (1999), Lerner (1998), Fonseca et coll. (1997), et Page et Jensen (1996). Burstein et coll. (2004) offrent une mise à jour des normes de soins.

Les résultats de l'étude canadienne sur le dépistage du cancer du sein pour le groupe d'âge 40 à 49 ans ont été publiés après un suivi moyen de 8,5 ans (Miller et coll., 1992a) et de 11 à 16 ans (Miller et coll., 2002). Les résultats pour le groupe de 50 à 59 ans ont été publiés après des suivis moyens de 8,3 ans (Miller et coll., 1992b) et de 13 ans (Miller et coll., 2000). Aucune étude de cette taille et de cette durée ne peut être réalisée parfaitement parce qu'il y a toujours des abandons, des patientes qui sautent des dépistages, des données perdues et d'autres avatars. Toutefois, l'étude canadienne est aussi près de la perfection qu'on peut le souhaiter pour une recherche de cette nature (Baines, 1994).

Le commentaire de Woolf et Lawrence (1997), sur les manœuvres politiques qui ont entouré la conférence de «consensus» du NIH en 1997, donne un aperçu du militantisme qui soutient le dépistage par mammographie aux États-Unis ; il fournit en outre une analyse de la manière avec laquelle un débat politique peut détourner de son objectif, un débat scientifique. Schwartz et Woloshin (2002) ont réalisé une analyse de la réponse des médias grand public à la controverse. Aucun aspect pertinent des connaissances n'a échappé aux délibérations de l'U.S. Preventive Services

Task Force (Humphrey et coll., 2002), notamment parce que Woolf était un des principaux participants. Néanmoins, le mieux que l'U.S. Preventive Services Task Force ait pu faire en 2002, c'est d'adopter une position de compromis fondée sur une «preuve honnête» recommandant le dépistage par mammographie «annuelle ou biennale pour les femmes de 40 ans et plus». Pour conclure que la preuve était «honnête», il fallait accepter qu'on donne aux conclusions d'autres études autant de poids qu'aux résultats des essais cliniques aléatoires. L'American College of Physicians a révisé ces études et d'autres plus récentes (Armstrong et coll., 2007 ; Qaseem et coll., 2007) pour arrêter une conclusion beaucoup plus définitive. Le rapport des risques aux avantages justifie d'obtenir un consentement bien informé avant de faire le dépistage dans ce groupe d'âge. Schwartz et Woloshin ont révisé cette analyse et élargi la portée de cette recommandation aux femmes plus âgées.

La révision réalisée par la division nordique de la Collaboration Cochrane (Gotzsche et Olsen, 2000 ; Olsen et Gotzsche, 2001) a trouvé, tout comme moi, que les essais cliniques aléatoires du Canada et de Malmö étaient, de loin du point de vue méthodologique, les plus convaincants de tout ce qui avait été réalisé. Au contraire de ce qu'a fait l'U.S. Preventive Services Task Force, l'analyse de la Collaboration Cochrane ne s'est appuyée que sur les essais canadien et de Malmö pour conclure que le dépistage par mammographie n'offrait pas grand-chose aux femmes de tout âge en dehors d'une augmentation du risque de subir un traitement plus radical.

L'essai clinique aléatoire est la meilleure méthode qu'on ait pour vérifier si une exposition (par exemple le dépistage mammographique) est associée à un effet donné pour la santé (par exemple moins de décès causés par le cancer du sein). Quand il y a une association, on ne peut qu'espérer qu'elle soit réelle. Quand il n'y a pas d'association, on peut souhaiter que l'étude soit assez puissante pour ne pas avoir raté une association importante. Je suis toujours sceptique quand un essai est conçu pour répartir au hasard des milliers de participants qu'on devra suivre pendant de longues périodes de temps. C'est vrai que la seule justification pour ces grands essais est que l'effet sur la santé est si rare ou si variable qu'un essai plus modeste et moins long ne produirait que trop peu de résultats pour qu'on puisse en tirer des inférences qui soient valides. Toutefois, cela ne veut pas nécessairement dire que les différences repérées (ou pas) dans les gros essais de longue durée ne sont dues qu'à l'exposition. Un léger déséquilibre dans l'allocation des participants (par exemple ceux qui ont des tumeurs métastatiques sont fortuitement plus nombreux dans un groupe) peut berner le lecteur en lui faisant conclure que c'est l'exposition qui l'explique. C'est ce qu'on appelle l'erreur de répartition. On ne peut l'éviter qu'à la condition de mesurer toutes les variables importantes et d'en tenir compte dans la répartition des participants et dans l'analyse des résultats. Dans les petits essais portant sur un gros effet, les erreurs de répartition résultant d'interférences légères sont moins importantes. Cependant, dans les grands essais à la recherche d'effets minuscules, il est impossible d'éviter les erreurs de répartition. Le simple fait que les chercheurs canadiens et suédois se soient sentis obligés de faire des essais comptant des dizaines de milliers de participantes suivies pendant des décennies montre que l'effet recherché est trop modeste pour être mesurable et aussi trop petit pour signifier quoi que ce soit. Je pense que de tels essais ne devraient jamais être réalisés parce qu'ils ne sont pas nécessaires.

C'est toutefois là une hérésie. La plupart des épidémiologistes éminents et des statisticiens font leur miel de ces grands essais cliniques aléatoires. Ils ne pensent pas, comme je le fais, que ces essais soient intrinsèquement défectueux. Mais ils sont bien au fait que ces essais sont exposés à la confusion et à l'influence de variables qu'ils n'ont pas songé à mesurer, qu'ils ne pouvaient pas mesurer, et qui peuvent atténuer l'exposition d'un groupe plus que celle d'un autre groupe.

Survient Olli Miettinen. Miettinen n'a pas d'objection contre les essais de longue durée portant sur le dépistage par mammographie et il ne conteste pas l'interprétation de la Collaboration Cochrane quand elle accepte l'analyse des données fournie par les chercheurs. Ce qu'il rejette, c'est son analyse. Il présente son argument dans une série d'articles pour lesquels il utilise les données de l'étude de Malmö (Miettinen et coll., 2002a, 2002b, 2002c). Il pense que l'analyse des auteurs a occulté un avantage important et significatif procuré par la mammographie de dépistage aux femmes plus âgées. Il postule que la supposition sous-tendant le dépistage à des fins de diagnostic hâtif est que le traitement hâtif d'une maladie a plus de chance de guérir la maladie que le traitement commencé plus tardivement, comme on le voit chez les gens qui n'ont pas été dépistés. S'appuyant sur ce postulat, il a ré-analysé les données de Malmö pour comparer les décès survenus chaque année depuis l'entrée dans l'étude parmi les femmes de plus de 55 ans, selon qu'elles aient été dépistées ou pas. Il n'a pu démontrer aucune réduction de la probabilité de périr du cancer du sein avant que deux décennies ne se soient écoulées. Il survient alors une réduction significative de 50 % de la mortalité chez les femmes qui ont été dépistées 20 ans auparavant par comparaison avec celles qui ne l'ont pas été.

Intéressant ? Oui, c'est intéressant mais pas aussi significatif en clinique selon moi que cela semble l'être pour Miettinen. L'étude de Malmö a recruté 42 000 femmes entre 1976 et 1978, allouant la moitié au dépistage biennal puis offrant le dépistage aux femmes du groupe témoin, 14 ans plus tard. Pendant la période du suivi, 63 décès attribués au cancer du sein sont survenus chez les dépistées et 66 chez les femmes du groupe témoin. L'analyse secondaire de Miettinen est fondée sur les femmes qui avaient 55 ans au début de l'étude et qui n'avaient aucune autre maladie, de sorte qu'elles étaient toujours à risque de décéder du cancer du sein, 20 ans plus tard. Si l'on généralise à la Suède les tables de survie canadiennes (voir le texte du chapitre), les données de Miettinen suggèrent le scénario suivant. Postulons que la moitié des femmes de la cohorte de Malmö étaient âgées de 55 ans et plus au début de l'étude. De ces femmes, environ 4 000 seraient vivantes dans le groupe des dépistées et 4 000 seraient vivantes dans le groupe témoin, 20 ans plus tard, toutes âgées de 75 ans et plus. Environ 2 000 décès surviendront dans chacun des deux groupes au cours de la prochaine décennie. Toutefois, plus que les 66 décès par cancer du sein qui furent le destin des femmes du groupe témoin seraient survenus entretemps, tandis que plus des 63 décès survenant chez les dépistées restent à survenir.

Si je me montre magnanime et que je concède à Miettinen tous les postulats qu'il a invoqués, il me reste néanmoins l'impression que ce résultat ne saurait justifier tout ce dépistage et tous ces traitements effractifs et non nécessaires. Il nous faut reléguer la mammographie telle qu'on la pratique aux archives. Il n'y a plus de débat sur le fait que la mammographie offre trop peu (Sox, 2002 ; Goodman, 2002 ; Fletcher et Elmore, 2003).

Pour être correct et complet, j'ai soulevé les critères de l'efficience et de l'efficacité sur le terrain. L'efficacité du dépistage par mammographie est, au mieux, marginale. Il se peut qu'en pratique elle soit plus utile. Peut-être qu'il y a des aspects de la manière de la pratiquer qu'on n'a pas encore reconnus et qui sont importants. C'est pour ce motif que j'ai parlé de la modélisation des données de l'étude BreastScreen Australia (Barrat et coll., 2005 ; Taylor, 2005) montrant que le rapport risques/avantages du dépistage par mammographie était trop étroit pour en valoir la peine. Il existe d'autres expériences écologiques. Les épidémiologistes du Danemark, de la

Norvège et de la Suède ont étudié l'efficacité de l'introduction du dépistage par mammographie dans les programmes de santé publique de leurs pays.

La mammographie a été introduite pour les femmes de 50 à 69 ans en 1996 en Norvège et en 1986 en Suède (Zahl et coll., 2004). Dans ces deux pays, il y eut une augmentation du diagnostic du cancer du sein de près de 50 % chez les femmes de 50 à 69 ans sans qu'il y ait un déclin de l'incidence après 69 ans. La conclusion incontournable est que, sans dépistage, le tiers de tous les cancers envahissants du sein de ce groupe d'âge auraient été ratés de leur vivant sans qu'elles ne s'en portent plus mal. C'est ce qu'on appelle le sur-diagnostic. Au Danemark, le dépistage a été installé par région. Il est arrivé à Copenhague et dans deux autres régions administratives en 1991 (Olsen et coll., 2005). Avant le dépistage, Copenhague avait la plus forte mortalité par cancer du sein que les autres pays pour des raisons qu'on ne connaît pas. L'incidence n'a pas augmenté avec l'arrivée du dépistage ; bien au contraire, elle baissa de 25 %. Qui plus est, en raison d'une «attitude délibérément conservatrice face aux micro calcifications supposément bénignes», l'incidence du CCIS ne comptait que pour 11 % des cas détectés. Les Danois ont évité certains des pièges de ce dépistage. Mais cela n'eut qu'une petite influence sur la mortalité générale.

La controverse porte sur le fait que, s'il y a un avantage qui soit apporté par le dépistage par mammographie, il est minime. L'U.S. Preventive Services Task Force (Mandelblatt et coll., 2003) estime que le coût du dépistage justifie le programme pour les femmes de plus de 65 ans. On a regardé les mêmes informations que celles qu'on vient de discuter. Les Britanniques ont fait de même. Le porte-parole des chirurgiens du sein estime que le dépistage est valable (Dixon, 2006). Les épidémiologistes britanniques (Irwig et coll., 2006), prenant le relais des chercheurs de la Nordic Cochrane Collaboration (Jorgensen et coll., 2006), estiment que le dépistage est si marginal que les femmes doivent en être prévenues et que l'on doit exiger qu'elles fournissent un consentement averti.

J'estime qu'il est temps de passer à autre chose.

Chapitre 7

L'enquête réalisée chez des médecins pour savoir s'ils avaient subi le dépistage par l'ASP a été publiée par Chan et coll. (2005). Je ne connais pas d'autre étude de médecins portant sur le cholestérol et d'autres dépistages, mais je pense que l'observance et l'adhésion seraient comparables.

L'étude cas témoins de la Veterans Administration a été publiée par
Concato et coll. (2006) et la canadienne, par Kopec et coll. (2005).

Eastham et coll. (2003) ont évalué les fluctuations de l'ASP, expliquant sa précision insuffisante pour un instrument de dépistage. Les éléva-
tions temporaires peuvent refléter l'inflammation, un traumatisme et
d'autres phénomènes biologiques. Beaucoup des hommes requièrent une
biopsie négative pour se convaincre que l'élévation de l'ASP était fausse. Ils
sont soulagés sans doute, mais pas entièrement rassurés puisqu'ils continuent d'éprouver une inquiétude tenace (McNaughton-Collins et coll.,
2004). À part les faux positifs, les données montrent une continuité de
niveaux d'ASP qui est corrélée avec la charge tumorale. On peut penser
qu'il existe beaucoup d'hommes atteints du cancer de la prostate dont
l'ASP est normal. L'étude Prostate Cancer Prevention Trial a recruté près de
20 000 hommes de 62 à 91 ans dans un essai clinique aléatoire d'un médicament utilisé pour traiter le prostatisme. Dans la moitié assignée au placebo, près de 3 000 n'avaient jamais eu un ASP plus grand que 4 ng/ml et
ont néanmoins subi une biopsie de leur prostate après sept années dans
l'étude. On a diagnostiqué un cancer de la prostate chez 15 % de ces hommes (Thompson et coll., 2004). Compte tenu de l'erreur d'échantillonnage
liée à la biopsie à l'aiguille, la vraie prévalence du cancer de la prostate était
beaucoup plus élevée chez les hommes. Compte tenu des implications
d'une valeur normale de l'ASP pour la charge tumorale et même l'agressi-
vité tumorale, ni moi ni Carter (2004) n'acceptons de proposer une biopsie
à des hommes dont l'ASP est normale ou presque, peu importe leur âge. Il
y a des données suggérant que le taux d'augmentation de l'ASP puisse
refléter le risque de maladie fatale (D'Amico et coll., 2004). De sorte que,
s'il arrive qu'on soit aux prises avec un ASP élevé chez un homme jeune où
il devient possible que la prostatectomie radicale puisse sauver une vie, la
répétition de la mesure des concentrations de l'ASP pourrait aider à identi-
fier la personne qui pourrait le mieux profiter du traitement chirurgical.

L'essai clinique aléatoire de Scandinavie a été publié à l'automne de
2002 (Holmberg et coll., 2002; Steineck et coll., 2002); les résultats à 10
ans ont suivi (Bill-Axelson et coll., 2005). Sox (2005) raconte des choses
intéressantes sur cette étude. Les études de cohorte définissant l'histoire
naturelle du cancer de la prostate à ses débuts proviennent du Connecticut
(Alberson et coll., 2005) et de Suède (Johansson et coll., 2004). Quand ces
deux cohortes ont été rassemblées, le dépistage à l'ASP n'existait pas. On
reconnaissait la maladie lors de la chirurgie pour traiter le prostatisme ou
bien quand on palpait un nodule qu'on avait biopsié par la suite. C'était

particulièrement le cas pour l'étude aléatoire de Scandinavie. De nos jours, les programmes de dépistage piègent beaucoup d'hommes bien portants, dont un grand nombre de jeunes. L'histoire naturelle de la surveillance attentive sera bouleversée dans les cohortes qu'on a définies autrement. C'est ce qu'on appelle le biais de devancement. Cela rendra presque certainement le dépistage à l'ASP encore moins capable de prédire un résultat indésirable.

L'étude écologique des cohortes Medicare de Seattle et du Connecticutt est de Lu-Yao et ses collègues (2002). Un éditorial de Patrick Walsh accompagnait l'expérience scandinave (Walsh, 2002). Walsh, un urologue de Johns Hopkins, a mis au point la prostatectomie protégeant les terminaisons nerveuses et réduisant les complications des méthodes traditionnelles, ce qui a ramené cette intervention parmi les options de premier choix. Il reproche à l'étude de Scandinavie de n'avoir pas recouru plus à la stratégie protégeant les terminaisons nerveuses et le fait que ce soient les patients de plus de 65 ans qui sont les plus susceptibles de souffrir des complications. Pourtant l'incidence des complications dans l'étude scandinave reste compatible avec l'expérience récente acquise avec la stratégie épargnant les terminaisons nerveuses. L'analyse de la cohorte d'Américains diagnostiqués d'un cancer limité à la prostate entre 75 et 84 ans, et qui ont subi une prostatectomie radicale, donne les mêmes résultats que l'étude de Scandinavie : le risque absolu de périr du cancer de la prostate était peu réduit, sinon pas du tout (Hoffman et coll., 2006).

Le plaidoyer de Walsh en faveur du dépistage des hommes sans lésion palpable mais avec un ASP positif sonne creux car tout ce qu'il préconise, c'est de la surveillance attentive ; dans ce contexte, le dépistage devient une interférence. Un autre chirurgien d'avant-garde de la prostate, William Catalona, préconise le dépistage dès 40 ans de manière à que les hommes jeunes dont l'ASP s'élève rapidement soient reconnus (Catalona et coll., 2006). Ces individus sont rares alors que les faux positifs sont beaucoup plus fréquents. Une telle stratégie va transformer en patients des foules de gens en santé sans leur procurer aucun avantage. C'est aussi la conclusion d'une étude britannique de l'attitude des gens qui ont reçu un résultat positif au dépistage (Chapple et coll., 2002) et d'un éditorial qui l'accompagnait (Thornton et Dixon-Woods, 2002) ; ces écrits font tous deux appel à une « gouvernance forte et plus courageuse de manière à assurer que, dans les domaines comme celui du dépistage comportant autant de conséquences tant pour la société que pour les particuliers, on n'adoptera que des décisions responsables qui tiennent aussi compte de la gestion des risques découlant de ces décisions». C'est la même perspective qu'on trouve brillamment discutée par Ransohoff, Collins et Fowler (2002) qui demandent qu'on informe suffisamment le public pour qu'il devienne naturel d'accueillir avec son sens critique toute recommandation concernant le dépistage.

Ce n'est pas là mince tâche. La documentation portant sur le dépistage du cancer de la prostate est abondante, contradictoire et difficile à lire. Plusieurs organismes ont tenté de formuler des recommandations en s'appuyant sur l'analyse de ce fond de publications. Les recommandations sont cacophoniques (Vastag, 2002): l'American Academy of Family Physicians recommande de conseiller les hommes de plus de 50 ans, l'American Cancer Society recommande le dépistage annuel à l'ASP pour les hommes de plus de 50 ans, l'American College of Physicians suggère d'individualiser la prise de décision, l'AMA estime prématuré le dépistage de masse, le groupe canadien sur les services préventifs juge qu'il existe une preuve raisonnable en faveur du dépistage et le programme Medicare rembourse comme service courant le dépistage annuel. En 2002, l'U.S. Preventive Services Task Force a renversé sa recommandation contre le dépistage de 1996 pour le motif que «l'avantage net du dépistage ne peut pas être défini» (Harris et Lohr, 2002). C'est heureux qu'il s'en trouve d'autres pour dénoncer avec moi le dépistage pour les hommes âgés et pour ceux qui souffrent d'autres maladies (Hoffman, 2006; Litwin et Miller, 2006; Albertsen, 2006). Peut-être la Veterans Administration rejoindra-t-elle nos rangs plutôt que de réitérer ses politiques de dépistage des années 1990 pendant lesquelles la moitié des anciens combattants avaient été dépistés à l'ASP (Walter et coll., 2006).

En fin de compte, personne ne devrait subir le dépistage à l'ASP sans qu'il y ait eu au préalable une discussion de ce que sera l'influence d'un résultat «positif» sur les décisions cliniques qui en découleront. Quand le rapport entre risques et avantages n'est pas *a priori* favorable, pourquoi faire le test? Il est bien malheureux qu'on ne dispose pas d'un substitut pour une discussion avec un sage conseiller, le plupart du temps un médecin. La documentation servant à informer le public sur les stades évolutifs du cancer débutant de la prostate a été analysée récemment et trouvée très déficiente en ce qui concerne la confrontation des risques aux avantages du traitement (Fagerlin et coll., 2004).

Chapitre 8

Je recommande fortement l'ouvrage de Gadamer intitulé *The Enigma of Health: The Art of Healing in a Scientific Age* (Gadamer, 1996). Ces essais sont les seuls qu'ait commis Gadamer sur le sujet qui nous occupe. J'ai souvent souhaité le retour de son esprit dans notre domaine puisqu'il aurait pu faire beaucoup plus qu'ouvrir une porte. Mais cela aurait privé tant d'autres secteurs de la pensée qui ont pu profiter de ses lumières. La longue citation provient de la page 106 de *The Enigma of Health*.

En 1979 et une autre fois au début de la présente décennie (Smith, 2002), le *British Medical Journal* (*BMJ*) a mené une enquête d'opinion demandant d'énumérer les 10 premières «non-maladies» parmi une longue liste d'affections. En 1979, tous les répondants estimaient que la malaria et la tuberculose étaient des maladies, mais les médecins avaient une plus grande tendance à tenir la sénilité, la fracture du crâne, le coup de chaleur, le coude du joueur de tennis, la malnutrition et la surdose de médicaments pour des maladies que ceux qui n'étaient pas médecins, les élèves des écoles secondaires notamment. L'opinion des répondants se répartissait moitié-moitié pour définir l'hypertension, l'acné et les calculs biliaires comme des maladies. Dans la seconde enquête, on a proposé une liste de 300 diagnostics tenus pour faire référence à des non-maladies et l'on a demandé aux répondants de désigner ceux qu'ils estimaient être les plus significatifs. Les responsables de l'enquête avaient aussi regroupé les diagnostics: certains étaient tenus pour être des erreurs de classification comme l'anxiété à propos de son poids, les pieds plats et les sensibilités chimiques multiples; d'autres représentaient des phénomènes universels comme le vieillissement, la solitude et la ménopause; certains étaient des réactions normales comme les borborygmes, les vergetures, le deuil et la grossesse; d'autres étaient des variations de la normale, comme les grandes oreilles, la calvitie, les comportements turbulents de l'enfance et la cire d'oreille. Sur cette liste, les 10 premiers furent le vieillissement, le travail, l'ennui, les poches sous les yeux, l'ignorance, la calvitie, les taches de rousseur, les grandes oreilles, les cheveux gris et la laideur. Encore plus passionnant que la liste fut le débat très animé lancé par ce qui avait été inclus et omis sur cette liste. Gadamer avait raison: quand une anomalie ne se remarque pas, il devient difficile d'en faire une maladie et l'on risque de nuire au patient en la définissant pour une maladie (Meador, 1965). Pourtant le vieillissement est acquis et se manifeste de plusieurs façons, du grisonnement des cheveux à l'affaiblissement des os. Est-ce que le vieillissement, le grisonnement et l'affaiblissement des os sont des états maladifs ? Le chapitre 11 porte sur cette question.

J'ai longtemps enseigné aux étudiants en médecine qu'un des gestes les plus dangereux qu'un médecin pose est la construction de l'histoire de cas avec un patient. Personne n'a le choix : il faut faire l'histoire de cas. Après tout, il est rare qu'on puisse trouver un diagnostic, pour ne rien dire du traitement qu'appelle ce diagnostic, sans bien préciser la plainte principale du patient telle qu'elle se retrouve dans la narration de sa souffrance. Une grande partie de l'art du médecin repose dans l'écoute des réponses qu'on donne aux questions qu'il pose. La structure et l'orientation du dialogue sont définies par l'interprétation que le médecin fait de chaque réponse. Il s'agit d'une interaction complexe postulant que le médecin et le patient partagent une sémantique commune, ce qui requiert la reconnaissance des préjugés propres à chacun des deux participants. C'est une affaire de sémiotique. Les deux participants sont transformés par cette expérience, le médecin pour le contexte particulier d'un patient précis, et ce patient pour le reste de sa vie. Parce que le patient en sera transformé pour toujours, une très lourde responsabilité s'abat sur les épaules du médecin qui encourt, dès lors, l'obligation d'assurer que cette transformation bénéficiera au patient pour une longue durée. Cela n'arrive certainement pas à court terme. Le questionnement est à la recherche d'indices, contraignant le patient à réinterpréter des expériences personnelles comme pouvant être des symptômes de maladie. Tous les patients ont eu des épisodes de malaise parfois répétés, pour lesquels ils n'avaient pas songé à consulter un médecin ni requis aucune consultation. La construction de l'histoire de la maladie va insister sur ces expériences, en changeant parfois la signification et en les rendant probablement plus mémorables. J'enseigne qu'on doit faire une histoire de cas mais qu'il faut aussi la « défaire » en discernant, pour le patient, tous les symptômes qui n'ont pas d'importance. Sinon, on médicalise à coup sûr le patient.

La médicalisation est un concept important. On l'a trop utilisé et invoqué à tort au point d'en avoir perdu le sens. C'est le destin de plusieurs des idées phares discutées dans ce volume ; « changement de paradigme » et « médecine fondée sur les preuves » sont des exemples de clichés et le « réfutationisme » est aussi un candidat. Ces concepts gardent quand même toute leur importance. La médicalisation est commode, malgré sa connotation péjorative pour signaler la traversée des frontières que la société a érigées pour démarquer le territoire de la médecine. Elle est aussi très utile pour faire la critique des pratiques commerciales de l'industrie pharmaceutique, particulièrement dans la publicité directe aux consommateurs (Metzl, 2007). Que la médecine soit devenue plus que jamais partie intégrante de la vie courante fait de la médicalisation un élément du quotidien comportant des implications tant philosophiques que politiques qui viennent se surajouter à celles de la clinique (Tomes, 2007).

Le concept de la médicalisation fait partie de l'héritage d'Ivan Illich. Illich est né à Vienne en 1926 et est décédé à Brême en 2002. Son père était Croate et catholique; sa mère était une juive sépharade. Ayant reçu une éducation séculière à Florence, il fut admis à l'Université pontificale grégorienne du Vatican pour devenir prêtre. S'ensuivit une carrière de 20 ans de clerc polyglotte, éducateur et activiste communautaire au Mexique, à Porto Rico (vice-recteur de l'Université catholique de Porto Rico) et dans la communauté portoricaine de New York. À compter du milieu des années 1960, Illich était devenu un contestataire tonitruant dont la philosophie était si peu compatible avec celle de l'Église qu'il renonça à la prêtrise en 1968 pour continuer sa carrière d'intellectuel itinérant. Il en vint à penser que toutes les institutions des sociétés industrielles, tant communistes que capitalistes, avaient un potentiel destructeur. Il trouvait beaucoup d'avantages à la société préindustrielle et consacra sa carrière à appliquer sa thèse aux religions, à l'éducation et à la médecine. Son influence atteignit son apogée dans les années 1970 avec la parution de *Deschooling Society* (1971) et *Medical Nemesis: The Expropriation of Health* (1975). Ces deux ouvrages restent intéressants, parfois visionnaires bien qu'ils ne soient pas dépourvus d'erreurs sérieuses. Dans la *Némésis médicale*, Illich soutient que l'entreprise médicale est souvent plus nuisible qu'utile pour l'humanité, souvent impérialiste et sujette à susciter des espoirs chimériques, ce qu'est la médicalisation. «L'institution médicale est devenue une grave menace pour la santé» énonce-t-il. Au-delà de ses travers en tant qu'homme et philosophe, Illich reste un intellectuel érudit et captivant. Je recommande la série d'entrevues réalisées par Cayley (1992) pour l'émission *Ideas* de la Société Radio-Canada pour avoir une bonne idée de l'envergure d'Illich ainsi que la lecture de la *Némésis médicale* (Illich, 1976). Illich a passé la dernière décennie de sa vie à éviter les traitements médicaux pour un cancer défigurant du visage qu'il préféra traiter avec des médicaments traditionnels et de l'opium.

Il est manifeste que je suis ambivalent envers Illich et son héritage mais je n'ai aucune réticence pour Lynn Payer et son legs. Lynn était une brillante journaliste médicale. Nous sommes devenus correspondants à peu près au moment où elle publia *Medicine and Culture: Varieties of Treatment in the United States, England, West Germany and France* (Payer, 1988). Cette petite monographie est un classique et un joyau. Il s'agit d'une étude de la manière avec laquelle plusieurs maladies sont conceptualisées de façon différente par les patients et leur médecin aux États-Unis, en Angleterre, en Allemagne de l'Ouest et en France. C'était un moment de ma carrière où je travaillais à faire ressortir l'influence des doctrines juridiques sur le jugement clinique dans ces mêmes pays, utilisant l'incapacité comme variable dépendante. J'étais alors boursier de l'Organisation Mondiale de la Santé. Il était manifeste que nos intérêts transnationaux se chevauchaient, mais c'était encore plus vrai pour nos goûts philosophiques. Nous étions tous les deux préoccupés par la signification du fait d'être bien portant et par toutes les influences que le contexte sociopolique exerce sur le bien-être. Lynn poursuivit ce travail comme seul un brillant journaliste peut le faire, trouvant le grain de sénevé dans la paille des opinions. Elle a conçu le terme de « colporteurs de maladie » pour donner son titre au livre qu'elle publia (Payer, 1992). J'eus le privilège de réviser ses brouillons et d'entretenir de longues conversations à propos de mes propres recherches qui étaient pertinentes pour sa thèse. Lynn Payer est décédée à 56 ans d'un cancer du sein en 2001. Nous sommes tous privés d'une personne authentiquement remarquable. Les *Colporteurs de maladie* font partie de son héritage, tant le sujet que le livre qui ont confronté des problèmes comme la chirurgie inutile, les tests excessifs, l'hystérie autour de la maladie de Lyme, les abus des compagnies pharmaceutiques et les motifs expliquant pourquoi les stratégies médicales pour protéger les femmes contre le cancer du sein constituaient une exagération déraisonnable. Je recommande fortement *Disease Mongers* aux journalistes médicaux de la presse écrite et électronique. Shannon Brownlee n'avait pas besoin de pareil gabarit. Son livre *Overtreated: Why Too Much Medicine is Making us Sicker and Poorer* (2007) reprend le collier là où Payer l'avait laissé et elle le fait avec grand brio.

Lynn m'a légué des souvenirs et des leçons, des leçons liées aux difficultés qu'affrontent les journalistes qui tentent de comprendre le sens des services de santé des États-Unis. Ils sont face à d'énormes contraintes dont certaines sont liées à la construction sociale de la santé (dont on aura beaucoup à dire au chapitre 11), tandis que d'autres reflètent le ventre mou de la société capitaliste. Comme je le dis au chapitre 9 et ailleurs, la publicité directe aux consommateurs transfère des milliards de dollars de profits pharmaceutiques aux médias imprimés et électroniques. Il existe un conflit d'intérêts structurel dans cet arrangement. Sans imputer quelque mauvaise intention à quiconque, il est de l'intérêt des médias de regarder ailleurs, sinon de changer de sujet ou d'enfiler les circonlocutions quand vient le moment de critiquer les produits de leurs annonceurs. Je pense que c'est la plupart du temps la dynamique subliminale qui est en cause, mais ce n'est pas que cela. C'est ainsi qu'il y a quelques années j'ai eu l'honneur d'être invité à faire partie du comité éditorial des *Annals of Internal Medicine*, le bimensuel de l'American College of Physicians distribué à plus de 100 000 abonnés et qui est le chef de file des périodiques en médecine interne. Nous avons reçu une proposition d'article que nous avons envoyée à la révision par les pairs ; le manuscrit fut accepté et publié (Wilkes et coll., 1992). Il s'agit d'une étude dans laquelle les auteurs ont fait l'inventaire des publicités pharmaceutiques parues dans plusieurs périodiques les plus réputés. Tous ces périodiques sont des planches à billets parce qu'ils sont les principaux véhicules de commercialisation médicale et, surtout, pharmaceutique. Aucun périodique ne surveille ces publicités, particulièrement quand elles portent sur des médicaments homologués puisque leur contenu est régi par la FDA. Dans l'article, les publicités étaient classées par sujet (médicaments contre les maladies infectieuses, contre l'arthrite, etc.) et des « leaders d'opinion » s'occupèrent d'établir la cote de validité des arguments qu'elles utilisaient. Les annonces s'avérèrent décevantes sur cet aspect. Les conséquences de cet article furent considérables, dont la moindre n'est pas que les revenus publicitaires pharmaceutiques diminuèrent brutalement pour les *Annals of Internal Medicine*, assez pour inciter les chefs de la rédaction à se chercher un autre emploi.

Vu que pareilles forces agissent dans les médias électroniques et imprimés, on ne saurait s'étonner que plusieurs journalistes d'enquête de talent se refusent à mordre la main qui les nourrit. Mais il s'en trouve qui sont prêts à prendre des risques. J'ai eu la chance de rencontrer plusieurs journalistes au cours de la dernière décennie et d'observer l'évolution subtile de leur manière d'aborder les problèmes liés à la médicalisation et aux marchands de maladie. C'est Lynn Payer qui a tracé la voie. Les Gina Kolata du *New York Times*, John Carey de *Business Week* et les autonomes comme Susan Dominus, Beetsy Angvall et Paula Dranov sont tous notoires pour leur volonté de voir, d'apprendre et de se commettre. Les reporters de la National Public Radio font aussi partie de cette avant-garde ; d'autres comme Gail Harris et Frank Stasio ont la chance d'avoir moins de contraintes pesant sur l'objet de leurs rubriques.

Dans l'introduction de ce chapitre, j'ai offert un échantillon d'expériences qui sont trop volontiers médicalisées, y compris le chagrin et les brûlures d'estomac. Je n'aime pas m'attaquer à un sujet important en clinique d'une manière qui ne soit pas systématique ni complète. Je fais appel à l'indulgence du lecteur pour les problèmes qui suivent et qui mériteraient la même discussion que celle que je fais dans chaque chapitre. Il s'agit des problèmes de l'affect qui ne font pas partie des misères quotidiennes, des troubles de l'humeur qui affligent sans motif, affectant souvent plusieurs membres d'une famille et qu'il est possible d'atténuer avec des médicaments. Cette affirmation est appuyée par des essais cliniques aléatoires, la plupart du temps à double insu, qui ont convaincu la FDA d'en autoriser la mise en marché et la communauté des cliniciens, de les prescrire. Il est heureux que les gens souffrant de ces troubles primaires de l'affect ne soient pas nombreux et que l'industrie pharmaceutique s'avère utile pour eux. Par contre, ce ne sont pas ces patients qui constituent vraiment le marché, mais nous tous qui souffrons de dépression transitoire, habituellement pour de bonnes raisons (deuil, pertes, déceptions et autres). Ce sont «nous tous» qui constituons le marché entretenant la prospérité de l'industrie, même s'il est manifeste que ces médicaments offrent possiblement plus de toxicité que d'avantages en situation de dépression secondaire (Lucire, 2005). En outre, la disponibilité et la promotion commerciale des antidépresseurs servent à médicaliser des épisodes déplaisants mais inévitables de l'existence à tel point que la «maladie mentale» est devenue épidémique en Amérique (Whitaker, 2005). Lucire et Whitaker font partie de mes favoris. Je recommande aussi leurs livres (Lucire, 2003 ; Whitaker, 2002).

Chapitre 9

Je l'ai dit dans le texte, la documentation est abondante et convaincante dans ce domaine parce que les douleurs musculosquelettiques régionales constituent le premier motif des compensations versées par les régimes d'accidents du travail et d'indemnisation pour invalidité. Dans la plupart des pays industrialisées en dehors des États-Unis, les régimes d'accidents du travail relèvent de l'autorité fédérale et sont financés à partir des revenus généraux de l'État. Aux États-Unis, on trouve 58 autorités régissant les régimes de compensation, la plupart exigeant des employeurs qu'ils fournissent eux-mêmes l'assurance contre les accidents du travail, ou qu'ils se la procurent auprès de fournisseurs du secteur privé. Le nombre des réclamations et la somme des coûts font problème depuis le milieu du XXᵉ siècle aux États-Unis et ailleurs, augmentant rapidement depuis les années 1980 en raison de l'invalidité causée par la lombalgie et d'autres problèmes musculosquelettiques régionaux. L'augmentation des réclamations s'est poursuivie en dépit de la diffusion des interventions ergonomiques censées améliorer la situation.

En 1983, le Groupe de travail sur les troubles de la colonne du Québec fut organisé par la Commission sur la santé et la sécurité du travail (CSST) pour analyser cette tendance haussière. La CSST voulait par exemple comprendre pourquoi la tendance à la hausse n'avait pas été atténuée par l'augmentation des traitements de physiothérapie qui avaient atteint le sommet de 641 197 en 1982. Le Dr Walter O. Spitzer, directeur du Département d'épidémiologie clinique de l'Université McGill, dirigeait le groupe de travail. Il a réuni des représentants des diverses disciplines cliniques mises en cause, dont plusieurs restèrent associés à la confection de ce qui allait s'avérer un travail d'avant-garde aux retombées politiques substantielles. Le Dr Spitzer engagea son groupe dans ce qui allait devenir l'une des premières révisions systématiques de la documentation scientifique portant sur le diagnostic et le traitement des afflictions musculosquelettiques régionales du cou et du dos. Ce travail a exigé le rassemblement de la documentation disponible partout dans le monde et sa classification selon des critères de qualité. Ce sont les essais cliniques aléatoires qui furent tenus pour les plus crédibles. Les études descriptives sans groupe témoin et les articles de revue comptaient beaucoup moins tandis qu'on a rejeté tous les rapports d'anecdotes. D'un ensemble comptant près de 4 000 documents, on n'a retenu que 469 articles. Cette analyse constitua le premier supplément du périodique *Spine* (Spitzer et coll., 1987) et elle suscita des échos retentissants partout dans le monde industrialisé car il n'y avait pratiquement rien dans l'arsenal diagnostique et thérapeutique qui était solidement soutenu par la science. Pour plusieurs procédures et interventions, on disposait de preuves établissant leur inutilité, sinon leur nocivité. Le document en venait à constituer un blâme contre les professions et un coup de tocsin pour améliorer la qualité des connaissances et réformer les méthodes d'indemnisation pour motif d'invalidité médicale.

Encore aujourd'hui, ce document reste un modèle pour des travaux du même genre dans d'autres secteurs et pour garder à jour celui des problèmes musculosquelettiques régionaux. La plus influente mise à jour a été lancée par l'U.S. Department of Health and Human Services près d'une décennie plus tard, quand le Congrès eut constitué l'Agency for Health Care Policy and Research (AHCPR) qu'il chargera d'étudier l'efficacité des services de santé dispensés sous l'égide de Medicare, un programme national d'assurance maladie destiné aux retraités et aux travailleurs invalides. Un groupe de travail dirigé par le Dr Stanley Bigos reçut le mandat de produire des consignes de pratique clinique pour traiter la lombalgie aiguë de l'adulte. Un autre ensemble de 4 000 articles parus depuis la réalisation de l'étude du Québec ont été révisés, dont 10 % ont été tenus pour valides. Après quelques années de travail (j'ai agi comme consultant auprès de ce groupe), les consignes ont été publiées (Bigos et coll., 1994). Ses conclusions étaient très près de celles du groupe du Québec parues une décennie plus tôt.

Le sort qu'on réserva aux consignes pour le traitement de la lombalgie de l'AHCPR et à l'ensemble de son programme de consignes en dit long sur ce qu'il en coûte de dire la vérité à ceux qui détiennent le pouvoir dans le contexte clinique. La North American Spine Society (NASS), qui regroupe une grande partie des chirurgiens de la colonne vertébrale, a demandé à des épidémiologistes sous contrat de faire une étude parallèle à celle de l'AHCPR, étude aboutissant à un résultat contredisant celui de l'AHCPR. Forte de ce résultat, la NASS s'est pointée au Congrès et a obtenu l'abolition du programme des consignes de l'AHCPR et la dispersion de cette agence. On allait la faire renaître sous le nom d'Agency for Healthcare Research and Quality (AHRQ) avec le mandat de financer des études de la qualité et de la distribution des services de santé plutôt que de leur efficacité et surtout pas des consignes applicables à la pratique clinique.

Entretemps, presque chaque pays industrialisé a produit son propre rapport, souvent préparé par un groupe d'étude convoqué par une association professionnelle. Remarquable est celui de la Nouvelle-Zélande, publié en 1999 (http://www.rcgp.org.uk), qui traite précisément des problèmes diagnostiques et thérapeutiques liés aux facteurs de confusion psychosociaux entravant la capacité de surmonter les afflictions. De nos jours, il existe un organisme d'universitaires qui réalise des synthèses méthodiques et qui fait la promotion des consignes de pratique fondées sur les preuves. La Librairie Cochrane (www.updateusa.com/cochrane.htm) est à l'avant-garde d'un effort international concerté et voué à la réalisation et la mise à jour de revues systématiques ; près de cinquante comités de collaborateurs ont été recrutés pour mener cette tâche à bien, y compris un groupe de travail pour la lombalgie. J'applaudis cette entreprise, même si elle n'est pas sans défaut. Les documents traitant des troubles musculosquelettiques régionaux montrent tant les avantages que les inconvénients liés à la délégation à quelqu'un d'autre, un comité dans ce cas, de la lecture de la documentation. Les révisions sont constantes mais pas complètement, la variabilité de la constance découlant des critères servant à l'évaluation et prédisposant au choix de conclusions particulières. Au premier chef, la méthode d'évaluation de la qualité des études n'est pas uniforme et pourrait ne pas être valide (Berlin et Rennie, 1999). Par exemple, rares sont les preuves montrant que les résultats d'études d'observation correctement réalisées diffèrent beaucoup de ceux d'essais aléatoires quand il s'agit de mesurer l'effet des traitements (Benson et Hartz, 2000); pourtant, quand ils diffèrent, la plupart des échelles de qualité favorisent l'essai aléatoire. Certaines échelles contiennent des sous-échelles pour mesurer par exemple la qualité d'un essai aléatoire, sur la foi des informations disponibles au sujet de la conception de l'étude et de l'analyse des données. Les possibles incompréhensions des méthodes publiées peuvent rendre invalides les marques et les pondérations utilisées. En outre, il ne faut pas oublier que, dans ces groupes de travail, des jugements de valeur interviennent quand il s'agit d'interpréter l'effet d'un traitement ou son absence d'effet. Comme je l'ai dit plusieurs fois, c'est pour tous ces motifs que je pratique le scepticisme à l'encontre des petits effets (inférieurs à 2 %) même quand ils ont été décelés dans des essais aléatoires de bonne facture (je reviendrai sur cet argument au chapitre 14). Pourtant, les petits effets sont de règle dans beaucoup de ces travaux; *s'il y avait constamment de grands effets, on n'aurait pas besoin de faire des revues systématiques ni des méta-analyses.* Les petits effets statistiquement significatifs trouvés dans les essais de bonne facture excitent beaucoup plus les méthodologistes des comités de lecture des périodiques qu'ils ne nous émeuvent nous, cliniciens, soucieux de préserver notre autonomie de jugement (Nolan, 1994; Sox, 1994). Enfin, les consignes de pratique sont souvent plus efficaces pour sensibiliser à l'existence d'un débat sur une question que pour changer les préférences des malades (Hlatky, 1995; Katz, 2001).

Cela étant dit, je veux profiter de quelques révisions récentes pour compléter les références du chapitre 9. Chacune fournit une foule de références au lecteur qui souhaiterait faire sa propre révision et débouche sur des conclusions consonantes avec celles que je rapporte dans le texte. De plus, la troisième édition de ma monographie *Occupational Musculoskeletal Disorders* (Hadler, 2005) contient une foule de renseignements qui complètent ce chapitre et le chapitre 12. Il y a peu de preuves montrant qu'on soit capable de faire quoi que ce soit pour prévenir un prochain épisode de lombalgie régionale ou de douleur cervicale (Linton et van Tulder, 2001). Par contre, il y a une pléthore de preuves montrant que les facteurs psychosociaux peuvent entraver la capacité d'affronter un prochain épisode (Hoogendoorn et coll., 2000; Linton, 2000) ou de guérir quand on a décidé de se constituer patient (Pincus et coll., 2002). Des études récentes provenant de Manchester (Harkness et coll., 2003), Londres (Head et coll., 2006), Leyden (Lötters et coll., 2006), Helsinki (Kaila-Kangas et coll., 2004) et Copenhague (Neilson et coll., 2006) soutiennent la vraisemblance du rôle des facteurs psychosociaux. Cette constatation fait depuis longtemps partie de mon enseignement (Hadler, 1994) tout comme elle appartient maintenant au magistère des autres (Main et Williams, 2002 ; Hagen et coll., 2006). Les facteurs psychosociaux sont aussi la raison pour laquelle des gens souffrant de désordres musculosquelettiques de l'épaule (Babcock et coll., 2002 ; Diepenmaat et coll., 2006), du cou (Bot et coll., 2005) ou du genou (Hadler, 1992 ; Brandt et coll., 2000 ; Mitchell et coll., 2006) demandent qu'on les aide avec leur problème. Le défi pour l'avenir est de comprendre les conséquences qu'appellent ces connaissances pour le traitement ; les approches contemporaines du traitement sont décevantes (Jellema et coll., 2005). Peut-être faudra-t-il recourir à une campagne d'information dans les média (Buchbinder et coll., 2005) pour remettre en cause la sémiotique du mal de dos (Hadler, 2004) et redonner la primauté à la raison dans le dialogue du médecin avec le patient.

Il existe plusieurs synthèses méthodiques des interventions sur les désordres locomoteurs régionaux. L'article de Hoving et coll. (2001) montre la rareté des études du traitement conservateur de la douleur cervicale régionale alors qu'il ne manque pas d'études du traitement de la lombalgie ni de synthèses méthodiques. Certaines revues ambitionnent de couvrir toutes les interventions (van Tulder et coll., 1997) pour traiter les lombalgies régionales aiguës et chroniques tandis que d'autres s'en tiennent à des modalités particulières : traitement par injections (Nelemans et coll., 2001), stimulation électrique percutanée des nerfs (Brosseau et coll., 2002), le traitement par exercices spécifiques (van Tulder et coll., 2000), les massages (Furlan et coll., 2002), et la recommandation de maintenir son activité en dépit de la lombalgie (Hagen, 2002) et une autre qui n'a pu trouver aucune preuve convaincante que la chirurgie soit utile pour la douleur lombaire basse, sauf peut-être pour la sciatique (Gibson et coll., 1999). Même dans le cas de la lombalgie chronique, la réadaptation l'emporte sur la consolidation chirurgicale (Rivero-Arias et coll., 2005). La fusion vertébrale par chirurgie n'a qu'un effet modeste, sinon virtuel, sur l'histoire naturelle (Koes, 2005) même pour la sciatique (Weinstein et coll., 2006a). Pour expliquer l'escalade de la fréquence de la chirurgie de fusion aux États-Unis (Weinstein et coll., 2006b), il ne faut surtout pas invoquer les indications ni les résultats (Deyo et coll., 2005). L'explication se trouve dans un nouveau produit, le soi-disant disque artificiel, reflet de l'absence de mécanisme de contrôle des engins et des gadgets utilisés dans les soins. Comme je l'ai dit, l'exigence de sécurité de la FDA est fortement plus basse pour les appareils que ce n'est le cas pour les produits pharmaceutiques. Il existe des études suggérant que cette quincaillerie bizarre soit aussi inefficace que la fusion, nonobstant la dernière théorie ; préserver le mouvement des segments spinaux est plus avantageux en longue période que son élimination par la fusion (Zeller, 2006). Le disque artificiel est difficile à installer, encore plus difficile à enlever et est d'un apport très lucratif. L'autorisation de mise en marché du disque artificiel (deux manufacturiers se font concurrence pour ce marché) discrédite la manière avec laquelle la FDA veille sur notre sécurité. Cela rappelle l'histoire des endoprothèses coronariennes dont on a parlé au chapitre 12.

On ne compte que quelques révisions systématiques des interventions pour les problèmes régionaux du genou en partie parce que la documentation de bonne qualité est rare (van Dijk et coll., 2006). Il existe, par contre, des essais cliniques aléatoires récents qui sont fort éloquents. L'essai de l'Hôpital des vétérans de Houston (Moseley et coll., 2002) devrait modérer l'enthousiasme de quiconque pour le traitement arthroscopique de la douleur du genou en présence d'arthrose du genou. Il faut lire ce que donne l'expérience suédoise (Roos et coll., 1998), quand on croit que la méniscectomie est sensée parce qu'elle protégerait le genou de l'usure à long terme. Les exercices n'impliquant pas la charge en poids sont plus logiques et sont soutenus tant par un examen systématique (Fransen et coll., 2002) que par plusieurs essais aléatoires de grande notoriété (Baker et coll., 2001). Cette approche est certainement plus avisée que d'en rempiler sur les états de service déplorables des chirurgiens ; les chirurgiens s'entêtent en dépit de ce que leur examen physique habituel soit invalide (Scholten et coll., 2001) et les détails radiologiques ne laissent pas prévoir les résultats quand il y a arthrose du genou (Bruyere et coll., 2002). J'ajouterais que l'arthroscopie est une autre bonne idée qui n'a rien donné et qu'on devrait dorénavant reléguer aux oubliettes juste à côté des endoprothèses coronariennes. Pour ce qui concerne l'arthroplastie du genou, le soi-disant remplacement complet du genou, il faut se méfier du battage publicitaire. Les patients sont beaucoup moins satisfaits des résultats que ne l'est leur chirurgien, bien qu'ils n'en fassent pas souvent part à leur chirurgien. Il faut un observateur plus objectif pour accéder à cette réalité (Woolhead et coll., 2005).

La documentation traitant des problèmes ostéoarticulaires régionaux autres que ceux dont on a discuté est mince. Un essai qui a comparé l'injection de corticostéroïdes dans le côté du coude pour traiter la douleur latérale du coude (coude du joueur de tennis ou épicondylite latérale) avec la physiothérapie et le traitement par surveillance attentive a trouvé que c'était cette dernière qui est la meilleure option (Smidt et coll., 2002). Il n'y a pas autre chose méritant mention et l'on attend avec beaucoup d'anticipation les résultats de plusieurs projets en cours.

Pour une discussion de ce qui justifie le scepticisme à l'égard des nutriceutiques que sont la chondroïtine et la glusosamine, je recommande l'éditorial de Felson et McAlindon (2000), ainsi que trois méta-analyses récentes (Leeb et coll., 2000; McAlindon et coll., 2000; Reichenbach et coll., 2007). Pour ma part, j'estime qu'acheter ces produits c'est gaspiller son argent; au moins, les bracelets de cuivre sont décoratifs!

Pour s'y retrouver dans les guerres des AINS, je recommande deux volumes reconstruisant l'histoire du développement de ces agents: les chapitres 4 et 5 de la deuxième édition d'*Occupational Musculoskeletal Diseases* (Hadler, 1999) et *The Aspirin Wars* par Mann et Plummer (1991). Le premier traite de la FDA et de l'histoire de la pharmacologie anti-inflammatoire menant au désastre des COXIB. C'est dans la deuxième édition que j'ai dénoncé pour la première fois la dialectique menant la FDA à autoriser la mise en marché des COXIB. L'ouvrage *The Aspirin Wars* porte plutôt sur les politiques hautes en couleurs, pratiquées par l'industrie pharmaceutique jusqu'aux années 1980.

L'essai CLASS (Silverstein et coll., 2000) se proposait de démontrer que le Celebrex était plus sûr que l'ibuprofène. L'essai VIGOR (Bombardier et coll., 2000) visait à démontrer que le Vioxx était plus sûr que le naproxène. Le premier article parut, même si Pharmacia ainsi que certains de ses auteurs savaient que les données expérimentales contredisaient les conclusions qu'on a publiées (Jüni et coll., 2002). L'essai VIGOR a souligné un avantage du Vioxx pour les problèmes de l'estomac mais a aussi montré un risque de maladie cardiovasculaire (Mukherjee et coll., 2001), un risque qu'on a dissimulé derrière la méthode de présentation des résultats de l'étude VIGOR et qui a entraîné une manifestation d'inquiétude de la rédaction du *New England Journal of Medicine* (Curfman et coll., 2005 et 2006). Il était prévisible que des théoriciens s'empressent d'expliquer la propension aux thromboses induites par les COXIB (Marcus et coll., 2002; Baigent et Patrone, 2003) avec une démesure contrastant avec la confiance minuscule que mérite leur effet. Des médecins universitaires renommés. en tant que consultants et chefs d'opinion sous commandite de l'industrie pharmaceutique, se sont empressés d'affirmer que le rapport risques/bénéfices était avantageux pour les COXIB (Strand et Hochberg, 2002), un argument qu'ils appuient sur une contorsion faite d'insistance sur la sécurité et de minimisation de la toxicité cardiovasculaire. D'autres consultants de la société Merck (Ray et coll., 2002), soutiennent que le Vioxx est sûr à petites doses. Les données soutenant que les COXIB sont moins toxiques pour l'estomac que les AINS ne m'impressionnent pas et je ne suis pas le seul (Hippisley-Cox et coll., 2005). Pour ce qui concerne la toxicité cardiaque, il y a une possibilité que le Vioxx comporte un petit risque, mais il s'agit d'une suggestion qu'il faut extraire patiemment de données d'observation (Graham et coll., 2005 ; Solomon et coll., 2006) ou de données contrôlées (McGettigan et Henry, 2006 ; Kearney et coll., 2006) à une époque vouée aux révisions minutieuses qu'imposent les recours en justice. Ma réaction est d'éviter ces médicaments parce qu'ils n'ont rien de neuf à offrir à mes patients, excepté une toxicité pour le moment inconnue et non définie. Il n'existe aucun risque cardiaque qui soit perceptible avec les médicaments établis (Salpeter et coll., 2006). Les COXIB sont aussi outrageusement chers (Marra et coll., 2000), un comprimé coûtant plus de 2 $ aux États-Unis par comparaison aux quelques sous que coûte une aspirine. Mes patients souffrant d'un problème locomoteur régional trouvent habituellement l'acétaminophène aussi utile que n'importe quel AINS (Brandt et Bradley, 2001). Quand ça ne marche pas, j'essaie un AINS en vente libre. Quand cela n'aide qu'un peu, j'explique que les produits pharmaceutiques ne sont pas utiles et je recommande des exercices, des bains chauds, de la sympathie et de la patience comme solutions de rechange aux médicaments. On dirait toutefois que les Américains ont épousé la médicalisation et ils consomment d'énormes quantités d'analgésiques tant sur ordonnance qu'en vente libre (Turk, 2002).

Ma philosophie thérapeutique est compatible avec les recommandations d'un groupe de travail européen (Pendleton et coll., 2000). Comme je l'ai dit dans le texte, un sous-comité convoqué par l'American College of Rheumatology a recommandé les COXIB (American College of Rheumatology Subcommittee on Osteoarthritis Guidelines, 2000), comme l'a fait le Groupe international d'étude des COX-2, comptant plusieurs consultants de l'industrie et dépendant des octrois à des fins « éducatives » de Searle, Pfizer, Merck et Johnson & Johnson (Lipsky et coll., 2000). Le premier auteur de cet article devint chargé d'une responsabilité administrative de haut niveau, à la direction des programmes de recherche extra-muros sur l'arthrite des Instituts nationaux de la santé. Il arrive fréquemment que les membres de comités produisant des consignes de pratique aient des liens financiers avec les sociétés qui fabriquent les médicaments concernés par les consignes. Le périodique *Nature* a étudié ce problème des comités (Taylor et Giles, 2005) et trouvé qu'à peu près la moitié des comités n'exigeaient même pas qu'on signale ces liens d'affaires. Dans l'autre moitié des comités, on a trouvé 685 signalements provenant de la moitié des membres des comités et constituant autant de liens avec l'industrie pharmaceutique.

Les informations que j'ai utilisées pour illustrer la toxicité cardiaque du Celebrex proviennent d'un essai clinique de la prévention de l'adénome colorectal (Solomon et coll., 2005). Des risques du même ordre ont été rapportés après une chirurgie cardiaque (Nussmeier et coll., 2005) et en pratique générale (Hippisley-Cox et Coupland, 2005 ; Lévesque et coll., 2005). Opie (2005) a écrit la petite histoire des intrigues du comité aviseur de la FDA et le représentant Henry Waxman, celle du Government Reform Committee de la Chambre des représentants du Congrès. Steinbrook (2005) a fait une évaluation critique de la manière avec laquelle les conflits d'intérêts éclaboussent le rôle-conseil des comités aviseurs de la FDA. Lurie et coll. (2006) ont fait une étude du signalement des conflits d'intérêts dans les comités aviseurs de la FDA. Il faut comprendre que les règles de la FDA n'interdisent pas d'entretenir des relations avec les sociétés pharmaceutiques, mais exigent qu'on les signale. Parmi près de 3 000 membres de comités et consultants avec droit de vote, 28 % ont signalé une relation ; la plupart du temps, il s'agissait de mandats de consultant, d'octrois ou de contrats de recherche et d'investissements parfois considérables. Une analyse de l'influence liée à ces types de relations montre que les membres avec une relation sont prédisposés à voter contre les produits d'un concurrent, même si cette influence ne paraît pas forte ni déterminante.

Les conflits d'intérêts intéressent de plus en plus les médias et la presse médicale. C'est un problème important provoquant la corruption de la recherche clinique. Les conclusions des recherches sont significativement plus souvent favorables aux modalités expérimentales dans les études de médicaments (Kjaergard et Als-Nielsen, 2002) et d'appareils (Shah et coll., 2005) lorsqu'elles sont financées par des entreprises commerciales par comparaison aux études à l'abri de tout conflit d'intérêts. Plusieurs motifs peuvent expliquer cette tendance ; l'un est la propension des études commanditées par l'industrie de choisir des groupes de comparaison qui ne sont pas correctement appariés ; un autre est de ne pas publier des résultats négatifs (Djulbegovic et coll., 2000). Une étude récente d'essais aléatoires a comparé les protocoles de ces études avec leurs résultats publiés dans des articles ; on a décelé fréquemment des rapports tronqués et déformés, ce qui ne les empêchait nullement de connaître une deuxième vie dans des articles de revue qui les avaient retenus (Chan et coll., 2004).

L'aventure de l'essai CLASS est une illustration d'une forme de manipulation des données ramenant à mes discussions des chapitres 2 et 3 de ce livre. Les grands essais multicentres relèvent de l'autorité d'une « coordination » pour l'organisation, la collecte des données et leur analyse ; ces rôles sont souvent confiés à une société de développement clinique (SDC) possiblement assujettie à des conflits d'intérêts inhérents au contrat la liant aux sociétés pharmaceutiques. Il est inévitable que le responsable d'une société ayant à donner un mandat de recherche reçoive plus favorablement l'offre de services provenant de la SDC qui a produit un résultat favorable dans une première ronde d'expériences. Comme presque toutes ces études sont à la poursuite d'effets minuscules, des données imprécises, des petites erreurs systématiques et les nuances des analyses peuvent s'avérer d'une importance critique. Il existe des exemples de procédés abusifs pour chacun de ces domaines. Il n'y a pas de perspectives de réforme pour assainir les procédures d'évaluation des médicaments de la nature de celle que je propose dans ce chapitre et qui est tirée d'un article qu'on a longtemps ignoré (Hadler et Gillings, 1983). On s'en tient plutôt à se battre bruyamment la coulpe, soulignant les conflits d'intérêts de certaines publications (Fontanarosa et coll., 2005) et des ateliers de formation, de sorte que lecteurs, étudiants et consommateurs soient sur un pied d'alerte. Ces mises en garde font leur effet sur les lecteurs (Schroter et coll., 2004), mais ont apparemment peu d'influence pour les chercheurs. On s'efforce de définir les conditions grâce auxquelles les relations des professeurs et des institutions avec l'industrie pharmaceutique pourraient devenir correctes. On s'inquiète des perturbations d'un traitement découlant d'un essai, peu importe le contexte, et des aspects éthiques de la promotion commerciale des produits pharmaceutiques. Une partie de ce repentir mérite examen.

Les rédacteurs en chef des périodiques médicaux débattent depuis des années de la ligne de conduite à adopter face aux liens d'affaires des auteurs qu'ils publient. Je l'ai dit dans le texte, la solution la plus commode est d'exiger des auteurs qu'ils révèlent toute association susceptible de présenter un conflit d'intérêts en relation avec le contenu de la recherche, laissant aux lecteurs la responsabilité de se faire une opinion. C'est la solution que préconisait Arnold Relman il y a 20 ans (Relman, 1984), alors qu'à titre de rédacteur en chef du *New England Journal of Medicine* il s'aperçut que les auteurs d'un article traitant de l'efficacité de la TPA (un produit de biotechnologie pour le traitement des thromboses qui profita beaucoup plus à l'actionnariat de Genentech qu'aux victimes de crise cardiaque) étaient responsables de la supervision de l'étude tout en possédant au même moment des actions de Genentech. Le signalement n'était donc pas une solution puisqu'il est fondé sur le postulat que les auteurs savent reconnaître un conflit d'intérêts et que les lecteurs peuvent les interpréter. Or il n'y a rien d'aussi simple dans ce problème. Les conflits d'intérêts sont très répandus dans la vie, tant à l'intérieur qu'à l'extérieur de l'université (Korn, 2000). On a tous des engagements doubles, des conflits d'intérêts et des loyautés concurrentes. Quels conflits faut-il signaler? Comment peut-on reconnaître celui qui a fait fausser son jugement ou celui de quelqu'un d'autre? Le défi est rendu encore plus redoutable pour les essais aléatoires multicentres impliquant une SDC.

La réponse des principaux périodiques médicaux a été d'adopter et de publier, sous forme de déclaration consensuelle, des consignes méticuleuses pour encadrer le signalement des conflits d'intérêts et pour décrire la contribution précise de chaque auteur dans la réalisation de la recherche (*Annals of Internal Medicine* 135 [2001] : 453-456). Pour avoir publié souvent, je peux dire que cette déclaration est une épreuve redoutable. À titre d'exemple, s'il m'arrive de référer à *Malades d'inquiétude* dans des publications futures, dois-je signaler un conflit d'intérêts parce que cette monographie est source de redevances? J'ai fait mon examen de conscience et je n'ai pas pu relever de conflit d'intérêts en écrivant ce livre. Relman pour commencer (Relman, 1990), puis son successeur à la rédaction du *New England Journal of Medicine*, J. Kassirer (Kassirer et Angell, 1993), ont décidé que, pour les articles de revue et les éditoriaux, la déclaration d'un conflit potentiel d'intérêts ne saurait suffire; «le *Journal* s'attend à ce que les auteurs de tels articles n'aient aucun intérêt financier dans une société (ou ses concurrents) dont le produit est discuté dans l'article». Plus récemment, le rédacteur en fonction a transformé cette restriction en «aucun intérêt significatif» (Drazen et Curfman, 2002). Drazen qui s'est occupé d'essais de médicaments commandités par l'industrie, avant d'accéder au poste de rédacteur en chef, soutenait que quiconque avait l'expertise requise pour écrire un article de revue se trouverait disqualifié par la première mouture de la restriction. Il s'est même donné le mal de définir «un intérêt financier significatif» excluant les fonds mutuels et analogues, mais pas le soutien principal de la recherche et en établissant une limite annuelle au montant qu'une personne peut recevoir avant qu'une relation ne soit automatiquement tenue pour être significative, couramment 10 000 $. Relman, intervenant de sa retraite (Relman, 2002), a déploré cette modification de la politique. «Les rédacteurs sont sur un terrain plus solide quand ils interdisent en bloc tous ces conflits d'intérêts plutôt que de tenter de les gérer en se dotant de lignes de conduite flexibles et en négociant avec les auteurs», écrivit-il. Bravo!

Peut-être que l'assouplissement des règles éthiques par Drazen n'est-il qu'un reflet de l'époque. Drazen (Drazen et Curfman, 2002b) argumente qu'une politique de tolérance zéro «exclurait du *Journal* la collaboration de quelques-uns des meilleurs chercheurs à l'avantage d'auteurs qui ne sont pas nécessairement actifs dans le domaine». Je répliquerais que ce ne sont pas tous les meilleurs chercheurs qui se trouveraient exclus et que la perspective nouvelle de chercheurs provenant d'autres domaines pourrait s'avérer utile pour tous. Mais Drazen a raison de soutenir que plusieurs chercheurs de pointe seraient exclus. Les ententes financières entre l'université et les sociétés pharmaceutiques sont devenus institutionnalisées. Plus d'une faculté de médecine a été placée sous la tutelle d'un «centre universitaire de santé» dont l'allégeance, les alliances et les objectifs font à peine place à l'éducation des générations futures de médecins. Plusieurs ont organisé des SDC ORC internes. Les arrangements financiers entre les chercheurs cliniciens et fondamentalistes des centres universitaires de santé et les sociétés pharmaceutiques et de biotechnologie privées sont maintenant pratiques courants. En 2000, le quart des auteurs d'articles provenant d'études originales avaient des affiliations avec l'industrie et près des deux tiers des institutions universitaires détenaient des actions de compagnies en démarrage commanditant de la recherche réalisée dans leur propre établissement (Bekelman et coll., 2003). Les sommes en cause sont considérables et les occasions de contournement potentiel des normes d'éthique, sinon de fraude et d'abus, sont bien réelles (Angell, 2000; Bodenheimer, 2000). Les multiples problèmes juridiques (Kalb et Koehler, 2002) ne sont pas traités correctement par beaucoup d'ententes contractuelles liant les institutions aux commanditaires de l'industrie (Schulman et coll., 2002). Est-ce possible de respecter simultanément ses engagements d'inventeur-entrepreneur et ceux du clinicien-éducateur? Ce n'est probablement pas possible (Kelch, 2002; Moses et coll., 2002). Il suffit de se rappeler la Cleveland Clinic Foundation et l'habit neuf de l'empereur (Diamond, 2006). On s'inquiète par exemple de ce qu'un médecin qu'on paie, directement ou indirectement, pour qu'il recrute et inscrive des patients dans un essai de médicament puisse devenir trop compromis pour agir comme médecin traitant ou conseiller (Morin et coll., 2002; Miller et coll., 1998).

Palumbo et Mullins (2002) racontent l'histoire de la publicité des médicaments sur ordonnance. La dépense totale de la promotion commerciale est passée 11,4 milliards de dollars en 1996 à 29,9 milliards en 2005. La publicité directe aux consommateurs a triplé pendant la même période, mais ne rend compte que de 14 % du total (Donohue et coll., 2007). Il y a des motifs de penser que le rendement de la publicité directe aux consommateurs est beaucoup plus élevé que celui de tout l'argent consacré aux annonces destinées aux médecins dans les périodiques, pendant des repas ou bien dans leur cabinet. Des critiques appellent un autre moratoire pour cette forme de publicité. Par contre, ses partisans soutiennent que, lorsqu'elle est bien faite, la publicité directe fait de la promotion de la santé (Hollon, 2005) plutôt que de la médicalisation. On a soutenu que les médecins traitants devraient aider leurs patients à interpréter le barrage de messages publicitaires que l'industrie pharmaceutique destine aux consommateurs (Rosenthal et coll., 2002). Sidney Wolfe (2002) estime de son côté que «l'éducation des patients, ou des médecins, est trop importante pour être laissée à l'industrie pharmaceutique et à ses campagnes soi-disant d'éducation, conçues d'abord et avant tout pour faire la promotion des médicaments». Relman (2003) reprend ce plaidoyer à son compte. Ces campagnes sont toutefois ubiquitaires, persuasives et font maintenant partie de la trame de la médecine américaine. L'industrie pharmaceutique a donné naissance à des industries complémentaires en plus des SDC. Les organismes de gestion des sites (centres médicaux où se font les essais cliniques) reçoivent des contrats pour recruter des médecins et des groupes de médecins pour faire les essais cliniques. Des sociétés d'éducation médicale et de communications (SEMC) sont mises sous contrat pour concevoir des programmes de formation continue à l'intention des médecins. Souvent, c'est une société sous-traitante plutôt qu'une firme pharmaceutique qui embauche les représentants payés pour rencontrer individuellement les médecins. Toutes ces délégations en sous-traitance viennent ajouter d'autres niveaux de conflits d'intérêts (Angell, 2000b). Le problème ne se limite pas à contrôler la promotion commerciale de l'industrie (Relman, 2001), mais comporte aussi la charge d'en défaire l'influence. Des preuves incontestables montrent que l'intensité des interactions médecin-industrie (tels que cadeaux, repas et «activités de formation continue») influence directement la prescription, et ce, dès la faculté de médecine (Wazana, 2000). De plus, ces interactions sont fortement associées aux requêtes formulées par les médecins pour que l'on ajoute des médicaments aux formulaires utilisés dans les hôpitaux (Chren et Landefeld, 1994). Je ne dis pas qu'il y a malhonnêteté mais que ces conduites ne sont pas compatibles avec le principe de la révision par les pairs ni avec les normes déontologiques de ma profession. Certains souhaitent l'adoption de règles de conduite régissant les comportements de l'industrie pharmaceutique et de la profession médicale. Pour ma part, je demande qu'on réforme la procédure menant à l'autorisation des nouveaux médicaments.

Les faits soutenant ma proposition selon laquelle, en dehors des exceptions que je signale dans le texte, les maladies gastriques causées par les AINS seraient une tempête dans un verre d'eau sont disponibles depuis longtemps (Hadler, 1990) et restent ignorées depuis lors. Entretemps, on se défonce pour vendre des pilules « pourpres » et prouver que le tout dernier AINS épargne encore mieux la muqueuse de l'estomac.

Chapitre 10

Stone et ses collègues ont publié l'étude portant sur « le nombre requis pour en offenser un » en 2002. La *Naissance de la clinique* de Foucault a été traduite en anglais pour la première fois en 1973. *Medicine and Culture* de Payer a été publié en 1988. J'emploie le terme de Kuhn, « remplacement de paradigme » qui est approprié pour la construction souffrance-maladie. Presque tous les remplacements de paradigme s'avèrent éphémères (Atkin, 2002). Je recommande la monographie passionnante de Wootton (2006) pour une chronique des torts perpétrés par les heuristiques médicales depuis Hippocrate.

La douleur est tenue pour une sorte de feu follet par l'épidémiologie. Elle fait pourtant partie de la vie et au moins la moitié d'entre nous endureront une semaine de douleur, habituellement musculosquelettique, aux six semaines. La plupart y font face; on ignore, on rationalise, on nie, on se plaint, mais il est rare qu'on se sente assez mal pour demander l'aide d'un professionnel. Dans tous les pays avancés et dans le monde en développement, quand on a mal, il existe de multiples options et fournisseurs capables d'aider quand on souffre (Hadler, 1999). La médecine occidentale traditionnelle n'est qu'une option parmi d'autres. De sorte que, lorsque l'Organisation Mondiale de la Santé (Gureje et coll., 1998) enquêtant auprès des cabinets de pratique générale du monde entier trouve que 22 % de leurs patients (variant de 5,5 % à 33 %) souffrent de douleur persistante, on peut se demander combien de gens souffrant de douleur persistante ne consultent pas en médecine générale; ils consultent ailleurs ou souffrent en silence. Ceux qui consultent le généraliste sont quatre fois plus à risque de souffrir aussi d'anxiété ou de dépression que les patients n'ayant pas de douleur persistante et encore plus à risque de faire preuve d'une perception défavorable de leur santé que ceux qui consultent pour autre chose.

L'épidémiologie a mis du temps à reconnaître puis à étudier le problème de la douleur généralisée et persistante. Jusqu'à récemment, on s'intéressait à la prévalence et à la rémanence de la seule douleur spécifiquement associable à l'anatomie. Nombreuses sont les enquêtes des ménages portant sur la prévalence de la douleur du genou, du dos, de la céphalée ou du mal de ventre. Dissimulés dans toutes ces enquêtes, on trouve des gens répondant par l'affirmative aux questions portant sur ce genre de douleur (Natvig et coll., 2001). Ces gens proviennent plus fréquemment des strates socioéconomiques inférieures (Urwin et coll., 1998) et sont plus à risque de consulter fréquemment leur médecin pour de la douleur (Rekola et coll., 1997) et d'autres souffrances somatiques (Kadam et coll., 2005), indépendamment d'autres affections médicales ou psychiatriques (Barsky et coll., 2005). En outre, cette utilisation accrue précède de longtemps un diagnostic comme celui de la fibromyalgie et elle n'est pas modifiée par ce diagnostic (Hughes et coll., 2006). Cela ne fait pas longtemps qu'on a enfin circonscrit cette population et commencé à étudier sa situation lamentable. Une des meilleures études épidémiologiques a été réalisée dans la population de Manchester au Royaume-Uni. Dans l'étude de Manchester, les chercheurs ont utilisé une définition rigoureuse de la douleur chronique généralisée comprenant l'exigence que la douleur persiste dans la colonne depuis au moins trois mois ainsi que dans au moins deux parties des deux jambes. Presque 5 % de la population adulte répondait à ces deux critères (Hunt et coll., 1999). Ces gens n'étaient ni bien portants ni heureux, ayant deux fois plus de risque d'être atteints de troubles psychologiques et de limitations fonctionnelles tout en signalant d'autres symptômes. Ils avient tendance à nourrir des préoccupations hypochondriaques et à s'inquiéter de tout symptôme corporel.

Qu'advient-il de ces gens? En premier lieu, ils ne sont pas plus à risque de faire une maladie systémique, y compris une maladie rhumatismale, que leurs pairs du même âge qui ne souffrent pas de douleur généralisée. La prévalence des symptômes est stable dans une communauté, avec une grande variabilité individuelle (Bergman et coll., 2002). Dans la communauté de Manchester, la majorité des gens semblent s'améliorer avec le temps (Macfarlane et coll., 1996). Il y en a environ un tiers qui ne s'améliorent pas en dépit des avantages retirés de la propension à consulter les services de santé, propension soutenue tant par les variables psychosociales que par la perception physique de la douleur (Kersh et coll., 2001). Ces gens constituent la population qui a attiré l'attention de l'Organisation Mondiale de la Santé. Un quart souffrent de troubles sérieux de l'humeur et d'anxiété avant de consulter (Macfarlane et coll., 1999), ce qui justifierait un diagnostic psychiatrique primaire pour près de 17 % de ceux qui consultent (Benjamin et coll., 2000).

Quel est leur diagnostic? Il y a clairement une association entre les symptômes somatiques sans explication médicale et les désordres affectifs; toutefois, les étiquettes varient selon les caractéristiques des médecins, des systèmes de santé et des cultures (Simon et coll., 1999). L'étiquetage est lui aussi sujet à controverse (Sharpe, 2002). J'aime bien « une perte écrasante du sentiment de bien-être », une condition dont la douleur n'est qu'une des manifestations. J'accepte en outre l'opinion situant cette disposition d'esprit à l'une des extrémités de la normale (Wolfe et Rasker, 2006) plutôt que d'en faire une anomalie mentale.

La documentation en psychiatrie a du mal avec ce grand groupe de patients parce que la plupart n'ont pas de problèmes d'idéation (McWhinnet et coll., 1997). « Les syndromes somatiques fonctionnels » sont le diagnostic des psychiatres les plus influents des États-Unis en ce domaine (Barsky et Borus, 1999), une expression cherchant à relier l'augmentation de la perception à l'amplification des symptômes physiques. « L'hypochondrie » désigne un sous-groupe de gens irrémédiablement convaincus d'être atteints d'une maladie grave (Barsky, 2001). Certains rhumatologues soutiennent que la douleur généralisée ne serait pas si généralisée que cela, étant plutôt associée à des points plus sensibles, les amenant à utiliser le terme fibromyalgie pour désigner la maladie. Toutefois, ces points sensibles requièrent le doigté de la foi (Croft, 2000). On les trouve souvent chez des femmes n'ayant pas de souffrance et ils ne susciteront pas l'apparition de douleur persistante et généralisée (Forseth et coll., 1999). Dans le contexte de la douleur persistante et généralisée, les points sensibles sont associés à la douleur généralisée et au comportement de la souffrance quand on les analyse avec soin (Nicassio et coll., 2000); ils ne sont rien d'autre que des indices de la profondeur de la détresse. L'étiquette qu'on donne à ces patients traduit « la plainte principale » exprimée, extraite ou entendue, mais ne saurait constituer une catégorie valide (Hadler, 1999; Sullivan et coll., 2002). La fibromyalgie, le syndrome de la fatigue chronique et autres acronymes renvoient tous à cette variété de syndrome somatique fonctionnel.

Il existe beaucoup d'informations disponibles décrivant la destinée de ces gens, mais il n'y a guère d'indice valide ni de caractéristique commune conduisant à une cause biologique. On peut reconnaître une influence génétique dans les études de jumeaux, mais elle est minuscule. Près de 10 % des jumeaux finlandais âgés de 11 ans souffraient de douleur généralisée et persistante, mais on a trouvé une influence génétique minimale (Mikkelson et coll., 2001). Les résultats étaient semblables quand on a questionné des jumeaux suédois sur la douleur chronique et généralisée (Kato et coll., 2006) ou sur la fatigue chronique (Sullivan et coll., 2005). D'autres chercheurs ont étudié des associations avec des traumatismes psychologiques ou physiques inhabituels, mais les résultats sont inconstants. Les meilleures de ces études produisent des résultats parfois contradictoires. Viner et Hotopf (2004) n'ont pas pu distinguer d'association entre le stress psychologique pendant l'enfance ou de la psychopathologie maternelle et la probabilité de souffrir d'un syndrome somatique fonctionnel à l'âge adulte. Mallen et coll. (2006) ont trouvé que les jeunes adultes souffrant de douleur chronique persistante se souvenaient plus fréquemment d'avoir eu des parents souffrant de douleur chronique pendant leur enfance et d'avoir eux-mêmes eu pareilles douleurs.

La plupart des patients dotés de ces étiquettes attribuent l'apparition de leur maladie à quelque cause. Dans un établissement de soins tertiaires (Neerinckx et coll., 2000), les attributions les plus communes étaient le «déséquilibre chimique», les «virus», le «stress» et la «confusion émotive». Au Canada, la plupart des physiatres, des orthopédistes et des omnipraticiens ne sont pas convaincus que la fibromyalgie puisse résulter d'un événement précis, y compris de traumatismes. On ne trouve que quelques rhumatologues canadiens pour accepter cette hypothèse (White et coll., 2000) en dépit des données britanniques montrant qu'il n'y a pas d'augmentation significative de l'incidence de la douleur généralisée et persistante, six mois après un accident de la route (Wynne-Jones et coll., 2005). On sait que, dans les établissements tertiaires, les patients souffrant de ce type de douleur et qui manifestent de la propension à attribuer une cause à leur souffrance ont un pronostic sombre (Vercoulen et coll., 1996 ; Wilson et coll., 1994). Mais le pronostic est décourageant pour les autres aussi parce qu'il s'en trouve peu qui retrouvent le bien-être. Les médicaments et la plupart des programmes de réadaptation s'avèrent d'une efficacité minimale quand ils en ont une. Compte tenu de la tendance de ces patients à «dramatiser» (Hassett et coll., 2000), la psychothérapie orientée vers le développement de l'aptitude à affronter les afflictions a été recommandée. Il y a une suggestion voulant que la thérapie cognitive du comportement puisse aider (Allen et coll., 2006), particulièrement quand la fatigue est le symptôme principal (Price et Crouper, 1998; Whiting et coll., 2001). Les données ne sont pas impressionnantes et n'augurent rien de bon pour l'efficacité hors du contexte d'un centre de recherche ni pour les cas où c'est la douleur généralisée persistante qui domine la souffrance (Williams et coll., 2001). Les patients atteints de syndromes somatiques fonctionnels trouvent utiles les groupes d'entraide, même quand il leur faut endurer une aggravation de leurs symptômes; ils auraient mieux fait de ne pas y recourir (Freidberg et coll., 2005).

Les patients étiquetés de désordres somatiques fonctionnels, particulièrement ceux qui s'estiment incapables de travailler, sont caractérisés par l'intensité avec laquelle ils expriment leur détresse et la manière dépourvue d'affect avec laquelle ils communiquent leur souffrance (Garro, 1992). Ils sont les gens les plus malades qu'on n'ait jamais décrits sans pouvoir trouver ni dommage visible des organes, ni dysfonction vérifiable, ni anomalie biochimique particulière (Showalter, 1996). De ce point de vue, ces malades sont chanceux, mais il ne faut pas minimiser le malheur sous lequel ils subsistent (Greenhalgh, 2001; Barker, 2005). Ni refuser de reconnaître la nature kafkaïenne du processus de détermination de l'incapacité qui remet en cause l'authenticité de leur perception de leurs souffrances (Hadler, 1999). La fibromyalgie est une construction sociale avec laquelle notre société médicalise la tristesse profonde (Hadler et Greenhalgh, 2005).

Le traité classique sur la souffrance est de la plume d'Eric Cassell (2004). Pourquoi ces patients souffrent-ils autant? Il arrive que la douleur puisse être indescriptible (Scarry, 1985). Ceux qui souffrent d'une douleur généralisée persistante sentent le besoin de défendre l'authenticité de leur expérience (Hadler, 1996). Pour une discussion complète de la division corps-esprit, voir la monographie de Rey (1995) et l'ouvrage édité par Wright et Potter (2000). Je ne suis pas le seul à réclamer la révision et la modernisation de cette construction sociale (Bracken et Thomas, 2002). Ma révision toutefois ne se limiterait pas à ce que l'esprit, la souffrance et le malaise sont des constructions sociales; elle comprendrait aussi l'acceptation de ce que la douleur, le corps et la maladie sont, eux aussi, autant de constructions sociales. Au point où l'on en est, le traitement médical de ces patients affectés de problèmes de santé inexplicables est difficile (Fischoff et Wessely, 2003), souvent impossible et très fécond en iatrogénèse potentielle.

Chapitre 11

Pour la discussion du mal de dos des personnes âgées, j'ai un faible pour mon chapitre du volume *Oxford Textbook of Geriatric Medicine* (Hadler, 2000). En ce qui concerne l'évolution et le traitement de la fracture aiguë par compression, je recommande Joines et Hadler (2005) et, pour la prévalence des symptômes du dos des gens âgés, il faut lire Edmond et Felson (2000) et Bressler et coll. (1999). À cause de la multiplicité des essais cliniques aléatoires, la documentation traitant de l'incidence et de la prévalence des fractures par compression est pléthorique. Les chiffres que j'utilise sont représentatifs (Nevitt et coll., 1998 ; Lindsay et coll., 2001) ; environ 20 % des femmes de plus de 50 ans ont au moins une fracture par compression (Jackson et coll., 2000). Il est possible que le rétrécissement de l'espace intervertébral, mais pas l'ostéophyte, prédispose aux fractures par fragilité des os adjacents indépendamment de la densité minérale osseuse (DMO) (Sornay-Rendu et coll., 2006), ce qui suggère que ce serait la biomécanique de la colonne vertébrale qui serait en cause plutôt que des forces externes.

Les gens souffrant d'une fracture de la hanche par ostéoporose connaissent une mortalité élevée à l'hôpital (Goldacre et coll., 2002) ; ceux qui quittent l'hôpital sont aux prises avec une longévité et une autonomie fonctionnelle compromises (Hannan et coll., 2001 ; Cree et coll., 2000 ; March et coll., 2000). Cela est particulièrement vrai pour les femmes souffrant de comorbidités et de complications post-opératoires (Roche et coll., 2005). Les femmes âgées ont aussi ce pronostic et se sentent très menacées par les chutes et le fait qu'une fracture de la hanche puisse mettre un terme à leur autonomie (Salkeld et coll., 2000). Pour ce qui regarde le risque de fracture de la hanche ostéoporotique après une chute, tant le degré de l'ostéoporose (de Laet et coll., 1998) que la gravité de la chute (Greenspan et coll., 1994) sont des déterminants connus et la manière la plus efficace de réduire le risque de fracture est de tenir compte de ces observations. Les blessures découlant des chutes augmentent chez les aînés à un taux qu'on ne peut expliquer par les seuls changements démographiques (Kannus et coll., 1999). Les facteurs en cause comprennent la fragilité des personnes âgées, y inclus la compromission de la vision (Pedula et coll., 2006), laquelle prédit la fracture de la hanche autant que l'hospitalisation et le décès qui en découlent (Woods et coll., 2005). Beaucoup d'aînés consomment des médicaments capables d'affecter la mobilité, la stabilité de la démarche et la vigilance (Leipzig et coll., 1999). On investit beaucoup pour réduire le risque des chutes. L'exercice (Feskanich et coll., 2002) et les programmes d'activités physiques (Rubenstein et coll., 2000) s'avèrent bénéfiques. Les protecteurs de la hanche se sont montrés très efficaces dans certaines études (Rubenstein, 2000; Parker et coll., 1999), démontrant même un rapport coût/avantage favorable dans les résidences pour personnes âgées (Singh et coll., 2004) mais ces résultats ne sont pas constants (Parker et coll., 2006). Les protecteurs de la hanche peuvent s'avérer incompatibles avec la coquetterie des femmes plus âgées (Kannus et coll., 2000) mais ils sont quand même préférés aux bisphophonates (Fraenkel et coll., 2006). Les familles et les dirigeants d'établissements d'hébergement pour les aînés doivent savoir que les interventions fondées sur les besoins individuels peuvent réduire les chutes; elles incluent des interventions sur le comportement et l'élimination des obstacles dans l'environnement (Gillespie et coll., 1998).

La controverse liée à la recommandation des produits laitiers pour la santé des os est révisée par Weinsier et Krumdieck (2000). Il existe des preuves montrant que les personnes les plus frêles et les plus susceptibles d'encourir une fracture de la hanche par ostéoporose souffrent souvent de malnutrition (Hanger et coll., 1999) comprenant des déficiences en calcium (Ensrud et coll., 2000) et en vitamine D (LeBoff et coll., 1999), mais ces personnes sont habituellement très affaiblies et souvent parmi les vieillards institutionnalisés. Des essais cliniques aléatoires réalisés il y a plus d'une décennie ont montré que les suppléments de vitamine D et de calcium peuvent réduire le risque de fracture de la hanche (Chapuy et coll., 1992), et pas seulement améliorer l'ostéopénie. Cet avantage est cependant petit et s'est avéré difficile à répliquer dans d'autres études. Plusieurs grosses études cliniques aléatoires n'ont pas pu trouver d'avantage aux suppléments de calcium et de vitamine D pour les fractures par fragilité chez les femmes âgées (Porthouse et coll., 2005; Jackson et coll., 2006; Prince et coll., 2006), même chez les femmes ayant déjà souffert d'une fracture par fragilité (RECORD Trial Group, 2005). Peut-être que si l'on augmentait à 800 UI par jour plutôt que s'en tenir aux 400 UI habituelles, on pourrait observer un effet sur l'incidence des fractures par fragilité (Bischoff-Ferrari et coll., 2005) mais l'effet reste petit. Il est possible d'augmenter la DMO, même chez des enfants bien portants (Winzenbert et coll., 2006). Il est manifeste que la nutrition générale et des apports suffisants en calcium et vitamine D sont importants mais moins que les modifications de l'environnement et les interventions sur le comportement dont on a discuté (Wallace, 2000) et qui permettent la pleine jouissance de sa vieillesse. Pour ce qui concerne les fractures des membres supérieurs, celle de Colle (au poignet) en particulier, cette affirmation est irréfutable. L'étude European Prospective Osteoporosis Study (Kapotge et coll., 2005) peine à trouver une association entre la DMO et l'incidence des fractures par fragilité quand on tient compte correctement de l'histoire de chutes fréquentes.

Fuller Albright fut le premier à reconnaître l'association de la ménopause avec l'ostéoporose et aussi le premier à recommander la thérapie aux œstrogènes aux femmes souffrant de fractures pathologiques (Albright et coll., 1941). La découverte que l'HTR avait peu d'effet sur la qualité de la vie en dehors des symptômes de la ménopause provient de l'étude HERS portant sur l'effet de l'HTR sur la maladie cardiaque (Hlatky et coll., 2002). L'étude donna le résultat surprenant que les femmes sous HTR souffrent plus fréquemment de lombalgie (Musgrave et coll., 2001). Deux méta-analyses récentes des effets pour la santé découlant de l'HTR sont de Nelson et coll. (2002) et Humphrey et coll. (2002). Le groupe chargé de la rédaction du rapport du projet Women's Health Initiative (WHI) a publié ses résultats peu après (2002). La discussion par Fletcher et Colditz (2002) a suivi et c'est de cette étude que j'ai tiré les données présentées dans le tableau 8. L'U.S. Preventive Services Task Force a recommandé la prudence en 2002 et l'a réitérée en 2005. Plusieurs commentaires récents conseillent la prudence pour ce qui concerne l'HTR parce que ses risques excèdent ses avantages potentiels en dépit de ce que ni le tort ni l'avantage ne soient impressionnants (Solomon et Dluhy, 2003). La torture des données de la Women's Health Initiative suscite la possibilité que l'HTR puisse augmenter les risques de maladie de la vésicule biliaire (Cirillo et coll., 2005) et de thrombose veineuse (Cushman et coll., 2004).

Il s'en trouve pour déplorer la disparité des conclusions des essais cliniques et des études de cohorte à propos des risques cardiovasculaires liés à l'HTR. On peut expliquer ces variations par les limites propres aux méthodes d'étude autant que par les différences entre les préparations pharmaceutiques utilisées pour l'HTR. Le consensus est qu'il doit y avoir une façon de faire qui soit meilleure que l'HTR traditionnelle (Grodstein et coll., 2003). Ce consensus a gagné des adhérents quand de nouvelles analyses des données de la Women's Health Initiative ont confirmé le risque d'accident vasculaire cérébral (Wasertheil-Smoller et coll., 2003 ; Anderson et coll., 2004) et suggéré qu'il y ait un risque d'invalidité cognitive (Rapp et coll., 2003 ; Shumaker et coll., 2003 et 2004 ; Schneider 2004). Peut-être que la mise au rancart du traitement des femmes ménopausées à l'HTR résultera moins du chapelet de petits risques que de l'analyse de la qualité de la vie des femmes ayant participé à la Women's Health

Initiative. Rappelons qu'il s'agissait d'une étude clinique aléatoire avec un placebo. Il s'avéra impossible de trouver une différence de la santé générale, de la vitalité, de la santé mentale, des symptômes dépressifs et de la satisfaction sexuelle distinguant les femmes traitées à l'HTR de celles qui recevaient un placebo (Hays et coll., 2003). Cela restait vrai quand on prescrivait des estrogènes sans remplacement de la progestine (Brunner et coll., 2005). Encore plus fascinante est l'expérience de ces femmes quand le traitement fut arrêté après qu'on eut découvert les risques associés. Environ 63 % des femmes qui avaient pris de l'HTR ont éprouvé des symptômes modérés ou graves comme des bouffées de chaleur, de la sudation nocturne, des douleurs et des raideurs musculaires. Mais il y eut aussi 41 % des femmes sous placebo qui ont souffert des mêmes symptômes avec la même intensité (Petitti, 2005). L'avantage symptomatique procuré par le placebo et le syndrome de retrait du placebo posent la possibilité d'une autre construction sociale, celle de la ménopause en tant que maladie. Un groupe de travail du NIH (2005) a conclu que les estrogènes à petites doses devraient être réservés au traitement des symptômes entourant l'arrivée de la ménopause mais que l'HTR n'avait qu'un tout petit rôle à tenir, en supposant qu'elle en ait un, pour traiter les symptômes survenant une fois que la ménopause est installée. Ainsi trépasse la construction sociale de l'HTR!

L'essai du raloxifène arbore avec fierté son acronyme, histoire de ne pas se laisser éclipser par tous les acronymes émaillant la documentation du domaine cardiovasculaire. Il est connu comme l'essai MORE pour «Multiple Outcomes of Raloxifene Evaluation» (Ettinger et coll., 1999; Barrett-Connor et coll., 2002). On a observé que les femmes avec une DMO basse ou des fractures de compression étaient plus à risque d'être déprimées (Silverman et coll., 2007). Peu importe qu'il ne s'agisse pas d'une relation de cause à effet, ce que la construction de l'essai MORE ne permettait pas de vérifier. Je subodore cependant que la « dépression » est probablement une manifestation de la vulnérabilité. Dans une autre étude du raloxifène, on n'a pas pu déceler de risque pour des événements coronariens (Barrett-Connor et coll., 2006). Il en résulte qu'il faut confronter le petit avantage obtenu pour les fractures par fragilité avec l'augmentation des risques de thrombose veineuse et d'accident vasculaire cérébral. Riggs et Hartmann (2003) ont révisé la biologie et la pharmacologie des modulateurs sélectifs des récepteurs d'estrogènes.

Il existe une synthèse de la Collaboration Cochrane sur l'efficacité de l'étidronate pour prévenir les fractures ostéoporotiques des vertèbres (Cranney et coll., 2001). L'essai définitif du risedronate est de Harris et ses collègues (1999). Dans une étude de suivi d'une durée de trois ans et commanditée par l'industrie (McClung et coll., 2001), l'incidence de la fracture de la hanche des femmes de 70 ans et plus, choisies pour avoir un risque élevé de faire une fracture (DMO très basse, souvent associée à une démarche instable), a été réduite de 3,2 % à 1,9 % par la prise quotidienne de risedronate. Chez les femmes de 80 ans et plus, elles aussi à risque élevé, la réduction a été de 5,1 % à 4,2 %. Ces réductions ne sont pas significatives sur le plan statistique ni en clinique. Les auteurs de l'étude et la société pharmaceutique voudraient bien qu'on tienne pour cliniquement significative une réduction de 3,2 % à 1,9 % dans un groupe de femmes de 70 à 79 ans qui sont à risque élevé de fracture. Vraiment ? Il faudrait traiter toutes ces femmes pour obtenir la réduction du risque absolu de 1,3 % d'une compression radiographique d'un corps vertébral ? Je ne crois pas qu'un effet aussi minuscule soit mesurable d'une manière qui soit fiable. Même si cela était possible, il ne faut pas oublier qu'il n'y a que les personnes souffrant de fractures très rares de grade 3, qui encourent une détérioration significative de leur qualité de vie (Crans et coll., 2004). Pour la grande majorité des femmes, les fractures vertébrales par compression restent sans autre importance que d'être des particularités radiologiques.

Les données sur l'alendronate sont semblables. L'étude importante est connue sous l'abréviation FIT pour « Fracture Intervention Trial », publiée par Black et ses collègues (1999), après trois années de suivi et par Cummings et ses collègues après quatre années. Merck a commandité les études chez les hommes ayant une DMO basse (Orwoll et coll., 2000) ; on a trouvé que l'alendronate diminue l'ostéopénie et pourrait même réduire les fractures par compression de la colonne vertébrale. Un autre essai commandité par Merck a dû réconforter son service de commercialisation. Cette étude a montré que l'arrêt de l'alendronate, au contraire de l'arrêt de l'HTR, n'accélère pas le taux de la perte osseuse (Greenspan et coll., 2002). Je reste étonné qu'aucun de ces résultats ne fasse quoi que ce soit d'important pour les bien portants ni pour les patients souffrant d'ostéopénie primaire et même d'ostéoporose primaire. Même une analyse coût/efficacité de l'étude FIT n'a pas réussi à justifier le recours à l'alendronate pour l'ostéopénie (Schousboe et coll., 2005). Les chercheurs qui ont fait cette étude ont signalé de possibles conflits d'intérêts ayant reçu des subventions de recherche d'entreprises concurrentes de Merck, mais pas de Merck, le fabricant de l'alendronate. Dans un éditorial d'accompagnement, McClung (2005) propose qu'on recherche l'ostéopénie chez les femmes susceptibles de faire des fractures de fragilité, les femmes plus âgées, celles qui ont interrompu l'HTR, celles qui ont eu une ménopause hâtive, et ainsi de suite. Il stipule que la question n'est pas de choisir entre des traitements alternatifs puisque « nul médicament anti-résorbtion n'est plus efficace que l'alendronate pour réduire le risque de fracture ». Le Dr McClung fait partie des consultants de Merck dont il a reçu un certain nombre « de subventions ». McClung est en bonne compagnie ou du moins compte-t-il des comparses connus pour des avis de la même farine exprimés dans des commentaires sollicités par des périodiques bien connus (Rosen, 2005 ; Raisz, 2005). Il existe une autre étude de l'alendronate pour réduire l'incidence des fractures vertébrales (FV) sur une période de près de quatre ans ; des femmes ménopausées et atteintes d'ostéopénie, définie comme un petit abaissement de la DMO, ont été recrutées (Quandt et coll., 2005). Ses principaux résultats sont présentés au tableau 12.

Tableau 12
Incidence des fractures vertébrales (FV) pendant quatre années de traitement à l'alendronate ou au placebo

Résultats	Pourcentage d'incidence avec alendronate	Pourcentage d'incidence avec placebo	Nombre qu'il faut traiter
FV clinique avec une FV au départ	0,3	0,9	185
FV clinique sans FV au départ	0,3	0,7	Non significatif
VF radiophotographique avec FV au départ	1,5	2,7	83
FV radiophotographique sans FV au départ	1,2	1,9	Non significatif

Source : Adapté de Quandt et coll. (2005).

Se trouve-t-il un seul lecteur de *Malades d'inquiétude* qui se sente d'attaque pour soutenir que ce traitement serve à quelque chose ? Même pour les femmes à risque élevé, celles qui avaient déjà une fracture vertébrale, peut-on croire que le fait d'avoir avalé cette pilule pendant quatre années ait changé quoi que ce soit ? Cela a réduit l'incidence absolue de la fracture d'une fraction d'un point de pourcentage. Est-ce même mesurable ? Même si l'alendronate peut augmenter la DMO, même si sa consommation pendant des années n'est pas dangereuse, il n'y a rien à gagner à le consommer plus de quelques années (Black et coll., 2006) et j'ajouterais qu'il n'y a pas d'avantage significatif à le consommer de toute façon.

La notion que les bisphosphonates puissent être inoffensifs est un oxymore. Une complication rare mais d'une extrême gravité a été décrite ; l'ostéonécrose de la mâchoire (Woo et coll., 2006). Il est vrai que la plupart des cas sont survenus avec les formulations de longue durée qu'on utilise pour la chimiothérapie du cancer, comme le myélome. Mais cette complication tragique drape d'un suaire la prouesse biochimique ayant conduit à un bisphosphonate qu'on peut absorber une fois par an (Reid et coll., 2002 ; Black et coll., 2007). De toute façon, il fait aussi partie des produits servant au traitement de l'ostéoporose dont j'ai discuté. Ce n'est pas un problème pour moi ; je trouve son avantage trop mince pour en tolérer la toxicité.

De plus, comme j'ai le ferme propos de ne pas traiter, le dépistage devient inutile. En ce qui concerne les limitations techniques du scanneur DEXA, je recommande l'article par Nielsen et ses collègues (1998). Pour en savoir plus sur les discordances entre les mesures de la hanche et celles de la colonne vertébrale, je recommande Woodson (2000). La propension à recourir à la densitométrie et ses limitations sont discutées par Masud et Francis (2000). Les recommandations de l'U.S. Preventive Services Task Force pour le dépistage de l'ostéoporose, ont été publiées en 2002, accompagnées d'une longue discussion de la documentation les justifiant (Nelson et coll., 2002). Une synthèse de même nature (Cummings et coll., 2002) et des recommandations complémentaires (Bates et coll., 2002) ont été publiées dans le *JAMA*, de la main des chercheurs détenant des rôles de premier plan dans les études de l'alendronate. Le consensus du NIH (2000) ne recommande pas le dépistage universel, même après 65 ans et a réitéré cette position dans un article paru un an plus tard (National Institutes of Health Consensus Development Panel on Osteoporosis, 2001). L'agence américaine pour la recherche en services de santé et en qualité (U.S. Agency for Healthcare Research and Quality, 2001) partage mon opinion sur ces données. Le prédécesseur de cet organisme a trébuché sur le sabre de sa propre critique, comme je l'ai déjà dit au chapitre 9, et on l'a liquidé. Jusqu'ici j'ai réussi à échapper au même sort. S'il se trouve un seul lecteur qui estime que la science, la recherche clinique, les essais et l'interprétation des données ne sont pas exposés aux chausse-trappes de la politique, qu'on me permette de le dépouiller de ses illusions maintenant et pour toujours.

Le «marché» de la prévention de l'ostéoporose est la terre promise de l'industrie pharmaceutique et du marché des valeurs mobilières. Sans la moindre hésitation, la documentation médicale recommande le dépistage des femmes caucasiennes et asiatiques qui vieillissent, particulièrement quand elles sont minces. On estime que, puisque les femmes de race noire ont un risque de fracture inférieur à celui des Blanches pour n'importe quel niveau de DMO (Cauley et coll., 2005), il faudra se doter de normes particulières pour la race, de sorte que le dépistage puisse tenir compte des particularités propres à chaque race (Acheson, 2005). Des arguties de la même farine sont en voie d'élaboration pour les hommes. De nouveaux et de «meilleurs» médicaments sont mis en marché, notamment des produits biologiques hors de prix. La tériparatide est un fragment de l'hormone parathyroïdienne qui a été autorisée par la FDA ; on la porte aux nues pour le motif qu'elle provoque l'accrétion osseuse au contraire des bisphosphonates qui ralentissent la résorption. Son rendement est semblable aussi, c'est-à-dire aussi lamentable que celui des bisphosphonates (Neer et coll., 2001 ; Cranney et coll., 2006). Transie d'admiration pour la biologie moléculaire, une étude a montré que l'utilisation sérielle d'un traitement d'une année avec la tériparatide suivi d'un traitement subséquent de deux années avec l'alendronate permettait de maintenir les gains obtenus (Black et coll., 2005). C'est une bonne nouvelle pour la DMO, mais est-ce que cela avantage le patient ? Ça ne servira certainement pas aux patients qui ont une ostéopénie asymptomatique. Peut-être que le traitement combiné ou en série (Heany et Recker, 2005) pourra s'avérer utile pour les quelques rares individus jeunes qui sont atteints d'ostéoporose catastrophique. Si seulement le monde de la commercialisation pouvait comprendre cela.

La tériparatide n'est pas la seule innovation propulsée par le marché potentiel que constitue la colonne vertébrale vieillissante. Il y a un anticorps monoclonal humain, le denosumab, qui détraque le fonctionnement des ostéoclastes par un mécanisme complètement différent de celui des bisphosphonates et qui entraîne une augmentation de la DMO (McClung et coll., 2006). Le denosumab fixe le RANKL, le récepteur activant une molécule qui active à son tour des gènes critiques. Mais il faudra que cela procure un paquet d'avantages pour mes patients avant que je ne le prescrive.

Cela ne devrait pas surprendre, après les chapitres 2, 6 et 7, que la communauté chirurgicale se soit sentie déclassée dans cette course à la médicalisation de la colonne vertébrale qui vieillit. Les chirurgiens de la colonne et les radiologues d'intervention ont proposé leurs procédures pour traiter les fractures de compression tenues pour symptomatiques et ne répondant pas au traitement. Il existe des tentatives de «stabilisation» de ces fractures par l'injection dans le corps vertébral des mêmes colles que celles qu'on utilise dans le remplacement des articulations. Ce n'est pas tout. Les fractures vertébrales de compression provoquent une difformité du corps vertébral incitant la colonne à se courber vers l'avant, une difformité qu'on appelle «cyphose». On a donc inventé la «plastie de la cyphose». Un ballonnet est inséré dans le corps vertébral écrasé qu'on gonfle de manière à réduire l'angulation puis qu'on stabilise avec de la colle. Il n'y a pas de science qui soutienne ni l'une ou l'autre de ces interventions: que des anecdotes! Vu que la FDA n'utilise pas pour les matériaux et les dispositifs les critères utilisés pour l'approbation des médicaments, les ballonnets de plastie pour la cyphose sont en vente tout comme les colles qu'on utilise alors pour d'autres indications que celles qui sont autorisées. Certains sont très sceptiques (Jarvik et coll., 2006) alors que, pour ma part, c'est d'indignation qu'il faut parler.

La discussion la plus captivante des constructions sociales que je connaisse est la monographie de Hocking (2000). Pour le même motif, je recommande celle de Blackmore (1999) pour une discussion du même. Ces traités aideront le lecteur perplexe à se retrouver dans ce chapitre et le précédent.

Chapitre 12

J'ai cité une petite partie de la documentation traitant du statut socioéconomique (SSE) et de la santé dans les pays riches dans les lectures supplémentaires du chapitre 1. De plus, je recommanderais Kawachi et ses collègues (1999), Marmot et Wilkinson (1999), Kawachi et Berkman (2003) et Marmot (2004). Il y a plusieurs années, l'U.S. National Center for Health Statistics a publié un recueil de statistiques sur la santé analysant l'influence du SSE (Pamuk et coll., 1998), lequel demeure une ressource importante. La découverte que la relation entre la perception de la santé et la mortalité soit moins forte avec les «besoins de santé» qu'avec le travail continue de s'imposer (O'Reilly et coll., 2005). Les conséquences pour la santé de la destitution sociale dans les économies en développement sont bien présentées dans le classique qu'est devenu le traité de Dasgupta (1993). Pour bien comprendre ce qu'est la vie de ceux qui mijotent dans la pauvreté des zones urbaines aux États-Unis, je suggère la monographie de l'anthropologue K. Newman (1999). *People of the Abyss* est un livre rare

(London, 1903) mais il existe des ouvrages plus récents. L'essai de McCally et coll. (1998) porte sur l'influence du SSE pour la santé dans une perspective médicale et conclut que la solution médicale passe par un meilleur accès aux services. La plupart des auteurs que je cite ne partagent pas cette conclusion, ni moi non plus (Hadler, 1999b).

Le but principal de ce chapitre est d'acquérir la compréhension de la corrosion qu'un contexte psychosocial hostile au travail inflige à la santé et à la longévité et d'expliquer comment les troubles musculosquelettiques régionaux incapacitants sont des indicateurs de cette adversité. Cette idée a orienté mon propre parcours de chercheur clinicien depuis près de trente années et donné leur thème central à plusieurs de mes livres dont le plus récent, la troisième édition d'*Occupational Musculoskeletal Disorders* (Hadler, 2005). On a fait beaucoup de progrès depuis que j'ai lancé mes recherches et que j'ai créé la notion de «rhumatologie industrielle» au milieu des années 1970. Il est certain que, l'état des connaissances étant alors primitif, tout ne pouvait donc que s'améliorer. La première édition d'*Occupational Musculoskeletal Disorders*, publiée en 1994, était un inventaire des connaissances disponibles qu'on alliait au raisonnement déductif dans une approche permettant d'aborder la complexité des problèmes s'abattant sur le travailleur qu'un trouble musculosquelettique régional rendait invalide. La deuxième édition, parue en 1999, faisait le point de la connaissance, exploitant une littérature spécialisée en train d'évoluer des anecdotes vers l'analyse systématique. La troisième édition va bien au-delà d'une ouverture sur la révolution que constitue maintenant la connaissance du décours de la vie puisque l'étude des problèmes musculosquelettiques liés à l'occupation est à la fine pointe de cette révolution. J'ai tenté d'exprimer une partie de cette ébullition au chapitre 9. J'ai dû me faire violence pour que ce ne soit pas le seul thème du volume car j'aurais alors mal servi l'objectif de *Malades d'inquiétude* qui est de fournir au lecteur les informations et les aptitudes nécessaires pour résister à la médicalisation de la société. Le chapitre 9 poursuit cet objectif pour le lecteur quand il assume un rôle de travailleur salarié.

Quand on ne se sent pas bien dans son milieu de travail, on devient vulnérable, moins assuré et, surtout, moins confiant en sa propre invulnérabilité. Le prochain épisode de malaise à survenir quand on se trouve dans cet état peut devenir la «paille qui brise le dos du chameau». Les contraintes d'ordre culturel et la régie des programmes d'indemnisation des travailleurs augmentent la probabilité que l'épisode suivant de troubles musculosquelettiques régionaux soit terrible. Les effets qu'entraîne tout recours

à la compensation pour un trouble musculosquelettique régional sont kaf-
kaïens, iatrogéniques et riches en promesses qu'on ne tiendra pas. Je suggère la troisième édition d'*Occupational Musculoskeletal Disorders* pour
réviser la justification du sombre tableau que je viens de tracer. Je ne suis
pas le seul à dénoncer l'iatrogénèse inhérente au cheminement décisionnel
des programmes de compensation des travailleurs pour ce qui concerne le
mal de dos (Hadler, 2000; Johnston et coll., 2003). Nous avons fait plus
que reconnaître l'iatrogénèse puisque nous en avons fait la preuve (Tait et
coll., 2004, 2006; Chibnall et coll., 2005, 2006a, 2006b) et commenté la
construction sociale de la « blessure » dans le *JAMA* (Hadler et coll., 2007).
Une synthèse de la Collaboration Cochrane (Martimo et coll., 2007) complète bien ce travail montrant que la construction sociale de la « blessure »
est intenable et, comme je l'espère, dorénavant confinée aux oubliettes de
l'histoire.

La documentation impliquant le contexte psychosocial du milieu
de travail comme principal moteur de cette dialectique a crû régulièrement
depuis la parution de la troisième édition d'*Occupational Musculoskeletal
Disorders*. Les articles de Jarvik et coll. (2005) et d'Ijzelenberg et Burdorf
(2005) sont exemplaires de nombreux autres. Kaila-Kangas et coll. (2006)
étudiant les travailleurs de la Finlande ont observé qu'il existe un effet propre au contexte hostile du milieu de travail sur l'incidence du mal de dos
conduisant à l'invalidité et que cet effet est indépendant des différences
socioéconomiques. L'absentéisme en raison de problèmes musculosquelettiques régionaux n'est pas la seule conséquence d'un contexte psychosocial
hostile en milieu de travail (Cheng et coll., 2000). Il en serait le signe
avant-coureur comme le canari dans les galeries d'une mine. La découverte
la plus récente provient de l'étude Whitehall et montre qu'il y a une augmentation de l'incidence de la maladie cardiaque quand les salariés estiment que leur contexte de travail est injuste (Kivimäki et coll., 2005); à
court terme, un milieu de travail injuste peut rendre fou (Ferrie et coll.,
2006). Le concept de la justice au travail est une composante de ce que
j'appelle le contexte psychosocial. Il est lié à la perception qu'on a d'être
estimé par son supérieur, d'être traité correctement et de la certitude que
l'on a qu'il mérite confiance. Il s'agit de l'un des multiples facteurs susceptibles de façonner l'hostilité d'un milieu de travail. On trouve aussi les éléments liés à l'organisation du travail, comme les pauses, la latitude décisionnelle, l'autonomie, l'équilibre entre les efforts exigés et les primes au
rendement, les modifications des tâches, la sécurité d'emploi et autres. Puis
il y a les défis interpersonnels comme le soutien de la direction et les

interactions avec les compagnons de travail, sans oublier les facteurs personnels comme les problèmes affectifs. La complexité des interactions de tous ces facteurs influence la probabilité d'absentéisme de courte et longue durée, pour toute cause mais d'une manière particulière pour les problèmes musculosquelettiques régionaux incapacitants. Parce que le besoin d'être estimé est universel, il ne faut pas s'étonner que les travailleurs manuels soient plus fréquemment enclins à tenir leur mal de dos pour incapacitant (Kaila-Kangas et coll., 2006).

On peut compléter l'historiographie que je présente avec Hadler (1978, 1998, 2005) et Denbe (1996). Erichsen était le chirurgien de la reine Victoria et il a publié une collection d'essais intitulée *Railway and Other Injuries of the Nervous System* (1866), que j'ai la chance de posséder. Keller et Chappel (1996) ont publié une discussion plus facilement accessible de la «maladie d'Erichsen». Mixter et Barr ont introduit pour la première fois la notion de la «hernie discale» dans un article paru en 1934. La citation de Johnstone est à la page 381 de son manuel (1941).

La psychologie industrielle continue de répertorier les effets d'un contexte psychosocial néfaste au travail. Les pionniers de la reconnaissance des effets du stress et de la tension du travail sont Karasek et Theorell (1990). «La charge allo statique» (Kubzhansky et coll., 1999) et le «courant» de motivation (Guastello et coll., 1999) s'emploient à tenter de mesurer l'influence du fait de se sentir bien dans sa peau. La monotonie des tâches et l'isolement du salarié semblent être moins pénibles au travail que ne le sont les critiques défavorables et le sentiment de perte de contrôle, ce dernier s'avérant de plus en plus pénible à supporter avec le passage du temps.

La preuve épidémiologique soutenant ma proposition qu'un contexte de travail tendu soit mauvais pour la santé est considérable. On peut même démontrer que les travailleurs soumis à la précarité de leur emploi sont plus enclins à se souvenir de toutes sortes de plaintes associées à leur santé et à les enregistrer (Mohren et coll., 2003). La fréquence des absences de courte et longue durée, peu importe le motif, est associée à l'hostilité du contexte psychosocial du milieu de travail. Les documents traitant de ces problèmes deviennent rapidement plus nombreux : Bültmann et coll. (2005), Hanebuth et coll. (2006), Head et coll. (2006), Li et coll. (2006), Lund et coll. (2006) et Nielsen et coll. (2006). Le contexte hostile du milieu de travail est même le secret expliquant le problème de ceux qui s'épuisent au travail (Borritz et coll., 2005). J'insiste néanmoins pour rappeler l'importance des études montrant que la probabilité de trouver des troubles musculosquelettiques incapacitants augmente quand on se retrouve dans un contexte de travail marqué par un climat psychosocial hostile. L'expérience de la Finlande est éclairante (Vahtera et coll., 1997). Les études de Whitehall montrent l'influence d'un climat psychosocial tendu au travail sur la mortalité (Bosma et coll., 1998), sur le mal de dos incapacitant (Hemingway et coll., 1997) et sur l'influence maléfique des réorganisations d'entreprises (Ferrie et coll., 1998). La réorganisation a un effet délétère puissant sur la perception qu'on a de sa santé (Reissman et coll., 1999 ; Borg et coll., 2000), un indice rivalisant de puissance avec le SSE en tant que facteur de prédiction de la mortalité générale.

L'étude des variations régionales des dépenses de Medicare, des résultats des soins et de la satisfaction des patients est de Fisher et coll. (2003a, 2003b). Pour ce qui concerne l'iatrogénèse survenant chez les octogénaires, l'étude suisse TIME comparant les interventions médicales et chirurgicales devrait refroidir l'enthousiasme pour les interventions effractives (Pfisterer et coll., 2003) car on n'a trouvé aucune différence dans la survie ni dans la qualité de la vie après un an. Il y eut bien un peu d'amélioration de la qualité de la vie des survivants des pontages en début d'année, mais ce petit avantage est acquis à un prix exorbitant tant au propre qu'au figuré. Je me demande combien d'octogénaires seraient toujours disposés à le payer sans aucun avantage décelable après une année ?

La documentation traitant de la polypharmacie des octogénaires est abondante. Elle se complète d'une analyse montrant la périlleuse toxicité de cette pratique (Gurwitz et coll., 2003). Il existe des preuves montrant que la participation à des activités de loisir exigeantes sur les plans physique et intellectuel est bienfaisante pour les aînés tant en matière de protection des fonctions intellectuelles (Verghese et coll., 2003) que de longévité (Gregg et coll., 2003a). Il est vrai que ces inférences sont tirées d'études d'observation et qu'elles sont fondées sur des associations qui ne sont pas robustes tout en étant possiblement influencées par des variables qu'on n'a pas mesurées, notamment le SSE. Le message reste toutefois assez valide pour mériter qu'on en fasse largement état. À défaut d'autre chose, il ne peut qu'enrichir la vie jusqu'à ce qu'elle parvienne à son terme (Hadler, 2003b).

Chapitre 13

L'étude comparant un comprimé de placebo à la pseudo-acupuncture a été réalisée par Kaptchuk et coll. (2006). Les participants souffraient d'une douleur régionale du bras attribuée aux mouvements répétitifs. Il s'agit là d'un problème très particulier partageant plusieurs caractéristiques avec la «lésion» régionale du dos dont j'ai parlé au chapitre 12 et discuté longuement dans l'édition la plus récente d'*Occupational Musculoskeletal Disorders* (Hadler, 2005). Ce problème est aussi traité par Lucire dans sa magnifique monographie intitulée *Constructing RSI: Belief and Desire* (2003).

Pour un pèlerinage amusant au royaume des fausses promesses de la médecine occidentale depuis Hippocrate, il faut lire Wootton (2006). La médecine sectaire (Gevitz, 1987) est maintenant qualifiée de «complémentaire et alternative», histoire de se soustraire à tout soupçon de chauvinisme. Pour mieux connaître l'histoire de l'homéopathie, je recommande Kaufman (1988), Jonas et coll. (2003) ou Dooley (2002). Wardwell (1988) a parlé des débuts de la chiropraxie; Meeker et Haldeman (2002) traitent de son statut actuel au carrefour entre la médecine traditionnelle et la complémentaire. Ma propre évaluation est moins sympathique (Hadler, 2000). Starr (1982) décrit les forces politiques qui ont entraîné l'absorption de l'ostéopathie par la médecine traditionnelle. La citation d'Oliver Wendell Holmes provient de la collection de ses essais (1899). Une forme de la thérapeutique Nouvel Âge avec des aimants, les aimants bipolaires permanents, a été testée pour la lombalgie chronique (Collacott et coll., 2000) sans qu'on n'ait pu trouver d'effet. Que l'étude ait été réalisée et ses résultats publiés dans *JAMA* sont plus significatifs que les connaissances qui en sont ressorties. Il n'existe aucun fondement physique qui permette même d'imaginer un effet biologique; c'est aussi risible que de prétendre des téléphones cellulaires qu'ils causent le cancer du cerveau ou que d'habiter près de conducteurs électriques à haute tension cause la leucémie. Les constructions sociales poussent comme la mauvaise herbe et ce n'est pas parce qu'on n'en tient pas compte qu'elles disparaissent.

Carey et coll. (1995) et d'autres collègues de l'UNC ont publié une étude comparant les coûts du traitement du mal de dos par des chiropraticiens, des médecins généralistes et des orthopédistes. Cette étude montre que les patients atteints de lombalgie régionale traités par des chiropraticiens sont plus satisfaits de leurs soins que les patients traités par les autres professionnels, même quand il n'y a pas de différence entre les résultats des traitements. Le fait que les patients souffrant de lombalgie et traités par des chiropraticiens soient plus satisfaits que ceux qui sont traités par d'autres spécialistes a été démontré dans plusieurs études, y compris des études cliniques aléatoires de l'UCLA (Hertzman-Miller et coll., 2002 ; Hurwitz et coll., 2006). Cette différence est généralement attribuée au fait que les chiropraticiens discutent avec leurs patients et leur expliquent en détail, et d'une manière péremptoire, les fondements du traitement qu'ils administrent. Ce discours est construit sur un ensemble de croyances relatives à la cause et au traitement du mal de dos qui n'ont jamais été démontrées et qui sont impossibles à vérifier empiriquement. Pour satisfaire les patients, il suffit que les explications données par le soignant soient plausibles et ne sombrent pas dans l'absurdité. Pour ma part, parce que ces explications ne tiennent aucun compte des sources psychosociales pouvant agir comme autant de facteurs de confusion et vu qu'elles sont fondées sur des notions anatomiques relevant de la sophistique, je les tiens pour déraisonnables. Pourtant les patients sont « satisfaits » et le restent tout en restant accablés de douleurs qui ne régressent pas. Certains évoquent l'effet placebo et y trouvent une justification suffisante pour ces pratiques (Kaptchuk, 2002). Je refuse, ou peut-être en suis-je incapable, de me résoudre à accepter pareille rationalisation.

Coulehan (1991) discute de l'acte de traitement de la chiropraxie. Plusieurs auteurs se sont penchés sur les enveloppes thérapeutiques, faisant appel à une terminologie différente telle que « matrice » (Hacking, 2000) ou « domaine » (Hazemeijer et Rasker, 2003).

La discussion de la pharmacologie des plantes médicinales est maintenant courante dans la documentation médicale (de Smet, 2002). Il en va de même pour les conséquences de l'absence de normes régissant la pureté des préparations (Straus, 2002 ; Fontanarosa et coll., 2003) et de la décision du Congrès de tenir ces agents pour des produits alimentaires ne requérant pas la vérification de leur innocuité ni de leur efficacité (Marcus et Grollman, 2002). Il s'en est trouvé pour soutenir que le fait de tenir ces produits pour des aliments et non des neutraceutiques sert mieux la santé publique (Lichtenstein et Russell, 2005). Les adeptes de la phytothérapie et les fournisseurs de ces produits se mettent à l'abri des critiques comme moi, en invoquant la très grande variabilité des constituants des diverses préparations manufacturées, pour ne rien dire des produits brevetés que colportent tant de vendeurs. Même une synthèse de la Collaboration Cochrane (Gagnier et coll., 2007) n'a pu rejeter tous les produits de phytothérapie pour la lombalgie ; l'écorce de saule, la griffe du diable et la cayenne peuvent avoir un effet bienfaisant pour quelque temps. Pourquoi s'embarrasser de l'écorce de saule alors qu'on a isolé son principe actif il y a un siècle, principe qu'on a modifié pour donner l'aspirine (chapitre 9) ? La cayenne est une préparation de poivre qui est irritante de sorte qu'il devient possible de changer un brûlement de la peau pour une douleur lombaire.

Adeptes et fournisseurs prétendent que leur décoction est différente et bien meilleure que la préparation qui a si lamentablement échoué au dernier essai aléatoire. Il n'y a pas de répartie qui soit rationnelle, tout comme il n'est pas possible d'étudier le médicament fétiche de tout un chacun. Le même argument vaut pour ce qui concerne la défense de toutes les variétés de médecine manuelle (voir plus loin). En fait, cela ne diffère guère de toutes les violences qu'on inflige aux artères coronaires, comme on l'a vu au chapitre 2. Certains comptent sur les synthèses systématiques et les méta-analyses d'essais semblables, des études habituellement comparables mais différentes par leurs résultats marginaux, pour appuyer leurs déclarations d'efficacité, attendant qu'une vérité plus solide en émerge. Même dans un tel contexte, le verdict «sans effet» veut dire «pas d'effet reconnaissable» (Alderson et Chalmers, 2003). Nul ne saurait faire une preuve négative et il reste toujours possible qu'on rate un effet. Quand il n'y a pas d'effet qui soit perceptible, certains réclament d'autres études, comme le fait Turner (2002) pour l'échinacée dans le traitement du rhume. Ma propre réponse est que la probabilité est petite qu'on ait raté un gros avantage et qu'il reste possible qu'on ait aussi raté de la toxicité. Je cède ma place puisque Turner et coll. ont compris cela avec l'échinacée dans une étude aléatoire beaucoup plus élaborée (2005).

La liste des effets toxiques des suppléments alimentaires de la FDA est accessible à http://www.cfsan.fda.gov/dms/ds-ill.html. Haller et Benowitz (2000) ont étudié les alcaloïdes de l'éphédrine et leur toxicité. Ang-Lee et coll. (2001) discutent de la nécessité de se préoccuper des remèdes d'herboristerie en chirurgie. Pour ce qui regarde la comparaison risques/avantages des suppléments alimentaires, Ernst (2002) lui règle son compte. D'autres exemples comprennent les articles publiés par Barrett et coll. (2002) et Turner et coll. (2005) sur l'échinacée, Wilt et coll. (1998) et Bent et coll. (2006) sur le palmier nain et Linde et Mulrow sur le millepertuis (1998).

Les lamentations de Drazen concernant les abus de la publicité en faveur des suppléments diététiques ont été publiées dans le *New England Journal of Medicine* en 2003. Je recommande un site Internet (http://www.

citizen.org/hrg) pour prendre connaissance de discussions solidement fondées des problèmes provoqués par les suppléments alimentaires et les outrances de l'industrie pharmaceutique. Ce site appartient au Health Research Group dirigé par Sydney Wolfe. Il s'agit d'un groupe militant parfois porté aux excès de langage, mais solidement documenté et qui donne de l'information fiable.

Fairfield et Fletcher (2002) ont révisé la documentation portant sur les effets des suppléments vitaminiques pour la prévention des maladies chroniques chez l'adulte. Leur synthèse est remarquable et a été reprise puis mise à jour par une conférence du NIH (Huang et coll., 2006). Il est malaisé de se persuader que la science soutienne toute prétention alléguant que l'ajout de vitamines prévient les maladies chroniques les plus courantes. Il n'y a pas grand-chose qui suggère que les antioxydants offrent quelque protection que ce soit contre les accidents vasculaires cérébraux (Ascherio et coll., 1999), les infections respiratoires (Graat et coll., 2002) ou les incidents cardiovasculaires (Heart Outcomes Prevention Evaluation Study Investigators [HOPE], 2000 ; Lee et coll., 2005). Des suggestions émergent d'études de cohorte que la vitamine E pourrait influencer la probabilité de la démence, mais ce ne sont que des suggestions (Engelhaart et coll., 2002 ; Morris et coll., 2002 ; Foley et White, 2002) qui restent difficiles à reproduire (McMahon et coll., 2006). Les antioxydants peuvent réduire le risque de dégénérescence maculaire chez les aînés (van Leeuwen et coll., 2005) mais ils ne font rien pour la mortalité (Bjelakovic et coll., 2007). Il existe une suggestion stipulant que les patients souffrant du diabète de type II auraient moins d'infections respiratoires quand ils consomment des multivitamines chaque jour (Baringer et coll., 2003 ; Fawzi et Stampfer, 2003). Cette étude a recruté des patients dans deux cliniques urbaines de la Caroline du Nord, un État caractérisé par un très grand écart dans la répartition du revenu. Il est possible que cette population souffre de déficience en micronutriments s'ajoutant à la misère sociale et son compagnon de route, le syndrome métabolique. En contrepartie, ces possibilités d'avantages doivent être confrontées aux données beaucoup plus robustes et montrant que l'ajout d'antioxydants peut être maléfique. L'argument soutenant que les suppléments de vitamine E à hautes doses puissent être associés à l'augmentation de la mortalité générale est défendable (Miller et coll., 2005 ; Hanley et Miller, 2005 ; Bjelakovic et coll., 2007). L'hypervitaminose A même discrète augmente le risque de fracture (Michaëlsson et coll., 2003 ; Lips, 2003). Pour ce qui concerne l'abaissement des concentrations de l'homocystéine avec de l'acide folique, ce n'est plus une bonne idée parce que cela ne prévient pas la maladie vasculaire (Lonn et coll., 2006). Puisque c'est comme ça, à quoi bon mesurer l'homocystéine (Rosenberg et Mulrow, 2006)? Une étude britannique récente suggère que l'absorption intermittente de vitamine D est aussi efficace que n'importe quel autre médicament pour la prévention des fractures vertébrales (Trivedi et coll., 2003). Toutefois, c'est accorder beaucoup d'importance à un bien petit problème (chapitre 11).

Wolsko et coll. (2003) ont réalisé l'enquête téléphonique nationale portant sur les recours utilisés par les Américains se souvenant avoir souffert d'une douleur lombaire ou cervicale au cours de l'année précédant l'étude. Le tableau décrivant les fréquences d'utilisation provient de cette référence. Les résultats du National Health Interview Survey ont été publiés par Quandt et coll. (2005b). Dans l'État de Washington, environ 40 % des patients souffrant de lombalgie ont consulté exclusivement des praticiens autres que des médecins, tandis qu'un autre 40 % n'ont consulté que des médecins en 2002 (Lind et coll., 2005). Pareille distinction n'est pas la règle puisque Druss et coll. (2003) discutent des implications pour les patients de la tendance à demander en même temps l'aide du médecin et celle d'autres professionnels. Astin (1998) a publié l'enquête nationale complémentaire montrant que l'efficacité pourrait dépendre de l'enveloppe thérapeutique – un ensemble de croyances partagées par le prestataire de l'acte thérapeutique et celui qui le reçoit. Cela vaut pour la population des patients de la chiropraxie bien que des enquêtes révèlent que cette population semble endurer plus que les seuls problèmes de santé signalés dans les enquêtes; ils supportent un lourd fardeau de problèmes de santé (Coulter et coll., 2002), une observation ramenant aux propos des chapitres 9 et 12 relatifs aux facteurs entravant la capacité de faire face à la lombalgie, une discussion que j'ai reprise dans mon commentaire (Hadler, 2002) accompagnant la publication de Coulter et coll. Une étude réalisée par Eisenberg et coll. (2007) montre la complexité de la notion de l'enveloppe thérapeutique; la population étudiée était composée d'adultes ayant consulté la polyclinique Harvard Vanguard pour lombalgie, à la recherche donc de soins médicaux. Ils ont été assignés au hasard soit au médecin que leur état réclamait, soit à la possibilité de choisir leur thérapeute parmi une liste de praticiens des modalités alternatives et complémentaires (MAC). Après cinq semaines, ceux qui avaient ajouté une variété de MAC à leur traitement médical n'étaient pas mieux ni de leurs symptômes ni de leur fonction, mais ils étaient plus satisfaits de leur choix acquis à des coûts substantiellement plus élevés; il est nécessaire que cela renvoie à des notions préconçues, sinon des croyances. Le pouvoir d'influence des croyances sur la maladie, sur l'incapacité et sur la médecine est l'un des principaux sujets de cet ouvrage ; c'est aussi le thème d'une suite fascinante d'essais (Halligan et Aylward, 2006).

La science qui a vérifié les avantages des modalités alternatives et complémentaires est abondante. On a investi tellement d'efforts sur les modalités physiques que de multiples synthèses et méta-analyses sont disponibles : pour l'acupuncture (van Tulder et coll., 1999), « la guérison à distance » (Astin et coll., 2000) et les manipulations de la colonne vertébrale (Bronfort, 1999 ; Koes et coll., 1996). Plusieurs essais individuels méritent d'être lus. Notre étude des manipulations vertébrales (Hadler 1987) a été reprise plusieurs fois y compris par Andersson et coll. (1999). Toutefois, la manipulation ne sert à rien quand on la compare à la mobilisation pour traiter la douleur cervicale (Gross et coll., 2004). L'homéopathie n'a rien pu faire pour les muscles endoloris (Vickers et coll., 1997).

Il semble que l'acupuncture soit devenue la modalité du jour. L'étude comparant la pseudo-acupuncture avec le placebo avec laquelle on a lancé ce chapitre aide à se maintenir à niveau avec la documentation qui croît à un rythme effréné. Il y a eu plusieurs études cliniques aléatoires et, pour ce qui regarde la lombalgie persistante, l'avantage est minuscule, en supposant qu'il existe (Ratcliffe et coll., 2006 ; Thomas et coll., 2006). L'acupuncture n'a rien pu faire pour la douleur cervicale dans deux études bien construites (Irnich et coll., 2001 ; White et coll., 2004) même si elles ne comptaient pas de pseudo-acupuncture (Thrin et coll., 2007). L'acupuncture ne fait rien pour la migraine (Linde et coll., 2005) mais les acupuncteurs peuvent tirer consolation de la synthèse qui n'est pas parvenue à trouver quelque bienfait que ce soit se dégageant de toutes les thérapies manuelles pour soulager les céphalées de tension (Fernandez-de-las-Peñas et coll., 2006). L'acupuncture a semblé offrir un petit avantage comme traitement adjuvant dans les études de la douleur du genou (Berman et coll., 2004 ; Foster et coll., 2007) mais je ne suis pas preneur (Zochling et coll., 2003 ; Manheimer et coll., 2007) ; la pseudo-acupuncture marche tout autant (Scharf et coll., 2006). Peut-être que la solution, c'est de se débarrasser des aiguilles et de s'en tenir à comprimer les points qu'on croit importants. L'acupuncture pourrait être remplacée par l'acupression. Cela a réussi assez bien à Taiwan (Li-Chen et coll., 2006) pour en persuader quelques-uns en Grande-Bretagne de s'y mettre (Frost et Stewart-Brown, 2006). Grande est ma stupéfaction car comprimer les points sensibles de patients souffrant de lombalgie était tenu pour la manière de diagnostiquer la maladie par Osler et par plusieurs qui ont accueilli la «fibromyalgie» dans leur système de croyances et leur enveloppe thérapeutique (chapitre 10). Mais encore s'en trouve-t-il pour penser que de petits effets inconstants signalés dans plusieurs essais cliniques aléatoires suffisent pour justifier l'emploi de certaines plantes dans le traitement de la lombalgie (Gagnier et coll., 2007).

Plusieurs des techniques utilisées dans ces modalités sont fondées sur des observations physiques qui requièrent de la part du thérapeute une foi certaine; la variabilité inter-observateur est énorme. Cette constatation vaut aussi pour le «champ d'énergie» du toucher thérapeutique (Rosa et coll., 1998), le placement des aiguilles en acupuncture (Kalauokalani et coll., 2001) et pour plusieurs des signes auxquels se fient les chiropraticiens.

Il s'en trouve pour soutenir que la médecine alternative est fondée en science, compte tenu qu'il n'y a pas de réfutation qui ne soit pas falsifiable et que toute réfutation comporte un élément de subjectivité (Vandenbroucke et de Craen, 2001). Il y a ceux qui pensent que le rituel de guérison peut avoir une signification clinique dans la mesure où il amplifie l'effet placebo (Kaptchuk, 2002). Cet argument est poussé plus loin car les thèmes du vitalisme et de la spiritualité sont désaliénants et authentifiants (Kaptchuk et Eisenberg, 1998). Cette dérive de l'argumentation me répugne, surtout quand la désaliénation et l'authenticité exigent de vivre dans une enveloppe thérapeutique artificielle. C'est là bien triste destinée.

Pour être efficace, n'importe quel acte thérapeutique doit tenir compte des notions préconçues du patient-client qui consulte. Ces systèmes de croyance font partie de la personnalité du patient et influencent sa participation à l'acte de traitement et les résultats qui en découlent. Les jugements de valeurs n'ont rien à voir dans ce phénomène; transformer un système de croyance en outils thérapeutiques est analogue à chevaucher la frontière très étroite distinguant les clercs des charlatans. Comprendre la manière avec laquelle les croyances religieuses et spirituelles des patients influencent la narration de la maladie et son traitement fait partie de l'art de la médecine. Prescrire de la spiritualité ou de la religion comme partie de l'acte de traitement peut réconforter, sinon remplir une fonction palliative si l'on préfère, mais ce n'est pas un acte médical: c'est un rituel de ministre du culte. Le premier relève d'un art de guérir, pas le second (Sloan et coll., 2000).

Chapitre 14

Le traité de Baker (1996) relatant la généalogie du risque moral a été publié dans le *Texas Law Review*. Mes discussions sont complémentaires (Hadler, 1999a).

Le «Programme amélioration de la santé-assurance maladie» a été présenté à plusieurs groupes de professionnels et une version a été publiée (Hadler, 2005).

Bodenheimer (2005) présente un résumé des coûts des services de santé aux États-Unis et de leur croissance, montrant comment ces coûts excèdent tout ce qui se fait ailleurs pendant que le pays reste confiné à la queue du peloton pour ce qui regarde l'efficacité. Le monde de l'organisation des services de santé dont la RAND Corporation est un des chefs de file (McGlynn et coll., 2003) est convaincu que ce qui explique le manque d'efficacité et le gaspillage, c'est la variabilité très grande de la qualité des soins dispensés à travers le pays. Les indices de la qualité sont liés à l'observance des consignes de clinique décrivant ce qui constituerait les soins appropriés (Romano, 2005). Cette conviction persiste en dépit du fait qu'il soit aussi difficile de contraindre l'observance de ces consignes (Snyder et Anderson, 2005) qu'il est ardu de prouver que le respect des consignes contribue vraiment à réduire la mortalité et à atteindre d'autres résultats (Williams et coll., 2005). Il existe une documentation pléthorique portant sur la qualité, laquelle continue de susciter beaucoup d'activisme, y compris dans les débats politiques contemporains. Tout cela devrait être revu à l'occasion de la parution des résultats du projet «rembourser en fonction de la performance» qui a été lancé par les Centers for Medicare and Medicaid Services en 2003. Ce projet ciblait le traitement de plus de 100 000 patients souffrant d'infarctus myocardique aigu dans 54 hôpitaux à qui l'on a offert des subventions pour les inciter à mettre en pratique les consignes de traitement préconisées par l'American College of Cardiology et l'American Heart Association. Les résultats cliniques de ces hôpitaux du projet «rembourser en fonction de la performance» ont été comparés à ceux de 446 hôpitaux constituant le groupe de comparaison. Le projet a suscité une petite amélioration des résultats sans amélioration significative des résultats (Glickman et coll., 2007).

Il va de soi que le lecteur de *Malades d'inquiétude* n'est pas étonné de cela.

■ Bibliographie ■

Abréviations

Am J Med	*American Journal of Medicine*
Am J Public Health	*American Journal of Public Health*
Ann Intern Med	*Annals of Internal Medicine*
Ann Rheum Dis	*Annals of Rheumatic Diseases*
Arch Intern Med	*Archives of Internal Medicine*
Arthritis Care Res	*Arthritis Care and Research*
Arthritis Rheum	*Arthritis and Rheumatism*
BMJ	*British Medical Journal*
Can Med Assoc J	*Canadian Medical Association Journal*
Clin J Pain	*Clinical Journal of Pain*
Clin Med JRCPL	*Clinical Medicine, the Journal of the Royal College of Physicians (London)*
JAMA	*Journal of the American Medical Association*
J Am Coll Cardiol	*Journal of the American College of Cardiology*
J Am Geriatr Soc	*Journal of the American Geriatrics Society*
J Gen Intern Med	*Journal of General Internal Medicine*
J Natl Cancer Inst	*Journal of the National Cancer Institute*
J Occup Environ Med	*Journal of Occupational and Environmental Medicine*
J Rheumatol	*Journal of Rheumatology*
N Engl J Med	*New England Journal of Medicine*
Psychol Med	*Psychological Medicine*

Abrahamson, M. J. « Clinical Crossroads : A 74-year-old woman with diabetes ». *JAMA* 297 (2007) : 196-202.

Abramson, J., et J. M. Wright. « Are lipid-lowering guidelines evidence-based ? » *Lancet* 369 (2007) : 168-169.

413

Acheson, L. S. «Bone density and the risk of fractures: Should treatment thresholds vary by race?» *JAMA* 293 (2005): 2151-2154.

Ackerknecht, E. H. *Rudolf Virchow: Doctor, Statesman, Anthropologist.* Madison: University of Wisconsin Press, 1953.

Adams, K. F., A. Schatzkin, T. B. Harris et coll. «Overweight, obesity, and mortality in a large prospective cohort of persons 50 to 71 years old». *N Engl J Med* 355 (2006): 763-778.

Adler, A. I., I. M. Stratton, H. Andrew et coll. «Association of systolic blood pressure with macrovascular and microvascular complications of type 2 diabetes (UKPDS 36): Prospective observational study». *BMJ* 321 (2000): 412-419.

Agency for Healthcare Research and Quality (AHRQ). *Osteoporosis in postmenopausal women: Diagnosis and monitoring: Summary.* Evidence Report/ Technology Assessment Number 28. AHRQ Publication 01-E031. Rockville, Md.: Agency for Healthcare Research and Quality, février 2001. http://ahrq.gov//clinic/osteosum.htm.

Albertsen, P. C. «PSA testing: public policy or private penchant?» *JAMA* 296 (2006): 2371-2373.

Albertsen, P. C., J. A. Hanley, et J. Fine. «20-year outcomes following conservative management of clinically localized prostate cancer». *JAMA* 293 (2005): 2095-2101.

Albright, F., P. H. Smith, et A. M. Richardson. «Menopausal osteoporosis». *JAMA* 22 (1941): 2465-2474.

Alderson, P., et I. Chalmers. «Survey of claims of no effect in abstracts of Cochrane reviews». *BMJ* 326 (2003): 475.

Allen, L. A., F. L. Woolfolk, J. I. Escobar et coll. «Cognitive-behavioral therapy for somatization disorder: A randomized controlled trial». *Arch Intern Med* 166 (2006): 1512-1518.

Alsheikh-Ali, A. A., M. S. Ambrose, J. T. Kuvin, et R. H. Karas. «The safety of resuvastatin as used in common clinical practice: A postmarketing analysis». *Circulation* 111 (2005): 3051-3057.

Alter, D. A., A. Chong, P. C. Austin et coll. «Socioeconomic status and mortality after acute myocardial infarction». *Ann Intern Med* 144 (2006): 82-93.

American College of Rheumatology Subcommittee on Osteoarthritis Guidelines. «Recommendations for the medical management of osteoarthritis of the hip and knee: 2000 update». *Arthritis Rheum* 45 (2000): 1905-1915.

American Diabetes Association. «Standards of medical care in diabetes – 2006». *Diabetes Care* 29, supp. 1 (2006): 24-42.

Andersen, L. B., P. Schnohr, M. Schroll, et H. O. Hein. «All-cause mortality associated with physical activity during leisure time, work, sports, and cycling
to work». *Arch Intern Med* 160 (2000): 1621-1628.

Andersen, M., J. Kragstrup, et J. Søndergaard. «How conducting a clinical trial
affects physicians' guideline adherence and drug preferences». *JAMA* 295
(2006): 2759-2764.

Anderson, C. A. M., et L. J. Appel. «Dietary modification and CVD prevention:
A matter of fat». *JAMA* 295 (2006): 693-696.

Anderson, G. L., M. Limacher, A. R. Asaf et coll. «Effects of conjugated equine
estrogen in postmenopausal women with hysterectomy: The Women's
Health Initiative randomized controlled trial». *JAMA* 291 (2004): 1701-
1712.

Andersson, G. B. J., T. Lucente, A. M. Davis et coll. «A comparison of osteopathic
spinal manipulation with standard care for patients with low back pain».
N Engl J Med 341 (1999): 1426-1431.

Angell, M. «Is academic medicine for sale?» *N Engl J Med* 342 (2000): 1516-
1518.

————————. «The pharmaceutical industry – to whom is it accountable?» *N
Engl J Med* 342 (2000): 1902-1904.

Ang-Lee, M. K., J. Moss, et C. S. Yuan. «Herbal medicines and perioperative
care». *JAMA* 286 (2001): 208-216.

Antihypertensive and Lipid-Lowering Treatment to Prevent Heart Attack Trial
(ALLHAT). «Major outcomes in high-risk hypertensive patients randomized to angiotensin-converting enzyme inhibitor or calcium channel blocker vs. diuretic». *JAMA* 288 (2002): 2981-2997.

Antihypertensive and Lipid-Lowering Treatment to Prevent Heart Attack Trial –
Lipid-Lowering Treatment (ALLHAT-LLT). «Major outcomes in modera-
tely hypercholesterolemic, hypertensive patients randomized to pravastatin vs. usual care». *JAMA* 288 (2002): 2998-3007.

Appel, L. J., T. J. Moore, E. Obarzanek et coll. «A clinical trial of the effects of
dietary patterns on blood pressure». *N Engl J Med* 336 (1997): 1117-
1124.

Appel, L. J., F. M. Sacks, V. J. Care et coll. «Effects of protein, monounsaturated
fat, and carbohydrate intake on blood pressure and serum lipids». *JAMA*
294 (2006): 2455-2464.

Applegate, W. B., S. Pressel, J. Wittes et coll. «Impact of the treatment of isolated
systolic hypertension on behavioral variables: Results from the Systolic
Hypertension in the Elderly Program». *Arch Intern Med* 154 (1994):
2154-2160.

Arky, R. A. «Doctor, is my sugar normal?» *N Engl J Med* 353 (2005): 1511-1512.

Armstrong, K., E. Moye, S. Williams et coll. « Screening mammography in women 40 to 49 years of age : A systematic review for the American College of Physicians ». *Ann Intern Med* 146 (2007) : 516-526.

Arpino, G., R. Laucirica, et R. M. Elledge. « Pre-malignant and in situ breast disease : Biology and implications ». *Ann Intern Med* 143 (2005) : 446-457.

Ascherio, A., E. B. Rimm, M. A. Hernán et coll. « Relation of consumption of vitamin E, vitamin C, and carotenoids to risk for stroke among men in the United States ». *Ann Intern Med* 130 (1999) : 963-970.

Ascherio, A., E. B. Rimm, M. J. Stampfer et coll. « Dietary intake of marine n-3 fatty acids, fish intake and the risk of coronary artery disease among men ». *N Engl J Med* 332 (1995) : 977-982.

Assenfeldt, W. J. J., S. C. Morton, E. I. Yu, M. J. Suttorp, et P. G. Shekelle. « Spinal manipulative therapy for low back pain ». *Ann Intern Med* 138 (2003) : 871-881.

Astin, J. A. Why patients use alternative medicine. *JAMA* 279 (1998) : 1548-1553.

Astin, J. A., E. Harkness, et E. Ernst. « The efficacy of "distant healing" : A systematic review of randomized trials ». *Ann Intern Med* 132 (2000) : 903-910.

Atkin, P. A. « A paradigm shift in the medical literature ». *BMJ* 325 (2002) : 1450-1451.

Avorn, J. « Torcetrapib and atorvastatin – should marketing drive the research agenda ? » *N Engl J Med* 352 (2005) : 2573-2576.

Babcock, L. J., M. Lewis, E. M. Hay et coll. « Chronic shoulder pain in the community : A syndrome of disability or distress ? » *Ann Rheum Dis* 61 (2002) : 128-131.

Baigent, C., et C. Patrono. « Selective cyclooxygenase 2 inhibitors, aspirin, and cardiovascular disease ». *Arthritis Rheum* 48 (2003) : 12-20.

Baines, C. J. « The Canadian National Breast Screening Study : A perspective on criticisms ». *Ann Intern Med* 120 (1994) : 326-34.

Baker, K. R., M. E. Nelson, D. T. Felson et coll. « The efficacy of home-based progressive strength training in older adults with knee osteoarthritis : A randomized controlled trial ». *J Rheumatol* 28 (2001) : 1655-1665.

Baker, T. « On the genealogy of moral hazard ». *Texas Law Review* 75 (1996) : 237-292.

Bamshad, M. « Genetic influences on health : Does race matter ? » *JAMA* 294 (2005) : 937-946.

Banks, E., G. Reeves, V. Beral et coll. « Influence of personal characteristics of individual women on sensitivity and specificity of mammography in the Million Women Study : Cohort study ». *BMJ* 329 (2004) : 477-482.

Banks, J., M. Marmot, Z. Oldfield, et J. P. Smith. « Disease and disadvantage in the United States and in England ». *JAMA* 295 (2006) : 2037-2045.

Barclay, R. L., J. J. Vicari, A. S. Doughty et coll. « Colonoscopic withdrawal times and adenoma detection during screening colonoscopy ». *N Engl J Med* 355 (2006) : 2533-2541.

Barker, K. K. *The Fibromyalgia Story : Medical Authority and Women's Worlds of Pain*. Philadelphia : Temple University Press, 2005.

Baron, J. A., B. F. Cole, R. S. Sandler et coll. « A randomized trial of aspirin to prevent colorectal adenomas ». *N Engl J Med* 348 (2003) : 891-899.

Barr, R. G., D. M. Nathan, J. B. Meigs, et D. E. Singer. « Tests of glycemia for the diagnosis of type 2 diabetes mellitus ». *Ann Intern Med* 137 (2002) : 263-272.

Barratt, A., K. Howard, L. Irwig et coll. « Model of outcomes of screening mammography : Information to support informed choices ». *BMJ* 330 (2005) : 936-938.

Barrett, B. P., R. L. Brown, K. Locken et coll. « Treatment of the common cold with unrefined Echinacea ». *Ann Intern Med* 137 (2002) : 939-946.

Barrett-Connor, E., D. Grady, A. Sashegyi et coll. « Raloxifene and cardiovascular events in osteoporotic postmenopausal women ». *JAMA* 287 (2002) : 847-857.

Barrett-Connor, E., L. Mosca, P. Collins et coll. « Effects of raloxifene on cardiovascular events and breast cancer in postmenopausal women ». *N Engl J Med* 355 (2006) : 125-137.

Barringer, T. A., J. K. Kirk, A. C. Santaniello, K. L. Foley, et R. Michielutte. « Effect of a multivitamin and mineral supplement on infection and quality of life ». *Ann Intern Med* 138 (2003) : 365-371.

Barsky, A. J. « The patient with hypochondriasis ». *N Engl J Med* 345 (2001) : 1395-1399.

Barsky, A. J., et J. F. Borus. « Functional somatic syndromes ». *Ann Intern Med* 130 (1999) : 910-921.

Barsky, A. J., J. Orav, et D. W. Bates. « Somatization increases medical utilization and costs independent of psychiatric and medical comorbidity ». *Archives of General Psychiatry* 62 (2005) : 903-910.

Bates, D. W., D. M. Black, et S. R. Cummings. « Clinical use of bone densitometry : Clinical applications ». *JAMA* 288 (2002) : 1898-1900.

Batty, G. D., G. Der, S. MacIntyre, et I. J. Deary. « Does IQ explain socioeconomic inequalities in health ? Evidence from a population-based cohort study in the west of Scotland ». *BMJ* 332 (2006) : 580-584.

Bavry, A. A., D. J. Kumbhani, T. J. Helton et coll. «Late thrombosis of drug-eluting stents: A meta-analysis of randomized clinical trials». *Am J Med* 119 (2006): 1056-1061.

Beattie, M. S., N. E. Lane, Y. Y. Hung, et M. C. Nevitt. «Association of statin use and development and progression of hip osteoarthritis in elderly women». *J Rheumatol* 32 (2005): 106-110.

Beckles, G. L. A., et P. E. Thompson-Reid. «Socioeconomic status of women with diabetes – United States, 2000». *Morbidity and Mortality Weekly Report* 51 (2002): 147-159.

Bekelman, J. E., Y. Li, et C. P. Gross. «Scope and impact of financial conflicts of interest in biomedical research: A systematic review». *JAMA* 289 (2003): 454-465.

Benjamin, S., S. Morris, J. McBeth et coll. «The association between chronic widespread pain and mental disorder». *Arthritis Rheum* 43 (2000): 561-567.

Benson, K., et A. J. Hartz. «A comparison of observational studies and randomized controlled trials». *N Engl J Med* 342 (2000): 1878-1886.

Bent, S., C. Kane, K. Shinohara et coll. «Saw palmetto for benign prostatic hyperplasia». *N Engl J Med* 354 (2006): 557-566.

Beresford, S. A. A., K. C. Johnson, C. Ritenbaugh et coll. «Low-fat dietary pattern and risk of colorectal cancer». *JAMA* 295 (2006): 643-654.

Bergman, S., P. Herrström, L. T. H. Jacobsson, et I. F. Petersson. «Chronic widespread pain: A three-year follow-up of pain distribution and risk factors». *J Rheumatol* 29 (2002): 818-825.

Berkman, L., et I. Kawachi (ed.). *Social Epidemiology*. Oxford: Oxford University Press, 2000.

Berlin, J. A., et D. Rennie. «Measuring the quality of trials». *JAMA* 282 (1999): 1083-1085.

Berman, B. M., L. Lao, P. Langenberg et coll. «Effectiveness of acupuncture as adjunctive therapy in osteoarthritis of the knee». *Ann Intern Med* 141 (2004): 901-910.

Bhatt, D. L. «To cath or not to cath: That is no longer the question». *JAMA* 293 (2005): 2935-2937.

Bialar, J. C., et H. L. Gornik. «Cancer undefeated». *N Engl J Med* 336 (1997): 1569-1574.

Bigger, J. T. «Diuretic therapy, hypertension, and cardiac arrest». *N Engl J Med* 330 (1994): 1899-1900.

Bigos, S. J., O. R. Bowyer, G. R. Braen et coll. *Acute low back problems in adults.* U.S. Department of Health and Human Services, AHCPR publication n° 95-0642, 1994.

Bill-Axelson, A., L. Holmberg, M. Ruutu et coll. «Radical prostatectomy versus watchful waiting in early prostate cancer». *N Engl J Med* 352 (2005): 1977-1984.

Billroth, T. *The Medical Sciences in the German Universities: A Study in the History of Civilization.* New York: Macmillan, 1924.

Bischoff-Ferrari, H. A., W. C. Willett, J. B. Wong, et coll. «Fracture prevention with vitamin D supplementation: A meta-analysis of randomized controlled trials». *JAMA* 293 (2005): 2257-2264.

Bjelakovic, G., D. Nikolova, L. L. Gluud et coll. «Mortality in randomized trials of antioxidant supplements for primary and secondary prevention». *JAMA* 297 (2007): 842-857.

Black, D. M., A. V. Schwartz, K. E. Ensrud et coll. «Effects of continuing or stopping alendronate after 5 years of treatment: The fracture intervention trial long-term extension (FLEX) – a randomized trial». *JAMA* 296 (2006): 2927-2938.

Black, D. M., J. P. Bilezikian, K. E. Ensrud et coll. «One year of alendronate after one year of parathyroid hormone (1-84) for osteoporosis». *N Engl J Med* 353 (2005): 555-565.

Black, D. M., P. D. Delmas, R. Eastell et coll. «Once-yearly zoledronic acid for treatment of postmenopausal osteoporosis». *N Engl J Med* 356 (2007): 1809-1822.

Black, D. M., S. R. Cummings, D. B. Karpf et coll. «Randomized trial of effect of alendronate on risk of fracture in women with existing vertebral fractures». *Lancet* 348 (1996): 1535-1541.

Blackmore, S. *The Meme Machine.* Oxford: Oxford University Press, 1999.

Boden, W. E., R. A. O'Rourke, K. K. Teo et coll. «Optimal medical therapy with or without PCI for stable coronary disease». *N Engl J Med* 356 (2007): 1503-1516.

Bodenheimer, T. «High and rising health care costs, part 1: Seeking an explanation». *Ann Intern Med* 142 (2005): 847-854.

——————. «Uneasy alliance: Clinical investigators and the pharmaceutical industry». *N Engl J Med* 342 (2000): 1539-1543.

Bombardier, C., L. Laine, A. Reicin et coll. «Comparison of upper gastrointestinal toxicity of refecoxib and naproxen in patients with rheumatoid arthritis». *N Engl J Med* 343 (2000): 1520-1528.

Bonadonna, G., A. Moliterni, M. Zambetti et coll. «Thirty years' follow-up of randomized studies of adjuvant CMF in operable breast cancer: Cohort study». *BMJ* 330 (2005): 217-220.

Bonadonna, G., P. Valagussa, A. Moliterni et coll. «Adjuvant cyclophosphamide, methotrexate and fluorouracil in node-positive breast cancer». *N Engl J Med* 332 (1995): 901-906.

Borg, V., T. S. Kristensen, et H. Burr. «Work environment and changes in self-rated health: A five year follow-up study». *Stress Medicine* 16 (2000): 37-47.

Borritz, M., U. Bültmann, R. Rugulies et coll. «Psychosocial work characteristics as predictors for burnout: Findings from 3-year follow up of the PUMA study». *J Occup Environ Med* 47 (2005): 1015-1025.

Bosma, H., R. Peter, J. Siegrist, et M. Marmot. «Two alternative job stress models and risk of coronary heart disease». *Am J Public Health* 88 (1998): 68-74.

Bot, S. D. M., J. M. Van der Waal, C. B. Terwee et coll. «Predictors of outcome in neck and shoulder symptoms». *Spine* 30 (2005): E459-E470.

Boutitie, F., F. Gueyffier, S. Pocock et coll. «J-shaped relationship between blood pressure and mortality in hypertensive patients: New insights from a meta-analysis of individual-patient data». *Ann Intern Med* 136 (2002): 438-448.

Boyd, N. F., G. S. Dite, J. Stone et coll. «Heritability of mammographic density, a risk factor for breast cancer». *N Engl J Med* 347 (2002): 886-894.

Bracken, P., et P. Thomas. «Time to move beyond the mind-body split». *BMJ* 325 (2002): 1433-1434.

Brancati, F. L., W. H. L. Kao, A. R. Folsom et coll. «Incident type 1 diabetes mellitus in African American and white adults». *JAMA* 283 (2000): 2253-2259.

Brandt, K. D., et J. D. Bradley. «Should the initial drug used to treat osteoarthritis pain be a nonsteroidal anti-inflammatory drug?» *J Rheumatol* 28 (2001): 467-473.

Brandt, K. D., D. K. Heilman, C. Slemenda et coll. «A comparison of lower extremity muscle strength, obesity, and depression scores in elderly subjects with knee pain with and without radiographic evidence of knee osteoarthritis». *J Rheumatol* 27 (2000): 1937-1946.

Braunwald, E. «Effects of coronary-artery bypass grafting on survival: Implications of the randomized coronary-artery surgery study». *N Engl J Med* 309 (1983): 1181-1184.

Braveman, P. A., C. Cubbin, S. Egerter et coll. «Socioeconomic status in health research: One size does not fit all». *JAMA* 294 (2005): 2879-2888.

Brennan, T. A., D. J. Rothman, L. Blank et coll. « Health industry practices that create conflicts of interest ». *JAMA* 295 (2006) : 429-433.

Bressler, H. B., W. J. Keyes, P. A. Rochon, et E. Badley. « The prevalence of low back pain in the elderly ». *Spine* 24 (1999) : 1813-1819.

Brett, A. S. « Psychologic effects of the diagnosis and treatment of hypercholesterolemia : Lessons from case studies ». *Am J Med* 91 (1991) : 642-647.

Brewer, N. T., T. Salz, et S. E. Little. « Systematic review : The long-term effects of false-positive mammograms ». *Ann Intern Med* 146 (2007) : 502-510.

Bronfort, G. « Spinal manipulation : Current state of research and its indications ». *Neurologic Clinics* 17 (1999) : 91-111.

Brosseau, L., S. Milne, V. Robinson et coll. « Efficacy of the transcutaneous electrical nerve stimulation for the treatment of chronic low back pain ». *Spine* 27 (2002) : 596-603.

Brouwer, I. A., P. L. Zock, A. J. Camm et coll. « Effect of fish oil on ventricular tachyarrhythmia and death in patients with implantable cardioverter defibrillators ». *JAMA* 295 (2006) : 2613-2619.

Brownlee, S. *Overtreated : Why Too Much Medicine Is Making Us Sicker and Poorer.* New York : Bloomsbury, 2007.

Brunner, R. L., M. Gass, A. Aragaki et coll. « Effects of conjugated equine estrogen on health-related quality of life in postmenopausal women with hysterectomy ». *Arch Intern Med* 165 (2005) : 1976-1986.

Bruyere, O., A. Honore, L. C. Rovati et coll. « Radiologic features poorly predict clinical outcomes in knee osteoarthritis ». *Scandinavian Journal of Rheumatology* 31 (2002) : 13-16.

Buchbinder, R., et D. Jolley. « Effects of a media campaign on back beliefs is sustained 3 years after its cessation ». *Spine* 30 (2005) : 1324-1330.

Bültmann, U., M. J. H. Huibers, L. P. G. M. Van Amelsvoort et coll. « Psychological distress, fatigue and long-term sickness absence : Prospective results from the Maastricht cohort study ». *J Occup Environ Med* 47 (2005) : 941-947.

Burgess, C., V. Cornelius, S. Love et coll. « Depression and anxiety in women with early breast cancer : Five-year observational cohort study ». *BMJ* 330 (2005) : 702-705.

Burstein, H. J., K. Polyak, J. S. Wong et coll. « Ductal carcinoma in situ of the breast ». *N Engl J Med* 350 (2004) : 1430-1441.

Campbell, E. G., J. S. Weissman, C. Vogeli et coll. « Financial relationships between institutional review board members and industry ». *N Engl J Med* 355 (2006) : 2321-2329.

Cannon, W. B. *The Wisdom of the Body.* New York : W. W. Norton, 1932.

Carandang, R., S. Seshadri, A. Beiser et coll. «Trends in incidence, lifetime risk, severity and 30-day mortality of stroke over the past 50 years». *JAMA* 296 (2006): 2939-2946.

Carey, T. S., J. Garrett, A. Jackman et coll. «The outcomes and costs of care for acute low back pain among patients seen by primary care practitioners, chiropractors and orthopedic surgeons». *N Engl J Med* 333 (1995): 913-917.

Caro, J., W. Klittich, A. McGuire et coll. «The West of Scotland coronary prevention study: Economic benefit analysis of primary prevention with pravastatin». *BMJ* 315 (1997): 1577-1582.

Carter, H. B. «Prostate cancers in men with low PSA levels – Must we find them?» *N Engl J Med* 350 (2004): 2292-2294.

CASS Principal Investigators. «Myocardial infarction and mortality in the coronary artery surgery study (CASS) randomized trial». *N Engl J Med* 310 (1984): 750-758.

Cassel, E. J. *The Nature of Suffering and the Goals of Medicine*, 2e éd. Oxford: Oxford University Press, 2004.

Catalona, W. J., S. Loeb, et M. Han. «Viewpoint: expanding prostate cancer screening». *Ann Intern Med* 144 (2006): 441-443.

Cauley, J. A., L. Y. Lui, K. E. Ensrud et coll. «Bone mineral density and the risk of incident nonspinal fractures in black and white women». *JAMA* 293 (2005): 2102-2108.

Cayley, D. *Ivan Illich: In Conversation*. Concord, Ontario: Anansi Press, 1992.

Chan, A. W., A. Hróbjartsson, M. T. Haahr et coll. «Empirical evidence for selective reporting of outcomes in randomized trials». *JAMA* 291 (2004): 2457-2465.

Chan, E. C. Y., M. J. Barry, S. W. Vernon, et C. Ahn. «Physicians and their personal prostate cancer-screening practices with prostate-specific antigen». *J Gen Intern Med* 21 (2006): 257-259.

Chandola, T., E. Brunner, et M. Marmot. «Chronic stress at work and the metabolic syndrome: Prospective study». *BMJ* 332 (2006): 521-525.

Chapple, A., S. Ziebland, S. Shepperd et coll. «Why men with prostate cancer want wider access to prostate specific antigen testing: Qualitative study». *BMJ* 325 (2002): 737-739.

Chapuy, M. C., M. E. Arlot, F. Dubœuf et coll. «Vitamin D3 and calcium to prevent hip fractures in elderly women». *N Engl J Med* 327 (1992): 1637-1642.

Cheng, Y., I. Kawachi, E. H. Coakley et coll. « Association between psychosocial work characteristics and health functioning in American women : Prospective study ». *BMJ* 320 (2000) : 1432-1436.

Cherkin, D. C., K. J. Sherman, R. A. Deyo, et P. G. Shekelle. « A review of the evidence for the effectiveness, safety, and cost of acupuncture, massage therapy, and spinal manipulation for back pain ». *Ann Intern Med* 138 (2003) : 898-906.

Chibnall, J. T., R. C. Tait, E. M. Andresen, et N. M. Hadler. « Clinical and social predictors of application for Social Security Disability Insurance by Workers' Compensation claimants with low back pain ». *J Occup Environ Med* 48 (2006b) : 733-740.

—————. « Race and socioeconomic differences in post-settlement outcomes for African American and Caucasian Workers' Compensation claimants with low back injuries ». *Pain* 114 (2005) : 462-472.

—————. « Race differences in diagnosis and surgery for occupational low back injuries ». *Spine* 31 (2006a) : 1272-1275.

Cholesterol Treatment Trialists' (CCT) Collaborators. « Efficacy and safety of cholesterol-lowering treatment : Prospective meta-analysis of data from 90,056 participants in 14 randomized trials of statins ». *Lancet* 366 (2005) : 1267-1278.

Chobanian, A. V., G. L. Bakris, H. R. Black et coll. « The seventh report of the Joint National Committee on Prevention, Detection, Evaluation, and Treatment of high blood pressure : The JNC 7 report ». *JAMA* 289 (2003) : 2560-2572.

Chren, M. M., et S. Landefeld. « Physicians' behavior and their interactions with drug companies ». *JAMA* 271 (1994) : 684-689.

Cirillo, D. J., R. B. Wallace, R. J. Rodabough et coll. « Effects of estrogen therapy on gallbladder disease ». *JAMA* 293 (2005) : 330-339.

Clegg, D. O., D. J. Reda, C. L. Harris et coll. « Glucosamine, chondroitin sulfate, and the two in combination for painful knee osteoarthritis ». *N Engl J Med* 354 (2006) : 795-808.

Collacott, E. A., J. T. Zimmerman, D. W. White, et J. P. Rindone. « Bipolar permanent magnets for the treatment of chronic low back pain ». *JAMA* 283 (2000) : 1322-1325.

Collins, J. F., D. A. Lieberman, T. E. Durbin et coll. « Accuracy of screening for fecal occult blood on a single stool sample obtained by digital rectal examination : A comparison with recommended sampling practice ». *Ann Intern Med* 142 (2005) : 81-85.

Concato, J., C. K. Wells, R. I. Horwitz et coll. « The effectiveness of screening for prostate cancer ». *Arch Intern Med* 166 (2006) : 38-43.

Cooper, R. S., J. S. Kaufman, et R. Ward. « Race and genomics ». *N Engl J Med* 348 (2003) : 1166-1170.

Cope, O. *Man, Mind & Medicine.* Philadelphia : Lippincott, 1968.

Coulehan, J. L. « The treatment act : An analysis of the clinical art in chiropractic ». *Journal of Manipulative and Physiological Therapeutics* 14 (1991) : 5-13.

Coulter, I. D., E. L. Hurwitz, A. H. Adams et coll. « Patients using chiropractors in North America ». *Spine* 27 (2002) : 291-298.

Cranney, A., V. Welch, J. D. Adachi et coll. « Etidronate for treating and preventing postmenopausal osteoporosis ». Cochrane Database of Systematic Reviews 4 (CD003376), 25 mars 2001.

Cranney, A., Z. Papaioannou, N. Zytaruk et coll. « Parathyroid hormone for the treatment of osteoporosis : A systematic review ». *Can Med Assoc J* 175 (2006) : 52-59.

Crans, G. G., S. L. Silverman, H. K. Genant et coll. « Association of severe vertebral fractures with reduced quality of life ». *Arthritis Rheum* 50 (2004) : 4028-4034.

Cree, M., C. L. Solkolne, E. Belseck et coll. « Mortality and institutionalization following hip fracture ». *J Am Geriatr Soc* 48 (2000) : 283-288.

Croft, P. « Testing for tenderness : What's the point ? » *J Rheumatol* 27 (2000) : 2531-2533.

Cummings, S. R., D. B. Bates, et D. M. Black. « Clinical use of bone densitometry : Scientific review ». *JAMA* 288 (2002) : 1889-1897.

Cummings, S. R., D. M. Black, D. E. Thompson et coll. « Effect of alendronate on risk of fracture in women with low bone density but without vertebral fractures ». *JAMA* 280 (1998) : 2077-2082.

Curb, J. D., S. L. Pressel, J. A. Cutler et coll. « Effect of diuretic-based antihypertensive treatment on cardiovascular disease risk in older diabetic patients with isolated systolic hypertension ». *JAMA* 276 (1996) : 1886-1892.

Curfman, G. D., S. Morrissey, et J. M. Drazen. « Expression of concern : Bombardier et coll. Comparison of upper gastrointestinal toxicity of rofecoxib and naproxen in patients with rheumatoid arthritis ». *N Engl J Med* 343 (2000) : 1520-1528 ; *N Engl J Med* 353 (2005) : 2813-2814.

—————————. « Expression of concern reaffirmed ». *N Engl J Med* 354 (2006) : 1193.

Cushman, M., L. H. Kuller, R. Prentice et coll. « Estrogen plus progestin and risk of venous thrombosis ». *JAMA* 292 (2004) : 1573-1580.

D'Amico, A. V., M. H. Chen, K. A. Roehl et coll. « Preoperative PSA velocity and the risk of death from prostate cancer after radical prostatectomy ». *N Engl J Med* 351 (2004) : 125-135.

Dasgupta, P. *An Inquiry into Well-being and Destitution*. Oxford: Clarendon Press, 1993.

Davey Smith, G., et S. Ebrahim. «Data dredging, bias, or confounding». *BMJ* 325 (2002): 1437-1438.

Davey Smith, G., J. D. Neaton, D. Wentworth et coll. «Mortality differences between black and white men in the USA: Contribution of income and other risk factors among men screened for the MR FIT». *Lancet* 351 (1998): 934-939.

Davey Smith, G., Y. Bracha, K. H. Svendsen et coll. «Incidence of type 2 diabetes in the randomized multiple risk factor intervention trial». *Ann Intern Med* 142 (2005): 313-322.

De Laet, C. E. D. H., B. A. Van Hout, H. Burger et coll. «Hip fracture prediction in elderly men and women: Validation in the Rotterdam Study». *Journal of Bone and Mineral Research* 13 (1998): 1587-1593.

Dembe, A. E. *Occupation and Disease: How Social Factors Affect the Conception of Work-Related Disorders*. New Haven: Yale University Press, 1996.

De Smet, P. A. G. M. «Herbal remedies». *N Engl J Med* 374 (2002): 2046-2056.

De Winter, R. J., F. Windhausen, J. H. Cornel et coll. «Early invasive versus selectively invasive management for acute coronary syndrome». *N Engl J Med* 353 (2005): 1095-1104.

Deyo, R. A., D. T. Gray, W. Kreuter et coll. «United States trends in lumbar fusion surgery for degenerative conditions». *Spine* 30 (2005): 1441-1445.

Diabetes Control and Complications Trial (DCCT) Research Group. «The effect of intensive treatment of diabetes on the development and progression of long-term complications of insulin-dependent diabetes mellitus». *N Engl J Med* 329 (1993): 977-986.

Diabetes Control and Complications Trial/Epidemiology of Diabetes Interventions and Complications (DCCT/EDIC) Study Research Group. «Intensive diabetes treatment and cardiovascular disease in patients with type 1 diabetes». *N Engl J Med* 353 (2005): 2643-2653.

Diabetes Prevention Program Research Group. «Reduction in the incidence of type 2 diabetes with lifestyle intervention or metformin». *N Engl J Med* 346 (2002): 393-403.

Diamond, B. «Money matters roil Cleveland Clinic's reputation». *Nature Medicine* 12 (2006): 257.

Diepenmaat, A. C. M., M. F. van der Wal, H. C. W. de Vet et coll. «Neck/shoulder, low back and arm pain in relation to computer use, physical activity, stress and depression among Dutch adolescents». *Pediatrics* 117 (2006): 412-146.

Diez Roux, A. V., S. S. Merkin, D. Arnett et coll. «Neighborhood of residence and incidence of coronary heart disease». *N Engl J Med* 345 (2001): 99-106.

Dixon, J. M. «Screening for breast cancer». *BMJ* 332 (2006): 499-500.

Djulbegovic, B., M. Lacevic, A. Cantor et coll. «The uncertainty principle and industry-sponsored research». *Lancet* 356 (2000): 635-638.

Domanski, M. J. «Primary prevention of coronary artery disease». *N Engl J Med* 357 (2007): 1543-1545.

Donohue, J. M., M. Cevasco, et M. B. Rosenthal. «A decade of direct-to-consumer advertising of prescription drugs». *N Engl J Med* 357 (2007): 673-681.

Dooley, T. R. *Homeopathy: Beyond Flat Earth Medicine*. San Diego: Timing Publication, 2002.

Downs, J. R., M. Clearfield, S. Weis et coll. «Primary prevention of acute coronary events with lovastatin in men and women with average cholesterol levels: Results of AFCAPS/TexCAPS: Air Force/Texas Coronary Atherosclerosis Prevention Study». *JAMA* 279 (1998): 1615-1622.

Drazen, J. M. «Inappropriate advertising of dietary supplements». *N Engl J Med* 348 (2003): 777-778.

Drazen, J. M., et G. D. Curfman. «Financial associations of authors». *N Engl J Med* 346 (2002): 1901-1902.

Druss, B. G., S. C. Marcus, M. Olfson et coll. «Trends in care by nonphysician clinicians in the United States». *N Engl J Med* 348 (2003): 130-137.

Dubé, C., A. Rostom, G. Lewin et coll. «The use of aspirin for primary prevention of colorectal cancer: A systematic review prepared for the U.S. Preventive Services Task Force». *Ann Intern Med* 146 (2007): 365-375.

Eastham, J. A., E. Riedel, P. T. Scardino et coll. «Variation of serum prostate-specific-antigen levels». *JAMA* 289 (2003): 2695-2700.

Edmond, S. L., et D. T. Felson. «Prevalence of back symptoms in elders». *J Rheumatol* 27 (2000): 220-225.

Eisenberg, D. M., D. E. Post, R. B. Davis et coll. «Addition of choice of complementary therapies to usual care for acute low back pain». *Spine* 32 (2007): 151-158.

Elmer, P. J., E. Obarzanek, W. M. Vollmer et coll. «Effects of comprehensive lifestyle modification on diet, weight, physical fitness, and blood pressure control: 18-month results of a randomized trial». *Ann Intern Med* 144 (2006): 485-495.

Elmore, J. G., et G. Gigerenzer. «Benign breast disease – the risks of communicating risk». *N Engl J Med* 353 (2005): 297-299.

Elmore, J. G., C. Wells, C. H. Lee et coll. « Variability in radiologists' interpretations of mammograms ». *N Engl J Med* 331 (1994) : 1493-1499.

Elmore, J. G., M. B. Barton, V. M. Moceri et coll. « Ten-year risk of false positive screening mammograms and clinical breast examinations ». *N Engl J Med* 338 (1998) : 1089-1096.

Engelhart, M. J., M. I. Geerlings, A. Ruitenberg et coll. « Dietary intake of antioxidants and risk of Alzheimer Disease ». *JAMA* 287 (2002) : 3223-3229.

Erichsen, J. E. *Railway and Other Injuries of the Nervous System.* London : Walton and Maberly, 1866.

Ernst, E. « The risk-benefit profile of commonly used herbal therapies : Ginkgo, St. John's wort, ginseng, Echinacea, saw palmetto, and kava ». *Ann Intern Med* 136 (2002) : 42-53.

Estruch, R., M. A. Martinez-González, D. Corella et coll. « Effects of a Mediterranean-style diet on cardiovascular risk factors ». *Ann Intern Med* 145 (2006) : 1-11.

Ettinger, B., D. M. Black, B. H. Mitlak et coll. « Reduction of vertebral fracture risk in postmenopausal women with osteoporosis treated with raloxifene ». *JAMA* 282 (1999) : 637-645.

Fagerlin, A., B. J. Zikmund-Fisher, et P. A. Ubel. « How making a risk estimate can change the feel of that risk : Shifting attitudes toward breast cancer risk in a general public survey ». *Patient Education and Counseling* 57 (2005) : 294-299.

Fagerlin, A., D. Rovner, S. Stableford et coll. « Patient education materials about the treatment of early-stage prostate cancer : A critical review ». *Ann Intern Med* 140 (2004) : 721-728.

Fairfield, K. M., et R. H. Fletcher. « Vitamins for chronic disease prevention in adults ». *JAMA* 287 (2002) : 3116-3126.

Farmer, J. A. « Learning from the cerivastatin experience ». *Lancet* 358 (2001) : 1383-1385.

Fawzi, W., et M. J. Stampfer. « A role for multivitamins in infection ? » *Ann Intern Med* 138 (2003) : 430-431.

Felson, D. T., et T. E. McAlindon. « Glucosamine and chondroitin for osteoarthritis : To recommend or not to recommend ? » *Arthritis Care Res* 13 (2000) : 179-182.

Fernández-de-las-Peñas, C., C. Alonso-Blanco, M. L. Cuadrado et coll. « Are manual therapies effective in reducing pain from tension-type headache ? » *Clin J Pain* 22 (2006) : 278-285.

Ferreira-González, I., J. W. Busse, D. Heels-Ansdell et coll. « Problems with use of composite end points in cardiovascular trials : Systematic review of rando-mized controlled trials ». *BMJ* 334 (2007) : 786-790.

Ferrie, J. E., J. Head, M. J. Shipley et coll. « Injustice at work and incidence of psychiatric morbidity : The Whitehall II study ». *J Occup Environ Med* 63 (2006) : 443-450.

Ferrie, J. E., M. J. Shipley, M. G. Marmot, S. A. Stansfeld, et G. Davey Smith. « An uncertain future : The health effects of threats to employment secu-rity in white-collar men and women ». *Am J Public Health* 88 (1998) : 1030-1036.

Feskanich, D., W. Willett, et G. Colditz. « Walking and leisure-time activity and risk of hip fracture in postmenopausal women ». *JAMA* 288 (2002) : 2300-2306.

Finkler, K. *Experiencing the New Genetics*. Philadelphia : University of Pennsylvania Press, 2000.

Fischoff, B., et S. Wesseley. « Managing patients with inexplicable health pro-blems ». *BMJ* 326 (2003) : 595-597.

Fisher, B., C. Redmond, E. R. Fisher et coll. « Ten-year results of a randomized clinical trial comparing radical mastectomy and total mastectomy with or without radiation ». *N Engl J Med* 312 (1985) : 674-681.

Fisher, B., J. H. Jeong, S. Anderson et coll. « Twenty-five-year follow-up of a ran-domized trial comparing radical mastectomy, total mastectomy, and total mastectomy followed by irradiation ». *N Engl J Med* 347 (2002a) : 567-575.

Fisher, B., S. Anderson, J. Bryant et coll. « Twenty-year follow-up of a randomized trial comparing total mastectomy, lumpectomy, and lumpectomy plus irradiation for the treatment of invasive breast cancer ». *N Engl J Med* 347 (2002b) : 1233-1241.

Fisher, E. S., D. E. Wennberg, T. A. Stukel et coll. « The implications of regional variations in Medicare spending, part 1 : The content, quality, and accessi-bility of care ». *Ann Intern Med* 138 (2003a) : 273-287.

——————. « The implications of regional variations in Medicare spending, part 2 : Health outcomes and satisfaction with care ». *Ann Intern Med* 138 (2003b) : 288-298.

Fitzpatrick, R. « Social status and mortality ». *Ann Intern Med* 134 (2001) : 1001-1003.

Flegal, K. M., B. I. Graubard, D. F. Williamson, et M. H. Gail. « Excess deaths associated with underweight, overweight and obesity ». *JAMA* 293 (2005) : 1861-1867.

Fletcher, S., et G. Colditz. « Failure of estrogen plus progestin therapy for prevention ». *JAMA* 288 (2002) : 366-368.

Fletcher, S., et J. G. Elmore. « Mammographic screening for breast cancer ». *N Engl J Med* 348 (2003) : 1672-1680.

Foley, D. J., et L. R. White. « Dietary intake of antioxidants and risk of Alzheimer Disease ». *JAMA* 287 (2002) : 3261-3263.

Fonsecca, R., L. C. Hartmann, I. V. Petersen et coll. « Ductal carcinoma in situ of the breast ». *Ann Intern Med* 127 (1997) : 1013-1022.

Fontanarosa, P. B., A. Flanagin, et C. D. DeAngelis. « Reporting conflicts of interest, financial aspects of research and role of sponsors in funded studies ». *JAMA* 294 (2005) : 110-111.

Fontanarosa, P. B., D. Rennie, et C. D. DeAngelis. « The need for regulation of dietary supplements – lessons from ephedra ». *JAMA* 289 (2003) : 1568-1570.

Ford, E. S., W. H. Giles, et W. H. Dietz. « Prevalence of the metabolic syndrome among U.S. adults ». *JAMA* 287 (2002) : 356-359.

Ford, I., H. Murray, C. J. Packard et coll. « Long-term follow-up of the West of Scotland Coronary Prevention Study ». *N Engl J Med* 357 (2007) : 1477-1486.

Forseth, K. O., G. Husby, J. T. Gran, et O. Førre. « Prognostic factors for the development of fibromyalgia in women with self-reported musculoskeletal pain : A prospective study ». *J Rheumatol* 26 (1999) : 2458-2467.

Foster, N. E., E. Thomas, P. Barlas et coll. « Acupuncture as an adjunct to exercise-based physiotherapy for osteoarthritis of the knee : Randomised controlled trial ». *BMJ* 335 (2007) : 436.

Foucault, M. *The Birth of the Clinic : An Archaeology of Medical Perception*. London : Tavistock, 1973.

Fox, C. S., S. Coady, P. D. Sorlie et coll. « Trends in cardiovascular complications of diabetes ». *JAMA* 292 (2004) : 2495-2499.

Fraenkel, L., B. Gulanski, et D. R. Wittink. « Preference for hip protectors among older adults at high risk for osteoporotic fractures ». *J Rheumatol* 33 (2006) : 2064-2068.

Fransen, M., S. McConnell, et M. Bell. « Therapeutic exercise for people with osteoarthritis of the hip or knee : A systematic review ». *J Rheumatol* 29 (2002) : 1737-1745.

Fraser, C. G., C. M. Matthew, N. A. Mowat et coll. « Immunochemical testing of individuals positive for guaiac faecal occult blood test in a screening programme for colorectal cancer : An observational study ». *Lancet Oncology* 7 (2006) : 127-131.

Frazier, A. L., G. A. Colditz, C. S. Fuchs, et K. M. Kuntz. «Cost-effectiveness of screening for colorectal cancer in the general population». *JAMA* 284 (2000): 1954-1961.

Freemantle, N. «Commentary: Is NICE delivering the goods?» *BMJ* 329 (2004): 1003-1004.

Freemantle, N., M. Calvert, J. Woods, J. Eastaugh, et C. Griffin. «Composite outcomes in randomized trials». *JAMA* 289 (2003): 2554-2559.

Friedberg, F., D. W. Leung, et J. Quick. «Do support groups help people with chronic fatigue syndrome and fibromyalgia? A comparison of active and inactive members». *J Rheumatol* 32 (2005): 2416-2420.

Friedman, H. S. «Coronary bypass graft surgery: Reexamining the assumptions». *J Gen Intern Med* 5 (1990): 80-83.

Frost, H., et S. Stewart-Brown. «Acupressure for low back pain». *BMJ* 332 (2006): 680-681.

Furlan, A. D., L. Brosseau, M. Imamura, et E. Irvin. «Massage for low-back pain: A systematic review within the framework of the Cochrane Collaboration Back Review Group». *Spine* 27 (2002): 1896-1910.

Furlan, A. J. «Carotid-artery stenting – case open or closed? *N Engl J Med* 355 (2006): 1726-1729.

Gabbay, J., et A. le May. «Evidence-based guidelines or collectively constructed "mindlines?" Ethnographic study of knowledge management in primary care». *BMJ* 329 (2004): 1013-1016.

Gadamer, H. G. *The Enigma of Health: The Art of Healing in a Scientific Age.* Stanford: Stanford University Press, 1996.

Gagnier, J. J., M. W. van Tulder, B. Berman, et C. Bombardier. «Herbal medicine for low back pain: A Cochrane review». *Spine* 32 (2007): 82-92.

Gami, A. S., B. J. Witt, D. E. Howard et coll. «Metabolic syndrome and risk of incident cardiovascular events and death». *J Am Col Cardiol* 49 (2007): 403-414.

Garro, L. C. «Chronic illness and the construction of narratives». In *Pain as Human Experience: An Anthropological Perspective*, edited by M. J. D. Good, P. E. Brodwin, B. J. Good et A. Kleinman, 100-137. Berkeley: University of California Press, 1992.

Gerstein, H. C. «Glycosylated hemoglobin: Finally ready for prime time as a cardiovascular risk factor». *Ann Intern Med* 141 (2004): 475-476.

Gevitz, N. «Sectarian medicine». *JAMA* 257 (1987): 1636-1640.

Gibson, J. N. A., I. C. Grant, et G. Waddell. «The Cochrane review of surgery for lumbar disc prolapse and degenerative lumbar spondylosis». *Spine* 24 (1999): 1820-1832.

Gillespie, L. D., W. J. Gillespie, R. Cumming et coll. « Review: multiple risk factor modification reduces falls in elderly persons». Cochrane Database of Systematic Reviews, issue 1. Cochrane Library, Oxford: Update Software, 1998.

Gillies, C. L., K. R. Abrams, P. C. Lambert et coll. « Pharmacological and lifestyle interventions to prevent or delay type 2 diabetes in people with impaired glucose tolerance: Systematic review and meta-analysis». *BMJ* 334 (2007): 299-304.

Glickman, S. W., F. S. Ou, E. R. DeLong et coll. « Pay for performance, quality of care, and outcomes in acute myocardial infarction». *JAMA* 297 (2007): 2373-2380.

Gøetzsche, P. C. « Believability of relative risks and odds ratios in abstracts: Cross-sectional study». *BMJ* 333 (2006): 231-234.

Gøetzsche, P. C., et O. Olsen. « Is screening for breast cancer with mammography justifiable?» *Lancet* 355 (2000): 129-134.

Goldacre, M. J., S. E. Roberts, et D. Yeates. « Mortality after admission to hospital with fractured neck of femur: Database study». *BMJ* 325 (2002): 868-869.

Goldberg, R. J., J. M. Gore, J. S. Alpert, et J. E. Dalen. « Recent changes in attack and survival rates of acute myocardial infarction (1975-81)». *JAMA* 255 (1986): 2774-2779.

Gomez-Marin, O., A. R. Folsom, T. E. Kottke et coll. « Improvement in the long-term survival among patients hospitalized with acute myocardial infarction (1970-80)». *N Engl J Med* 21 (1987): 1354-1359.

Goodman, S. N. «The mammography dilemma: A crisis for evidence-based medicine?» *Ann Intern Med* 137 (2002): 363-365.

Graat, J. M., E. G. Schouten, et F. J. Kok. « Effect of daily vitamin E and multivitamin-mineral supplementation on acute respiratory tract infections in elderly persons». *JAMA* 288 (2002): 715-721.

Gradishar, W. J., et V. G. Kaklamani. «Adjuvant therapy of breast cancer in the elderly: Does one size fit all?» *JAMA* 293 (2005): 1118-1120.

Graham, D. J., D. Compen, R. Hui et coll. « Risk of acute myocardial infarction and sudden cardiac death in patients treated with cyclo-oxygenase 2 selective and non-selective non-steroidal anti-inflammatory drugs: Nested case-control study». *Lancet* 365 (2005): 475-481.

Greenhalgh, S. *Under the Medical Gaze: Facts and Fictions of Chronic Pain.* Berkeley: University of California Press, 2001.

Greenspan, S. L., E. R. Myers, L. A. Maitland et coll. «Fall severity and bone mineral density as risk factors for hip fracture in ambulatory elderly». *JAMA* 271 (1994): 128-133.

Greenspan, S. L., R. D. Emkey, H. G. Bone et coll. «Significant differential effects of alendronate, estrogen, or combination therapy on the rate of bone loss after discontinuation of treatment of postmenopausal osteoporosis». *Ann Intern Med* 137 (2002): 875-883.

Gregg, E. W., J. A. Cauley, K. Stone et coll. «Relationship of changes in physical activity and mortality among older women». *JAMA* 289 (2003a): 2379-2386.

Gregg, E. W., R. B. Gerzoff, T. J. Thompson, et D. F. Williamson. «Intentional weight loss and death in overweight and obese U.S. adults 35 years of age and older». *Ann Intern Med* 138 (2003): 383-389.

Gregg, E. W., Y. J. Cheng, B. L. Cadwell et coll. «Secular trends in cardiovascular disease risk factors according to body mass index in U.S. adults». *JAMA* 293 (2005): 1868-1874.

Grodstein, F., T. B. Clarkson, et J. E. Manson. «Understanding the divergent data on postmenopausal hormone therapy». *N Engl J Med* 348 (2003): 645-650.

Gross, A. R., J. L. Hoving, T. A. Haines et coll. «A Cochrane review of manipulation and mobilization for mechanical neck disorders». *Spine* 29 (2004): 1541-1548.

Gross, C. P., G. J. McAvay, H. Krumholz et coll. «The effect of age and chronic illness on life expectancy after a diagnosis of colorectal cancer: Implications for screening». *Ann Intern Med* 145 (2006): 646-653.

Gross, C. P., M. S. Andersen, H. M. Krumholz et coll. «Relation between Medicare screening reimbursement and stage at diagnosis for older patients with colon cancer». *JAMA* 296 (2006): 2815-2822.

Grundy, S. M., J. L. Cleeman, C. N. Merz et coll. «Implications of recent clinical trials for the National Cholesterol Education Program Adult Treatment Panel III guidelines». *Circulation* 110 (2004): 227-239.

Guastello, S. J., E. A. Johnson, et M. L. Rieke. «Nonlinear dynamics of motivational flow». *Nonlinear Dynamics, Psychology, and Life Sciences* 3 (1999): 259-273.

Gureje, O., M. von Korff, G. E. Simon, et R. Gater. «(Persistent pain and well-being: A World Health Organization study in primary care». *JAMA* 280 (1998): 147-151.

Gurwitz, J. H., T. S. Field, L. R. Harrold et coll. «Incidence and preventability of adverse drug events among older persons in the ambulatory setting». *JAMA* 289 (2003): 1107-1116.

Hacking, I. *The Social Construction of What?* Cambridge: Harvard University Press, 2000.

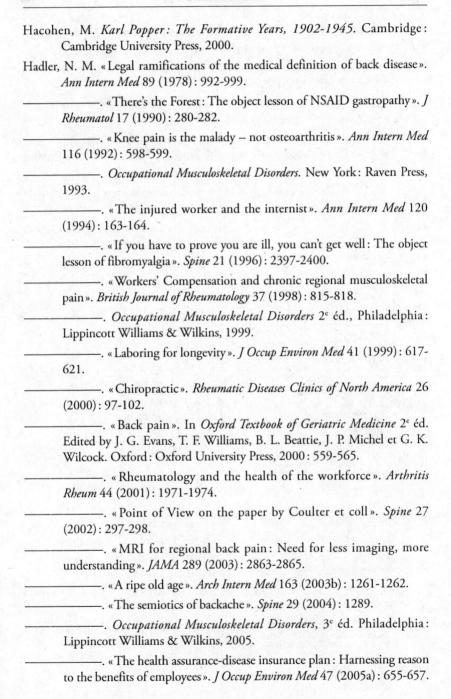

Hacohen, M. *Karl Popper: The Formative Years, 1902-1945*. Cambridge: Cambridge University Press, 2000.

Hadler, N. M. «Legal ramifications of the medical definition of back disease». *Ann Intern Med* 89 (1978): 992-999.

—————. «There's the Forest: The object lesson of NSAID gastropathy». *J Rheumatol* 17 (1990): 280-282.

—————. «Knee pain is the malady – not osteoarthritis». *Ann Intern Med* 116 (1992): 598-599.

—————. *Occupational Musculoskeletal Disorders*. New York: Raven Press, 1993.

—————. «The injured worker and the internist». *Ann Intern Med* 120 (1994): 163-164.

—————. «If you have to prove you are ill, you can't get well: The object lesson of fibromyalgia». *Spine* 21 (1996): 2397-2400.

—————. «Workers' Compensation and chronic regional musculoskeletal pain». *British Journal of Rheumatology* 37 (1998): 815-818.

—————. *Occupational Musculoskeletal Disorders* 2ᵉ éd., Philadelphia: Lippincott Williams & Wilkins, 1999.

—————. «Laboring for longevity». *J Occup Environ Med* 41 (1999): 617-621.

—————. «Chiropractic». *Rheumatic Diseases Clinics of North America* 26 (2000): 97-102.

—————. «Back pain». In *Oxford Textbook of Geriatric Medicine* 2ᵉ éd. Edited by J. G. Evans, T. F. Williams, B. L. Beattie, J. P. Michel et G. K. Wilcock. Oxford: Oxford University Press, 2000: 559-565.

—————. «Rheumatology and the health of the workforce». *Arthritis Rheum* 44 (2001): 1971-1974.

—————. «Point of View on the paper by Coulter et coll». *Spine* 27 (2002): 297-298.

—————. «MRI for regional back pain: Need for less imaging, more understanding». *JAMA* 289 (2003): 2863-2865.

—————. «A ripe old age». *Arch Intern Med* 163 (2003b): 1261-1262.

—————. «The semiotics of backache». *Spine* 29 (2004): 1289.

—————. *Occupational Musculoskeletal Disorders*, 3ᵉ éd. Philadelphia: Lippincott Williams & Wilkins, 2005.

—————. «The health assurance-disease insurance plan: Harnessing reason to the benefits of employees». *J Occup Environ Med* 47 (2005a): 655-657.

Hadler, N. M., et D. B. Gillings. «On the design of the phase III drug trial». *Arthritis Rheum* 26 (1983): 1354-1361.

Hadler, N. M., et J. P. Evans. «Commentary on "The Kin in the Gene"». *Current Anthropology* 42 (2001): 252-253.

Hadler, N. M., et S. Greenhalgh. «Labeling woefulness: The social construction of fibromyalgia». *Spine* 30 (2005): 1-4.

Hadler, N. M., P. Curtis, D. B. Gillings, et S. Stinnett. «A benefit of spinal manipulation as adjunctive therapy for acute low back pain: A stratified controlled trial». *Spine* 12 (1987): 703-706.

Hadler, N. M., R. C. Tait, et J. T. Chibnall. «Back pain in the work place». *JAMA* 297 (2007): 1594-1596.

Hagen, E. M., E. Svensen, H. R. Eriksen et coll. «Comorbid subjective health complaints in low back pain». *Spine* 31 (2006): 1491-1495.

Hagen, K. B., G. Hilde, G. Jamtvedt, et M. F. Winnem. «The Cochrane review of advice to stay active as a single treatment for low back pain and sciatica». *Spine* 27 (2002): 1736-1741.

Haller, C. A., et N. L. Benowitz. «Adverse cardiovascular and central nervous system events associated with dietary supplements containing ephedra alkaloids». *N Engl J Med* 343 (2000): 1833-1838.

Halligan, P., et M. Aylward (ed.). *The Power of Belief: Psychosocial Influence on Illness, Disability and Medicine.* Oxford: Oxford University Press, 2006.

Halton, T. L., W. C. Willet, S. Liu et coll. «Low-carbohydrate-diet score and the risk of coronary heart disease in women». *N Engl J Med* 355 (2006): 1991-2002.

Hambrecht, R., C. Walther, S. Mobius-Windler et coll. «Percutaneous coronary angioplasty compared with exercise training in patients with stable coronary artery disease: A randomized trial». *Circulation* 109 (2004): 1371-1378.

Hanebuth, D., M. Meinel, et J. E. Fischer. «Health-related quality of life, psychosocial work conditions, and absenteeism in an industrial sample of blue- and white-collar employees: A comparison of potential predictors». *J Occup Environ Med* 48 (2006): 28-37.

Hanley, D. F., et E. R. Miller. «*Annus horribilis* for vitamin E». *Ann Intern Med* 143 (2005): 143-145.

Hannan, E. L., J. Magaziner, J. J. Wang et coll. «Mortality and locomotion 6 months after hospitalization for hip fracture». *JAMA* 285 (2001): 2736-2742.

Hannan, E. L., M. J. Racz, G. Walford et coll. « Long-term outcomes of coronary-artery bypass grafting versus stent implantation ». *N Engl J Med* 352 (2005): 2174-2183.

Harkness, E. F., G. J. Macfarlane, E. S. Nahit, A. J. Silman, et J. McBeth. « Risk factors for new-onset low back pain amongst cohorts of newly employed workers ». *Rheumatology* 42 (2003): 959-968.

Harris, R., et K. N. Lohr. « Screening for prostate cancer: An update of the evidence for the U.S. Preventive Services Task Force ». *Ann Intern Med* 137 (2002): 917-929.

Harris, S. T., N. B. Watts, H. K. Genant et coll. « Effects of risedronate treatment on vertebral and nonvertebral fractures in women with postmenopausal osteoporosis ». *JAMA* 282 (1999): 1344-1352.

Hartmann, L. C., T. A. Sellers, M. H. Frost et coll. « Benign breast disease and risk of breast cancer ». *N Engl J Med* 353 (2005): 229-237.

Hassett, A. L., J. D. Cone, S. J. Patella, et L. H. Sigal. « The role of catastrophizing in the pain and depression of women with fibromyalgia syndrome ». *Arthritis Rheum* 43 (2000): 2493-2500.

Hays, J., J. K. Ockene, R. L. Brunner et coll. « Effects of estrogen plus progestin on health-related quality of life ». *N Engl J Med* 348 (2003): 1839-1854.

Hayward, R. A., T. P. Hofer, et S. Vijan. « Narrative review: Lack of evidence for recommended low-density lipoprotein treatment targets: A solvable problem ». *Ann Intern Med* 145 (2006): 520-530.

Hazemeijer, I., et J. J. Rasker. « Fibromyalgia and the therapeutic domain ». *Rheumatology* 42 (2003): 507-515.

Head, J., M. Kivimäki, P. Martikainen, J. Vahtera, J. E. Ferrie, et M. G. Marmot. « Influence of change in psychosocial work characteristics on sickness absence: The Whitehall II study ». *Journal of Epidemiology and Community Health* 60 (2006): 55-61.

Healy, B., et coll. « Conflict of interest guidelines for a multicentre clinical trial of treatment after coronary-artery bypass-graft surgery ». *N Engl J Med* 320 (1989): 949-951.

Heaney, R. P., et R. R. Recker. « Combination and sequential therapy of osteoporosis ». *N Engl J Med* 353 (2005): 624-625.

Heart Outcomes Prevention Evaluation Study Investigators (HOPE). « Vitamin E supplementation and cardiovascular events in high-risk patients ». *N Engl J Med* 342 (2000): 154-160.

Hedley, A. A., C. L. Ogden, C. L. Johnson et coll. « Prevalence of overweight and obesity among U.S. children, adolescents and adults, 1999-2002 ». *JAMA* 291 (2004): 2847-2850.

Hemingway, H., A. M. Crook, G. Feder et coll. « Underuse of coronary revascularization procedures in patients considered appropriate candidates for revascularization ». *N Engl J Med* 344 (2001) : 645-654.

Hemingway, H., M. J. Shipley, S. Stansfeld, et M. Marmot. « Sickness absence from back pain, psychosocial work characteristics and employment grade among office workers ». *Scandinavian Journal of Work, Environment and Health* 23 (1997) : 121-129.

Henderson, R. A., S. J. Pocock, T. C. Clayton et coll. « Seven-year outcome in the RITA-2 trial : Coronary angioplasty versus medical therapy ». *J Am Coll Cardiol* 42 (2003) : 1161-1170.

Heos, A. W., D. E. Grobbee, J. Lubsen et coll. « Diuretics, ß-blockers, and the risk for sudden cardiac death in hypertensive patients ». *Ann Intern Med* 123 (1995) : 481-487.

Herman, J. « Reflections on playing God engendered by a chat with L ». *Perspectives in Biology and Medicine* 36 (1993) : 592-595.

Herman, W. H., T. J. Hoerger, M. Brandle et coll. « The cost-effectiveness of lifestyle modification of metformin in preventing type 2 diabetes in adults with impaired glucose tolerance ». *Ann Intern Med* 142 (2005) : 323-332.

Hertzman-Miller, R. R., H. Morgenstern, E. L. Hurwitz et coll. « Comparing the satisfaction of low back pain patients randomized to receive medical or chiropractic care : Results from the UCLA low-back pain study ». *Am J Public Health* 92 (2002) : 1628-1633.

Hippisley-Cox, J., et C. Coupland. « Risk of myocardial infarction in patients taking cyclo-oxygenase-2 inhibitors or conventional non-steroidal anti-inflammatory drugs ». *BMJ* 330 (2005) : 1366-1373.

Hlatky, M. A. « Evidence-based use of cardiac procedures and devices ». *N Engl J Med* 350 (2004) : 2126-2128.

————. « Patient preferences and clinical guidelines ». *JAMA* 273 (1995) : 1219-1220.

Hlatky, M. A., D. Boothroyd, E. Vittinghoff et coll. « Quality-of-life and depressive symptoms in postmenopausal women after receiving hormone therapy ». *JAMA* 287 (2002) : 591-597.

Hochman, J. S., et P. G. Steg. « Does preventive PCI work ? » *N Engl J Med* 356 (2007) : 1572-1574.

Hochman, J. S., G. A. Lamas, C. E. Buller et coll. « Coronary intervention for persistent occlusion after myocardial infarction ». *N Engl J Med* 355 (2006) : 2395-2407.

Hoffman, R. M. « Limiting prostate cancer screening ». *Ann Intern Med* 144 (2006) : 338-340.

Hoffman, R. M., M. J. Barry, J. L. Stanford et coll. «Health outcomes in older men with localized prostate cancer: Results from the prostate cancer outcomes study». *Am J Med* 119 (2006): 418-425.

Hollon, M. F. «Direct-to-consumer advertising». *JAMA* 293 (2005): 2030-2033.

Holmberg, L., A. Bill-Axelson, F. Helgesen et coll. «A randomized trial comparing radical prostatectomy with watchful waiting in early prostate cancer». *N Engl J Med* 347 (2002): 781-789.

Holmes, O. W. *Medical Essays: 1842-1882.* Boston: Houghton Mifflin, 1899: 39-40.

Hoogendoorn, W. E., M. N. M. van Poppel, P. M. Bongers et coll. «Systematic review of psychosocial factors at work and private life as risk factors for back pain». *Spine* 25 (2000): 2114-2125.

Hoving, J. L., A. R. Gross, D. Gasner et coll. «A critical appraisal of review articles on the effectiveness of conservative treatment for neck pain». *Spine* 26 (2001): 196-205.

Howard, B. V., L. Van Horn, J. Hsia et coll. «Low-fat dietary pattern and risk of cardiovascular disease». *JAMA* 295 (2006): 655-666.

Hu, F. B., L. Bronner, W. C. Willett et coll. «Fish and omega-3 fatty acid intake and risk of coronary heart disease in women». *JAMA* 287 (2002): 1815-1821.

Hu, F. B., M. J. Stampfer, E. B. Rimm et coll. «A prospective study of egg consumption and risk of cardiovascular disease in men and women». *JAMA* 281 (1999): 1387-1394.

Huang, H. Y., B. Caballero, S. Chang et coll. «The efficacy and safety of multivitamin and mineral supplement use to prevent cancer and chronic disease in adults: A systematic review for a National Institutes of Health State-of-the-Science Conference». *Ann Intern Med* 145 (2006): 372-385.

Huang, X., H. Chen, W. C. Miller et coll. «Lower low-density lipoprotein cholesterol levels are associated with Parkinson's disease». *Movement Disorders* 22 (2007): 377-381.

Hueb, W., P. R. Soares, B. J. Gersh et coll. «The medicine, angioplasty, or surgery study (MASS-II): A randomized, controlled clinical trial of three therapeutic strategies for multivessel coronary artery disease: One year results». *J Am Coll Cardiol* 43 (2004): 1743-1751.

Hughes, G., C. Martinez, E. Myon et coll. «The impact of a diagnosis of fibromyalgia on health care resource use by primary care patients in the UK». *Arthritis Rheum* 54 (2006): 17-83.

Humphrey, L. L., G. K. S. Chan, et H. C. Sox. «Postmenopausal hormone replacement therapy and the primary prevention of cardiovascular disease». *Ann Intern Med* 137 (2002): 273-284.

Humphrey, L. L., M. Helfand, B. K. S. Chan, et S. H. Woolf. «Breast cancer screening: A summary of the evidence for the U.S. Preventive Services Task Force». *Ann Intern Med* 137 (2002): 347-360.

Hunt, I. M., A. J. Silman, S. Benjamin et coll. «The prevalence and associated features of chronic widespread pain in the community using the "Manchester" definition of chronic widespread pain». *Rheumatology* 38 (1999): 275-279.

Hurwitz, E. L., H. Morgenstern, G. J. Kominski et coll. «A randomized trial of chiropractic and medical care for patients with low back pain». *Spine* 31 (2006): 611-621.

IJzelenberg, W., et A. Burdorf. «Risk factors for musculoskeletal symptoms and ensuing health care use and sick leave». *Spine* 30 (2005): 1550-1556.

Illich, I. *Medical Nemesis: The Expropriation of Health*. New York: Pantheon, 1976.

Imperiale, T. F. «Aspirin and the prevention of colorectal cancer». *N Engl J Med* 348 (2003): 879-880.

Imperiale, T. F., D. F. Ransohoff, S. H. Itzkowitz et coll. «Fecal DNA versus fecal occult blood screening for colorectal-cancer screening in an average-risk population». *N Engl J Med* 351 (2004): 2704-2714.

Imperiale, T. F., D. R. Wagner, C. Y. Lin et coll. «Results of screening colonoscopy among persons 40 to 49 years of age». *N Engl J Med* 346 (2002): 1781-1785.

Irnich, D., N. Beharens, H. Molzen et coll. «Randomized trial of acupuncture compared with conventional massage and "sham" laser acupuncture for treatment of chronic neck pain». *BMJ* 322 (2001): 1574-1478.

Irwig, L., K. McCaffery, G. Salkeld, et P. Bossuyt. «Informed choice for screening: Implications for evaluation». *BMJ* 332 (2006): 1148-1150.

Jackson, R. D., A. Z. LaCroix, M. Gass et coll. «Calcium plus vitamin D supplementation and the risk of fractures». *N Engl J Med* 354 (2006): 669-683.

Jackson, S. A., A. Tenenhouse, L. Robertson et coll. «Vertebral fracture definition from population-based data: Preliminary results from the Canadian Multicenter Osteoporosis Study (CaMos)». *Osteoporosis International* 11 (2000): 680-687.

Jarvik, J. G., W. Hollingworth, P. J. Heagerty et coll. «Three-year incidence of low back pain in an initially asymptomatic cohort». *Spine* 30 (2005): 1541-1548.

Jellema, P., D. A. W. M. van der Windt, H. E. van der Horst et coll. «Should treatment of (sub)acute low back pain be aimed at psychosocial prognostic factors? Cluster randomized clinical trial in general practice». *BMJ* 331 (2005): 84-87.

Jemal, A., E. Ward, Y. Hao, et M. Thun. «Trends in the leading causes of death in the United States, 1970-2002». *JAMA* 294 (2005): 1255-1259.

Jha, P., M. Flather, E. Lonn et coll. «The antioxidant vitamins and cardiovascular disease: A critical review of epidemiologic and clinical trial data». *Ann Intern Med* 123 (1995): 860-872.

Johansson, J. E., O. Andrén, S. O. Andersson et coll. «Natural history of early, localized prostate cancer». *JAMA* 291 (2004): 2713-2717.

Johnston, J. M., D. P. Landsittel, N. A. Nelson et coll. «Stressful psychosocial work environment increases risk for back pain among retail material handlers». *American Journal of Industrial Medicine* 43 (2003): 179-187.

Johnstone, R. T. *Occupational Diseases: Diagnosis, Medicolegal Aspects and Treatment*. Philadelphia: Saunders, 1941.

Joines, J. D., et N. M. Hadler. «Back pain». In *Hospital Medicine*, 2ᵉ éd. Edited by R. M. Wachter, L. Goldman et H. Hollander, 1153-1162. Philadelphia: Lippincott Williams & Wilkins, 2005.

Jonas, W. B., T. J. Kaptchuk, et K. Linde. «A critical overview of homeopathy». *Ann Intern Med* 138 (2003): 393-399.

Jørgensen, A. W., J. Hilden, et P. C. Gøetzsche. «Cochrane reviews compared with industry supported meta-analyses and other meta-analyses of the same drugs: Systematic review». *BMJ* 332 (2006): 782-786.

Jørgensen, K. J., et P. C. Gøetzsche. «Content of invitations for publicly funded screening mammography». *BMJ* 332 (2006): 538-541.

Julius, S., S. K. Nesbitt, B. M. Egan et coll. «Feasibility of treating prehypertension with an angiotensin-receptor blocker». *N Engl J Med* 354 (2006): 1685-1697.

Jüni, P., A. W. S. Rutjes, et P. A. Dieppe. «Are selective COX 2 inhibitors superior to traditional non steroidal anti-inflammatory drugs?» *BMJ* 324 (2002): 1287-1288.

Kadam, U. T., E. Thomas, et P. R. Croft. «Is chronic widespread pain a predictor of all-cause morbidity? A 3 year prospective population-based study in family practice». *J Rheumatol* 32 (2005): 1341-1348.

Kahn, R., E. Ferrannini, J. Buse, et M. Stern. «The metabolic syndrome: Time for a critical appraisal». *Diabetes Care* 28 (2005): 2289-2304.

Kahn, S. E., S. M. Haffner, M. A. Heise et coll. «Glycemic durability of rosiglitazone, metformin, or glyburide monotherapy». *N Engl J Med* 355 (2006): 2427-2443.

Kaila-Kangas, L., I. Keskimäki, V. Notkola et coll. «How consistently distributed are the socioeconomic differences in severe back morbidity by age and gender? A population based study of hospitalization among Finnish employees». *J Occup Environ Med* 63 (2006): 278-282.

Kaila-Kangas, L., M. Kivimäki, H. Riihimäki, R. Luukkonen, J. Kirjonen, et P. Leino-Arjas. «Psychosocial factors at work as predictors of hospitalization for back disorders: A 28-year follow-up of industrial employees». *Spine* 29 (2004): 1823-1830.

Kalb, P. E., et K. G. Koehler. «Legal issues in scientific research». *JAMA* 287 (2002): 85-91.

Kanjilal, S., E. W. Gregg, Y. J. Cheng et coll. «Socioeconomic status and trends in disparities in 4 major risk factors for cardiovascular disease among U.S. adults, 1971-2002». *Arch Intern Med* 166 (2006): 2348-2355.

Kannus, P., J. Parkkari, S. Koskinen et coll. «Fall-induced injuries and deaths among older adults». *JAMA* 281 (1999): 1895-1899.

Kannus, P., J. Parkkari, S. Niemi et coll. «Prevention of hip fracture in elderly people with use of a hip protector». *N Engl J Med* 343 (2000): 1506-1513.

Kaplan, G. A. «Going back to understand the future: Socioeconomic position and survival after myocardial infarction». *Ann Intern Med* 144 (2006): 137-139.

Kaplan, J. B., et T. Bennett. «Use of race and ethnicity in biomedical publication».*JAMA* 289 (2003): 2709-2716.

Kaptchuk, T. J. «The placebo effect in alternative medicine: Can the performance of a healing ritual have clinical significance?» *Ann Intern Med* 136 (2002): 817-825.

Kaptchuk, T. J., et D. M. Eisenberg. «The persuasive appeal of alternative medicine». *Ann Intern Med* 129 (1998): 1061-1065.

Kaptchuk, T. J., W. B. Stason, R. B. Davis et coll. «Sham device v. inert pill: Randomized controlled trial of two placebo treatments». *BMJ* 332 (2006): 391-397.

Kaptoge, S., K. S. Benevolenskaya, A. K. Bhalla et coll. «Low BMD is less predictive than reported falls for future limb fractures in women across Europe: Results from the European Prospective Osteoporosis Study». *Bone* 36 (2005): 387-398.

Karasek, R. A., et T. Theorell. *Healthy Work: Stress, Productivity, and the Reconstruction of Working Life*. New York: Basic Books, 1990.

Kato, K., P. F. Sullivan, B. Evengård, et N. L. Pedersen. «Importance of genetic influences on chronic widespread pain». *Arthritis Rheum* 54 (2006): 1682-1686.

Katz, J. N. «Patient preferences and health disparities». *JAMA* 286 (2001): 1506-1508.

Kaufman, M. «Homeopathy in America: The rise and fall and persistence of a medical heresy». In *Other Healers: Unorthodox Medicine in America*, edited by N. Gevitz, 99-123. Baltimore: Johns Hopkins University Press, 1988.

Kawachi, I., et L. F. Berkman (ed.). *Neighborhoods and Health*. Oxford: Oxford University Press, 2003.

Kawachi, I., B. P. Kennedy, et R. G. Wilkinson (ed.). *Income Inequality and Health*. Vol. 1 of *The Society and Population Health Reader*. New York: New Press, 1999.

Kearney, P. M., C. Baigent, J. Godwin et coll. «Do selective cyclo-oxygenase-2 inhibitors and traditional non-steroidal anti-inflammatory drugs increase the risk of atherothrombosis? Meta-analysis of randomized trials». *BMJ* 332 (2006): 1302-1308.

Kelch, R. P. «Maintaining the public trust in clinical research». *N Engl J Med* 346 (2002): 285-287.

Keller, T., et T. Chappell. «The rise and fall of Erichsen's disease (railway spine)». *Spine* 21 (1996): 1597-1601.

Kersh, B. C., L. A. Bradley, G. S. Alarcón et coll. «Psychosocial and health status variables independently predict health care seeking in fibromyalgia». *Arthritis Care Res* 45 (2001): 362-371.

Kesselheim, A. S., et J. Avorn. «The role of litigation in defining drug risks». *JAMA* 297 (2007): 308-311.

King, S. B. «Why have stents replaced balloons? Underwhelming evidence». *Ann Intern Med* 138 (2003): 842-843.

Kivimäki, M., J. E. Ferrie, E. Brunner et coll. «Justice at work and reduced risk of coronary heart disease among employees». *Arch Intern Med* 165 (2005): 2245-2251.

Kjaergard, L. L., et B. Als-Nielsen. «Associations between competing interests and authors' conclusions: Epidemiological study of randomized clinical trials published in the *BMJ*». *BMJ* 325 (2002): 249-252.

Klauokalani, D., K. J. Sherman, et D. C. Cherkin. «Acupuncture for chronic low back pain: Diagnosis and treatment patterns among acupuncturists evaluating the same patient». *Southern Medical Journal* 94 (2001): 486-492.

Knoops, K. T. B., L. C. P. G. M. de Groot, D. Kromhour et coll. «Mediterranean diet, lifestyle factors and 10-year mortality in elderly European men and women». *JAMA* 292 (2004): 1433-1439.

Koes, B. W. «Surgery versus intensive rehabilitation programmes for chronic low back pain». *BMJ* 330 (2005): 1220-1221.

Koes, B. W., W. J. Assendelft, G. J. van der Heijden, et L. M. Bouter. «Spinal manipulation for low back pain: An updated systematic review of randomized clinical trials». *Spine* 21 (1996): 2860-2871.

Kohli, P., et P. Greenland. «Role of the metabolic syndrome in risk assessment for coronary heart disease». *JAMA* 295 (2006): 819-821.

Kopec, J. A., B. Goel, P. S. Bunting et coll. «Screening with prostate specific antigen and metastatic prostate cancer risk: A population based case-control study». *Journal of Urology* 174 (2005): 495-499.

Korn, D. «Conflicts of interest in biomedical research». *JAMA* 284 (2000): 2234-2237.

Kostis, J. B., A. C. Wilson, R. S. Freudenberger et coll. «Long-term effect of diuretic-based therapy on fatal outcomes in subjects with isolated systolic hypertension with and without diabetes». *American Journal of Cardiology* 95 (2005): 29-35.

Kubzansky, L. D., I. Kawachi, et D. Sparrow. «Socioeconomic status, hostility, and risk factor clustering in the normative aging study: Any help from the concept of allostatic load?» *Annals of Behavioral Medicine* 21 (1999): 330-338.

Kuhn, T. *The Structure of Scientific Revolutions*, 2ᵉ éd. Chicago: University of Chicago Press, 1970.

Kumana, C. R., B. M. Y. Cheung, et I. J. Lauder. «Gauging the impact of statins using number needed to treat». *JAMA* 282 (1999): 1899-1901.

Lagerqvist, B., S. K. James, U. Stenestrand et coll. «Long-term outcomes with drug-eluting stents versus bare-metal stents in Sweden». *N Engl J Med* 356 (2007): 1009-1019.

Laine, C. «In the clinic: Type 2 diabetes». *Ann Intern Med* 146 (2007): ITC 1-16.

Lakka, H. M., D. E. Laaksonen, T. A. Lakka et coll. «The metabolic syndrome and total and cardiovascular disease mortality in middle-aged men». *JAMA* 288 (2002): 2709-2716.

Lakka, T. A., J. M. Venäläinen, R. Rauramaa et coll. «Relation of leisure-time physical activity and cardiorespiratory fitness to the risk of acute myocardial infarction in men». *N Engl J Med* 330 (1994): 1549-1554.

Lantz, P. M., J. S. House, J. M. Lepkowski et coll. «Socioeconomic factors, health behaviors, and mortality». *JAMA* 279 (1998): 1703-1708.

Lasser, K. E., P. D. Allen, S. J. Woolhandler et coll. «Timing of new black box warnings and withdrawals for prescription medications». *JAMA* 287 (2002): 2215-2220.

Lauer, M. S., et E. J. Topol. «Clinical trials – multiple treatments, multiple end points, and multiple lessons». *JAMA* 289 (2003): 2575-2577.

Law, M. R., N. J. Wald, J. K. Morris, et R. E. Jordan. «Value of low dose combination treatment with blood pressure lowering drugs: Analysis of 354 randomized trials». *BMJ* 326 (2003): 1427-1435.

Lee, I. M., N. R. Cook, J. M. Gaziano et coll. «Vitamin E in the primary prevention of cardiovascular disease and cancer: The Women's Health Study: A randomized controlled trial». *JAMA* 294 (2005): 56-65.

Leeb, B. F., H. Schweitzer, K. Montag, et J. S. Smolen. «A meta-analysis of chondroitin sulfate in the treatment of osteoarthritis». *J Rheumatol* 27 (2000): 205-211.

Legakos, S. W. «The challenge of subgroup analyses – reporting without distorting». *N Engl J Med* 354 (2006): 1667-1669.

Leipzig, R. M., R. G. Cumming, et M. E. Tinetti. «Drugs and falls in older people: a systematic review and meta-analysis: II. Cardiac and analgesic drugs». *J Am Geriatr Soc* 47 (1999): 40-50.

Lerman, C., B. Trock, B. K. Rimer et coll. «Psychological and behavioral implications of abnormal mammograms». *Ann Intern Med* 114 (1991): 657-661.

Lerner, B. H. «Fighting the war on breast cancer: Debates over early detection, 1945 to the present». *Ann Intern Med* 129 (1998): 74-78.

Lesser, L. I., C. B. Ebbeling, M. Goozner et coll. «Relationship between funding source and conclusion among nutrition-related scientific articles». *PLoS Medicine* 4, n° 1 (2007): e5.

Lévesque, L. E., J. M. Brophy, et B. Zhang. «The risk for myocardial infarction with cyclooxygenase-2 inhibitors: A population study of elderly adults». *Ann Intern Med* 142 (2005): 481-489.

Levin, A. «The Cochrane collaboration». *Ann Intern Med* 135 (2001): 309-312.

Levin, T. R., W. Zhao, C. Conell et coll. «Complications of colonoscopy in an integrated health care delivery system». *Ann Intern Med* 145 (2006): 880-886.

Levy, D., et T. J. Thom. «Death rates from coronary disease – progress and a puzzling paradox». *N Engl J Med* 339 (1998): 915-917.

Lexchin, J., L. A. Bero, B. Djulbegovic, et O. Clark. «Pharmaceutical industry sponsorship and research outcome and quality: Systematic review». *BMJ* 326 (2003): 1167-1177.

Li, X., M. A. M. Gignac, et A. H. Anis. «Workplace, psychosocial factors, and depressive symptoms among working people with arthritis: A longitudinal study». *J Rheumatol* 33 (2006): 1849-1855.

Li, Z., M. Maglione, W. Tu et coll. « Meta-analysis: Pharmacologic treatment of obesity ». *Ann Intern Med* 142 (2005): 532-546.

Li-Chen, L., C. H. Kuo, L. H. Lee et coll. « Treatment of low back pain by acupressure and physical therapy: Randomized controlled trial ». *BMJ* 332 (2006): 696-700.

Lichtenstein, A. H., et R. M. Russell. « Essential nutrients: Food or supplements? » *JAMA* 294 (2005): 351-358.

Lieberman, D. « Colonoscopy: As good as gold? » *Ann Intern Med* 141 (2004): 401-403.

Lieberman, D. A., et D. G. Weiss for the Veterans Affairs Cooperative Study Group. « One-time screening for colorectal cancer with combined fecal occult-blood testing and examination of the distal colon ». *N Engl J Med* 345 (2001): 555-560.

Lieberman, D. A., D. G. Weiss, J. H. Bond et coll. « Use of colonoscopy to screen asymptomatic adults for colorectal cancer ». *N Engl J Med* 342 (2000): 162-168.

Lin, O. S., R. A. Kozarek, D. B. Schembre et coll. « Screening colonoscopy in very elderly patients ». *JAMA* 295 (2006): 2357-2365.

Lind, B. K., W. E. Lafferty, P. T. Tyree et coll. « The role of alternative medical providers for the outpatient treatment of insured patients with back pain ». *Spine* 30 (2005): 1454-1459.

Linde, K., A. Streng, S. Jürgens et coll. « Acupuncture for patients with migraine ». *JAMA* 293 (2005): 2118-2125.

Linde, K., et C. D. Mulrow. « St. John's wort for depression: Cochrane review ». Cochrane Library, Oxford: Update Software, 1998.

Lindsay, R., S. L. Silverman, C. Cooper et coll. « Risk of new vertebral fracture in the year following a fracture ». *JAMA* 285 (2001): 320-323.

Linton, S. J. « A review of psychological risk factors in back and neck pain ». *Spine* 25 (2000): 1148-1156.

Lips, P. « Hypervitaminosis A and fractures ». *N Engl J Med* 348 (2003): 347-349.

Lipsky, P. E., S. B. Abramson, F. C. Breedveld et coll. « Analysis of the effect of COX-2 specific inhibitors and recommendations for their use in clinical practice ». *J Rheumatol* 27 (2000): 1338-1340.

Litwin, M. S., et D. C. Miller. « Treating older men with prostate cancer ». *JAMA* 296 (2006): 2733-2734.

London, J. *The People of the Abyss*. New York: McMillan, 1903.

Lonn, E., S. Yusuf, M. J. Arnold et coll. « Homocysteine lowering with folic acid and B vitamins in vascular disease ». *N Engl J Med* 354 (2006): 1567-1577.

Lötters, F., R. L. Franche, S. Hogg-Johnson, A. Burdorf, et J. D. Pole. « The prognostic value of depressive symptoms, fear-avoidance, and self-efficacy for duration of lost-time benefits in workers with musculoskeletal disorders ». *J Occup Environ Med* 63 (2006) : 794-801.

Lucire, Y. *Constructing RSI : Belief and Desire.* Sydney : UNSW Press, 2003.

—————————. « New drugs, new problems ». *Australian Journal of Forensic Sciences* 37 (2005) : 9-25.

Lund, T., M. Labriola, K. B. Christensen et coll. « Psychosocial work environment exposures as risk factors for long-term sickness absence among Danish employees : Results from DWECS/DREAM ». *J Occup Environ Med* 47 (2005) : 1141-1147.

Lurie, P., C. M. Almeida, N. Stine et coll. « Financial conflict of interest disclosure and voting patterns at Food and Drug Administration drug advisory committee meetings ». *JAMA* 295 (2006) : 1921-1928.

Lu-Yao, G., P. C. Albertsen, J. L. Stanford et coll. « Natural experiment examining impact of aggressive screening and treatment on prostate cancer mortality in two fixed cohorts from Seattle area and Connecticut ». *BMJ* 325 (2002) : 740-743.

Lynch, H. T., et A. de la Chapelle. « Hereditary colorectal cancer ». *N Engl J Med* 348 (2003) : 919-932.

Macfarlane, G. J., E. Thomas, A. C. Papageorgiou et coll. « The natural history of chronic pain in the community : A better prognosis than in the clinic ? » *J Rheumatol* 23 (1996) : 1617-1620.

Macfarlane, G. J., S. Morris, I. M. Hunt et coll. « Chronic widespread pain in the community : The influence of psychological symptoms and mental disorder on healthcare seeking behavior ». *J Rheumatol* 26 (1999) : 413-419.

MacLean, C. H., S. J. Newberry, W. A. Mojica et coll. « Effects of omega-3 fatty acids on cancer risk ». *JAMA* 295 (2006) : 403-415.

Maggard, M. D., L. R. Shugarman, M. Suttorp et coll. « Meta-analysis : Surgical treatment of obesity ». *Ann Intern Med* 142 (2005) : 547-559.

Mahoney, E. M., C. T. Jurkovitz, H. Chu et coll. « Cost and cost-effectiveness of an early invasive vs. conservative strategy for the treatment of unstable angina and non-ST-segment elevation myocardial infarction ». *JAMA* 288 (2002) : 1851-1858.

Main, C. J., et A. C. Williams. « Musculoskeletal pain ». *BMJ* 325 (2002) : 534-537.

Maisel, W. H. « Unanswered questions – drug-eluting stents and the risk of late thrombosis ». *N Engl J Med* 356 (2007) : 981-984.

Mallen, C. D., G. Peat, E. Thomas, et P. R. Croft. « Is chronic pain in adulthood related to childhood factors? A population-based case-control study of young adults ». *J Rheumatol* 33 (2006): 2286-2290.

Mallett, S., et M. Clarke. « How many Cochrane reviews are needed to cover existing evidence on the effects of health care interventions? » *ACP Journal Club* 139 (juillet-août 2003): A11-A12.

Malmivaara, A., B. W. Koes, L. M. Bouter, et M. W. van Tulder. « Applicability and clinical relevance of results in randomized controlled trials ». *Spine* 31 (2006): 1405-1409.

Mandel, J. S., J. H. Bond, T. R. Church et coll. « Reducing mortality from colorectal cancer by screening for fecal occult blood ». *N Engl J Med* 328 (1993): 1365-1371.

Mandel, J. S., T. R. Church, J. H. Bond et coll. « The effect of fecal occult-blood screening on the incidence of colorectal cancer ». *N Engl J Med* 343 (2000): 1603-1607.

Mandelblatt, J., S. Saha, S. Teutsch et coll. « The cost-effectiveness of screening mammography beyond age 65 years: A systematic review for the U.S. Preventive Services Task Force ». *Ann Intern Med* 139 (2003): 835-842.

Manheimer, E., K. Linde, L. Lao, L. M. Bouter, et B. M. Berman. « Meta-analysis: Acupuncture for osteoarthritis of the knee ». *Ann Intern Med* 146 (2007): 868-877.

Mann, C. C., et M. L. Plummer. *The Aspirin Wars*. New York: Knopf, 1991.

Manuel, D. G., K. Kwong, P. Tanuseputro et coll. « Effectiveness and efficiency of different guidelines on statin treatment for preventing deaths from coronary heart disease: Modeling study ». *BMJ* 332 (2006): 1419-1423.

March, L. M., I. D. Cameron, R. G. Cumming et coll. « Mortality and morbidity after hip fracture: Can evidence-based clinical pathways make a difference? » *J Rheumatol* 27 (2000): 2227-2231.

Marcus, A. J., M. J. Broekman, et D. J. Pinsky. « COX inhibitors and thrombophilia ». *N Engl J Med* 347 (2002): 1025-1026.

Marcus, D. M., et A. P. Grollman. « Botanical medicines – the need for new regulations ». *N Engl J Med* 347 (2002): 2073-2076.

Mark, D. B., et M. F. Newman. « Protecting the brain in coronary artery bypass graft surgery ». *JAMA* 287 (2002): 1448-1450.

Mark, D. H. « Deaths attributable to obesity ». *JAMA* 293 (2005): 1918-1920.

Marmot, M. *The Status Syndrome: How Social Standing Affects Our Health and Longevity*. New York: Henry Holt & Co., 2004.

Marmot, M., et R. H. Wilkinson (ed.). *Social Determinants of Health*. Oxford: Oxford University Press, 1999.

Marra, C. A., J. M. Esdaile, H. Sun, et A. H. Anis. «The cost of COX inhibitors: How selective should we be?» *J Rheumatol* 27 (2000): 2731-2733.

Martimo, K. P., J. Verbeek, J. Karppinen et coll. «Manual material handling advice and assistive devices for preventing and treating back pain in workers». *Cochrane Database of Systematic Reviews*, issue 3 (2007). Article n° CD005958. DOI: 10.1002/14651858.CD005958.pub2.

Mas, J. L., G. Chatellier, B. Beyssen et coll. «Endarterectomy versus stenting in patients with symptomatic severe carotid stenosis». *N Engl J Med* 355 (2006): 1660-1671.

Masud, T., et R. M. Francis. «The increasing use of peripheral bone densitometry». *BMJ* 321 (2000): 306-308.

McAlindon, T. E., M. P. LaValley, J. P. Gulin, et D. T. Felson. «Glucosamine and chondroitin for treatment of osteoarthritis: A systematic quality assessment and meta-analysis». *JAMA* 283 (2000): 1469-1475.

McCally, M., A. Haines, O. Fein et coll. «Poverty and ill health: Physicians can, and should, make a difference». *Ann Intern Med* 129 (1998): 726-733.

McClung, M. R. «Osteopenia: To treat or not to treat?» *Ann Intern Med* 142 (2005): 796-797.

McClung, M. R., P. Geusens, P. D. Miller et coll. «Effect of risedronate on the risk of hip fracture in elderly women». *N Engl J Med* 344 (2001): 333-340.

McDonald, C. J. «Medical heuristics: The silent adjudicators of clinical practice». *Ann Intern Med* 124 (1996): 56-62.

McGettigan, P., et D. Henry. «Cardiovascular risk and inhibition of cyclooxygenase». *JAMA* 296 (2006): 1633-1644.

McGlynn, E. A., S. M. Asch, J. Adams et coll. «The quality of health care delivered to adults in the United States». *N Engl J Med* 348 (2003): 2635-2645.

McGovern, P. G., J. S. Pankow, E. Shahar et coll. «Recent trends in acute coronary heart disease». *N Engl J Med* 334 (1996): 884-890.

McLeod, R. S., et members of the Canadian Task Force on Preventive Health Care. «Screening strategies for colorectal cancer: A systematic review of the evidence». *Canadian Journal of Gastroenterology* 136 (2001): 647-660.

McMahon, J. A., T. J. Green, C. M. Skeaff et coll. «A controlled trial of homocysteine lowering and cognitive performance». *N Engl J Med* 354 (2006): 2764-2772.

McNaughton-Collins, M., F. J. Fowler, J. F. Caubet et coll. «Psychological effects of a suspicious prostate cancer screening test followed by a benign biopsy result». *Am J Med* 117 (2004): 719-725.

McTigue, K. M., J. M. Garrett, et B. M. Popkin. «The natural history of the development of diabetes in a cohort of young U.S. adults between 1981 and 1998». *Ann Intern Med* 136 (2002): 857-864.

McWhinney, I. R., R. M. Epstein, et T. R. Freeman. «Rethinking somatization». *Ann Intern Med* 126 (1997): 747-750.

Meador, C. K. «The art and science of nondisease». *N Engl J Med* 272 (1965): 92-95.

——————. «The last well person». *N Engl J Med* 330 (1994): 440-441.

Meeker, W. C., et S. Haldeman. «Chiropractic: A profession at the crossroads of mainstream and alternative medicine». *Ann Intern Med* 136 (2002): 216-227.

Mehta, S. R., C. P. Cannon, K. A. A. Fox et coll. «Routine vs. selective invasive strategies in patients with acute coronary syndromes: A collaborative meta-analysis of randomized trials». *JAMA* 293 (2005): 2908-2917.

Meier, P., R. Zbinden, M. Togni et coll. «Coronary collateral function long after drug-eluting stent implantation». *J Am Coll Cardiol* 49 (2007): 15-20.

Melander, H., J. Ahlqvist-Rastad, G. Meijer, et B. Beermann. «Evidence b(i)ased medicine-selective reporting from studies sponsored by pharmaceutical industry: Review of studies in new drug applications». *BMJ* 326 (2003): 1171-1176.

Metzl, J. M. «If direct-to-consumer advertisements come to Europe: Lessons from the USA». *Lancet* 369 (2007): 704-706.

Michaëlsson, K., H. Lithell, B. Vessby, et H. Melhus. «Serum retinol levels and the risk of fracture». *N Engl J Med* 348 (2003): 287-294.

Miech, R. A., S. K. Kumanyika, N. Stettler et coll. «Trends in the association of poverty with overweight among U.S. adolescents, 1971-2004». *JAMA* 295 (2006): 2385-2393.

Miettinen, O. S., C. I. Henschke, M. W. Pasmantier et coll. «Does mammography save lives?» *Can Med Assoc J* 166 (2002): 1187-1188.

Miettinen, O. S., C. T. Henschke, M. W. Pasmantier et coll. «Mammographic screening: No reliable supporting evidence?» *Lancet* 359 (2002): 404-406.

Mikkelsson, M., J. Kaprio, J. J. Salminen et coll. «Widespread pain among 11-year-old Finnish twin pairs». *Arthritis Rheum* 44 (2001): 481-485.

Miller, A. B., C. J. Baines, T. To, et C. Wall. «Canadian National Breast Screening Study: 1. Breast cancer detection and death rates among women aged 40 to 49 years». *Can Med Assoc J* 147 (1992a): 1459-1476.

—————————. «Canadian National Breast Screening Study: 2. Breast cancer detection and death rates among women aged 50 to 59 years». *Can Med Assoc J.* 147 (1992b): 1477-1488.

Miller, A. B., T. To, C. J. Baines, et C. Wall. «Canadian National Breast Screening Study – 2: 13-year results of a randomized trial in women aged 50-59 years». *J Natl Cancer Inst* 92 (2000): 1490-1499.

—————————. «The Canadian National Breast Screening Study – 1: Breast cancer mortality after 11 to 16 years of follow-up». *Ann Intern Med* 137 (2002): 305-312.

Miller, D. *Popper Selections*. Princeton: Princeton University Press, 1985.

Miller, E. R., R. Pastor-Barriuso, D. Dalal et coll. «Meta-analysis: high dosage vitamin E supplementation may increase all-cause mortality». *Ann Intern Med* 142 (2005): 37-46.

Miller, F. G., D. L. Rosenstein, et E. G. DeRenzo. «Professional integrity in clinical research». *JAMA* 280 (1998): 1449-1454.

Mills, J. L. «Data torturing». *N Engl J Med* 329 (1993): 1196-99.

Minkler, M., E. Fuller-Thompson, et J. M. Guralnik. «Gradient of disability across the socioeconomic spectrum in the United States». *N Engl J Med* 355 (2006): 695-703.

Mishkel, G. J., A. L. Moore, S. Markwell et coll. «Long-term outcomes after management of restenosis or thrombosis of drug-eluting stents». *J Am Coll Cardiol* 49 (2007): 181-184.

Mitchell, H. L., A. J. Carr, et D. L. Scott. «The management of knee pain in primary care: Factors associated with consulting the GP and referrals to secondary care». *J Rheumatol* 45 (2006): 771-776.

Mitka, M. «Critics say drug-eluting stents overused». *JAMA* 296 (2006): 2077.

—————————. «Does the metabolic syndrome really exist?» *JAMA* 294 (2005): 2010-2013.

Mittleman, M. A. «A 39-year-old woman with hypercholesterolemia». *JAMA* 296 (2006): 319-326.

Mixter, W. J., et J. S. Barr. «Rupture of the intervertebral disc with involvement of the spinal canal». *N Engl J Med* 211 (1934): 210-215.

Mohren, D. C. L., G. M. H. Swaen, L. G. P. M. van Amelsvoort et coll. «Job insecurity as a risk factor for common infections and health complaints». *J Occup Environ Med* 45 (2003): 123-129.

Møller, H., et E. Davies. «Over-diagnosis in breast cancer screening». *BMJ* 332 (2006): 691-692.

Morin, K., H. Rakatansky, F. A. Riddick et coll. «Managing conflicts of interest in the conduct of clinical trials». *JAMA* 287 (2002): 78-84.

Morris, A. M. «Medicare policy and colorectal cancer screening». *JAMA* 296 (2006): 2855-2856.

Morris, M. C., D. A. Evans, J. L. Bienias et coll. «Dietary intake of antioxidant nutrients and the risk of incident Alzheimer Disease in a biracial community study». *JAMA* 287 (2002): 3230-3237.

Morrow, M., et S. J. Schnitt. «Treatment selection in ductal carcinoma in situ». *JAMA* 283 (2000): 453-455.

Mortality Morbidity Weekly Report (CDC) 43 (1994): 586.

Moseley, J. B., K. O'Malley, N. J. Petersen et coll. «A controlled trial of arthroscopic surgery for osteoarthritis of the knee». *N Engl J Med* 347 (2002): 81-88.

Moses, H., E. Braunwald, J. B. Martin, et S. O. Thier. «Collaborating with industry – choices for the academic medical center». *N Engl J Med* 347 (2002): 1371-1375.

Mozaffarian, D., et E. B. Rimm. «Risk intake, contaminants, and human health». *JAMA* 296 (2006): 1885-1899.

Mozaffarian, D., M. B. Katan, A. Ascherio et coll. «Trans fatty acids and cardiovascular disease». *N Engl J Med* 354 (2006): 1601-1613.

Mukherjee, D., S. E. Nissen, et E. J. Topol. «Risk of cardiovascular events associated with selective COX-2 inhibitors». *JAMA* 286 (2001): 954-959.

Mulrow, C., et M. Pignone. «An editorial update: Should she take aspirin?» *Ann Intern Med* 142 (2005): 942-943.

Multiple Risk Factor Intervention Trial Research Group. «Multiple Risk Factor Intervention Trial: risk factor changes and mortality». *JAMA* 248 (1982): 182-187.

Musgrave, D. S., M. T. Vogt, M. C. Nevitt, et J. A. Cauley. «Back problems among postmenopausal women taking estrogen replacement therapy». *Spine* 26 (2001): 1606-1612.

Muss, H. B., S. Woolf, D. Berry et coll. «Adjuvant chemotherapy in older and younger women with lymph node-positive breast cancer». *JAMA* 293 (2005): 1073-1081.

Mysliwiec, P. A., M. L. Brown, C. N. Klabunde, et D. F. Ransohoff. «Are physicians doing too much colonoscopy? A national survey of colorectal surveillance after polypectomy». *Ann Intern Med* 141 (2004): 264-271.

Nabel, E. G. «Conflict of interest – or conflict of priorities?» *N Engl J Med* 355 (2006): 2365-2367.

Nadel, M. R., J. A. Shapiro, C. N. Klabunde et coll. «A national survey of primary care physicians' methods for screening for fecal occult blood». *Ann Intern Med* 142 (2005): 86-94.

Nathan, D. M. « Rosiglitazone and cardiotoxicity : Weighing the evidence ». *N Engl J Med* 357 (2007) : 64-66.

——————. « Thiazolidinediones for initial treatment of type 2 diabetes ? » *N Engl J Med* 355 (2006) : 2477-2480.

National Cholesterol Education Program (CEP). « Executive Summary of the Third Report on Detection, Evaluation and Treatment of High Blood Cholesterol in Adults ». *JAMA* 285 (2001) : 2486-2497.

National Cholesterol Education Program – Adult Treatment Panel III (NCEP-ATP III). « Third report of the National Cholesterol Education Program Expert Panel on Detection, Evaluation and Treatment of High Blood Cholesterol in Adults ». *Circulation* 106 (2002) : 3143.

National Institutes of Health. « Osteoporosis prevention, diagnosis and therapy ». *NIH Consensus Statement* 17 (2000) : 1-45.

——————. *Third Report of the National Cholesterol Education Program Expert Panel on Detection, Evaluation, and Treatment of High Blood Cholesterol in Adults (Adult Treatment Panel III).* NIH Publication 01-3670. Bethesda, Md. : National Institutes of Health, 2001.

National Institutes of Health Consensus Development Panel on Osteoporosis, Prevention Diagnosis and Therapy. « Osteoporosis prevention, diagnosis and therapy ». *JAMA* 285 (2001) : 785-795.

National Institutes of Health State-of-the-Science Panel. « National Institutes of Health State-of-the-Science Conference statement : Management of menopause-related symptoms ». *Ann Intern Med* 142 (2005) : 1003-1012.

National Task Force on the Prevention and Treatment of Obesity. « Weight cycling ». *JAMA* 272 (1994) : 1196-1202.

Natvig, B., D. Bruusgaard, et W. Eriksen. « Localized low back pain and low back pain as part of widespread musculoskeletal pain : Two different disorders ? A cross-sectional population study ». *Journal of Rehabilitation Medicine* 33 (2001) : 21-25.

Neer, R. M., C. D. Arnaud, J. R. Zanchetta et coll. « Effect of parathyroid hormone (1-34) on fractures and bone mineral density in postmenopausal women with osteoporosis ». *N Engl J Med* 344 (2001) : 1434-1441.

Neerinckx, J., B. van Houdenhove, R. Lysens et coll. « Attributions in chronic fatigue syndrome and fibromyalgia syndrome in tertiary care ». *J Rheumatol* 27 (2000) : 1051-1055.

Nelemans, P. J., R. A. deBie, H. C. W. deVet, et F. Sturmans. « Injection therapy for subacute and chronic benign low back pain ». *Spine* 26 (2001) : 501-515.

Nelson, H. D., L. L. Humphrey, P. Nygren et coll. « Postmenopausal hormone replacement therapy ». *JAMA* 288 (2002) : 872-881.

Nelson, H. D., M. Helfand, S. H. Woolf, et J. D. Allan. « Screening for postmeno-pausal osteoporosis : A review of the evidence for the U.S. Preventive Services Task Force ». *Ann Intern Med* 137 (2002) : 529-541.

Nelson, M. R., D. Liew, M. Bertram, et T. Vos. « Epidemiological modeling of routine use of low dose aspirin for the primary prevention of coronary heart disease and stroke in those aged = 70 ». *BMJ* 330 (2005) : 306-312.

Nevitt, M. C., B. Ettinger, D. M. Black et coll. « The association of radiographi-cally detected vertebral fractures with back pain and function : A prospec-tive study ». *Ann Intern Med* 128 (1998) : 793-800.

Newman, K. S. *No Shame in My Game : The Working Poor in the Inner City.* New York : A. A. Knopf and the Russell Sage Foundation, 1999.

Newman, M. F., J. L. Kirchner, B. Phillips-Bute et coll. « Longitudinal assessment of neurocognitive function after coronary-artery bypass surgery ». *N Engl J Med* 344 (2001) : 395-402.

Nicassio, P. M., M. H. Weisman, C. Schuman, et C. W. Young. « The role of gene-ralized pain and pain behavior in tender point scores in fibromyalgia ». *J Rheumatol* 27 (2000) : 1056-1062.

Nielsen, M. L., R. Rugulies, K. B. Christensen, L. Smith-Hansen, et T. S. Kristensen. « Psychosocial work environment predictors of short and long spells of registered sickness absence during a 2-year follow up ». *J Occup Environ Med* 48 (2006) : 591-598.

Nissen, S. E., et K. Wolski. « Effect of rosiglitazone on the risk of myocardial infarction and death from cardiovascular causes ». *N Engl J Med* 356 (2007) : 2457-2471.

Nolan, C. M. « Credibility, cookbook medicine, and common sense : Guidelines and the college ». *Ann Intern Med* 120 (1994) : 966-967.

Nolte, E., et M. McKee. « Measuring the health of nations : Analysis of mortality amenable to health care ». *BMJ* 327 (2003) : 1129-1133.

North American Symptomatic Carotid Endarterectomy Trial Collaborators. « Beneficial effect of carotid endarterectomy in symptomatic patients with high-grade carotid stenosis ». *N Engl J Med* 325 (1991) : 445-453.

Nuovo, J. « Reporting number needed to treat and absolute risk reduction in ran-domized controlled trials ». *JAMA* 287 (2002) : 2813-2814.

Nussmeier, N. A., A. A. Whelton, M. T. Brown et coll. « Complications of the COX-2 inhibitors parecoxib and valdecoxib after cardiac surgery ». *N Engl J Med* 352 (2005) : 1081-1091.

Ogden, C. L., M. D. Carroll, L. R. Curtin et coll. « Prevalence of overweight and obesity in the United States, 1999-2004 ». *JAMA* 295 (2006) : 1549-1555.

Oh, K., F. B. Hu, J. E. Manson et coll. « Dietary fat intake and risk of coronary heart disease in women : 20 years of follow-up of the Nurses' Health Study ». *American Journal of Epidemiology* 161 (2005) : 672-679.

Okie, S. « Raising the safety bar – the FDA's coxib meeting ». *N Engl J Med* 352 (2005) : 1283-1287.

Olsen, A. H., S. H. Njor, I. Vejborg et coll. « Breast cancer mortality in Copenhagen after introduction of mammography screening : Cohort study ». *BMJ* 330 (2005) : 220-222.

Olsen, O., et P. C. Gøetzsche. « Cochrane review on screening for breast cancer with mammography ». *Lancet* 358 (2001) : 1340-1342.

O'Reilly, D., M. Rosato, et C. Patterson. « Self-reported health and mortality : Ecological analysis based on electoral wards across the United Kingdom ». *BMJ* 331 (2005) : 38-39.

Orwoll, E., M. Ettinger, S. Weiss et coll. « Alendronate for the treatment of osteo-porosis in men ». *N Engl J Med* 343 (2000) : 604-610.

Page, D. L., et J. F. Simpson. « Ductal carcinoma in situ – the focus for prevention, screening and breast conservation in breast cancer ». *N Engl J Med* 340 (1999) : 1499-1500.

Page, D. L., et R. A. Jensen. « Ductal carcinoma in situ of the breast ». *JAMA* 275 (1996) : 948-949.

Palumbo, F. B., et C. D. Mullins. « The development of direct-to-consumer pres-cription drug advertising regulation ». *Food and Drug Law Journal* 57 (2002) : 423-443.

Pamuk, E., D. Makuc, K. Heck et coll. *Socioeconomic Status and Health Chartbook : Health, United States, 1998.* Hyattsville, Md. : National Center for Health Statistics, 1998.

Park, Y., D. J. Hunter, D. Siegelman et coll. « Dietary fiber intake and risk of colo-rectal cancer ». *JAMA* 294 (2005) : 2849-2857.

Parker, M. J., L. D. Gillespie, et W. J. Gillespie. « Hip protectors for preventing hip fractures in the elderly : Cochrane review ». Cochrane Library, Oxford : Update Software, 1er mai 1999.

Parker, M. J., W. J. Gillespie, et L. D. Gillespie. « Effectiveness of hip protectors for preventing hip fractures in elderly people : Systematic review ». *BMJ* 332 (2006) : 571-574.

Passamani, E., K. B. Davis, M. J. Gillespie, T. Killip, et the CASS Principal Investigators and their Associates. « A randomized trial of coronary artery bypass surgery : Survival of patients with a low ejection fraction ». *N Engl J Med* 312 (1985) : 1665-1671.

Pasternak, R. C. «The ALLHAT lipid lowering trial – less is less». *JAMA* 288 (2002): 3042-3044.

Patrono, C., L. A. Garcia Rodriguez, R. Landolfi, et C. Baigent. «Lo-dose aspirin for the prevention of atherothrombosis». *N Engl J Med* 353 (2005): 2373-2383.

Payer, L. *Disease Mongers: How Doctors, Drug Companies, and Insurers Are Making You Feel Sick*. New York: Holt, 1992.

——————. *Medicine and Culture: Varieties of Treatment in the United States, England, West Germany, and France*. New York: Holt, 1988.

Pearson, S. K., et M. D. Rawlins. «Quality, innovation and value for money: NICE and the British National Health Service». *JAMA* 294 (2005): 2618-2622.

Pedula, K. L., A. L. Coleman, T. A. Hillier et coll. «Visual acuity, contrast sensitivity, and mortality in older women: Study of osteoporotic fractures». *J Am Geriatr Soc* 54 (2006): 1871-1877.

Pell, S., et W. E. Fayerweather. «Trends in the incidence of myocardial infarction and in associated mortality and morbidity in a large employed population, 1957-1983». *N Engl J Med* 16 (1985): 1005-1011.

Pendleton, A., N. Arden, M. Dougados et coll. «EULAR recommendations for the management of knee osteoarthritis: Report of a task force of the Standing Committee for International Clinical Studies Including Therapeutic Trials (ESCISIT)». *Ann Rheum Dis* 59 (2000): 936-944.

Perry, H. M., B. R. Davis, T. R. Price et coll. «Effect of treating isolated systolic hypertension on the risk of developing various types and subtypes of stroke». *JAMA* 284 (2000): 465-471.

Persell, S. D., et D. W. Baker. «Studying interventions to prevent the progression from prehypertension to hypertension: Does TROPHY win the prize?» *American Journal of Hypertension* 19 (2006): 1095-1097.

Petitti, D. B. «Some surprises, some answers, and more questions about hormone therapy». *JAMA* 294 (2005): 245-246.

Pfisterer, M. «Long-term outcome in elderly patients with chronic angina managed invasively versus by optimized medical therapy: Four-year follow-up on the randomized Trial of Invasive versus Medical Therapy in Elderly Patients (TIME)». *Circulation* 110 (2004): 1213-1218.

Pfisterer, M., P. Buser, S. Osswald et coll. «Outcome of elderly patients with chronic symptomatic coronary artery disease with an invasive vs. optimized medical treatment strategy». *JAMA* 289 (2003): 1117-1123.

Phillips, K. A., G. Glendon, et J. A. Knight. «Putting the risk of breast cancer in perspective». *N Engl J Med* (340) 1999: 141-144.

Phillips, P. S., R. H. Haas, S. Bannykh et coll. « Statin-associated myopathy with normal creatine kinase levels ». *Ann Intern Med* 137 (2002) : 581-585.

Picirillo, J. F., R. M. Tierney, I. Costas et coll. « Prognostic importance of comorbidity in a hospital-based cancer registry ». *JAMA* 291 (2004) : 2441-2447.

Pignone, M., S. Earnshaw, J. A. Tice, et M. J. Pletcher. « Aspirin, statins, or both drugs for the primary prevention of coronary heart disease events in men : A cost-utility analysis ». *Ann Intern Med* 144 (2006) : 326-336.

Pignone, M., S. Saha, T. Heorger, et J. Mandelblatt. « Cost-effectiveness analyses of colorectal cancer screening : A systematic review for the U.S. Preventive Services Task Force ». *Ann Intern Med* 137 (2002) : 96-104.

Pincus, T., A. K. Burton, S. Vogel, et A. P. Field. « A systematic review of psychological factors as predictors of chronicity/disability in prospective cohorts of low back pain ». *Spine* 27 (2002) : E109-E120.

Pisano, E. D., C. Gatsonis, E. Hendrick et coll. « Diagnostic performance of digital versus film mammography for breast-cancer screening ». *N Engl J Med* 353 (2005) : 1-11.

Podolsky, D. K. « Going the distance – the case for true colorectal-cancer screening ». *N Engl J Med* 343 (2000) : 207-208.

Pogach, L., M. Engelgau, et D. Aron. « Measuring progress toward achieving Hemoglobin A1c goals in diabetes care ». *JAMA* 297 (2007) : 520-522.

Popescu, I., M. S. Vaughan-Sarrazin, et G. E. Rosenthal. « Certificate of need regulations and use of coronary revascularization after acute myocardial infarction ». *JAMA* 295 (2006) : 2141-2147.

Popper, K. *Conjectures and Refutations : The Growth of Scientific Knowledge.* London : Routledge, 2000.

Porthouse, J., S. Cockayne, C. King et coll. « Randomized controlled trial of calcium and supplementation with cholecalciferol (vitamin D_3) for prevention of fractures in primary care ». *BMJ* 330 (2005) : 1003-1009.

Poynter, J. N., S. B. Gruber, P. D. R. Higgins et coll. « Statins and the risk of colorectal cancer ». *N Engl J Med* 352 (2005) : 2184-2192.

PREMIER Collaborative Research Group. « Effects of comprehensive lifestyle modification on blood pressure control ». *JAMA* 289 (2003) : 2083-2093.

Prentice, R. L., T. R. Chlebowski, R. Patterson et coll. « Low-rat dietary pattern and risk of invasive breast cancer ». *JAMA* 295 (2006) : 629-642.

Price, J. R., et J. Couper. « Cognitive behaviour therapy for adults with chronic fatigue syndrome : Cohcrane review ». Cochrane Library, Oxford : Update Software, 24 août 1998.

Prince, R. L., A. Devine, S. S. Dhaliwal, et I. M. Dick. « Effects of calcium supplementation on clinical fracture and bone structure ». *Arch Intern Med* 166
(2006) : 869-875.

Psaty, B. M., et C. D. Furberg. « The record on rosiglitazone and the risk of myocardial infarction ». *N Engl J Med* 357 (2007) : 67-69.

Psaty, B. M., et D. Rennie. « Clinical trial investigators and their prescribing patterns ». *JAMA* 295 (2006) : 2787-2790.

Psaty, B. M., N. S. Weiss, et C. D. Furberg. « Recent trials in hypertension :
Compelling science or commercial speech ? » *JAMA* 295 (2006) : 1704-
1706.

Psaty, B. M., N. S. Weiss, C. D. Furberg et coll. « Surrogate end points, health
outcomes, and the drug-approval process for the treatment of risk factors
for cardiovascular disease ». *JAMA* 282 (1999) : 786-790.

Psaty, B. M., T. Lumley, C. D. Furberg et coll. « Health outcomes associated with
various antihypertensive therapies used as first-line agents ». *JAMA* 289
(2003) : 2534-2544.

Qaseem, A., V. Snow, K. Sherif et coll. « Screening mammography for women 40
to 49 years of age : A clinical practice guideline from the American College
of Physicians ». *Ann Intern Med* 146 (2007) : 511-515.

Quandt, S. A., D. E. Thompson, D. L. Schneider et coll. « Effect of alendronate
on vertebral fracture risk in women with bone mineral density T scores of
−1.6 to −2.5 at the femoral neck : The Fracture Intervention Trial ». *Mayo
Clinic Proceedings* 80 (2005) : 343-349.

Quandt, S. A., H. Chen, J. G. Grzywacz et coll. « Use of complementary and alternative medicine by persons with arthritis : Results of the National Health
Interview Survey ». *Arthritis Rheum* (*Arthritis Care Res*) 53 (2005b) : 748-
755.

Raisz, L. G. « Screening for osteoporosis ». *N Engl J Med* 353 (2005) : 164-171.

Randomized Intervention Treatment of Angina (RITA-2) trial participants.
« Coronary angioplasty versus medical therapy for angina : The second
Randomized Intervention Treatment of Angina (RITA-2) ». *Lancet* 350
(1997) : 461-468.

Ransohoff, D. F. « Bias as a threat to the validity of cancer molecular-marker
research ». *Nature Reviews Cancer* 5 (2005a) : 142-149.

————. « Have we oversold colonoscopy ? » *Gastroenterology* 129 (2005b) :
1815.

————. « Lessons from controversy : Ovarian cancer screening and serum
proteomics ». *J Natl Cancer Inst* 97 (2005) : 315-319.

Ransohoff, D. F., et R. S. Sandler. « Screening for colorectal cancer ». *N Engl J Med* 346 (2002) : 40-44.

Ransohoff, D. F., M. M. Collins, et F. J. Fowler. « Why is prostate cancer screening so common when the evidence is so uncertain ? A system without negative feedback ». *Am J Med* 113 (2002) : 663-667.

Rapp, S. R., M. A. Espeland, S. A. Shumaker et coll. « Effect of estrogen plus progestin on global cognitive function in postmenopausal women ». *JAMA* 289 (2003) : 2663-2672.

Ratcliffe, J., K. J. Thomas, H. MacPherson, et J. Brazier. « A randomized controlled trial of acupuncture care for persistent low back pain : Cost effectiveness analysis ». *BMJ* 333 (2006) : 629-672.

Ray, W. A., C. M. Stein, J. R. Daugherty et coll. « COX-2 selective non-steroidal anti-inflammatory drugs and risk of serious coronary heart disease ». *Lancet* 360 (2002) : 1071-1073.

Reaven, G. M. « Importance of identifying the overweight patient who will benefit the most by losing weight ». *Ann Intern Med* 138 (2003) : 420-423.

RECORD Trial Group. « Oral vitamin D3 and calcium for secondary prevention of low-trauma fractures in elderly people : A randomized placebo-controlled trial ». *Lancet* 365 (2005) : 1621-1628.

Regula, J., M. Rupinski, E. Kraszewska et coll. « Colonoscopy in colorectal-cancer screening for detection of advanced neoplasia ». *N Engl J Med* 355 (2006) : 1863-1872.

Reichenbach, S., R. Sterchi, M. Scherer et coll. « Meta-analysis : Chondroitin for osteoarthritis of the knee or hip ». *Ann Intern Med* 146 (2007) : 580-590.

Reissman, D. B., P. Orris, R. Lacey, et D. E. Hartman. « Downsizing, role demands, and job stress ». *J Occup Environ Med* 41 (1999) : 289-293.

Rekola, K. E., S. Levoska, J. Takala, et S. Keinänen-Kiukaanniemi. « Patients with neck and shoulder complaints and multisite musculoskeletal symptoms – a prospective study ». *J Rheumatol* 24 (1997) : 2424-2428.

Relman, A. S. « Dealing with conflicts of interest ». *N Engl J Med* 310 (1984) : 1182-1183.

—————————. « Defending professional independence ». *JAMA* 289 (2003) : 2418-2420.

—————————. « Economic incentives in clinical investigation ». *N Engl J Med* 320 (1989) : 933-934.

—————————. « Financial associations of authors ». *N Engl J Med* 347 (2002) : 1043.

—————————. « New "Information for Authors" – and readers ». *N Engl J Med* 323 (1990) : 56.

——————————. «Separating continuing medical education from pharmaceutical marketing». *JAMA* 285 (2001): 2009-2012.

Rennie, D., et H. S. Luft. «Pharmacoeconomic analyses: Making them transparent, making them credible». *JAMA* 283 (2000): 2158-2160.

Rex, D. K., C. S. Cutler, G. T. Lemmel et coll. «Colonoscopic miss rates of adenomas determined by back-to-back colonoscopies». *Gastroenterology* 112 (1997): 24-28.

Rey, R. *The History of Pain.* Cambridge, Mass.: Harvard University Press, 1995.

Ridker, P. M., et J. Torres. «Reported outcomes in major cardiovascular clinical trials funded by for-profit and not-for-profit organizations: 2000-2005». *JAMA* 295 (2006): 2270-2274.

Ridker, P. M., N. R. Cook, I. M. Lee et coll. «A randomized trial of low-dose aspirin in the primary prevention of cardiovascular disease in women». *N Engl J Med* 352 (2005): 1293-1304.

Riggs, B. L., et L. C. Hartmann. «Selective estrogen-receptor modulators – mechanisms of action and application to clinical practice». *N Engl J Med* 348 (2003): 618-629.

Rimm, E. B., A. Ascherio, E. Giovannucci et coll. «Vegetable, fruit and cereal fiber intake and risk of coronary heart disease among men». *JAMA* 275 (1996): 447-451.

Rivero-Arias, O., H. Campbell, A. Gray et coll. «Surgical stabilization of the spine compared with a programme of intensive rehabilitation for the management of patients with chronic low back pain: Cost utility analysis based on a randomized controlled trial». *BMJ* 330 (2005): 1239-1243.

Roche, J. J. W., R. T. Wenn, O. Sahota, et C. G. Moran. «Effect of comorbidities and postoperative complications on mortality after hip fracture in elderly people: Prospective observational cohort study». *BMJ* 331 (2005): 1374-1379.

Romano, P. S. «Improving the quality of hospital care in America». *N Engl J Med* 353 (2005): 302-304.

Roos, H., M. Laurén, T. Adalberth et coll. «Knee osteoarthritis after meniscectomy». *Arthritis Rheum* 41 (1998): 687-693.

Rosa, L., E. Rosa, L. Sarner, et S. Barrett. «A close look at therapeutic touch». *JAMA* 279 (1998): 1005-1010.

Rosamond, W. D., L. E. Chambless, A. R. Folsom et coll. «Trends in the incidence of myocardial infarction and in mortality due to coronary heart disease, 1987-1994». *N Engl J Med* 339 (1998): 861-867.

Rosen, C. J. «Postmenopausal osteoporosis». *N Engl J Med* 353 (2005): 595-603.

—————————. « The rosiglitazone story : Lessons from an FDA Advisory Committee meeting ». *N Engl J Med* 357 (2007) : 844-846.

Rosenberg, I. H., et D. C. Mulrow. « Trials that matter : Should we routinely measure homocysteine levels and "treat" mild hyperhomocysteinemia ? » *Ann Intern Med* 145 (2006) : 226-227.

Rosenthal, M. B., E. R. Berndt, J. M. Donohue et coll. « Promotion of prescription drugs to consumers ». *N Engl J Med* 346 (2002) : 498-505.

Rosenzweig, A. « Circulating endothelial progenitors – cells as biomarkers ». *N Engl J Med* 353 (2005) : 1055-1057.

Rostom, A., C. Dubé, G. Lewin et coll. « Non steroidal anti-inflammatory drugs and cyclooxygenase-2 inhibitors for primary prevention of colorectal cancer : A systematic review prepared for the U.S. Preventive Services Task Force ». *Ann Intern Med* 146 (2007) : 376-389.

Rothman, K. *Causal Inference*. Cambridge : Epidemiology Resources, 1988.

Rubenstein, L. Z. « Hip protectors – a breakthrough in fracture prevention ». *N Engl J Med* 343 (2000) : 1562-1563.

Rubenstein, L. Z., K. R. Josephson, P. R. Trueblood et coll. « Effects of a group exercise program on strength mobility and falls among fall-prone elderly men ». *Journal of Gerontology* 55A (2000) : M317-M321.

Salkeld, G., I. D. Cameron, R. G. Cumming et coll. « Quality of life related to fear of falling and hip fracture in older women : A time trade-off study ». *BMJ* 320 (2000) : 241-246.

Salpeter, S. R., P. Gregor, T. M. Ormiston et coll. « Meta-analysis : Cardiovascular events associated with nonsteroidal anti-inflammatory drugs ». *Am J Med* 119 (2006) : 552-559.

Santen, R. J., et R. Mansel. « Benign breast disorders ». *N Engl J Med* 353 (2005) : 275-285.

Sapolsky, R. M. « The influence of social hierarchy on primate health ». *Science* 308 (2005) : 648-652.

Satariano, W. A., et D. R. Ragland. « The effect of comorbidity on 3-year survival of women with primary breast cancer ». *Ann Intern Med* 120 (1994) : 104-110.

Scarry, E. *The Body in Pain : The Making and Unmaking of the World*. New York : Oxford University Press, 1985.

Scharf, H. P., U. Mansmann, K. Streitberger et coll. « Acupuncture and knee osteoarthritis ». *Ann Intern Med* 145 (2006) : 12-20.

Schneider, L. S. « Estrogen and dementia : Insights from the Women's Health Initiative Memory Study ». *JAMA* 291 (2004) : 3005-3006.

Schoenbaum, S. C. «Toward fewer procedures and better outcomes». *JAMA* 269 (1993): 794-796.

Schoenfeld, P., B. Cash, A. Flood et coll. «Colonoscopic screening of average-risk women for colorectal neoplasia». *N Engl J Med* 352 (2005): 2061-2068.

Scholten, R. J., W. L. Devillé, W. Opstelten et coll. «The accuracy of physical diagnostic tests for assessing meniscal lesions of the knee: A meta analysis». *Journal of Family Practice* 50 (2001): 938-944.

Schousboe, J. T., J. A. Nyman, R. L. Kane, et K. E. Ensrud. «Cost-effectiveness of alendronate therapy for osteopenic postmenopausal women». *Ann Intern Med* 142 (2005): 734-741.

Schroeder, S. A. «We can do better: Improving the health of the American people». *N Engl J Med* 357 (2007): 1221-1228.

Schroter, S., J. Morris, S. Chaudhry et coll. «Does the type of competing interest statement affect readers' perceptions of the credibility of research? Randomized trial». *BMJ* 328 (2004): 742-743.

Schulman, K. A., D. M. Seils, J. W. Timbie et coll. «A national survey of provisions in clinical trial agreements between medical schools and industry sponsors». *N Engl J Med* 347 (2002): 1335-1341.

Schunkert, H. «Pharmacotherapy for prehypertension – mission accomplished». *N Engl J Med* 354 (2006): 1742-1744.

Schwartz, L. M., et S. Woloshin. «News media coverage of screening mammography for women in their 40s and tamoxifen for primary prevention of breast cancer». *JAMA* 287 (2002): 3136-3142.

——————. «Participation in mammography screening». *BMJ* 335 (2007): 731-732.

Schwartz, L. M., S. Woloshin, F. J. Fowler, et H. G. Welch. «Enthusiasm for cancer screening in the United States». *JAMA* 291 (2004): 71-78.

Seigel, D. «Clinical trials, epidemiology, and public confidence». *Statistics in Medicine* 22 (2003): 3419-3425.

Selvin, E., S. Marinopoulos, G. Berkenblit et coll. «Meta-analysis: Glycosylated hemoglobin and cardiovascular disease in diabetes mellitus». *Ann Intern Med* 141 (2004): 421-431.

Shah, R. V., T. J. Albert, V. Bruegel-Sanchez et coll. «Industry support and correlation to study outcome for papers published in *Spine*». *Spine* 30 (2005): 1099-1104.

Sharp, P. C., R. Michielutte, R. Freimanis et coll. «Reported pain following mammography screening». *Arch Intern Med* 163 (2003): 833-836.

Sharpe, M. «The report of the Chief Medical Officer's CFS/ME working group: What does it say and will it help?» *Clin Med JRCPL* 2 (2002): 427-429.

Sheetz, M. J., et G. L. King. « Molecular understanding of hyperglycemia's adverse effects for diabetic complications ». *JAMA* 288 (2002) : 2579-2588.

Shepherd, J., S. M. Cobbe, I. Ford et coll. « Prevention of coronary heart disease with pravastatin in men with hypercholesterolemia ». *N Engl J Med* 333 (1995) : 1301-1307.

Shishehbor, M. H., D. Litaker, C. E. Pothier, et M. S. Lauer. « Association of socioeconomic status with functional capacity, heart rate recovery, and all-cause mortality ». *JAMA* 295 (2006) : 784-792.

Showalter, E. *Hystories: Hysterical Epidemics and Modern Culture.* New York : Columbia University Press, 1996.

Shuchman, M. « Debating the risks of drug-eluting stents ». *N Engl J Med* 356 (2007) : 325-328.

Shumaker, S. A., C. Legault, L. Kuller et coll. « Conjugated equine estrogens and incidence of probable dementia and mild cognitive impairment in post-menopausal women ». *JAMA* 291 (2004) : 2947-2958.

Shumaker, S. A., C. Legault, S. R. Rapp et coll. « Estrogen plus progestin and the incidence of dementia and mild cognitive impairment in postmenopausal women ». *JAMA* 289 (2003) : 2651-2662.

Silverman, S. L., W. Shen, M. E. Minshall et coll. « Prevalence of depressive symptoms in postmenopausal women with low bone mineral density and/or prevalent vertebral fracture : Results for the Multiple Outcomes of Raloxifene Evaluation (MORE) study ». *J Rheumatol* 34 (2007) : 140-144.

Silverstein, F. E., G. Faich, J. L. Goldstein et coll. « Gastrointestinal toxicity with celecoxib vs. nonsteroidal anti-inflammatory drugs for osteoarthritis and rheumatoid arthritis : The CLASS Study : A randomized controlled trial ». *JAMA* 284 (2000) : 1247-1255.

Simon, G. E., M. VonKorff, M. Piccinelli, C. Fullerton, et J. Ormel. « An international study of the relation between somatic symptoms and depression ». *N Engl J Med* 341 (1999) : 1329-1335.

Simon, J. B., et R. Fletcher. « Should all people over the age of 50 have regular fecal occult blood tests ? (Simon, con) ; If it works, why not do it ? (Fletcher, pro) ». *N Engl J Med* 338 (1998) : 1151-1155.

Simpson, S. H., D. T. Eurich, S. R. Majumdar et coll. « A meta-analysis of the association between adherence to drug therapy and mortality ». *BMJ* 333 (2006) : 14-20.

Singh, H., D. Turner, L. Xue et coll. « Risk of developing colorectal cancer following a negative colonoscopy examination ». *JAMA* 295 (2006) : 2366-2373.

Singh, S., H. Sun, et A. Anis. «Cost-effectiveness of hip protectors in the prevention of osteoporosis related hip fractures in elderly nursing home residents». *J Rheumatol* 31 (2004): 1607-1613.

Singleton, S. «Data sources and performance measurement». *BMJ* 335 (2007):
730.

Sloan, R. P., E. Bagiella, L. VandeCreek et coll. «Should physicians prescribe reli-
gious activities?» *N Engl J Med* 342 (2000): 1913-1916.

Smidt, N., D. A. van der Windt, W. J. Assendelft et coll. «Corticosteroid injections, physiotherapy or wait-and-see policy for lateral epicondylitis: A
randomized controlled trial». *Lancet* 359 (2002): 657-662.

Smith, B. L. «Approaches to breast-cancer staging». *N Engl J Med* 342 (2000):
580-581.

Smith, I. E., et G. M. Ross. «Breast radiotherapy after lumpectomy – no longer
always necessary». *N Engl J Med* 351 (2004): 1021-1023.

Smith, R. «In search of "non-disease"». *BMJ* 324 (2002): 83-85.

Smith-Bindman, R., P. W. Chu, D. L. Miglioretti et coll. «Comparison of screening mammography in the United States and the United Kingdom».
JAMA 290 (2003): 2129-2137.

Snyder, C., et G. Anderson. «Do quality improvement organizations improve the
quality of hospital care for Medicare beneficiaries?» *JAMA* 293 (2005):
2900-2907.

Solomon, C. G., et R. G. Dluhy. «Rethinking postmenopausal hormone therapy». *N Engl J Med* 348 (2003): 579-580.

Solomon, D. H., J. Avorn, T. Stürmer et coll. «Cardiovascular outcomes in new
users of coxibs and nonsteroidal anti-inflammatory drugs». *Arthritis
Rheum* 54 (2006): 1378-1389.

Solomon, S. D., J. J. V. McMurray, M. A. Pfeffer et coll. «Cardiovascular risk
associated with celecoxib in a clinical trial for colorectal adenoma prevention». *N Engl J Med* 352 (2005): 1071-1080.

Sonnenberg, A., F. Delcò, et J. M. Inadomi. «Cost-effectiveness of colonoscopy in
screening for colorectal cancer». *Ann Intern Med* 133 (2000): 547-549.

Sornay-Rendu, E., C. Allard, F. Munoz et coll. «Disc space narrowing as a new
risk factor for vertebral fracture». *Arthritis Rheum* 54 (2006): 1262-1269.

Sox, H. «An editorial update: Should benefits of radical prostatectomy affect the
decision to screen for early prostate cancer?» *Ann Intern Med* 143 (2005):
232-233.

——————————. «Practice guidelines: 1994». *Am J Med* 97 (1994): 205-207.

——————————. «Screening mammography for younger women: Back to basics».
Ann Intern Med 137 (2002): 361-362.

Spaulding, C., J. Daeman, E. Boersma et coll. «A pooled analysis of data comparing sirolimus-eluting stents with bare-metal stents». *N Engl J Med* 356 (2007): 989-997.

Spitzer, W. O., F. LeBlanc, M. Dupuis et coll. «Scientific approach to the assessment and management of activity-related spinal disorders». *Spine* 12, suppl. 7 (1987): S1-S59.

Stadtmauer, E. A., A. O'Neill, L. J. Goldstein et coll. «Conventional-dose chemotherapy compared with high-dose chemotherapy plus autologous hematopoietic stem-cell transplantation for metastatic breast cancer». *N Engl J Med* 342 (2000): 1069-1076.

Starr, P. *The Social Transformation of American Medicine*. New York: Basic Books, 1982.

Steinbrook, R. «Financial conflicts of interest and the Food and Drug Administration's advisory committees». *N Engl J Med* 352 (2005): 116-118.

——————. «Guidance for guidelines». *N Engl J Med* 356 (2007): 331-333.

Steineck, G., F. Helgesen, J. Adolfsson et coll. «Quality of life after radical prostatectomy or watchful waiting». *N Engl J Med* 347 (2002): 790-796.

Stelfox, H. T., G. Chua, K. O'Rourke, et A. S. Detsky. «Conflict of interest in the debate over calcium channel antagonists». *N Engl J Med* 338 (1998): 101-106.

Stone, G. W., J. W. Moses, S. G. Ellis et coll. «Safety and efficacy of sirolimus- and paclitaxel-eluting coronary stents». *N Engl J Med* 356 (2007): 998-1008.

Stone, J., W. Wojcik, D. Durrance et coll. «What should we say to patients with symptoms unexplained by disease? The "number needed to offend"». *BMJ* 325 (2002): 1449-1450.

Strand, V., et M. C. Hochberg. «The risk of cardiovascular thrombotic events with selective cyclooxygenase-2 inhibitors». *Arthritis Rheum* 47 (2002): 349-355.

Stratton, I. M., A. I. Adler, A. W. Neil et coll. «Association of glycaemia with macrovascular and microvascular complications of type 2 diabetes (UKPDS 35): Prospective observational study». *BMJ* 321 (2000): 405-412.

Straus, S. E. «Herbal medicines – what's in the bottle?» *N Engl J Med* 347 (2002): 1997-1998.

Sullivan, P. F., B. Evengård, A. Jacks, et N. L. Pedersen. «Twin analyses of chronic fatigue in a Swedish national sample». *Psychol Med* 35 (2005): 1327-1336.

Sullivan, P. F., W. Smith, et D. Buchwald. « Latent class analysis of symptoms associated with chronic fatigue syndrome and fibromyalgia ». *Psychol Med* 32 (2002) : 881-888.

Sutkowski, P. A., W. B. Kannel, et R. B. D'Agostino. « Changes in risk factors and the decline in mortality from cardiovascular disease ». *N Engl J Med* 322 (1990) : 1635-1641.

Swingler, G. H., J. Volmink, et J. P. A. « Ioannidis. Number of published systematic reviews and global burden of disease : Database analysis ». *BMJ* 327 (2003) : 1083-1084.

Tait, R. C., J. T. Chibnall, E. M. Andresen, et N. M. Hadler. « Disability determination : Validity with occupational low back pain ». *Journal of Pain* 7 (2006) : 951-957.

———————. « Management of occupational back injuries : Differences among African Americans and Caucasians ». *Journal of Pain* 112 (2004) : 389-396.

Taylor, P. « Making decisions about mammography ». *BMJ* 330 (2005) : 915-916.

Taylor, R., et J. Giles. « Cash interests taint drug advice ». *Nature* 437 (2005) : 1070-1071.

Temple, R. « Are surrogate markers adequate to assess cardiovascular disease drugs ? » *JAMA* 282 (1999) : 790-795.

Thomas, K. J., H. MacPherson, L. Thorpe et coll. « Randomized controlled trial of a short course of traditional acupuncture compared with usual care for persistent non-specific low back pain ». *BMJ* 333 (2006) : 623-629.

Thompson, I. M., D. K. Pauler, P. J. Goodman et coll. « Prevalence of prostate cancer among men with a prostate-specific antigen level < or = 4.0 ng per milliliter ». *N Engl J Med* 350 (2004) : 2239-2246.

Thompson, P. D., P. Clarkson, et R. H. Karas. « Statin-associated myopathy ». *JAMA* 289 (2003) : 1681-1690.

Thornton, H., et M. Dixon-Woods. « Prostate specific antigen testing for prostate cancer ». *BMJ* 325 (2002) : 725-726.

Thurfjell, E. « Breast density and the risk of breast cancer ». *N Engl J Med* 347 (2002) : 866.

Tirosh, A., I. Shai, D. Tekes-Manova et coll. « Normal fasting plasma glucose levels and type 2 diabetes in young men ». *N Engl J Med* 353 (2005) : 1454-1462.

Tomes, N. « Patient empowerment and the dilemmas of late-modern medicalization ». *Lancet* 369 (2007) : 698-700.

Towler, B., L. Irwig, P. Glasziou et coll. «A systematic review of the effects of screening for colorectal cancer using the faecal occult blood test, Hemoccult». *BMJ* 317 (1998): 559-565.

Trichopoulou, A., P. Orfanos, T. Norat et coll. «Modified Mediterranean diet and survival: EPIC-elderly prospective cohort study». *BMJ* 330 (2005): 991-998.

Trichopoulou, A., T. Costacou, C. Bamia, et D. Trichopoulos. «Adherence to a Mediterranean diet and survival in a Greek population». *N Engl J Med* 348 (2003): 2599-2608.

Trinh, K., N. Graham, A. Gross et coll. «Acupuncture for neck disorders». *Spine* 32 (2007): 236-243.

Trivedi, D. P., R. Doll, et K. T. Khaw. «Effect of four monthly oral vitamin D_3 (cholecalciferol) supplementation on fractures and mortality in men and women living in the community: Randomized double blind controlled trial». *BMJ* 326 (2003): 469.

Tunstall-Pedoe, H., J. Connaghan, M. Woodward et coll. «Pattern of declining blood pressure across replicate population surveys of the WHO MONICA project, mid-1980s to mid-1990s, and the mole of medication». *BMJ* 332 (2006): 629-635.

Tuomilehto, J. «Primary prevention of type 2 diabetes: Lifestyle intervention works and saves money, but what should be done with smokers?» *Ann Intern Med* 142 (2005): 381-382.

Tuomilehto, J., D. Rastenyte, W. H. Birkenhäger et coll. «Effects of calcium-channel blockade in older patients with diabetes and systolic hypertension». *N Engl J Med* 340 (1999): 677-684.

Tuomilehto, J., J. Lindström, J. G. Eriksson et coll. «Prevention of type 2 diabetes mellitus by changes in lifestyle among subjects with impaired glucose tolerance». *N Engl J Med* 344 (2001): 1343-1350.

Turk, D. «Clinical effectiveness and cost-effectiveness of treatments for patients with chronic pain». *Clin J Pain* 18 (2002): 355-365.

Turner, R. B. «Echinacea for the common cold: Can alternative medicine be evidence-based medicine?» *Ann Intern Med* 137 (2002): 1001-1002.

Turner, R. B., R. Bauer, K. Woelkart et coll. «An evaluation of *Echinacea angustifolia* in experimental rhinovirus infections». *N Engl J Med* 353 (2005): 341-348.

UK Prospective Diabetes Study Group. «Intensive blood-glucose control with sulphonylureas or insulin compared with conventional treatment and risk of complications in patients with type 2 diabetes (UKPDS 33)». *Lancet* 352 (1998a): 837-853.

——————. «Tight blood pressure control and risk of macrovascular and microvascular complications in type 2 diabetes: UKPDS 38». *BMJ* 317 (1998b): 703-713.

University Group Diabetes Program (UGDP). «A study of the effects of hypoglycemic agents on vascular complications in patients with adult-onset diabetes». *Diabetes* 25 (1976): 1129-1153.

Urwin, M., D. Symmons, T. Allison et coll. «Estimating the burden or muscuolskeletal disorders in the community: The comparative prevalence of symptoms at different anatomical sites, and the relation to social deprivation». *Ann Rheum Dis* 57 (1998): 649-655.

U.S. Preventive Services Task Force. «Hormone therapy for the prevention of chronic conditions in postmenopausal women: Recommendations from the U.S. Preventive Services Task Force». *Ann Intern Med* 142 (2005): 855-860.

——————. «Postmenopausal hormone replacement therapy for primary prevention of chronic conditions: Recommendations and rationale». *Ann Intern Med* 137 (2002): 834-839.

——————. «Routine aspirin or nonsteroidal anti-inflammatory drugs for the primary prevention of colorectal cancer». *Ann Intern Med* 146 (2007): 361-364.

——————. «Screening for breast cancer: Recommendations and rationale». *Ann Intern Med* 137 (2002): 344-346.

——————. «Screening for colorectal cancer: Recommendation and rationale». *Ann Intern Med* 137 (2002): 129-141.

Vahtera, J., M. Kivimäkl, et J. Pentti. «Effect of organisational downsizing on health of employees». *Lancet* 350 (1997): 1124-1128.

Van Dam, R. M., et F. B. Hu. «Coffee consumption and risk of type 2 diabetes». *JAMA* 294 (2005): 97-104.

Vandenbroucke, J. P., et A. J. M. de Craen. «Alternative medicine: A "mirror image" for scientific reasoning in conventional medicine». *Ann Intern Med* 135 (2001): 507-513.

Van de Werf, F. «Drug-eluting stents in acute myocardial infarction». *N Engl J Med* 355 (2006): 1169-1170.

Van de Werf, F., J. M. Gore, A. Avezum et coll. «Access to catheterization facilities in patients admitted with acute coronary syndrome: Multinational registry study». *BMJ* 330 (2005): 441-447.

Van Dijk, D., M. Spoor, R. Hijman et coll. «Cognitive and cardiac outcomes 5 years after off-pump vs. on-pump coronary artery bypass graft surgery». *JAMA* 297 (2007): 701-708.

Van Dijk, G. M., J. Dekker, C. Veenhof et coll. « Course of functional status and pain in osteoarthritis of the hip or knee : A systematic review of the literature ». *Arthritis Rheum (Arthritis Care Res)* 55 (2006) : 779-785.

Van Leeuwen, R., S. Boekhoorn, J. R. Vingerling et coll. « Dietary intake of antioxidants and risk of age-related macular degeneration ». *JAMA* 294 (2005) : 3101-3107.

Van Tulder, M. W., A. Malmivaara, R. Esmail, et B. Koes. « Exercise therapy for low back pain ». *Spine* 25 (2000) : 2784-2796.

Van Tulder, M. W., B. W. Koes, et L. M. Bouter. « Conservative treatment of acute and chronic low back pain : A systematic review of randomized controlled trials of the most common interventions ». *Spine* 22 (1997) : 2128-2156.

Van Tulder, M. W., D. C. Cherkin, B. Berman et coll. « The effectiveness of acupuncture in the management of acute and chronic low back pain : A systematic review within the framework of the Cochrane Collaboration Back Review Group ». *Spine* 24 (1999) : 1113-1123.

Van Tulder, M. W., R. J. P. M. Scholten, B. W. Koes, et R. A. Deyo. « Nonsteroidal anti-inflammatory drugs for low back pain ». *Spine* 25 (2000) : 2501-2513.

Varnauskas, E., et the European Coronary Surgery Study Group. « Twelve-year follow-up of survival in the randomized European coronary surgery study ». *N Engl J Med* 319 (1988) : 332-337.

Vastag, B. « Study concludes that moderate PSA levels are unrelated to prostate cancer outcomes ». *JAMA* 287 (2002) : 969-970.

Vercoulen, J. H. M. M., C. M. A. Swanink, J. F. M. Fennis et coll. « Prognosis in chronic fatigue syndrome : A prospective study on the natural course ». *Journal of Neurology, Neurosurgery, and Psychiatry* 60 (1996) : 489-494.

Verghese, J., R. B. Lipton, M. J. Katz et coll. « Leisure activities and the risk of dementia in the elderly ». *N Engl J Med* 348 (2003) : 2508-2516.

Veronesi, U., N. Cascinelli, L. Mariani et coll. « Twenty-year follow-up of a randomized study comparing breast-conserving surgery with radical mastectomy for early breast cancer ». *N Engl J Med* 347 (2002) : 1227-1232.

Veterans Administration Coronary Artery Bypass Surgery Cooperative Study Group. « Eleven-year survival in the Veterans Administration randomized trial of coronary bypass surgery for stable angina ». *N Engl J Med* 311 (1984) : 1333-1339.

Vickers, A. J., P. Fisher, C. Smith et coll. « Homoeopathy for delayed onset muscle soreness : A randomized double blind placebo controlled trial ». *British Journal of Sports Medicine* 31 (1997) : 304-307.

Viner, R., et M. Hotopf. « Childhood predictors of self reported chronic fatigue syndrome/myalgic encephalomyelitis in adults : National birth cohort study ». *BMJ* 329 (2004) : 941-943.

Wallace, R. B. « Bone health in nursing home residents ». *JAMA* 284 (2000) : 1018-1019.

Walsh, J. M. E., et J. P. Terdiman. « Colorectal cancer screening ». *JAMA* 289 (2003) : 1288-1296.

Walsh, P. C. « Surgery and the reduction of mortality from prostate cancer ». *N Engl J Med* 347 (2002) : 839-840.

Walter, L. C., D. Bertenthal, K. Lindquist, et B. R. Konety. « PSA screening among elderly men with limited life expectancies ». *JAMA* 296 (2006) : 2336-2342.

Wardle, J., N. H. Brodersen, T. J. Cole et coll. « Development of adiposity in adolescence : Five-year longitudinal study of an ethnically and socioeconomically diverse sample of young people in Britain ». *BMJ* 332 (2006) : 1130-1135.

Wardwell, W. I. « Chiropractors : Evolution to acceptance ». In *Other Healers : Unorthodox Medicine in America*, edited by N. Gevitz, 157-191. Baltimore : Johns Hopkins University Press, 1988.

Wassertheil-Smoller, S., B. Psaty, P. Greenland et coll. « Association between cardiovascular outcomes and antihypertensive drug treatment in older women ». *JAMA* 292 (2004) : 2849-2859.

Wassertheil-Smoller, S., S. L. Hendrix, M. Limacher et coll. « Effect of estrogen plus progestin on stroke in postmenopausal women ». *JAMA* 289 (2003) : 2673-2684.

Waxman, H. J. « The lessons of Vioxx – drug safety and sales ». *N Engl J Med* 352 (2005) : 2576-2578.

Wazana, A. « Physicians and the pharmaceutical industry : Is a gift ever a gift ? » *JAMA* 283 (2000) : 373-380.

Weinberger, M. H. « More novel effects of diet on blood pressure and lipids ». *JAMA* 294 (2005) : 2497-2498.

Weinsier, R. L., et C. L. Krumdieck CL. « Dairy foods and bone health : Examination of the evidence ». *American Journal of Clinical Nutrition* 72 (2000) : 681-689.

Weinstein, J. N., J. D. Lurie, P. R. Olson et coll. « United States' trends and regional variations in lumbar spine surgery : 1992-2003 ». *Spine* 31 (2006) : 2707-2714.

Weinstein, J. N., T. D. Tosteson, J. D. Lurie et coll. « Surgical vs. nonoperative treatment for lumbar disk herniation ». *JAMA* 296 (2006a) : 2441-2450.

Welch, H. G., S. Woloshin, et L. M. Schwartz. «Skin biopsy rates and incidence of melanoma: Population-based ecological study». *BMJ* 331 (2005): 481-485.

Wessel, T. R., C. B. Arant, M. B. Olson et coll. «Relationship of physical fitness vs. body mass index with coronary artery disease and cardiovascular events in women». *JAMA* 292 (2004): 1179-1187.

Whelton, P. K., L. J. Appel, M. A. Espeland et coll. «Sodium reduction and weight loss in the treatment of hypertension in older persons». *JAMA* 279 (1998): 839-846.

Whitaker, R. «Anatomy of an epidemic: Psychiatric drugs and the astonishing rise of mental illness in America». *Ethical Human Psychology and Psychiatry* 7 (2005): 23-35.

——————. *Mad in America: Bad Science, Bad Medicine, and the Enduring Mistreatment of the Mentally Ill.* New York: Perseus, 2002.

White, K. P., T. Ostbye, M. Harth et coll. «Perspectives on posttraumatic fibromyalgia: A random survey of Canadian general practitioners, orthopedists, physiatrists, and rheumatologists». *J Rheumatol* 27 (2000): 790-796.

White, P., G. Lewith, P. Prescott, et J. Conway. «Acupuncture versus placebo for the treatment of chronic mechanical neck pain». *Ann Intern Med* 141 (2004): 911-919.

Whiting, P., A. M. Bagnall, A. J. Sowden et coll. «Interventions for the treatment and management of chronic fatigue syndrome: A systematic review». *JAMA* 286 (2001): 1360-1368.

Wilkes, M. S., B. H. Doblin, et M. F. Shapiro. «Pharmaceutical advertisements in leading medical journals: Experts' assessments». *Ann Intern Med* 116 (1992): 912-919.

Wilkinson, R. G. *The Impact of Inequality: How to Make Sick Societies Healthier.* New York: New Press, 2005.

——————. *Unhealthy Societies: The Afflictions of Inequality.* London: Routledge, 1996.

Willett, W. C., M. J. Stampfer, J. E. Manson et coll. «Coffee consumption and coronary heart disease in women: A ten-year follow-up». *JAMA* 275 (1996): 458-462.

Williams, D. A., M. A. Cary, K. H. Groner et coll. «Improving physical functional status in patients with fibromyalgia: A brief cognitive behavioral intervention». *J Rheumatol* 29 (2002): 1280-1286.

Williams, S. C., S. P. Schmaltz, D. J. Morton et coll. «Quality of care in U.S. hospitals as reflected by standardized measures, 2002-2004». *N Engl J Med* 353 (2005): 255-264.

Wilson, A., I. Hickie, A. Lloyd et coll. «Longitudinal study of outcome of chronic fatigue syndrome». *BMJ* 308 (1994): 756-759.

Wilt, T. J., A. Ishani, G. Stark et coll. «Saw palmetto extracts for treatment of benign prostatic hyperplasia: A systematic review». *JAMA* 280 (1998): 1604-1609.

Winkelmayer, W. C., M. J. Stampfer, W. C. Willett, et G. C. Curhan. «Habitual caffeine intake and the risk of hypertension in women». *JAMA* 294 (2005): 2330-2335.

Winkleby, M., C. Cubbin, et D. Ahn. «Low individual socioeconomic status, neighborhood socioeconomic status and adult mortality». *Am J Public Health* 96 (2006): 2145-2153.

Winzenberg, T., K. Shaw, J. Fryer, et G. Jones. «Effects of calcium supplementation on bone density in healthy children: Meta-analysis of randomized controlled trials». *BMJ* 333 (2006): 775-781.

Wolfe, F., et J. J. Rasker. «The symptom intensity scale, fibromyalgia, and the meaning of fibromyalgia-like symptoms». *J Rheumatol* 33 (2006): 2291-2299.

Wolfe, S. M. «Direct-to-consumer advertising – education or emotion promotion?» *N Engl J Med* 346 (2002): 524-526.

Wolk, A., J. E. Manson, M. J. Stampfer et coll. «Long-term intake of dietary fiber and decreased risk of coronary heart disease among women». *JAMA* 281 (1999): 1998-2004.

Wolsko, P. M., D. M. Eisenberg, R. B. Davis et coll. «Patterns and perceptions of care for treatment of back and neck pain». *Spine* 28 (2003): 292-298.

Woo, S. B., J. W. Hellstein, et J. R. Kalmar. «Systematic review: Bisphosphonates and osteonecrosis of the jaws». *Ann Intern Med* 144 (2006): 753-761.

Woods, F., A. Z. LaCroix, S. L. Gray et coll. «Frailty: Emergence and consequences in women aged 65 and older in the Women's Health Initiative Observational Study». *J Am Geriatr Soc* 53 (2005): 1321-1330.

Woodson, G. «Dual X-ray absorptiometry T-score concordance and discordance between the hip and spine measurement sites». *Journal of Clinical Densitometry* 3 (2000): 319-324.

Woolf, S. H., et R. S. Lawrence. «Preserving scientific debate and patient choice: Lessons for the consensus panel on mammography screening». *JAMA* 278 (1997): 2105-2108.

Woolhead, G. M., J. L. Donovan, et P. A. Dieppe. «Outcomes of total knee replacement: A qualitative study». *Rheumatology* 44 (2005): 1032-1037.

Wootton, D. *Bad Medicine: Doctors Doing Harm since Hippocrates.* Oxford: Oxford University Press, 2006.

Wright, J. P., et P. Potter (ed.). *Psyche and Soma: Physicians and Metaphysicians on the Mind-Body Problem from Antiquity to Enlightenment.* Oxford: Oxford University Press, 2000.

Writing Group for the Women's Health Initiative Investigators. «Risks and benefits of estrogen plus progestin in health postmenopausal women». *JAMA* 288 (2002): 321-323.

Wynne-Jones, G., G. J. Macfarlane, A. J. Silman, et G. T. Jones. «Does physical trauma lead to an increase in the risk of new onset widespread pain?» *Ann Rheum Dis* 65 (2006): 391-393.

Yadav, J. S., M. H. Wholey, R. E. Kuntz et coll. «Protected carotid-artery stenting in patients with symptomatic severe carotid stenosis». *N Engl J Med* 351 (2004): 1493-1501.

Zackrisson, S., I. Andersson, L. Janzon et coll. «Rate of over-diagnosis of breast cancer 15 years after end of the Malmö mammographic screening trial: Follow-up study». *BMJ* 332 (2006): 689-691.

Zahl, P. H., B. H. Strand, et J. Mæhlen. «Incidence of breast cancer in Norway and Sweden during introduction of nationwide screening: Prospective cohort study». *BMJ* 328 (2004): 921-924.

Zeller, J. L. «Artificial spinal disk superior to fusion for treating degenerative disk disease». *JAMA* 296 (2006): 3665-3667.

Zochling, J., L. M. March, J. Lapsley et coll. «Use of complementary medicine for osteoarthritis – a prospective study». *Ann Rheum Dis* 63 (2004): 549-554.

▪ Index ▪

W

Wall Street Journal, 198
Wal-Mart, 257
Walsh, Patrick, 132, 367
Washington, État de (dépistage du cancer de la prostate). *Voir* Seattle
Waxman, Henry, 178, 382
West of Scotland, étude, 47, 52-54, 78, 333, 335, 336
Whitehall, études, 256, 402, 404
Will Rogers, phénomène de. *Voir* Rogers, Will
The Wisdom of the Body (W.B. Cannon), 56
Wolfe, Sidney, 281, 338, 386, 408
Woloshin, S., 127, 361-362
Woolf, S.H., 124, 361-362

Y

Yadav, J.S., 332

RECYCLÉ
Papier fait à partir
de matériaux recyclés
FSC® C021757

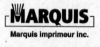

Marquis imprimeur inc.

Québec, Canada
2010

Imprimé sur du papier Silva Enviro 100% postconsommation
traité sans chlore, accrédité Éco-Logo et fait à partir de biogaz.